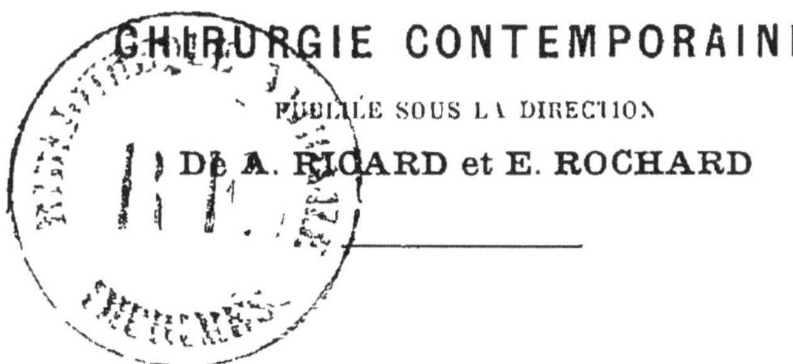

CHIRURGIE DU FOIE

CHIRURGIE DU FOIE

PAR

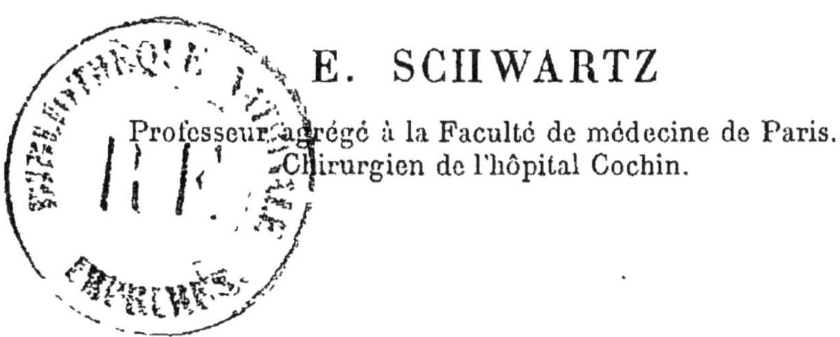

E. SCHWARTZ

Professeur agrégé à la Faculté de médecine de Paris.
Chirurgien de l'hôpital Cochin.

Avec 58 figures dans le texte.

PARIS

OCTAVE DOIN, ÉDITEUR

8, PLACE DE L'ODÉON, 8

1901

BIBLIOTHÈQUE

DE

CHIRURGIE CONTEMPORAINE

Publiée sous la direction de

A. RICARD   ET   **E. ROCHARD**

Professeur agrégé à la Faculté de médecine de Paris, | Chirurgien des Hôpitaux
Chirurgien de l'Hôpital Saint-Louis | de Paris

VOLUMES PARUS AU 1er JANVIER 1901

———

E. Schwartz, **Chirurgie du Foie**, 1 vol. de 550 pages
avec 58 figures dans le texte. . . . .   7 fr.

P. Villemin, **Infections, Traumatismes et Diathèses,**
1 vol. de 550 pages avec figures tirées en couleur dans
le texte . . . .   7 fr.

———

Tous les autres volumes de la bibliothèque sont en cours
d'impression ou de rédaction

AVANT-PROPOS

Nous avons tenté dans ce livre de décrire les affections chirurgicales du foie en nous plaçant surtout au point de vue clinique, des indications et du traitement.

Nous y étudierons successivement :

Les traumatismes, les infections, les tumeurs, les déplacements ; enfin la lithiase biliaire à laquelle nous avons consacré le chapitre le plus important.

M. le docteur Banzet, chef de clinique de la faculté de médecine, a bien voulu collaborer à ce travail pour ce qui concerne la tuberculose, l'actinomycose, le foie mobile, les kystes hydatiques.

Nous lui adressons nos plus sincères remerciements pour son concours précieux et dévoué.

Ed. Schwartz.

Paris, novembre 1900.

CHIRURGIE DU FOIE

I

LÉSIONS TRAUMATIQUES DU FOIE

Les lésions traumatiques du foie ont été observées de tout temps ; l'on trouvera au sujet de leur histoire des notions très complètes dans l'excellent mémoire de F. Terrier et Auvray qu'il est impossible de ne pas mettre largement à contribution, car il est certes le travail le plus complet et le plus consciencieux fait sur cette grave question de chirurgie abdominale.

La thèse de Roustan nous expose dès 1875 l'étiologie, la pathogénie et l'anatomie pathologique des traumatismes du foie : le mémoire si intéressant de Terrillon nous montre le mode de réparation, de cicatrisation des ruptures et plaies de la glande hépatique ; mais la période véritablement chirurgicale au point de vue clinique et surtout thérapeutique ne s'ouvre qu'en 1887 lorsque Burkardt pose nettement l'indication de la laparotomie d'urgence avec suture ou tamponnement des foyers de l'hémorragie. Jusque là, comme beaucoup d'autres viscères, le foie était regardé comme un organe sacré auquel on ne pouvait toucher ; l'antisepsie en a appelé de ce jugement et nombreux sont déjà les faits de guérison de plaies et ruptures du foie, grâce à l'intervention chirurgicale précoce. Après celui de Burkardt les noms de Terrier, de Gage, de Robert Jones, de Schlatter, de Körte et Dalton, etc., doivent être cités comme ayant surtout contribué à cette grande conquête de la chirurgie des traumatismes du foie.

Les traumatismes peuvent intéresser le foie en tant que

parenchyme, tissu glandulaire proprement dit ; ils peuvent intéresser en même temps, mais aussi isolément, les voies biliaires principales, c'est-à-dire les gros canaux et la vésicule. Si la physionomie clinique des deux ordres de lésions est différente, leur traitement l'est aussi et il nous paraît préférable d'étudier séparément, comme l'ont fait Terrier et Auvray, les traumatismes du foie proprement dit, puis ceux des voies biliaires.

LÉSIONS TRAUMATIQUES DU FOIE

Il y en a deux grandes variétés : les unes atteignent la glande à travers une paroi abdominale plus ou moins intacte ; il n'y a pas de plaie de cette dernière ; ce sont les contusions, les déchirures, les ruptures du foie ; les autres la blessent à travers une plaie de la paroi, piqûres, coupures, plaies contuses et par armes à feu. Tandis que dans les dernières, la plaie peut permettre une exploration directe du foyer traumatique et la constatation de signes objectifs, dans les premières ceux-ci n'existent pas, ce qui donne lieu le plus souvent à un diagnostic plus difficile.

Étiologie et pathogénie. — Roustan (*loc. cit.*) a bien étudié l'étiologie et le mécanisme des *Contusions, ruptures et déchirures du foie.*

Les *contusions* ont lieu par choc direct, pression : choc indirect ou par contre-coup.

1° Quand il y a choc direct, le foie sert de point d'application au corps vulnérant qui agit sur lui par l'intermédiaire de la paroi abdominale et thoracique ; le relâchement des muscles thoraciques et abdominaux, en permettant la plus facile dépression des parties molles et dures, favorise considérablement l'action du corps contondant qui peut frapper et blesser le foie sans intéresser les parois qui devraient le protéger.

Pour bien comprendre ce mécanisme, il est nécessaire de se remémorer les conditions de situation et de fixation du foie dans l'abdomen. Placé dans l'hypochondre droit, sous la voûte diaphragmatique, entouré par la partie inférieure de la cage thoracique formée par la colonne vertébrale et les côtes, il est suspendu au diaphragme par les ligaments coronaire et triangulaire; la faux du foie et le ligament de la veine ombilicale le relient, mais très lâchement à la paroi. En somme il est protégé surtout au niveau de son gros lobe droit qui normalement dépasse à peine les fausses côtes en avant; le lobe gauche est plus exposé, car sa face antérieure est directement en rapport avec la paroi sus-ombilicale. Il est couché sur le coussin élastique que lui forment les intestins et l'estomac. Cela dit, il est facile de comprendre que la partie la plus vulnérable est la face antérieure, surtout à gauche; la partie postérieure moins élevée est cachée profondément entre la colonne vertébrale, les côtes et les masses musculaires épaisses de la région postérieure. De plus, le foie étant suspendu au diaphragme constitue une masse d'un poids assez considérable et d'un tissu friable : convexe en haut et en avant légèrement concave en bas, il pourra résulter des chutes, et par suite de la vitesse acquise au moment d'arrêt, des ruptures, des déchirures, par arrachement, par redressement ou exagération des courbures de la glande.

D'après ce que nous venons de dire, le lobe gauche serait plus exposé; néanmoins c'est lui qui est atteint le plus rarement; le lobe droit tout en étant mieux protégé est beaucoup plus gros et en rapport avec une plus grande surface de la paroi abdominale et thoracique.

On peut observer dans les cas de contusions violentes, des lésions au point opposé à l'application du corps vulnérant, véritables lésions par contre-coup ou par arrachement par suite de tiraillement des ligaments fixateurs. Elles n'existent que lorsque la force vulnérante est très intense et a une large surface d'action sur le tissu hépatique. C'est ainsi qu'agissent les coups de timon de voiture, les coups de pied, surtout ceux lancés par les chevaux, etc.

2° Le foie peut être lésé par une pression, telle que celle d'une roue de voiture, des matériaux d'un éboulement, des tampons

de deux wagons qui, rapprochant plus ou moins rapidement
les côtes et la paroi antérieure de la colonne vertébrale et de
la paroi thoraco-abdominale postérieure, serre, broie et écrase
la glande comme entre les deux montants d'un étau.

3° Les chocs indirects ou par contre-coup produisent des
lésions faciles à expliquer d'après ce que nous avons déjà dit
plus haut. Une force agissant de haut en bas, de bas en haut
ou de côté, comme une chute sur les pieds, le siège, la tête,
sur le côté, d'une certaine hauteur, communique à l'organe une
impulsion qui est brusquement arrêtée par les ligaments suspenseurs ; de là des ruptures ou déchirures au niveau de leurs
insertions, ou bien encore des éclatements véritables des faces
supérieure ou inférieure, ou des contusions violentes par suite
du choc sur les côtes et la colonne vertébrale.

Nombreux sont les exemples de cette variété de traumatismes du foie qui comptent parmi les plus graves, outre que
souvent ils sont compliqués de lésions d'autres viscères, de
fractures multiples, etc., etc. TERRIER cité par AUVRAY, rapporte
le cas d'un soldat chez lequel le choc avait porté sur le côté
gauche de la poitrine et qui tomba dans un état de collapsus
bientôt suivi de mort ; il y avait eu une hémorragie abondante
consécutive à une large déchirure du foie. HEINTZELMANN a pu
recueillir 52 cas de ruptures par choc indirect sur 151 cas de
contusions. D'après TERRIER et AUVRAY « le rôle du diaphragme
est considérable dans ces traumatismes par contre-coup,
surtout quand la chute se fait sur une des extrémités ». Que
la chute ait lieu, par exemple, sur les pieds et qu'au même
moment le diaphragme se contracte brusquement, le foie
soumis à une poussée de bas en haut, rencontrera le plan
résistant formé par le muscle, et la force d'impulsion sera mul-
tipliée ; les lésions produites seront au contraire beaucoup
atténuées par le relâchement du muscle qui fuira pour ainsi
dire devant le foie. Il nous semble que cette action du diaphragme doit surtout favoriser les ruptures au niveau des
insertions ligamenteuses : le foie, lancé par la vitesse acquise et
ne rencontrant en bas que le coussinet intestinal, doit arracher
ses insertions, ses points d'attache.

Les *plaies proprement dites du foie*, coupures, piqûres, plaies contuses et par armes à feu, sont aussi fréquentes que les contusions.

Dans une statistique dressée par EDLER, celui-ci a compté :

    Contusions et ruptures . . . . 50,8 p. 100
    Plaies par armes à feu. 32   —
    Piqûres et coupures 17   —

Il nous paraît inutile d'insister longuement sur la pathogénie de ces blessures. Le corps vulnérant vient frapper le foie, tantôt perpendiculairement, tantôt obliquement, de haut en bas ou de bas en haut. C'est généralement par devant que le coup est porté et pénétrant; plus rarement l'instrument vulnérant traverse la paroi abdominale postérieure, tel le cas rapporté récemment par IKAWITZ : une ouvrière reçoit pendant son sommeil un coup de couteau de cuisine dans le côté droit. La lame pénétra jusqu'à la poignée et fut retirée par une des personnes présentes. Il existait une plaie longue d'environ 5 centimètres entre les 9ᵉ et 10ᵉ côtes en arrière. SCARITSCHEW introduisit un gros drain et sutura le reste. Pendant un certain temps de la bile s'écoula, puis, après une période de fièvre assez longue, la guérison survint en trois semaines. La plaie du foie avec lésion d'un gros canal biliaire n'est pas contestable. Les piqûres sont dues à des coups de fleuret, de poinçon, etc. : elles sont produites par le médecin qui ponctionne le foie ; DALZIEL a cité le fait d'une aiguille qui avait perforé la paroi abdominale et était venue se loger dans le foie, d'où elle fut extraite par laparotomie.

A côté des cas de piqûres, ou de sections par instruments tranchants, les plaies par balles de revolver et par armes à feu sont assez fréquentes. OTIS en a rapporté un grand nombre parmi les 181 traumatismes du foie qu'il a observés pendant la guerre de Sécession. La plaie variera avec le volume, la forme, la dureté et la vitesse des projectiles. Les projectiles, ou bien pourront perforer le foie, ou y rester logés, entraînant avec eux des fragments de vêtements et de fourniment, corps étrangers pouvant devenir le point de départ d'une infection de la plaie.

Les plaies contuses du foie peuvent encore être produites par un fragment de côte, plus ou moins acéré, dans les cas de fractures graves du thorax soit par chutes, soit par projectiles et c'est alors le lobe droit qui est le plus souvent atteint.

Des causes prédisposantes peuvent agir en modifiant le poids, la densité, le volume, la vascularisation de la glande. Elles peuvent être pathologiques et dues à une augmentation de volume (foie cancéreux, foie tuberculeux, paludique, cirrhotique); tout le monde cite le cas rapporté par Velpeau, d'un homme atteint de foie paludique qui se heurta le ventre contre une barre et mourut quelques heures après. Chez les enfants, et surtout les nouveau-nés, le foie est très volumineux, peu protégé, puisqu'il dépasse largement les côtes, de là l'explication de lésions possibles lors des manœuvres, dans certains accouchements difficiles. Les lésions traumatiques sont bien plus fréquentes chez l'homme que chez la femme et c'est à l'âge adulte qu'on les observe le plus souvent.

Anatomie pathologique. — Comme nous l'avons déjà indiqué les traumatismes du foie sont tantôt fermés, tantôt ouverts, communiquant plus ou moins largement avec l'extérieur par l'intermédiaire des plaies de l'abdomen.

Traumatismes fermés : contusions et ruptures. — Le type le plus fréquent du traumatisme fermé, c'est la rupture ou déchirure de la glande hépatique, comme on l'observe par exemple soit à la suite d'une chute, soit encore par coup de pied de cheval.

Ces ruptures ou déchirures du foie sont tantôt capsulaires, tantôt sous-capsulaires; capsulaires, elles intéressent la capsule qui l'entoure et le foyer traumatique communique directement avec l'abdomen ; sous-capsulaires, le foyer peut être directement sous la capsule intacte, ou encore interstitiel dans le parenchyme hépatique même.

Les ruptures et déchirures capsulaires siègent de préférence sur le lobe droit, tantôt sur la face convexe, d'autres fois sur la face concave ; elles peuvent être plus ou moins pénétrantes et étendues et comme dans un cas de SCHWENINGER cité par EDLER intéresser tout un lobe. Elles sont tantôt linéaires comme faites par un instrument tranchant, tantôt irrégulières comme craquelées : sur un point central plus contus, viennent se greffer des branches en forme de rayons. Quelquefois, le foie est parcouru par des craquelures rappelant celles de la vieille porcelaine.

Lorsque les plaies ainsi faites sont superficielles, elles contiennent quelques caillots qui les agglutinent plus ou moins ; quand elles sont profondes à bords déchiquetés, elles sont remplies par un mélange de caillots et de bouillie hépatique.

Les déchirures peuvent être telles, qu'un fragment plus ou moins gros du foie peut en être complètement détaché et tomber dans l'abdomen, comme le démontrent les faits de HASTIÉR, de DEVERGIE, de la BIGUE-VILLENEUVE. TILMANNS a cité un fait de transplantation d'un fragment détaché du foie sur la face antérieure de l'estomac (cité par LANGENBUCH); FARABEUF a montré à la Société Anatomique une pièce où les deux parois d'une large fissure étaient réunies par des tractus qui n'étaient autres que les vaisseaux qui avaient résisté. Ce n'est plus le cas lorsque le foie est écrasé en bouillie dans certains traumatismes très violents.

Lorsque la capsule du foie est intacte, si les lésions sont superficielles, elles consistent en ecchymoses, en épanchements sanguins soulevant la capsule sous forme d'un relief plus ou moins allongé. Le sang épanché se collecte dans une fissure siégeant à ce niveau. C'est surtout sur la face inférieure de l'organe que TERRILLON a trouvé ces dispositions. Lorsque les lésions sont profondes et interstitielles, elles peuvent exister seules ou se présenter sous forme de foyers multiples du volume d'une tête d'épingle à celui d'une noisette avec du sang tantôt fluide, tantôt coagulé et ressemblant à de la gelée de groseille épaisse et très colorée. Ces foyers de contusion interstitielle peuvent se résorber, suppurer, ou se transformer en kystes.

Lorsque le traumatisme est très intense, des parties du foie peuvent faire hernie à travers une déchirure du diaphragme et constituer de véritables hernies diaphragmatiques du foie. Von Jüdell cité par Langenbuch, a observé une hernie dans la plèvre chez un homme tombé d'une grande hauteur et qui ne succomba qu'au bout de six mois.

Hess a pu trouver dans trois autopsies de ruptures, de véritables embolies de cellules hépatiques transportées par le torrent veineux. Dans un cas de Marchall l'artère pulmonaire était obstruée par des amas de bouillie hépatique et Fromüller sénior entendit chez un individu atteint de contusion thoracique avec rupture du foie, un bruit de rames au niveau du cœur. (Cité par Langenbuch.)

Dans les contusions fermées c'est le lobe droit qui est le plus souvent atteint. Edler dans sa statistique a relevé 12 fois la blessure du lobe gauche et 76 fois celle du lobe droit; 22 fois c'était la région intermédiaire qui avait été frappée. Sur 83 faits, la face convexe était déchirée 53 fois et la concave seulement 30 fois.

Dans ces grands traumatismes de la glande hépatique, il est fréquent de rencontrer des lésions d'autres organes et viscères. Il y a souvent des fractures de côtes multiples; des lésions des poumons, de la rate, du crâne et du cerveau, des reins, du cœur et de l'aorte, de l'estomac, des intestins, du diaphragme, de la colonne vertébrale, des membres.

Dans un cas cité par Edler, la plus grande partie du côlon transverse, la moitié de l'estomac et un morceau du foie avaient pénétré dans le péricarde. Il est bien évident que la lésion hépatique n'est plus qu'accessoire dans ces faits.

Traumatismes ouverts ou exposés : plaies proprement dites. — En tête, comme fréquence viennent les plaies par armes à feu et en particulier les plaies par projectiles d'armes de guerre ou de revolvers. Elles diffèrent énormément suivant la nature du projectile, sa vitesse, l'endroit où il porte etc., etc.

Tantôt il existera à travers l'organe un trajet complet avec orifice d'entrée et orifice de sortie généralement plus grand et plus déchiqueté ; le trajet sera lisse ou irrégulier en rapport direct avec la plaie de la paroi, lorsque le projectile n'aura pas dévié : éloigné d'elle, lorsque la balle aura ricoché sur une côte fracturée ou non. Des fragments d'os, de fourniments, de vêtements peuvent être entraînés par le corps vulnérant et constituer des corps étrangers de la plaie hépatique d'où pourra partir une infection secondaire, s'ils ne sont extraits.

Lorsque le projectile perfore le foie et le tronc de part en part, le canal peut être assez rectiligne et assez ouvert pour que LANGENBUCH ait pu dans un cas, le blessé assis sur la table de pansement, voir au travers comme à travers un tube de télescope.

Avec les projectiles de petit calibre animés d'une grande vitesse des armes de guerre actuelles, le trajet peut être très long avant d'arriver au foie, par exemple chez des individus couchés en tirailleurs. NUSSBAUM rapporte un cas où la balle pénétra par la joue et alla, en traversant toutes les parties intermédiaires, se loger dans le foie.

Les projectiles de revolver traversent moins souvent que ceux de guerre : ils se logent plus volontiers dans la substance de la glande, entraînant des corps étrangers comme nous l'avons déjà dit plus haut, creusant des canaux borgnes, des gouttières.

Les gros projectiles déterminent des attritions, des broiements très difficiles à décrire, presque toujours terminés par la mort immédiate ou rapide.

Les plaies par armes à feu du foie sont souvent accompagnées de plaies d'autres viscères ou organes. Par ordre de fréquence, d'après EDLER, on trouve : le diaphragme, les côtes, les poumons et les plèvres, l'estomac, l'intestin, les reins, la rate, la colonne vertébrale, le cœur, le pancréas.

Les plaies par instruments tranchants, par coups de couteau, piquants en même temps comme les poignards, les sabres, les tranchets, atteignent plus souvent le lobe gauche ou la partie moyenne. Les incisions, sont on le conçoit, très variables comme direction, dimension, profondeur de pénétration ; elles sectionnent en général nettement un grand nombre de vaisseaux

1.

et contrairement aux plaies contuses, amènent des hémorragies très abondantes et rapides qui leur donnent un caractère particulier de gravité. Les vaisseaux atteints peuvent être les branches de la veine porte ou des gros troncs, l'artère hépatique, les veines sus-hépatiques, lésées le plus souvent ensemble, quand la plaie intéresse en plein le tissu glandulaire. Tout le monde connaît l'attentat de notre regretté président CARNOT qui succomba rapidement à une hémorragie par une blessure du tronc gauche de la veine porte au niveau du hile. Contrairement aux petites plaies par armes à feu (fusils, revolvers), les plaies par incisions, sont souvent assez larges pour établir une facile communication entre l'abdomen et l'extérieur ; elles peuvent donner issue aux viscères abdominaux constituant de vraies hernies traumatiques : le plus souvent c'est l'épiploon et l'intestin qui font ainsi prolapsus.

Les piqûres proprement dites sont généralement sans gravité quand elles n'intéressent pas un gros vaisseau et qu'elles sont aseptiques ; d'où l'immunité si fréquente des piqûres chirurgicales. Inutile d'y insister plus longuement.

Quelles que soient les plaies du foie que l'on observe, ruptures, déchirures ou plaies proprement dites, elles ont pour conséquences immédiates presque toujours, un écoulement de sang plus ou moins considérable dans le ventre et en dehors quand il y a plaie des téguments. Le sang est rouge ou noir, artériel ou veineux, ou encore mélangé. L'épanchement sanguin qui peut être énorme (4 litres dans un cas de Dagron, *Société anatomique*, 1888) se coagule plus ou moins facilement et se collecte tantôt dans la fosse iliaque droite, tantôt dans le petit bassin, suivant que le sang coule à droite ou à gauche du mésentère.

Lorsque des conduits biliaires importants sont divisés, il se fait en même temps un épanchement de bile. Nous y reviendrons plus tard.

Voilà pour les conséquences immédiates ; lorsque la plaie est aseptique, la guérison se fait sans encombre d'après des processus connus qui varient un peu suivant la nature des plaies.

Lorsque la plaie est septique des accidents infectieux se déclarent, aboutissant à un abcès intra-hépatique qui se déveveloppe peu à peu, atteint le péritoine, la paroi ou un des organes y contenus, d'autres fois se dirigeant vers la plaie pour s'y ouvrir ou encore pénètre dans les bronches, dans le péricarde, les gros vaisseaux.

L'abcès peut rester franchement intra-hépatique et par suite de sa petitesse échapper aux recherches réitérées par la ponction, tout en devenant le point de départ d'une septicémie grave et même mortelle. Tel le cas cité par Terrillon où un coup d'épée dans le foie entraîna une parcelle de tissu de flanelle et fut le point de départ d'un abcès gros comme une noisette. Le blessé succomba à la pyohémie au bout d'un mois et malgré l'intervention.

Lorsque le péritoine est directement infecté, on voit se produire une péritonite qui peut d'emblée se généraliser et tuer rapidement le blessé : qui peut aussi se circonscrire, donnant lieu à des collections enkystées sous-diaphragmatiques, sous-hépatiques.

Les abcès sous-phréniques peuvent amener par voisinage la pleurésie sous diaphragmatique et la péricardite.

Processus de réparation des plaies et déchirures du foie.

TERRILLON nous a bien exposé dès 1875 dans un important mémoire, les conditions de réparation des lésions traumatiques du foie. L'évolution est variable suivant que la capsule est ouverte ou non, suivant qu'il s'agit de foyers fermés, ou de foyers ouverts dans l'abdomen.

Lorsque la capsule est ouverte, on voit au bout de vingt-quatre à quarante-huit heures au centre de la fissure un ou plusieurs caillots sanguins avec des amas constitués par des cellules hépatiques isolées déjà altérées. Autour et entre eux s'insinue une coulée plus ou moins épaisse de cellules embryonnaires, séparant le caillot des lobules hépatiques. La couche des cellules fait issue hors de la fissure, s'étale sur la surface libre sous forme d'un champignon et constitue à ce niveau la fausse membrane qui reste sur la surface de l'organe et masque l'incision ; elle est recouverte d'une mince pellicule formée par des cellules aplaties. Au voisinage de la plaie, les vaisseaux sanguins sont gorgés de liquide, les canalicules biliaires sont aplatis, les cellules hépatiques sont troubles, remplies de granulations jaunâtres peu abondantes.

Vers le troisième ou quatrième jour, on voit apparaître des éléments fusiformes au voisinage du tissu hépatique, le caillot diminue et est enserré par le tissu embryonnaire ; vers le neuvième jour la cicatrice est complète, opaline, constituée par du tissu fibrillaire entremêlé de cellules embryonnaires et elle s'efface de plus en plus avec le temps.

Lorsque la capsule n'est pas rompue, le travail de réparation est beaucoup plus lent, ne commence guère que du huitième au dixième jour ; on observe une dégénérescence plus ou moins prononcée des lobules atteints ; le sang s'enkyste et met un temps très long à se résorber. Le foyer traumatique est encore envahi par des cellules embryonnaires aux dépens desquelles se fait la réparation et qui sont formées, soit aux dépens des globules blancs sortis des vaisseaux par diapédèse (KÖRTE), soit par prolifération des éléments du tissu conjonctif interlobulaire et peut-être aussi de la gaine des vaisseaux. Le tissu embryonnaire est remplacé peu à peu par du tissu de cicatrice fibreux à éléments fusiformes.

D'après Terrillon, lorsque la capsule est ouverte, la plus grande partie des cellules qui comblent la fissure est fournie par les cellules du péritoine et c'est ce qui nous expliquerait la plus rapide cicatrisation. Les expériences de Terrillon ont été depuis confirmées par Maubrac chez l'homme (*Progrès médical*, 1885). Plus récemment Cornil et Carnot ont entrepris de nouvelles recherches sur la cicatrisation des plaies du foie chez le chien. Voici leurs conclusions :

1° Une plaie simple du foie, faite par un instrument bien tranchant se répare par la mince couche de sang étalé entre les deux surfaces en contact, par l'anastomose des cellules de tissu conjonctif, puis par la formation de capillaires au troisième ou au quatrième jour, absolument comme dans la réparation cicatricielle du tissu conjonctif de la peau et dans les adhérences des séreuses.

2° Dans les plaies à l'emporte-pièce, si le cylindre intérieur de tissu hépatique n'a pas été détaché à sa base, la cicatrice périphérique suivant la section faite à l'emporte-pièce, se forme de la même façon que dans le cas précédent. Si le cylindre a été détaché, puis remis en place, les cellules hépatiques qui y sont renfermées se mortifient presque toutes ; mais comme les cellules plasmatiques et les vaisseaux venus du foie normal pénètrent dans le cylindre mortifié, il se fait tout autour de ce dernier, une cicatrice qui y ramène la nutrition comme dans la régénération d'un infarctus.

3° Une plaie en V remplie de fibrine fraîche ou bouillie se répare très vite et la fibrine est au bout de cinq à six jours, envahie dans la plus grande partie de son étendue par des vaisseaux de nouvelle formation et par des cellules plasmatiques. Au début une mince couche de cellules hépatiques est mortifiée à la surface de la plaie, mais le tissu conjonctif, les vaisseaux et leurs cellules et les canalicules biliaires ne sont pas lésés : les canalicules conservés paraissent ainsi isolés au milieu de la fibrine et aussi isolés des îlots hépatiques. Les cellules épithéliales de ces canaux peuvent affecter la forme de cellules géantes. La poussée des cellules plasmatiques et des vaisseaux est toujours précédée soit dans la fibrine, soit dans la surface de la plaie hépatique, par un grand nombre de leucocytes.

4° Un fragment d'éponge fine surtout s'il est imbibé de jaunes d'œuf peut être employé pour combler une perte de substance hépatique. Les lacunes de l'éponge sont envahies à la périphérie par des cellules plasmatiques et des vaisseaux, tandis que son centre est rempli de sang qui ne s'organise que plus tard.

5° L'ablation d'un lobe ou d'une partie très étendue du foie donne aussi lieu à une cicatrice avec l'aide habituelle de l'épiploon. Cette cicatrice fibreuse présente au niveau du foie une dissociation des îlots préexistants par du tissu fibreux de nouvelle formation, comme dans la cirrhose.

6° Les agents actifs des cicatrices sont les cellules endothéliales et plasmatiques. Les cellules hépatiques n'y jouent aucun rôle.

Symptomatologie. — Les symptômes varient suivant que
le traumatisme est fermé ou exposé, suivant qu'il y a plaie ou
intégrité des parois abdominales.

Lorsqu'il s'agit de contusions, de ruptures, de déchirures,
quoique le trauma ait été très violent il peut n'y avoir aucune
altération appréciable de la paroi ; c'est le cas des ruptures et
déchirures indirectes par chute d'un lieu élevé. Quand il s'agit
de chocs directs, on peut percevoir quelques signes de contusion de la paroi tels que suffusions sanguines, ecchymoses.

Lorsqu'il y a plaie, celle-ci peut être étroite ou large, directe
ou anfractueuse. Elle ne donne lieu à aucune remarque spéciale à moins qu'elle ne laisse s'écouler du sang en grande
abondance, de la bile, ou bien encore qu'elle donne issue à
de l'intestin ou de l'épiploon, ou encore qu'elle ne soit assez
large pour permettre l'examen des parties sous-jacentes et
la constatation directe des lésions hépatiques : contusions,
déchirures, arrachements, détachements de fragments, plaies
plus ou moins étendues.

Pour se convaincre de la pénétration, l'exploration avec un
stylet ou une sonde aseptique est permise et pourra précéder
une intervention immédiate jugée nécessaire. Il est absolument
interdit de faire à ce point de vue des recherches qui pourraient provoquer une infection, une hémorragie.

Les symptômes fonctionnels et généraux présentent une
grande importance.

Les blessures du foie amènent assez fréquemment un état de
shock grave, de véritable commotion abdominale à divers
degrés. La mort peut être immédiate ou très rapide par suite
de l'arrêt du cœur ou de la respiration ; tout le monde connaît
l'expérience de Goltz arrêtant le cœur par un coup sur l'abdomen chez les animaux.

Lorsque le traumatisme a une action moins violente, les
premiers symptômes des lésions du foie sont presque toujours
masqués par les symptômes habituels de toute contusion abdominale : collapsus plus ou moins profond, facies grippé, refroidissement, petitesse du pouls, un peu de météorisme. Dès
que cet appareil symptomatique se dissipe l'analyse des symp-

tômes propres à la lésion elle-même devient possible et plus facile.

La douleur peut faire défaut, mais cela est rare, elle existe presque toujours. Elle siège dans la région du foie, semble profonde, contusive avec irradiations vers l'ombilic, l'appendice xyphoïde, l'épaule droite. D'après Boyer, quand l'irradiation se produit vers l'épaule droite, il s'agirait d'une lésion de la convexité, tandis qu'une lésion de la face concave se traduirait plutôt par des irradiations vers l'appendice xyphoïde. Avec Segond, Rohmer et Vautrin nous la signalerons sans y attacher une trop grande importance. La douleur peut être exagérée par les mouvements. Elle existe, que le traumatisme soit fermé ou ouvert. Elle s'accompagne presque toujours d'un état de défense musculaire sur lequel on a beaucoup insisté et qui paraît en effet constituer un signe précoce des lésions viscérales de l'abdomen en général. La palpation provoque de la douleur mais aussi un état de contracture des muscles abdominaux sous-jacents et en particulier du grand droit qu'on a dénommé justement état de défense musculaire et que nous retrouvons dans presque toutes les lésions graves de l'abdomen, traumatiques ou inflammatoires. Hartmann insiste beaucoup sur cet état de défense sur lequel il se base pour conseiller la laparotomie immédiate toutes les fois qu'on le constatera. Sans aller aussi loin, ce signe mérite une grande attention et est très souvent l'indice d'une lésion viscérale profonde, alors qu'il n'existe encore aucun signe de péritonite.

L'hémorragie, que les lésions soient ouvertes ou fermées, peut être telle qu'elle emporte très rapidement le blessé, souvent avant qu'il soit possible de lui venir en aide ; c'est ce qui arrive quand un gros tronc de la veine porte est blessé ou qu'il y a lésion concomittante d'un vaisseau important de la cavité abdominale. L'état de collapsus s'il n'existait pas au début, s'installe très rapidement, le pouls devient petit, mou puis filiforme, le facies devient pâle : il y a des sueurs froides, de l'agitation et la mort survient avec tous les symptômes de l'anémie traumatique aiguë. Lorsqu'il y a schok initial, il masque les symptômes de l'hémorragie. C'est à l'hémorragie rapide qu'a succombé le Président Carnot, par section d'un des gros troncs de la veine porte.

Lorsque l'hémorragie tout' en étant grave, ne l'est pas assez pour tuer le blessé, elle est externe ou interne suivant que la lésion est ouverte ou fermée. Lorsqu'elle est interne elle est souvent masquée par la contusion abdominale, par le météorisme, l'état de tension des parois ; le sang s'accumule aux points déclives, fosse iliaque droite, petit bassin ; on peut voir paraitre de la matité qui en indique l'existence. Lorsqu'elle est externe, le sang sort par la plaie, soit en bavant soit en bouillonnant et est ordinairement noir; on signale cependant quelques hémorragies rouges par plaie de l'artère hépatique. Dans les piqûres, l'hémorragie est réduite à peu de choses; elle existe surtout lorsqu'il s'agit de coups de couteau, de poignard, ou encore de plaies contuses; elle est moins à craindre dans les plaies par armes à feu. Ce sont les ruptures, déchirures ou plaies de la face convexe et en particulier du hile qui donnent lieu le plus fréquemment aux hémorragies graves, et quand il y a lésion d'un canal biliaire, le sang peut être mélangé à la bile en quantité plus ou moins considérable.

En somme l'hémorragie est un des signes fréquents des lésions du foie et elle constitue une des causes de mort rapide dans les traumatismes graves de la glande. C'est ainsi que sur 135 cas de ruptures du foie, MAYER a relevé 51 morts par hémorragie ; EDLER a noté 11 morts rapides sur 44 cas mortels de plaies du foie ; MAYER a relevé autant de morts par hémorragies sur 46 plaies par instruments tranchants que sur 61 plaies par armes à feu.

L'ictère, décrit par VERNEUIL (Bullet et *Mém. de l'Académie de médecine*, 1872), est un ictère traumatique proprement dit, plus souvent observé lorsqu'il sagit de traumatisme des voies biliaires proprement dites. LUDVIG l'a trouvé noté 23 fois sur 267 cas ; CHAUVEL et NIMIER 22, 8 pour 100 plaies contuses ; il semble qu'il soit plus fréquent quand il s'agit de plaies par armes à feu. Cet ictère qui apparaît généralement 2 jours au plus après l'accident peut être très léger ou très accentué : il est quelque fois si atténué qu'il échapperait facilement si l'on

ne constatait la présence de pigments biliaires dans les urines ;
il est dû soit à la résorption de la bile épanchée, soit aux per-
tubations dans le fonctionnement du foie, ce qu'indique encore la glycosurie passagère signalée déjà par CLAUDE BERNARD
de même que l'albuminurie.

Pendant les 24 ou 36 premières heures qui suivent le traumatisme, l'état général du blessé quand il est sorti de l'état
de collapsus initial déjà indiqué, peut ne présenter rien de
spécial : généralement la température n'est pas élevée, le pouls
redevient normal ou à peu près.

Le blessé est tranquille ou bien agité, un peu délirant; il a
quelquefois du hoquet qui serait surtout en rapport d'après
OWEN avec les lésions de la face convexe. Il a généralement la
respiration un peu courte, un peu gênée, il évite de contracter
le diaphragme et cherche à immobiliser la région blessée en
respirant surtout par les mouvements du thorax. Lorsque la
respiration est très gênée il faut se méfier de lésions concomitantes et presque toujours il y en a de graves du côté de l'appareil pleuropulmonaire.

En dehors des accidents immédiats du début dus à l'hémorragie et au shok, l'avenir va dépendre de l'asepsie ou de la
septicité du foyer traumatique.

Évolution et terminaisons. — Lorsque celui-ci est aseptique, aucune complication ne survient : l'hémorragie arrêtée
spontanément ou artificiellement, la réparation se fait et le
blessé guérit. Les cas de terminaisons favorables sont encore
assez fréquents quand il s'agit de traumatismes non exposés.

EDLER sur 189 cas de lésions fermées a vu la guérison survenir 85,8 sur 100 : la mort 14,2 sur 100.

Sur 162 cas de morts 19 survinrent par suite de l'étendue et
de l'intensité du trauma : 69 furent dues à l'hémorragie dont
61 hémorragies primitives, 8 hémorragies secondaires : 34 succombèrent à des complications inflammatoires, 40 à des accidents inconnus.

L'hémorragie peut tuer le blessé comme nous l'avons vu dès
le début, par sa rapidité et son abondance ; arrêtée, tout danger

n'a pas disparu de ce chef et l'on peut voir se produire des hémorragies secondaires 10 à 20 jours après l'accident. (ROUSTAN). L'hémorragie secondaire peut être due au déplacement d'un caillot non encore solide par suite des mouvements, de l'agitation et emporter le blessé; dans certains cas on a vu survenir chaque jour lorsqu'il y avait plaie une hémorragie assez abondante qui s'arrêtait pour reparaître le lendemain et enfin s'arrêter définitivement; enfin les hémorragies secondaires peuvent être dues à une septicémie commençante et revêtent alors un caractère de gravité tout spécial.

Les accidents sont bien plus à craindre dans les cas de plaies et en particulier de plaies par armes à feu. Les complications septiques se manifestent tantôt par de l'hépatite tantôt par de la péritonite circonscrite ou généralisée.

Elles surviennent généralement dans les premiers jours qui suivent la blessure, plus fréquemment quand il s'agit de plaies exposées et en particulier dans les plaies par armes à feu.

L'hépatite débute souvent dès les premiers jours, mais ne devient suppurée que vers le 10ᵉ et 15ᵉ jour. Elle se traduit par de l'élévation de la température, de la fréquence du pouls, des frissons, de la douleur spontanée et à la pression, de l'augmentation de volume du foie souvent masquée par un peu de météorisme et surtout par la défense musculaire avec une teinte subictérique. Les grandes ascensions du thermomètre, les frissons, indiquent la suppuration du foyer qui peut s'ouvrir dans un organe voisin (estomac, intestin) : dans le péritoine, ou à la paroi abdominale par formations d'adhérences entre elle et le foie. Souvent le point de départ de l'abcès est un corps étranger, ou bien encore il est dû à l'ouverture d'un canalicule biliaire et à l'infection par de la bile septique. L'hépatite peut ne bas aboutir à la suppuration et régresser : ce sont les cas les plus rares. L'hépatite infectieuse aboutissant à l'abcès se termine souvent par la mort, quand on n'intervient pas à temps, soit par septicémie soit par pyohémie.

La péritonite est presque toujours aiguë ; elle apparaît dans les 48 heures qui suivent le traumatisme ; elle est ou circonscrite ou généralisée et se traduit par les symptômes habituels ;

la température s'élève, le pouls devient petit et rapide alors qu'il avait repris une certaine force : des nausées, puis des vomissements d'abord glaireux, puis bilieux, puis porracés secouent le patient en même temps que le ventre se ballonne et devient douloureux. La péritonite généralisée septique se termine rapidement par la mort; elle complique plus souvent les plaies exposées : elle peut aussi être due à l'épanchement de bile infectée dans le péritoine ou encore être consécutive à une hépatite infectieuse abcédée : elle survient alors plus tardivement. La péritonite tout en étant grave, peut revêtir une marche moins pernicieuse, aboutir à des adhérences qui défendent le reste de la cavité peritonéale, se circonscrive au niveau et près de la lésion. Dans ces cas elle peut guérir : TERRIER et AUVRAY signalent une dernière complication, très rare il est vrai, l'embolie.

HAMILTON (*British med journal*, 6 octobre 1897) a rapporté une observation d'embolies graisseuses pulmonaires consécutives à une contusion violente du foie très gras. On a signalé également le transport embolique de fragments déchirés du foie dans l'artère pulmonaire. Comme cela ne peut avoir lieu que par l'ouverture de gros troncs veineux sus-hépatiques ou de la veine cave inférieure, la mort est survenue très rapidement dans tous les cas.

Lorsque les accidents septiques n'emportent pas le blessé, que deviennent cliniquement les plaies de la paroi et du foie? Nous ne reviendrons pas sur les processus intimes de la réparation. Lorsqu'il s'agit de plaies par coup de couteau et piqûres elles peuvent guérir par première intention, du moins celles de la paroi : les plaies par balles ou autres projectiles peuvent aussi se fermer très rapidement : d'autres fois après une évolution inflammatoire initiale, et après bien des craintes de lésions suppuratives du foie et du péritoine, elles se cicatrisent lentement et peu à peu. LANGENBUCH rapporte le fait d'un Serbe dont le foie traversé de part en part de même que les parois, présentait un long trajet qui s'élargit de plus en plus puis se comblait peu à peu, lorsque le malheureux fut emporté par une dysenterie.

Au point de vue des terminaisons, nous empruntons aux statistiques d'EDLER les chiffres suivants :

Sur 289 plaies par armes à feu, 130 (44 p. 100) guérirent : 159 (55 p. 100) se terminèrent par la mort. Sur 110 plaies non compliquées 67 (60,9 p. 100) guérirent. La mort en termina 39,1 p. 100. Durée de la guérison de 2 à 3 mois.

On observa 6 fois des abcès au niveau du trajet du projectile : 5 guérirent, un s'ouvrit dans le poumon, un autre dans la plèvre. Dans les cas où existaient en même temps des lésions du poumon, de l'intestin, du rein, la mort survint la plupart du temps par péritonite généralisée.

L'évolution des plaies par coupures ou piqûres se présente dans des conditions bien plus favorables que celle des plaies par armes à feu et des ruptures ou déchirures. D'après EDLER sur 65 cas 23 (35, 4 p. 100) guérirent : sur 32 plaies non compliquées il y eut 20 guérisons, soit 65,5 p. 100. Il est certain que les statistiques que nous venons de rapporter ne sont plus la traduction actuelle du degré de gravité des plaies du foie. L'intervention rapide telle qu'elle est indiquée et pratiquée la plupart du temps, nous.donnera certainement des résultats beaucoup plus satisfaisants, toutes les fois qu'il ne s'agira pas de lésions par trop étendues, profondes ou complexes. Il nous suffira pour appuyer cette appréciation de donner les résultats extraits du travail de TERRIER et AUVRAY.

Sur 20 plaies par coupures ou piqûres : 5 morts, 15 guérisons.

Sur 11 ruptures ou déchirures : 5 morts, 6 guérisons.

Sur 14 plaies par armes à feu (revolver) : 4 morts, 10 guérisons. La statistique de VANVERTS plaide dans le même sens.

Diagnostic. — Le diagnostic des lésions non exposées du foie, contusions, déchirures, ruptures, est au début très difficile comme celui de toute contusion d'un viscère abdominal. Immédiatement après l'accident les symptômes sont ceux de toute contusion abdominale violente ; ils masquent les signes propres à la lésion qui n'apparaissent que lorsque la commotion se dissipe, que le blessé commence à réagir : et encore ceux-ci peuvent-ils être obscurcis par des symptômes de lésions concomitantes des côtes, des poumons, du tube digestif.

Toutes les fois que la douleur profonde, la défense musculaire ou des signes indiquant une hémorragie interne ou un début de réaction péritonéale existeront chez un blessé qui aura subi un traumatisme grave de la région ou fait une chute d'un lieu élevé, la seule manière de poser un diagnostic précis et de parer en même temps aux accidents, sera de faire une laparotomie exploratrice qui deviendra curatrice une fois les lésions reconnues.

Nous ne saurions trop insister sur ce fait que toutes les fois que dans une contusion de l'abdomen, il y a présomption d'une lésion profonde de par l'existence de signes locaux ou généraux, la laparotomie s'impose comme étant le seul moyen de nous assurer de la lésion et d'y remédier dans les meilleures conditions. Mieux vaut à notre avis risquer une laparotomie inutile que de laisser échapper des lésions qui rapidement peuvent entraîner la mort. Cela est surtout vrai pour l'intestin, mais peut aussi s'appliquer au foie.

Il semblerait que les plaies exposées soient d'un diagnostic beaucoup plus facile. Il n'en est rien cependant. Si dans quelques cas simples la plaie donne immédiatement issue à du sang, à de la bile, ou bien encore si elle est assez large pour laisser se hernier le foie blessé, ou bien encore pour laisser voir la blessure dont il est atteint, le plus souvent la plaie est petite, plus ou moins sinueuse, surtout lorsqu'il s'agit de projectiles. De ce qu'il a touché la région du foie, il ne s'en suit pas que le foie soit atteint, parce qu'il a pu ricocher sur une côte et prendre une toute autre direction. Ce n'est que lorsque la plaie est perforante de part en part et qu'elle traverse directement la région, que le diagnostic s'impose pour ainsi dire et n'est guère en défaut.

Lorsqu'il existe une plaie petite, l'exploration par le stylet et la sonde est-elle permise ? La première condition c'est que la recherche soit aseptiquement faite : la seconde, c'est qu'il y ait des signes, des accidents qui fassent présumer la pénétration : la troisième c'est que tout soit prêt, pour pouvoir transformer en laparotomie l'exploration qui aura démontré la pénétration, si l'opération est reconnue nécessaire par suite d'épanchements sanguins, d'hémorragie etc., etc.

L'exploration peut en effet tout en démontrant la pénétration. déplacer un caillot et renouveler une hémorragie spontanément arrêtée. La laparotomie exploratrice présente ici les mêmes indications que dans toute plaie de l'abdomen dont on présume la pénétration.

Pronostic. — Le pronostic des lésions traumatiques du foie est en général grave. Ce qui en fait la gravité c'est non pas la lésion en elle-même, mais ses complications immédiates ou secondaires, l'hémorragie et l'infection : les lésions de la face convexe bien moins riche en gros vaisseaux sanguins et biliaires sont moins sérieuses que celles de la face concave où pénètre le pédicule de la glande.

Lorsqu'il y a blessure d'un tronc vasculaire important, le pronostic est immédiatement grave : le blessé succombe rapidement si une intervention immédiate n'arrête pas l'écoulement sanguin. Lorsque l'épanchement sanguin provient de ruptures vasculaires moins importantes le péritoine peut s'en accommoder, le résorber.

Le pronostic est encore très grave lorsqu'une péritonite se déclare, que l'infection parte de la plaie même ou de la blessure concomitante de l'intestin ou de l'estomac. Le blessé succombe alors dans les premiers jours à moins qu'une intervention hâtive n'ait paré aux accidents.

Lorsqu'il se déclare une hépatite infectieuse, c'est à plus longue échéance que le blessé est mis en danger ; tout se passe à peu près bien les premiers jours; puis la fièvre se déclare, le foie se tuméfie et surviennent tous les signes d'un abcès hépatique.

Le pronostic de l'hépatite infectieuse traumatique est grave puisque Roux sur 203 cas ne compte que 39 guérisons; les ruptures et déchirures, les contusions du foie, quand elles ne tuent pas immédiatement ou rapidement le blessé par l'hémorragie, guérissent assez simplement dans un certain nombre de cas. Les plaies par coups de couteau, de poignard sont graves immédiatement par l'hémorragie. Si celle-ci n'est pas considérable, l'instrument relativement peu infecté, la guérison peut survenir. Les plaies par armes à feu sont surtout graves par les accidents d'infection qu'elles provoquent secondairement. Sans attacher trop d'importance aux statistiques, nous donnerons ci-contre celle d'EDLER qui nous renseigne sur la gravité relative des variétés de traumatismes.

Sur 238 cas où il n'y avait pas de complications viscérales autres, EDLER compte :

	NOMBRES	GUÉRISONS	MORTS	MORTALITÉ
Ruptures	96	21	75	78,1 p. 100
Plaies par armes à feu. .	110	67	43	39 —
Plaies par couteaux, poignards, etc.	32	20	12	37,5 —

En moyenne une mortalité pour toutes plaies réunies de 54, 6 p. 100.

Nous avons vu par les chiffres donnés dans le mémoire de TERRIER et AUVRAY et qui portent sur des cas plus récents quoiqu'en plus petit nombre, que la mortalité est loin d'être actuellement aussi considérable et qu'il y a tout à espérer d'une intervention précoce, lorsqu'elle est indiquée, comme nous allons l'exposer à propos du traitement.

Traitement. — Il y a à peine dix ans, le traitement des lésions traumatiques du foie était presqu'exclusivement médical ; qu'il s'agit de contusions ou de plaies, l'abstention chirurgicale était la règle. Le traitement immédiat du collapsus quand il existait, puis le repos, la diète, l'application de vessies de glace sur le ventre, la compression ouatée de l'abdomen, avec l'administration de l'opium à l'intérieur, de la morphine en injections sous-cutanées constituaient les ressources mises en œuvre pour les traumatismes fermés ; lorsqu'il y avait plaie de la paroi, on la fermait plus ou moins aseptiquement et le traitement médical intervenait de la même façon. On cherchait à parer aux accidents secondaires d'infection péritonéale localisée ou généralisée par la mise au repos absolu du malade et de ses viscères. Ce traitement a rendu et rend encore de très grands services toutes les fois qu'il n'y a pas de complications immédiates, toutes les fois qu'il n'y a pas lieu de supposer l'existence de lésions graves pouvant mettre rapidement en danger la vie du malade. Il est essentiellement dirigé comme dans tous les cas de contusion de l'abdomen ou de plaies de cette cavité contre l'explosion de la péritonite traumatique : c'était le seul mis en usage jusqu'au travail de Burkardt en 1887.

Ce n'est pas que déjà auparavant on n'ait fait quelques tentatives de traitement chirurgical. C'est ainsi que Roux en 1845 conseillait, en cas de plaie pénétrante avec hémorragie de suturer la plaie extérieure pour arrêter l'hémorragie, puis de la rouvrir plus tard pour évacuer le sang épanché et prévenir la péritonite. Millau en 1860 fit une incision d'un pouce à la paroi abodminale, évacua 325 onces d'un mélange de bile et de sang. Roustan a recueilli dans sa thèse un certain nombre de faits où l'on fit la réduction ou l'excision de portions herniées du foie à travers la plaie addominale.

Mais c'étaient là des essais isolés et la plupart du temps infructueux. C'est Burkardt qui le premier posa le principe d'une intervention immédiate dans les cas de traumatismes graves du foie et dès 1892 Terrier l'appuyait en disant que si « la laparotomie médiate et immédiate est indiquée dès qu'on soupçonne une plaie pénétrante de l'abdomen, à fortiori doit-on la faire quand on soupçonne une plaie du foie ».

Les indications dépendent de la nature de la lésion, du moment où le chirurgien est appelé près du blessé. Tandis que l'hémorragie constitue l'indication essentielle dans les premières heures qui suivent la blessure fermée ou exposée, c'est l'infection qui doit nous armer lorsque le blessé est vu plus tardivement.

Dès le début si le blessé ne succombe pas rapidement, si nous constatons que l'abdomen est tendu ou rétracté avec de la défense musculaire des droits, que le pouls est petit dépressible, la figure pâle, la température plûtot basse, il s'agit d'une hémorragie probable et l'indication est d'aller à la recherche de la partie saignante par la laparotomie immédiate. Mais avant cela et sans s'y arrêter longuement on mettra en usage le traitement du collapsus. Celui-ci consistera à remonter l'économie, comme dans tous les grands traumatismes. Les injections sous-cutanées de sérum artificiel, à la dose de 500 à 1000 grammes, les injections hypodermiques de caféine, d'éther, d'huile camphrée stérilisée sont d'excellents moyens qu'il faut mettre en usage, en même temps qu'on réchauffera le blessé à l'aide de linge chaud, de boules d'eau chaude, qui l'entoureront sans le brûler.

Lorsqu'il y a des signes d'hémorragie interne grave avec anémie aiguë, il sera indiqué avant d'intervenir et pendant l'intervention de faire une transfusion de sérum salin intra-veineuse, en se rappelant toutefois que la pression sanguine augmentant, l'hémorragie arrêtée ou atténuée pourra par cela même se reproduire ou augmenter.

Il faut bien savoir que s'il y a hémorragie grave, le plus urgent est d'aller rapidement à la source de cette dernière pour l'arrêter. Ce n'est que lorsque les indications paraîtront moins pressantes que la laparotomie pourra être différée.

S'il existe une plaie de l'abdomen par coup de couteau ou coup de feu, le sang peut couler au dehors en quantité plus ou moins abondante et l'indication est assez souvent alors plus facile à poser que dans les traumatismes fermés. On se guidera sur la plaie pour pratiquer la laparotomie : s'il y en a plusieurs, la laparotomie sera faite médiane pour pouvoir les explorer toutes en partant de celle qui semble la plus importante.

Si le blessé est relativement calme, si le pouls est régulier, assez fort, si rien en un mot n'indique la formation d'une collection sanguine intra-abdominale, on s'abstiendra en suivant les règles tracées ci-dessus.

La laparotomie peut être indiquée alors qu'il ne s'agit pas d'hémorragie menaçante mais bien de la possibilité d'accidents infectieux, partis soit du traumatisme de la paroi quand il y a plaie, soit d'une lésion concomitante du tube digestif; lorsqu'il y a doute sur la pénétration et la lésion d'un organe intra-abdominal, nous pensons qu'il ne faut pas s'abstenir et le doute doit être en faveur de l'intervention qui sera toujours d'autant plus efficace qu'elle sera plus précoce. Mieux vaut faire une laparotomie inutile, du moment qu'elle est aseptiquement faite, que de laisser passer inaperçues des lésions amenant presque inévitablement la mort à brève échéance. Bien entendu la question de milieu, des conditions où l'opération peut être pratiquée intervient ici et il est impossible de ne pas en tenir compte.

Si l'intervention est décidée, il est des cas où l'anesthésie serait inutile et même dangereuse : ce sont ceux où le blessé est en état de collapsus, perdant du sang en abondance. Lorsque le collapsus n'existe pas ou peu, que la température est à peu près normale, il vaut mieux faire l'anesthésie générale et employer l'éther ou le chloroforme, de préférence le premier.

La laparotomie sera tantôt médiane, tantôt latérale, se greffant sur une plaie existant déjà dont elle servira à certifier la pénétration. Lorsqu'on n'a pas assez de jour pour atteindre le point lésé et profondément situé, il ne faut pas hésiter à faire tomber sur l'incision primitive, une' incision transversale à droite où à gauche.

La laparotomie dans quelques cas de plaies de la face supéro-postérieure pourra être transpleurale avec résection préliminaire d'une ou de deux côtes. Les faits de DALTON et d'ADLER qui réséquèrent l'un la 7° côte dans une étendue de 10 centimètres, l'autre, la 11ᵉ côte dans une étendue de 4 centimètres pour inciser ensuite le diaphragme perforé et arriver sur la face supérieure du foie, sont tous deux très démonstratifs.

Tandis que la laparotomie médiane sera presque toujours l'opération de choix dans les cas de traumatismes non exposés, les autres incisions seront de mise quand elles seront guidées par la localisation de la blessure des parois.

La laparotomie faite, il faudra explorer de visu et avec le

doigt. Souvent dès l'ouverture du ventre, on voit le sang jaillir ou couler de la plaie ou de la déchirure, quand cette dernière est facilement accessible ; à ce point de vue la face antérieure du foie, puis la face inférieure se prêtent le mieux à l'examen, pourvu que ce ne soit pas trop loin du bord tranchant de l'organe : par contre la face postéro-supérieure est très difficile à explorer, à moins de faire basculer l'organe en avant ou de faire une résection du bord thoracique inférieur, si le sang paraît venir de dessous le diaphragme. Dans un cas de plaie perforante de tout le foie, Broca méconnut l'orifice postérieur de la balle et le blessé succomba.

Le point d'où part l'hémorragie une fois trouvé, il s'agit de l'arrêter. Cinq grands moyens sont à notre disposition : 1° la suture ; 2° la forcipressure ; 3° la ligature ; 4° le tamponnement ; 5° la thermocautérisation ou même la vapocautérisation. Lorsqu'il s'agit d'une plaie nette à bords non contus, saignant en nappe comme cela arrive le plus souvent, le meilleur moyen d'arrêter le sang est de faire la suture : le catgut est préférable à la soie à la condition de faire le double nœud puis un nœud simple par-dessus pour éviter qu'il ne se dénoue. Si l'on n'a pas de bon catgut, la soie peut être employée avec tout avantage. C'est ce qu'a fait Brin dans un cas de plaie du foie par coup de couteau opéré d'urgence dans notre service et guéri. Les sutures seront passées à 1 ou 2 centimètres des bords de la plaie avec une aiguille pointue ou légèrement mousse et courbe, puis serrées modérément et nouées. On s'assurera que l'hémorragie est arrêtée lorsque la suture sera complète. Il sera bon de mettre quelques points superficiels sur la capsule et le péritoine, entre les points profonds. La suture peut très bien s'appliquer aux déchirures et ruptures ; elle ne sera toutefois possible que s'il est facile d'accéder avec l'aiguille jusqu'à sur la surface atteinte. Fornara rapporte le fait d'un garçon de quatorze ans qui fut laparotomisé un quart d'heure après une plaie du foie par coup de couteau. Plaie profonde du foie d'une largeur de 1 centimètre et demi environ. Hémorragie assez abondante. Suture de la plaie avec deux catguts placés assez loin des bords. Guérison. L'auteur recommande l'opération précoce, la suture pas trop serrée et assez loin des bords de la plaie.

V. Subbotié cite l'observation d'un homme de trente-quatre ans qui reçut un coup de couteau. L'opération fut faite immé-

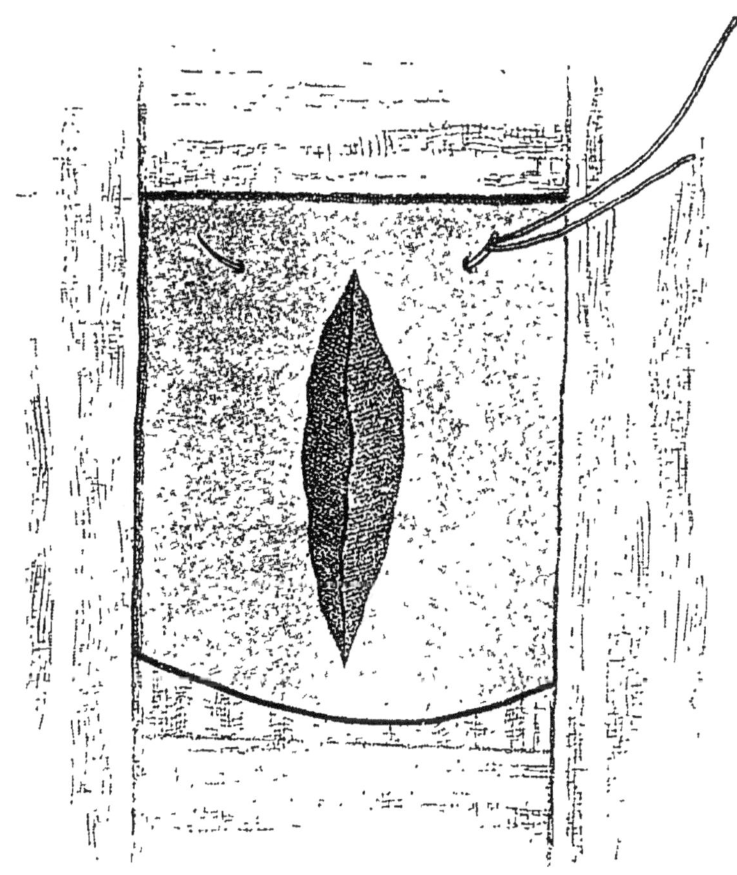

Fig. 1.

Commencement de la suture.

diatement. Il existait une plaie du lobe gauche dont on fit la suture. De plus à travers une plaie du diaphragme, l'épiploon et l'estomac avaient fait hernie dans la plèvre.. On les réduisit dans l'abdomen, le blessé guérit.

Ce sont là des observations très encourageantes et qui militent en faveur de la précocité de l'intervention et de la suture.

Un de mes internes, Jacomet, a obtenu un résultat semblable dans un cas de plaie du foie par coup de couteau.

La laparotomie faite trois heures après l'accident permit de reconnaître une plaie de la surface convexe du foie, de la

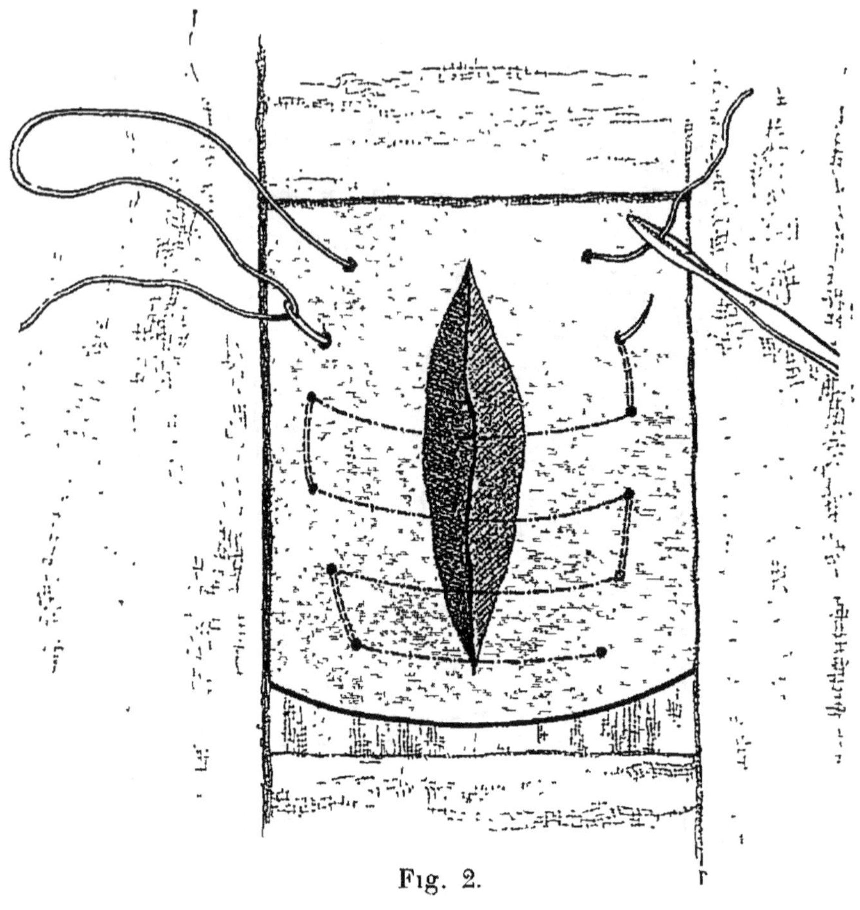

Fig. 2.

suturer par trois points de suture modérément serrés et loin des bords de la coupure, d'évacuer environ un litre et demi de sang et grâce aux injections de sérum artificiel d'amener la guérison du blessé.

Canac Marquis (Minnesota) vient de publier un procédé de suture des *plaies du foie en étage en* **U** *continue* avec une aiguille ronde, longue et courbe et du gros catgut dont les figures ci-dessous indiquent suffisamment le manuel opératoire (fig. 1 à 5).

Si la suture est difficile ou impossible, il vaut bien mieux faire aussitôt le tamponnement, qu'on emploiera aussi contre les plaies contuses et susceptibles d'infection, le tampon

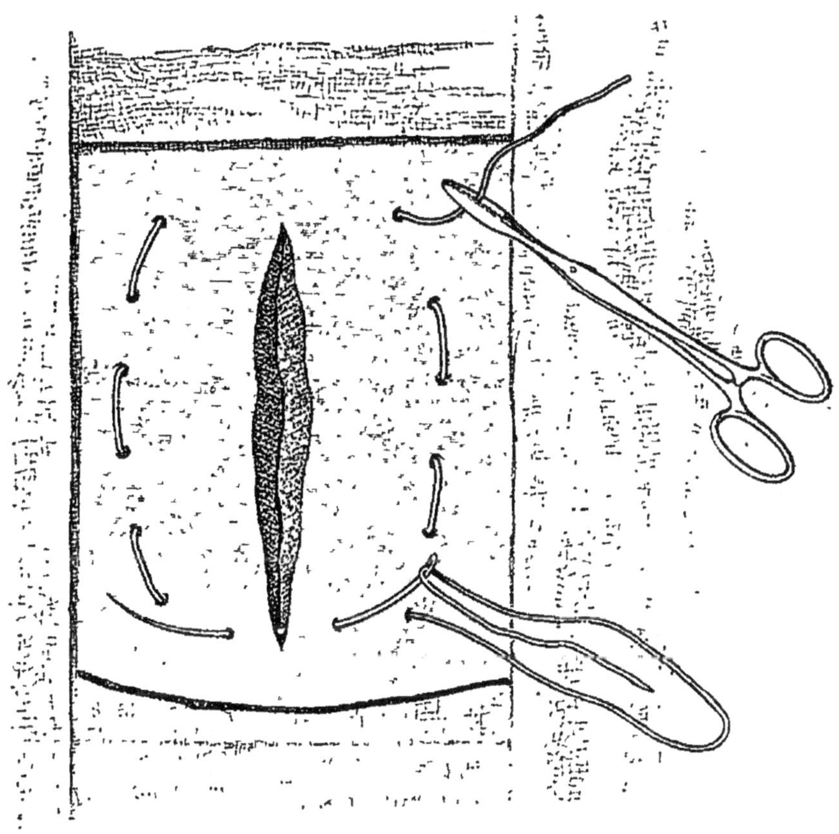

Fig. 3.

devant servir en même temps de drain vers l'extérieur. Le tamponnement sera fait avec de la gaze iodoformée en lanières munies de fil et disposées de façon à reconnaître la superposition des mèches par des nœuds faits au fil qui les termine. De cette façon quand il faudra les retirer on commencera par la plus superficielle pour terminer par la plus profonde.

Il est des cas où l'on voit un vaisseau donner directement à la surface de la plaie ; tel celui que L. Faure a rapporté à la Société de Chirurgie. Arrachement de la vésicule biliaire et jet provenant d'une artère. Il a suffi de placer une pince sur le vaisseau pour arrêter le sang. La forcipressure peut être remplacée par une ligature, si les dispositions s'y prêtent comme

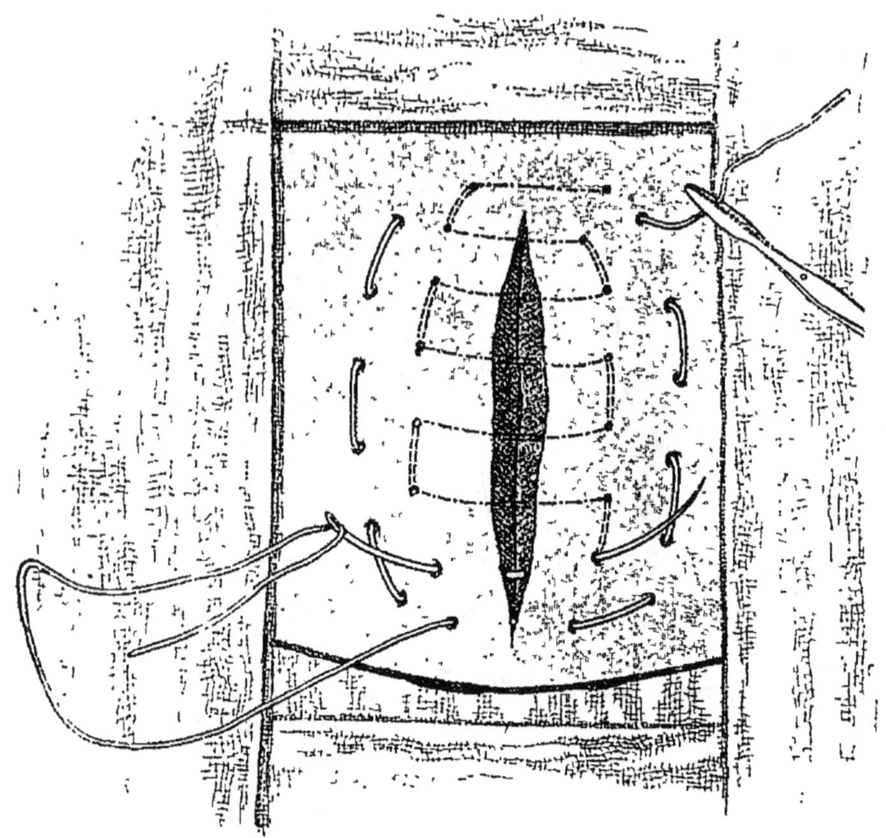

Fig. 4.

l'ont bien démontré les expériences de Kousnetzoff et Pensky et les cas de Dalton, ou être définitive, quitte à faire sortir comme dans le cas ci-dessus, la pince hors du ventre pour l'enlever au bout de quarante-huit heures, après l'avoir entourée de mèches de gaze aseptique ou antiseptique.

La thermocautérisation a réussi deux fois à Zeidler pour

arrêter une hémorragie ; généralement elle échoue et nous lui préférerions le tamponnement.

Tout récemment l'on a préconisé pour l'arrêt des hémorragies parenchymateuses, l'action de l'air surchauffé, celle de

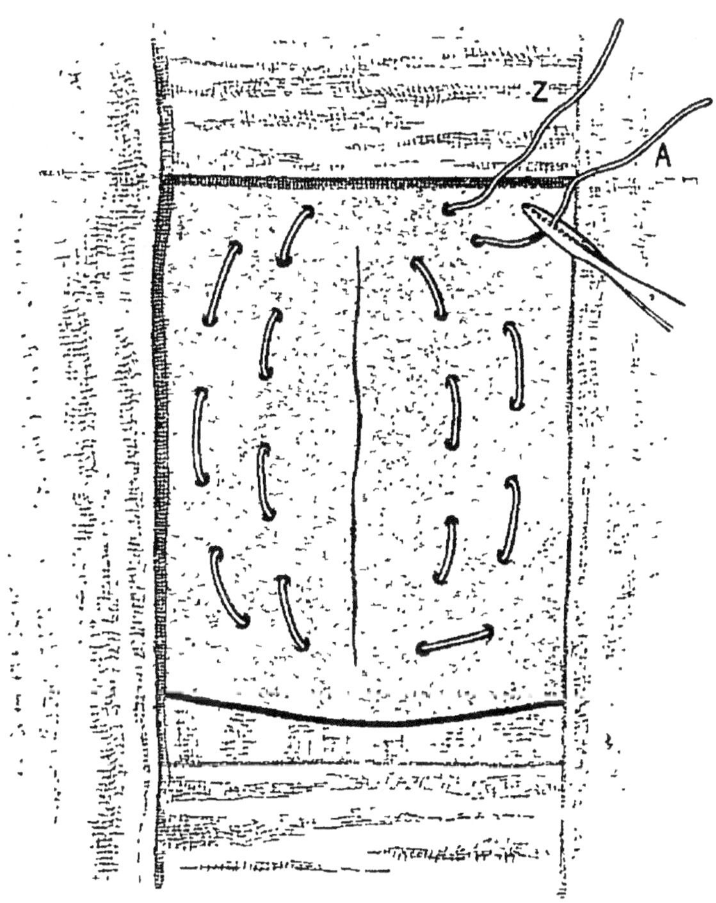

Fig. 5.
Suture terminée de Canac Marquis.

la vapeur d'eau bouillante ou surchauffée ; SNEGUIREFF l'a prônée surtout et il est certain qui si on avait le dispositif nécessaire, il serait tout indiqué d'en essayer. Enfin les expériences et recherches de CORNIL et CARNOT sur les plaies du foie (*loc. cit.*) leur permettent de préconiser le sérum gélatiné à 10 p. 100 pour arrêter les hémorragies parenchymateuses du foie.

« S'il s'agit d'une plaie simple et qui n'est pas très étendue on pourra, le foie étant mis à découvert après une laparotomie arrêter l'écoulement du sang avec une solution de sérum stérilisé gélatiné à 10 p. 100 que l'on fera couler sur la plaie. Pour plus de sûrcté, quand on a affaire à une plaie étendue, on rapprochera les deux lèvres à l'aide de ligatures placées dans la capsule de Glisson. Un peu de fibrine ou un caillot sanguin restant interposés entre les deux surfaces de la plaie ne nuiront nullement à la cicatrisation, car ce caillot donnera les matériaux de nutrition aux cellules du tissu conjonctif et aux cellules endothéliales des vaisseaux qui formeront la cicatrice et leur servira de support. On peut sans inconvénient, pour régulariser une plaie, enlever des fragments plus ou moins étendus du foie. Si la perte de substance est superficielle, il sera utile d'amener une lame du grand épiploon que l'on fixera par un ou deux points de suture aux bords de la capsule de Glisson. Lorsqu'une plaie s'accompagnera de perte de substance qu'il est utile de remplir, on pourra, comme l'ont démontré les recherches de CORNIL et CARNOT (*loc. cit.*) se servir soit de fibrine humaine fraîche et obtenue aseptiquement ou de fibrine cuite, soit d'un fragment d'éponge stérilisé, imprégné ou non de jaune d'œuf. L'éponge présente moins d'avantages que la fibrine au point de vue de la rapidité d'organisation du tissu fibreux, mais elle offre plus de résistance et remplit mieux la cavité où elle est insérée. » Nous ne sachions pas que cette manière de faire ait été mise en pratique : en tout cas elle paraît avoir donné de bons résultats chez le chien ; l'homme s'en trouverait-il aussi bien ?

En somme la suture et le tamponnement sont les deux principaux moyens d'hémostase, et à moins qu'il ne s'agisse d'une plaie d'un gros tronc veineux ou artériel amenant rapidement la mort, ils seront presque toujours suffisants et efficaces. A l'appui de cette efficacité, nous rapporterons une statistique toute récente publiée par TRICOMI de Padoue.

Cet auteur a rassemblé 49 cas de plaies du foie :

26 traitées par la suture : 8 morts, 18 guérisons.

21 traitées par le tamponnement : 4 morts, 17 guérisons.

2 traitées au thermocautère : 2 guérisons.

Lorsque l'on soupçonne dans une plaie, la présence d'un corps étranger, il faudra l'explorer avec beaucoup de précaution, l'extraire si la chose est facilement réalisable sans grands délabrements et sans allonger par trop la durée de l'opération chez un individu ordinairement en état assez grave. GANGOLPHE, chez un individu ayant reçu un projectile dans le foie, vit l'orifice d'entrée bouché par un caillot qui pendait dans le ventre ; toute hémorragie étant arrêtée, il abrasa le caillot et laissa le projectile. Son blessé guérit. Cette conduite est à imiter, malgré la possibilité d'accidents infectieux secondaires dus à la présence du corps étranger.

L'intervention dans les plaies et ruptures du foie au lieu d'être immédiate et commandée par l'hémorragie peut être nécessitée par suite du développement d'accidents infectieux, péritonite ou abcès. Elle ne diffère en rien alors de ce qu'elle est pour les plaies et contusions de l'abdomen en général et nous n'y insisterons pas, pas plus que sur la toilette du péritoine, la fermeture des divers plans de la paroi.

La laparotomie terminée, le blessé doit être laissé au repos complet : on calmera les douleurs par des injections de morphine ; il gardera la diète absolue les premières vingt-quatre heures et observera la diète liquide pendant les jours suivants. Lorsqu'on a tamponné une plaie ou une déchirure, quand faut-il enlever le tamponnement ? DALTON dans un cas l'enleva au bout de vingt-quatre heures mais vit survenir une forte hémorragie qui nécessita un nouveau tamponnement, qui, cette fois fut laissé en place quarante-huit heures ; le blessé guérit. Il faut laisser le tamponnement au moins quarante-huit heures pour permettre une hémostase solide ; s'il y avait eu une forte hémorragie rien n'empêcherait de le laisser trois jours ; on le remplacera par une petite mèche de gaze ou un drain quand il aura été retiré et le tout sera enlevé très rapidement s'il n'y a aucune infection. Il est remarquable de voir combien vite se fait la réparation de ces plaies.

LÉSIONS TRAUMATIQUES DES VOIES BILIAIRES

Nous avons indiqué pourquoi il nous paraissait utile de séparer les traumatismes de l'arbre biliaire de ceux du parenchyme hépatique proprement dit. Il est évident cependant qu'il ne peut y avoir plaie ou rupture du foie sans plaie ou déchirure des canaux biliaires intra-hépatiques et dans ces cas la physionomie de la lésion est celle que nous avons décrite. Lorsque les canaux biliaires ou la vésicule sont lésés en dehors du foie (canaux hépatiques, canal cystique, canal cholédoque), les lésions revêtent au point de vue symptomatologique, une physionomie spéciale et commandent une thérapeutique différente quelquefois de celle que nous avons exposée.

Les ruptures et plaies des voies biliaires quoique connues et étudiées déjà par Mayer en 1872, par Edler en 1887, par Courvoisier en 1892, ont été l'objet d'un rapport important de Routier à la Société de Chirurgie en 1892. Il y envisage la question dans son ensemble et aborde surtout le chapitre du traitement. Vinrent ensuite les communications de Kirmisson (1892) et de Michaux (1893), dont l'observation devint le point de départ de la thèse de Desrosiers (1894) : à l'étranger celles de Hermes, Battle, Kehr et Dalton. Le mémoire déjà cité de Terrier et Auvray mit la question au point ; les auteurs y rassemblent tous les faits récents connus et traités, au nombre d'une trentaine et posent nettement les indications de telle ou telle intervention. Les traités cliniques de Duplay et Reclus, de Le Dentu et Delbet dans des articles de Segond et J. L. Faure, la monographie de Langenbuch dans la *Deutsche Chirurgie* de Billroth et Lücke résument nos notions actuelles sur la question.

Étiologie. — C'est celle des plaies et contusions abdominales et du foie en particulier. Courvoisier sur 14 cas rassemblés de plaies des voies biliaires, a trouvé 8 fois des plaies par instruments piquants, 6 fois par coups de feu.

Quand il s'agit de ruptures et déchirures non exposées, il

faut incriminer tantôt le passage d'un lourd véhicule sur la base du tronc ou de l'abdomen, des coups de timon de voiture, des coups de pied : en général, un choc violent à point d'application limité, des chutes d'un lieu élevé.

Ce sont presque toujours des hommes et des adultes qui sont les victimes de ces accidents.

Les voies biliaires sont tantôt saines, tantôt malades. Dans ce dernier cas, les ruptures et déchirures arrivent plus facilement. C'est ainsi que la vésicule surtout, atteinte de cholécystite calculeuse ou simplement distendue par une hydropisie, altérée par un cancer, adhérente à la paroi, est plus facilement frappée et déchirée.

Tout récemment HOCHENEGG présentait à la Société Império-Royale des médecins de Vienne l'observation d'une femme qui à la suite d'un mouvement brusque fut prise de péritonite aiguë. L'existence dans la région de l'estomac d'une tuméfaction diffuse fit penser à un volvulus. La laparotomie montra qu'il s'agissait d'une rupture de la vésicule biliaire à travers laquelle faisait saillie un gros calcul. Il y avait dans le ventre 6 à 7 litres d'un liquide coloré par la bile. Le calcul fut enlevé, le liquide extrait ; la vésicule rompue fut suturée et réduite. Le péritoine fut drainé et la femme guérit.

Dans un autre cas, un coup de poing violent dans l'hypochondre rompit une vésicule calculeuse.

ROUTIER, étudiant le mécanisme de la rupture des voies biliaires (canaux et vésicule), pense que tantôt la rupture est due au choc direct, tantôt, quand elles sont remplies de bile, elles peuvent éclater par suite d'un véritable refoulement du liquide, comme la vessie ou l'intestin.

Anatomie pathologique. — Celle-ci est peu connue, car les autopsies sont relativement rares. C'est la vésicule qui est rompue le plus souvent et ordinairement au niveau du fond. Rien de bien spécial à dire sur la forme, l'étendue de la déchirure. ZOLEDZIEWSKI laparotomisa un patient qui avait reçu un coup de feu. Il trouva le fond de la vésicule déchiré et tamponna ; le blessé succomba deux ans après et l'on trouva la

plaie cicatrisée et la balle encore dans la vésicule (cité par
LANGENBUCH). DESROSIERS a rapporté un cas de rupture de l'hépatique et un cas de rupture du cholédoque.

La cicatrisation des plaies et ruptures des voies biliaires
principales paraît se faire très rapidement; von LESSER, puis
SCHWARZ ont cherché à obtenir chez des chiens des fistules
biliaires permanentes intrapéritonéales sans jamais y par-
venir. Il semble néanmoins certain qu'en cas de blessure,
celle-ci peut donner passage à la bile pendant quelque temps,
comme le démontrent les faits où par plusieurs ponctions
successives on a vidé des épanchements qui s'étaient reproduits.

Symptomatologie. — Les symptômes initiaux sont les
mêmes que ceux des traumatismes du foie déjà indiqués et
en général ceux d'une contusion ou d'une plaie de l'abdomen.

Lorsque le collapsus initial, s'il existe, disparaît, apparaissent les signes d'une réaction péritonéale plus ou moins
marquée. Toutefois un blessé de Todd, un autre de Thiersch,
purent rester sans s'aliter, l'un pendant huit jours, l'autre pendant quatorze jours alors que le premier succombait vingt-
quatre heures après à une péritonite aiguë avec épanchement
de bile dans le ventre et que le second avait aussi un grand
épanchement de bile déterminé par le passage d'une roue de
voiture. Lorsqu'il y a plaie pénétrante de la paroi, la bile peut
faire issue par la plaie, couler au dehors et fournir ainsi une
indication d'une certitude absolue; dans un cas de CAUCHOIS
(*Union médic.*, 1871) tout à coup au niveau de la plaie extérieure cicatrisée, il y eut irruption d'un flot de bile collectée
dans la cavité péritonéale; la fistule biliaire se cicatrisa au
bout de douze jours spontanément.

Au bout de quelques jours, lorsque la péritonite n'a pas
emporté le blessé, on constate généralement un ictère qui est
presque la règle dans les cas de blessures des voies biliaires.
DESROSIERS l'a noté 12 fois sur 19 cas. Cet ictère paraît résulter
de la résorption de la bile par le péritoine. Sur les 12 cas de

DESROSIERS, 4 fois il est apparu au bout de 2 ou 3 jours, 2 fois dans la première semaine, 4 fois dans la deuxième, et 2 fois seulement plus tardivement.

Quand on examine bien le blessé, alors que l'abdomen est moins douloureux et que les signes de péritonite ont disparu ou sont en voie d'amendement, on trouve un épanchement dans le ventre. Cet épanchement se collecte de préférence à droite comme nous l'avons dit plus haut, sous le foie, dans la fosse iliaque. Quel que soit le canal ou réservoir ouvert, le résultat de la solution de continuité est l'épanchement de bile dans le péritoine. Cet épanchement plus ou moins altéré, libre ou enkysté par d'épaisses néomembranes comme dans le cas de MICHAUX, peut être minime ou au contraire très abondant. UHDE a retiré 14 litres de liquide bilieux. KIRMISSON en retira 8 litres 1/2 du flanc droit de son blessé. LANDERER retira en plusieurs séances (5) 35 litres de bile à un individu sur lequel avait passé une roue de voiture. Il est certain que la bile répandue dans le péritoine est généralement très peu septique ou même aseptique. Toutefois la production de néomembranes, la tendance à l'épaississement du péritoine indiquent une réaction inflammatoire et sont une preuve que l'asepsie n'est pas absolue mais bien relative. Lorsqu'il y a péritonite exsudative, l'exsudat séro-fibrineux se mélange à la bile et constitue alors un liquide coloré plutôt que bilieux, comme dans le cas de HOCHENEGG, contenant des néomembranes. Dans le cas de MICHAUX, les néomembranes étaient en grande abondance et masquaient absolument le point de départ de la péritonite. Lorsque la bile est franchement septique, la péritonite peut être aiguë septique et emporter rapidement le blessé. Lorsque la plaie ou rupture du foie a déterminé un épanchement sanguin, celui-ci se mélange à la bile en quantité plus ou moins considérable. Généralement la bile colore en jaune, surtout dans les épanchements qui durent depuis quelque temps, les parois de la poche où elle est contenue. Le plus souvent les épanchements provenant du foie se collectent à droite, dans l'hypochondre, la plèvre et la fosse iliaque ; leur marche à gauche paraît être arrêtée par l'insertion du mésentère.

Routier dans un cas trouva le petit bassin rempli et de la bile aussi à gauche.

Dans un autre de Dion, l'épanchement existait à droite, et au-dessus du cæcum; il était rétro-péritonéal, la bile ayant pénétré derrière le péritoine et ayant fusé le long du bord postérieur du côlon ascendant.

Tantôt peu abondant, il se manifestera difficilement; plus abondant, il sera plus facile à découvrir, la percussion permettra de le délimiter plus ou moins exactement.

On observe quelquefois en même temps qu'une coloration foncée de l'urine contenant des pigments biliaires une décoloration des selles qui d'après Courvoisier serait presque toujours l'indice d'une rupture du canal hépatique ou du cholédoque. Lorsque la vésicule seule est rompue, une certaine quantité de bile peut encore passer dans l'intestin, tandis que la rupture des canaux aboutissant peut la dériver presque tout à fait vers le péritoine, au moins temporairement.

Lorsque la bile ne coule pas par une plaie extérieure, l'ictère consécutif avec formation d'un épanchement abdominal est un gros appoint pour le diagnostic; la certitude ne peut être fournie que par une ponction exploratrice qui devient souvent curative.

Quand le blessé a échappé aux accidents du début, que la péritonite a été nulle ou peu intense, il reste, avec un épanchement dans le ventre, de l'ictère, un peu de fièvre oscillant entre 37° et 38°, un pouls plus ou moins fréquent, de l'amaigrissement progressif, quelquefois de la diarrhée succédant à une constipation opiniâtre. La mort peut arriver par suite d'un affaiblissement progressif déterminé probablement par l'écoulement de la bile, ou peut-être aussi à une vraie cholémie par absorption de produits toxiques non suffisamment éliminés.

Comme dans les cas cités plus haut de Todd et de Thiersch, la péritonite peut survenir tardivement à l'occasion d'une infection secondaire et emporter rapidement les blessés.

Sur les 25 blessés dont les observations ont été recueillies par Desrosiers, 12 ont guéri, 13 sont morts, dont 3 rapidement et par suite de lésions graves d'autres viscères coexistant avec celles des voies biliaires : 10 par suite des accidents dus à la rupture seule.

Ces chiffres se rapprochent de ceux de TERRIER et AUVRAY.

Sur 26 observations à résultats connus, il y a 11 morts et 15 guérisons

Quoiqu'il y ait des cas de guérison spontanée, comme celui de CAUCHOIS, comme ceux qu'a réunis MARTEL (*Bullet. Soc. chirurgie*, 1882) celle-ci est, le plus souvent, due à un traitement actif, la ponction ou la laparotomie.

Pronostic. — Inutile après les détails que nous venons de donner sur l'évolution et la terminaison, d'insister longuement sur le pronostic qui est grave puisque près de la moitié des blessés ont succombé au traumatisme. Toutefois il semble s'améliorer de plus en plus à mesure que l'intervention hâtive entre en scène et il y a lieu d'espérer que comme pour les plaies et ruptures du foie, il deviendra plus favorable ; ne voyons-nous pas DALTON sauver un blessé frappé d'un coup de couteau, atteint d'une plaie de l'estomac et d'une plaie de la vésicule, par la laparotomie immédiate ; KEUR en faire autant pour un autre atteint d'une balle de revolver ; HOCHENEGG enfin guérir encore une rupture de la vésicule par laparotomie immédiate et suture ? H. MARTIN rapporte enfin un cas de rupture de la vésicule biliaire sans blessure du foie chez un enfant de neuf ans sur lequel avait passé une roue de voiture. La laparotomie permit d'évacuer une grande quantité de bile contenue dans le péritoine (15 pintes) ; on fit le drainage ; le blessé guérit.

Traitement. — Lorsque le blessé est vu immédiatement après l'accident, les indications sont celles que nous avons déjà exposées en traitant des plaies et ruptures du foie proprement dit. Le tableau clinique initial est celui des contusions et plaies de l'abdomen et s'il ne vient s'y ajouter, dans les cas de plaies, un écoulement de bile, rien ne nous indiquera l'ouverture des voies biliaires.

L'abstention ou la laparotomie immédiate entreront en scène suivant le tempérament chirurgical de chacun, suivant surtout les indications fournies par l'examen et l'observation attentive du blessé. S'il y a certitude d'une plaie ou déchirure des voies biliaires, que faire? Nous inclinerions volontiers vers la laparotomie immédiate qui nous permettra de nous rendre compte du siège de la lésion, d'agir en conséquence et de prévenir les infections secondaires. Si la vésicule est blessée, que la blessure est petite, la suture aisée, celle-ci devra être faite en conservant le réservoir biliaire; c'est la conduite qu'ont suivie DALTON et KEHR et ils ont guéri leurs blessés. Il sera bon de drainer pendant trois ou quatre jours le fond de la vésicule suturé pour prévenir tout accident de désunion. Si l'état infecté de la plaie contre-indiquait la suture immédiate même après avivement ou résection partielle, l'on pourrait encore faire une cholécystotomie, certain, avec la perméabilité des voies biliaires principales, de voir se fermer rapidement la fistule vésiculaire.

Lorsque la vésicule sera plus profondément atteinte, c'est à la cholécystectomie qu'il faudra s'adresser, avec drainage du moignon du canal cystique. Dans les cas de plaies du canal cystique, du canal cholédoque, du canal hépatique, la suture, si elle est possible et facile avec drainage de sûreté, ou le drainage seul si la suture est difficile ou impossible seront les moyens les meilleurs pour parer aux accidents. La fistule biliaire se fermera plus ou moins rapidement et on ne la verra persister qu'en cas de section complète et avec cicatrisation isolée des deux bouts.

Lorsque la laparotomie faite immédiatement dans un cas de contusion avec rupture ou déchirure des voies biliaires nous montre une rupture ou déchirure de la vésicule ou des conduits, les mêmes interventions sont indiquées que lorsqu'il s'agit d'une plaie. Dans tous les cas, s'il y avait soupçon d'infection, le drainage serait absolument de mise : drainage par un ou deux gros drains entourés de mèches de gaze aseptique ou iodoformée conduisant en toute sécurité au dehors les liquides excrétés.

Mais il est des cas, et ils sont assez nombreux, où le diagnostic de rupture des voies biliaires n'est fait que secondairement, alors qu'on a constaté après l'apparition d'un ictère plus ou moins précoce, un épanchement intra-péritonéal et qu'une ponction exploratrice a ramené un liquide bilieux ou contenant de la bile.

Faut-il alors traiter un épanchement par la simple ponction avec évacuation, ou faire la laparotomie? L'une et l'autre manière de faire ont donné des succès et la discussion est permise d'autant plus que d'après les observations connues, la ponction et la laparotomie donnent une statistique à peu près égale.

Kirmisson a guéri par une seule ponction le blessé qu'il a eu à soigner ; par contre Landerer a été obligé de faire 5 ponctions successives. Terrier et Auvray sur 18 cas de ponction ont trouvé 10 succès, et sur 7 laparotomies, 4 guérisons. Nous trouvons encore des faits favorables dans l'observation suivante de Martin et de Petersen. Une voiture passe sur le tronc d'un enfant de neuf ans. On trouve les signes d'une rupture des voies biliaires sans lésions du foie. La laparotomie permit d'évacuer 5 pintes de bile contenues dans le péritoine. Drainage, guérison. Dans celui de Petersen la bile inonde le péritoine, pendant cinq semaines; on sutura la vésicule rompue et le blessé guérit. Pour notre part nous pencherions plus volontiers vers la laparotomie tout en faisant profiter le blessé de la ponction initiale qui a servi à poser un diagnostic précis. Avec la laparotomie, du moment que l'état général du blessé ne présente aucune contre-indication, on voit ce que l'on fait, l'on peut tomber sur une lésion à laquelle on peut remédier d'emblée, et si, comme presque toujours cela existe, les lésions sont circonscrites par de la péritonite qui les enkyste, il n'y a aucun danger du fait de l'ouverture de cette poche qui pourra être nettoyée et drainée dans d'excellentes conditions. Si la bile semble contenue dans la grande cavité péritonéale, rien n'empêchera encore d'aller avec beaucoup de précautions reconnaître d'où elle vient et de se comporter comme nous l'avons déjà dit; plus la laparotomie sera rapprochée du moment de l'accident et plus on aura de chances de pouvoir de la sorte agir efficacement.

Toutefois, il ne faut pas oublier combien sont rapides et simples les réparations de la vésicule biliaire, lorsque la bile est aseptique. Les expériences de RODOLPHO SCHWARZ (citées dans le mémoire de ROUTIER et datant de 1889), celles de CORNIL dont les résultats ont été présentés dès 1896 à l'Académie de médecine, celles encore de CORNIL et CARNOT (en 1899) nous montrent avec quelle rapidité et simplicité se réparent les plaies expérimentales de la vésicule par section.

Déjà au bout de quatre, cinq jours la réparation était très avancée. Ces processus, s'ils existaient chez l'homme, ce qui est probable, nous expliqueraient la bénignité relative des traumatismes de l'appareil biliaire accessoire, lorsqu'il n'y a pas d'infection.

Lorsque des accidents septiques éclatent tardivement, que le foyer est infecté, la règle de conduite devra être d'aller à sa recherche et de l'ouvrir largement. TROJANOW put ainsi au bout de dix jours ouvrir par la région postérieure, après avoir réséqué les côtes inférieures, pénétrer dans une cavité purulente contenant de la bile, la draîner largement et guérir son blessé.

Quand une fistule biliaire provenant de lésions de l'hépatique ou du cholédoque persiste, on doit se poser la question de l'entérostomie biliaire soit au niveau de la vésicule (cholécystentérostomie) soit au niveau de la plaie (hépatico-entérostomie ou cholédoco-entérostomie).

<h2 style="text-align:center">BIBLIOGRAPHIE</h2>

ADLER. Sitzungsbericht der freien Vereinigung der Chirurgen. Berlin. *Deutsch. Med. Wochens.*, n° 2, 1892.

BLIN. Plaie du foie par instrument tranchant. *Presse Médic.*, n° 14, 1898.

BURCKHARDT. Beiträge zur Behandlung der Leberverletzungen. *Centbll. für Chir.*, p. 88, 1887.

BERGMANN. Extirpation einer Geschwustt der Leber. Bericht über die Verhandlg, der deutschen Gesellschaft, für Chir., april 1893. *Centbll. f. Chir.*, n° 30, p. 65, 1893.

Bremer. Ein Fall von Leberverletzung. *Deutsche. med. Wochens.*, n° 37, 1894.

Canac-Marquis (Minesota). Un procédé de suture des plaies du foie. *Presse médicale*, n°ˢ 55, 11 juillet 1900.

Caselli. Feriti della cistifellea ed ittero traumatico. *Centbll. für Chir.*, n° 31, p. 865, 1899.

Clementi. Dal Congresse della Societi italiana da chirurgie renutosa a Roma. *Ref. Centbll. für Chir.*, 1884.

Cornil et Carnot. Régénération cicatricielle des cavités muqueuses et leur revêtement épithélial. *Archives de Médecine expérimentale et d'anatomie pathologique*, n° 3, mai 1899.

Cornil et Carnot. Recherches sur la cicatrisation des plaies du foie. *Semaine médicale*, 2 novembre 1898.

Deroziers. Rupture traumatique des voies biliaires. Thèse de Paris, 1894.

Edler. Die traumat. Verletzung der parenchymatösen Unter leibsorganen. *Arch. f. Clinische Chir.*, Bd. XXXIV, 1887.

Faure. *Bullet. Soc. chirurgie*, p. 620, 1896.

Fialla. L. Die Verletzungen der Leber. Abdrück. *Uberselzt aus der « Romania medicale »* 1894, Bukarest.

Fornara. Un caso di epatorraphia. Gaz. degli ospedali della clin. n° 46, 1899. *Centbll. für Chir.*, p. 683, 1899.

Hochenegg. Ein Fall von perforation der Gallenblase in die freie Bauchhöhle geheilt durch operation. Societ. Imperio Royale des médecins de Vienne (12 mai 1899). *Wiener klinische Wochensch.*, n° 21, 1899.

Hahn. Leberverletzung. Freie Vereinigung. der Chirurgen. Berlin 14 juin 1897. *Centbll. für Chir.*, n° 46, p. 1205, 1897.

Hochenegg. Eine Beiträge zur Chirurgie der Leber. *Wiener Kliniche Wochens.* Nr. 12, 1890.

Heis. II. Beiträge zur Lehre von den traumatischen Leberrupturen. *Virchows. Arch.* Bd. CXXI.

Hamilton. *British. med. Journal*, 6 octobre 1877.

Heintzelmann. Inaugural Dissertation. Munchen, 1886.

E. K. Ikawitz. Un cas de blessure du foie par la paroi thoracique postérieure. *Centbll. für Chir.*, n° 25, p. 710, 1897.

Jacomet. Plaie du foie, laparotomie. *Gaz. des Hôpit.*, 21 nov. 1899.

Körte. Uber die Chirurgie der Gallenwege und Leber. *Sammlung Klin. Vorträge*, Nr. 40.

Kirmisson. *Bulletin de la Société de Chirurgie*, p. 800, 1892.

Langenbuch. Chirurgie der Leber, t. 1. *Deutsch. chirurg.*, 1894.

Langenbuch. Sitzungsbericht der freien Vereinigung der Chirurgen. Berlin, von, 19 Okb. 90. *Ref. Centbll. für Chir.*, p. 82, 1891.

Mayer. Die Wunden der Leber und Gallenblase. München, 1872.

Martin. *The Lancel*, décembre, p. 1773, 1898.

Martin Cristophe. A case of ruptur of the liver successfully treated by abdominal section. *The Lancet*, p. 1271, 1897.

Nussbaum. Die Verletzungen des Unterleibs. *Deutsche Chirurgie Liefg.*, 44, 1880.

Postempski. Ferita del fegate per arma da taglio. Sutura. Guarigione. Spallanzani, 1892. *Centbll. für Chir. Ref.*, p. 359, 1893.

Petersen. *Deutsche Gesellschafft für Chir.*, XXVIII. Congres. Berlin, april. 1898.

Ricard. *Bull. Société de Chirurgie*, décembre 1897.

Reinhard. *Verletzungen der Leber*, 1761.

Reger. *Die Gewehrschuss wunden der Neuzeit*, 1894.

Routier. *Bulletin de la Société de Chirurgie*, p. 773, 1892.

Roustan. Thèse d'agregation, 1875.

Carl Schlatter. Leberwunden (Zurich. Cliniq. Krönlein). *Beiträge zur Klinische chirurgie*. Band. XV, H. 2, p. 531.

Smits. Ein Fall von Verletz. der Leber. *Selbstbericht. Centbll. für Chir.*, p. 622, 1893.

Schmid. C-B. Ueb. Leberresektion, *Deutsche med. Wochenschr.*, Nr. 8, 1893.

Subbotié. Lebernath nach Verletzung. *Centbll. für Chir.*, n° 28, p. 786, 1899.

Trojanow. Traitement opératoire de l'abcès sous-phrénique. Un cas de rupture sous-cutanée du foie avec formation d'un abcès sous-phrénique. *Centbll. für Chir.*, n° 15, p. 215, 1897.

Terrier et Auvray. Des traumatismes de foie et des voies biliaires. *Revue de Chirurgie*, n° 9, p. 717, 1896 ; *Revue de Chirurgie*, n° 1, p. 16, 1897.

Tillmanns. *Lehrbuch der Spez. Chirurgie*, t. II, 1892.

Tricomi. *Il Policlinico*, n°ˢ 18, 20, 1899.

Terrillon. Plaie du foie. *Bulletin Soc. Chirurgie*, p. 835, 1890.

Terrillon. Recherches expérimentales sur la réparation des plaies du foie. *Archives de Physiologie*, 1875.

Vanverts. Des ruptures du foie et de leur traitement. *Archives gén. de médecine*, p. 44, 1897.

T. Wickerhauser. Leberruptur durch Hufschlag. *Centbll. für Chir.*, n° 13, p. 397, 1897.

Walther. *Bull. Société de Chirurgie*, juillet 1896.

Zoledziewski. Ein Beitrag zur Kasuistik der traumatischen Ruptur der Leber. *Ref. Centbll. für Chir.*, p. 1213, 1894.

Zeidler. H. Drei Fälle traumatischer Leberverletzung. *Deutsch. med. Wochenschrift*, n° 37, 1894.

II

LÉSIONS INFECTIEUSES DU FOIE

Elles comprennent celles du parenchyme, celles des voies biliaires; Dupré (thèse Paris, 1891. *Des infections biliaires*), a parfaitement montré par quel mécanisme s'installait l'infection.

Les agents infectieux peuvent arriver au foie par quatre voies très différentes : les artères, les veines, les lymphatiques, les voies biliaires. Nous ajouterons les effractions directes par plaies, par corps étrangers. Les infections artérielles sont relativement rares : par les artères, surtout l'hépatique, arrivent dans le foie les agents infectieux contenus dans le sang dans certaines septicémies, certaines infections générales. Si les microbes ainsi amenés s'arrêtent dans les capillaires, y forment embolie, ils constitueront des foyers infectieux qui deviendront le point de départ de suppurations, si les microbes sont pyogènes ; c'était là le mécanisme des suppurations hépatiques, des abcès métastatiques de la pyohémie, complication terrible des plaies autrefois, devenues aujourd'hui d'une très grande rareté.

Plus fréquentes sont les infections par voie veineuse ; la veine porte qui a ses origines dans tout le tube digestif, devient la porte d'entrée (*vena porta malorum*) des microorganismes intestinaux, lorsque les radicules ouvertes communiquent avec la cavité intestinale ; ainsi s'expliquent les infections secondaires de la dysenterie, de l'appendicite.

Beaucoup plus rarement l'agent infectieux pénètre dans le foie par le système lymphatique; le foie ne se trouve pas en effet sur le trajet des lymphatiques intestinaux qui vont se jeter dans les ganglions du mésentère et dans le canal thoracique ; ce n'est que par effraction des voies lymphatiques superficielles qu'une infection péritonéale pourra se propager au foie donnant ainsi lieu à des périhépatites plutôt qu'à des hépatites proprement dites. Nous avons gardé pour la fin les voies biliaires; ce sont elles qui servent le plus souvent à la pénétration et au transport des germes pathogènes; l'infection est ascendante : dans la plupart des cas, les germes viennent du duodénum et à la faveur d'une moindre pression dans l'appareil biliaire, d'un état de stagnation de la bile remontent par le canal cholédoque et les voies biliaires principales plus ou moins loin : ainsi sont constituées les angiocholites. L'infection peut gagner les radicules biliaires jusque dans le lobule : elle peut aussi se propager aux voies biliaires accessoires, cystique et vésicule et donner lieu aux cholécystites.

Au lieu d'être ascendante, partant du duodénum pour remonter dans les radicules, elle peut être descendante par suite de l'introduction dans les canalicules biliaires d'agents pathogènes, de microorganismes contenus dans le parenchyme hépatique à la suite d'un abcès, d'un kyste hydatique suppuré. Nous y reviendrons plus tard au point de vue du mécanisme des angiocholites. On peut dire que presque toutes les angiocholites et cholécystites reconnaissent comme cause l'infection ascendante, la descendante étant relativement plus rare.

Quoi qu'il en soit, on voit que tandis que les infections artérielles et veineuses attaquent d'emblée le parenchyme, les infections par voies biliaires peuvent rester localisées à l'arbre biliaire ; les premières donnent lieu aux vrais abcès du foie ; les secondes constituent les angiocholites et les cholécystites, hier encore du domaine de la médecine, aujourd'hui relevant de la chirurgie depuis les beaux travaux de TERRIER, LONGUET, RIEDEL, KEHR, etc.

Outre les infections que nous venons de passer en revue il en existe encore d'autres, venues directement du dehors ou du dedans par une plaie, un corps étranger et qui intéressent directement le chirurgien. Quoi qu'il en soit nous étudierons dans une première partie les angiocholites et les cholécystites, infections de l'arbre biliaire : dans une seconde les abcès, infections parenchymateuses nous rappelant que si schématiquement l'infection peut être envisagée telle que nous venons de le faire, cliniquement le problème est souvent plus complexe, l'attaque multiple et venant de plusieurs points différents.

PREMIÈRE PARTIE

INFECTIONS DES VOIES BILIAIRES

C'est aux travaux de ces dix dernières années que l'on doit la connaissance des infections des voies biliaires, la notion précise de leur mécanisme, de leur pathogénie et de leur séméiologie. On trouvera dans l'excellent chapitre consacré par GILBERT et FOURNIER aux angiocholécystites, un historique très bien résumé des phases qu'a suivies la mise au point de ce chapitre de la pathologie du foie. D'après ces auteurs il y a deux phases très distinctes : la première toute d'observation qui commence dès 1833, avec un travail de LITTRÉ qui avait tenté d'après les faits rapportés par STOLL, MARTIN SOLON, CRUVEILHIER, ANDRAL, et beaucoup d'autres, de donner une description méthodique des inflammations de l'appareil biliaire et n'avait presque toujours en vue que les cholécystites suppurées (cholécystomes de LITTRÉ). Puis CRUVEILHIER figurait les abcès biliaires; FRERICHS étudiait les inflammations catarrhales et exsudatives, MONNERET décrivait le syndrome de l'infection sous le nom de fièvre pseudo intermittente hépatique.

LUTON créait en 1866 le nom d'angiocholéite que le professeur JACCOUD transforma en celui d'angiocholite en 1876.

Jusque-là l'expérimentation n'était guère encore entrée en ligne. C'est avec CHARCOT et GOMBAULT que nous la voyons intervenir. Ils lient le cholédoque, déterminent la production d'abcès biliaires dont ils étudient le développement au point de vue histologique. CHARCOT reprenait l'étude de la fièvre des infections biliaires et la mettait sur le compte de la résorption de produits, de véritables poisons pyrétogènes.

La deuxième phase commence avec le mémoire si intéressant de NETTER et MARTHA en 1889, puis celui de GILBERT et GIRODE en 1890 ; enfin les thèses de DUPRÉ, de GASTOU DE DOMINICI, après les travaux de CHAUFFARD, CHARRIN et ROGER.

Une troisième phase devait sortir de là, c'est la phase chirurgicale proprement dite.

Elle est surtout marquée par le mémoire de TERRIER, sa communication au Congrès de chirurgie (1895), les thèses de LONGUET, de MIGNOT, les travaux de RIEDEL, KEHR, enfin des communications à la Société de chirurgie de QUENU, LEJARS, MICHAUX, SCHWARTZ, etc. Nous signalerons encore l'excellent article de LANGENBUCH et celui de FAURE, la communication de DELAGENIÈRE au Congrès de chirurgie (1898).

Étiologie et pathogénie. — Normalement les voies biliaires sont aseptiques, c'est là un fait bactériologiquement démontré ; les inflammations, les infections des voies biliaires sont dues à un envahissement par des microbes pathogènes variés.

L'asepsie de la bile normale a été prouvée par les examens nombreux de DUCLAUX, LÉTIENNE, DUPRÉ ; n'avons-nous pas vu d'ailleurs que les épanchements de bile dans le péritoine peuvent se terminer par résorption pure, sans aucun signe d'infection du côté de la grande séreuse cependant si apte à répondre à la moindre contamination? Mais si la bile est aseptique, elle n'est pas antiseptique comme on l'a prétendu ; il est reconnu aujourd'hui qu'elle offre un milieu de culture favorable, et les microbes qui y pullulent tout à leur aise sont surtout le bacterium coli et le staphylocoque.

Si l'arbre biliaire est aseptique, il est néanmoins exposé surtout à des infections venant de l'intestin dans lequel il s'abouche au niveau de l'ampoule de Vater; c'est de là que vient la menace et qu'évolue l'infection quand des conditions spéciales interviennent. Les recherches de NETTER, DUCLAUX et DUPRÉ ont montré que le duodénum contient constamment des bacterium coli, des staphylocoques, quelquefois des streptocoques, accessoirement des pneumocoques associés aux staphylococcus albus (GILBERT et GIRODE), et d'autres microbes encore moins connus mais d'ailleurs inoffensifs. Le plus important de tous est le colibacille.

A ces variétés peuvent venir s'ajouter les espèces spécifiques dans certaines maladies infectieuses, tels que le typhobacille d'Eberth, celui du choléra.

DUCLAUX et NETTER ont montré qu'assez souvent il y a quelques microbes qui franchissent l'ampoule de Vater et l'orifice du cholédoque remontant dans ce dernier sur une hauteur peu considérable. Lorsque le foie sécrète normalement, que la bile coule librement, que le coup de balai donné par l'évacuation de la vésicule biliaire est normal, le liquide est chassé du cholédoque dans le duodénum et avec lui les microorganismes qui auraient pu s'y introduire. L'absence d'infection résulte du fonctionnement normal de l'appareil biliaire.

Par contre que la bile vienne à stagner, soit qu'elle devienne plus épaisse, soit qu'elle soit arrêtée par un obstacle à son cours, soit encore que la vésicule ne puisse se contracter pour la faire refluer vers le duodénum, et nous verrons alors se produire des infections soit par des microorganismes normalement contenus dans le duodénum, soit par d'autres qui y existent anormalement. Ceux-ci cultiveront, enverront leurs colonies de plus en plus profondément, pourront atteindre jusqu'aux canalicules terminaux et même par effraction la cellule noble du lobule hépatique.

La stagnation biliaire, les modifications qu'elle amène dans l'épithélium de recouvrement des canaux et canalicules, constituent une des causes les plus importantes de l'infection ascendante des voies biliaires. C'est pour cela qu'elle est si fréquente dans la lithiase qui bouche ou obstrue les canaux principaux ou accessoires, dans toutes les affections qui coudent ou compriment les grands canaux vecteurs de la bile tumeurs, adhérences, etc., etc.). C'est pour cela encore qu'on la trouve, lorsque certains parasites qui viennent de l'intestin (ascarides, lombrics, douves) ou qui descendent du foie (hydatides), obstruent les canaux. Lorsque les parasites viennent de l'intestin, ils sont doublement nocifs, par leur volume et par les microbes dont ils sont les vecteurs. Outre ces conditions purement mécaniques, il faut encore en signaler d'autres qui ont aussi leur importance.

L'envahissement des voies biliaires se produit dans un grand nombre d'états morbides légers ou graves, surtout lorsqu'ils s'accompagnent de troubles gastro-intestinaux qui accroissent la virulence des microbes du tube digestif, lorsque l'organisme est mis en état de moindre résistance par des maladies générales infectieuses, telles que le typhus abdominal, le choléra, la pneumonie, la tuberculose, la grippe, l'impaludisme, etc. Outre les modifications chimiques de la sécrétion biliaire peu connues, mais qui existent certainement, il faut tenir compte de l'atonie, de la parésie de la musculature de l'appareil vecteur de la bile.

Il est possible enfin que l'infection se produise encore dans un certain nombre d'intoxications consécutivement à l'élimination du poison au niveau des voies biliaires, selon une loi générale qui veut que l'excitation produite dans les divers appareils excréteurs par l'élimination de substances toxiques facilite et provoque l'infection de ces appareils.

En résumé l'infection des voies biliaires peut être ascendante, c'est le cas le plus fréquent : descendante beaucoup plus rarement; elle est souvent complexe comme mécanisme, et il faut y faire intervenir surtout la stagnation de la bile, les modifications du liquide excrété, par conséquent une altération de l'appareil sécréteur, enfin la question de terrain et de virulence des microorganismes infectants.

Au point de vue chirurgical auquel nous devons nous placer surtout, nous diviserons les infections des voies biliaires en deux grandes classes : les infections calculeuses, les infections non calculeuses. Les premières sont de beaucoup les plus fréquentes; qui dit lithiase biliaire comme nous le verrons plus tard, dit infection des voies biliaires atténuée; elle est compatible avec un fonctionnement normal de l'appareil. Mais dans certaines conditions d'augmentation de virulence des microbes, de stagnation plus ou moins complète, elle prend le dessus et alors nous observons les angiocholites et cholécystites calculeuses. Quand l'angiocholite et la cholécystite surviennent au cours de la lithiase, le microbe infectant est presque toujours le colibacille : les trois faits cités par TERRIER en sont des exemples remarquables. MICHAUX a observé une infection par pneumocoques qu'on crut être primitive jusqu'au jour où l'on découvrit de nombreuses petites concrétions calculeuses dans les selles du malade.

Les angiocholites et cholécystites non calculeuses purement microbiennes sont observées moins fréquemment : toutefois elles sont loin d'être rares et la thèse de LONGUET (*loc. cit.*) en renferme des preuves irréfutables.

Les angiocholites peuvent avoir une origine complexe; dans leur pathogénie interviennent plusieurs des causes déjà signalées : c'est ainsi que dans nombre d'observations de cancers des voies biliaires ou juxtabiliaires, l'on trouve en même temps des calculs remplissant ici la vésicule, obstruant là, mais incomplètement, les canaux importants de la circulation biliaire. Il faut s'attendre à trouver fréquemment cette association et cette complexité, sans qu'il soit souvent possible de démêler la lésion qui a débuté (cancer ou lithiase). La thèse de DANIN sur l'étude de quelques suppurations intrahépatiques nous en offre de très beaux exemples.

Au point de vue bactériologique, c'est le colibacille qui tient le premier rang, c'est lui, presque toujours lui, qui seul ou associé, intervient dans les infections biliaires, qu'elles soient ou non calculeuses. C'est ce qu'ont bien démontré les recherches de GILBERT et GIRODE ; ils ont fait voir que l'intégrité de l'appareil n'est pas incompatible avec la présence du colibacille, mais qu'il peut donner lieu aux infections les plus graves quand les circonstances lui sont favorables.

Rien n'est plus instructif à cet égard que l'observation suivante de JOSSERAND, ADENOT et BOUDIN. Il s'agit d'un malade de cinquante-sept ans, présentant depuis un mois et demi environ des accidents hépatiques tels que subictère, pigment biliaire dans les urines en petite quantité. Dans la seconde quinzaine de décembre 1897, l'état s'était aggravé ; la cachexie s'était prononcée accompagnée d'œdème des lombes et des membres inférieurs. Des oscillations thermiques élevées, de la diarrhée, une hypertrophie du foie étaient venues compliquer la situation. Le docteur Josserand pratiqua la cholécystostomie : le foie mis à nu est violacé, congestionné, dépassant de trois travers de doigt le bord inférieur des côtes. Son tissu est souple, presque flasque. Nulle part de sensation de poche, aucune trace de néoplasme : on ne découvre pas de traces de calculs, mais la vésicule est assez distendue, tout en se laissant évacuer en partie.

La vésicule ouverte, fixée à la paroi, il s'en écoule un liquide jaune citron, abondant, contenant une grande quantité de colibacilles. Le malade guérit, et au bout de deux mois avait augmenté de 7 kilogrammes. Au bout de ces deux mois il persiste encore une fistule biliaire qui se fermera sans doute ; l'examen bactériologique récent de l'écoulement à montré l'absence des microorganismes trouvés au moment de l'opération. Cette observation est presque superposable à une autre de Lejars.

Les angiocholites et cholécystites typhoïdes sont dues à la pullulation dans les voies biliaires du bacille d'Éberth. Dès 1876, Hagenmüller avait décrit les complications du typhus abdominale atteignant les voies biliaires, surtout la vésicule : avant lui, Louis, Andral, avaient rapporté des cas de cholécystite suppurée avec perforations vésiculaires. La physiologie pathologique de tous ces faits restait entourée d'obscurité jusqu'au jour où le mémoire de Gilbert et Girode montra que la bile des typhiques contient le bacille d'Éberth et que ce dernier peut soit précocement, soit tardivement amener du côté de l'appareil biliaire des lésions suppuratives plus ou moins graves. Chiari n'a fait que corroborer cette découverte ; Guarneri et Longuet ont tous deux publié un cas où le bacille d'Éberth a provoqué des lésions biliaires infectieuses, sans que le sujet fut atteint de typhus abdominal.

De nombreuses recherches bactériologiques ont été faites par les différents opérateurs qui ont eu à intervenir sur des voies biliaires infectées calculeuses ou non, et presque toutes ont démontré la présence du colibacille, dans les angiocholites calculeuses, et même dans les angiocholites dans lesquelles la lithiase n'a pas été démontrable et démontrée.

Riedel a fait analyser une centaine de cas. Petersen en a rapporté un grand nombre. Dans 50 opérations sur les voies biliaires, il a pu retrouver le coli bacille seul 36 fois, 6 fois il était associé au staphylocoque doré, 4 fois au streptocoque. 4 fois seulement la bile s'est montrée amicrobienne. Au bout de deux à quatre semaines de drainage après cholécystostomie, la bile redevenait stérile. Terrier, Quénu, Michaux, Léjars, etc., ont publié des observations dans lesquelles l'on voit que le colibacille est le principal coupable, qu'il y ait ou non des calculs dans la vésicule et les gros canaux biliaires.

Dauriac dans sa thèse a rassemblé tous les faits et donné un aperçu complet des angiocholites infectieuses Eberthiques.

Le bacille virgule du choléra produit lui aussi l'infection, et nombreux sont les cas où à l'autopsie des cholériques on a trouvé des lésions graves de l'arbre biliaire provoquées par le bacille du choléra. C'est aux recherches de Girode, à celles de Dominici que sont dues ces notions pathogéniques si précises et elles ont démontré en même temps ce fait, que l'infection n'est pas due toujours au microbe spécifique même, mais à des microbes intestinaux qui pullulent à la faveur de la maladie générale (colibacille, streptocoque).

Le pneumocoque peut infecter les voies biliaires soit d'une façon bénigne, ne déterminant que des lésions superficielles, épithéliales, soit plus profondément en amenant des suppurations véritables. Michaux a rapporté à la Société de chirurgie (1897) un exemple d'infection à pneumocoques localisée dans les voies biliaires et dans un kyste hydatique gros comme une orange, situé dans le lobe gauche du foie.

Les ictères chez les pneumoniques seraient dus, d'après Lépine, à un catarrhe des voies biliaires. Petrow au congrès de Moscou (1897) a décrit la pneumonie fibrineuse biliaire. Les lésions suppuratives seraient presque toujours à mettre sur le compte des colibacilles.

Hanot et Létienne ont trouvé dans la bile le bacille de la tuberculose. C'est surtout dans les voies intra-hépatiques qu'il cultive, apporté probablement par les vaisseaux plutôt que parti de l'intestin : il s'agirait presque toujours d'angiocholites descendantes pour la production desquelles SERGENT (Th. Paris, 1896) admet l'existence de lésions antérieures ou concomitantes des voies biliaires. Toutefois les expériences de GILBERT et CLAUDE ont prouvé la possibilité d'infections ascendantes. Là encore les microbes ordinaires de l'intestin deviennent infectants, grâce au terrain préparé par la maladie générale et s'associent au bacille spécifique.

Anatomie pathologique. — Les infections des voies biliaires désignées sous le nom général d'angiocholites peuvent revêtir des formes variables suivant leur localisation, suivant l'ancienneté et l'intensité du processus pathologique.

Tantôt elles sont limitées aux voies principales de l'excrétion, angiocholites des gros troncs biliaires (cholédoque, hépatique) : tantôt aux voies biliaires intra-hépatiques, angiocholites ramusculaires : tantôt enfin, aux canalicules originels, angiocholites radiculaires (LONGUET).

Lorsque l'infection, ce qui est très fréquent dans la lithiase intéresse le cystique et la vésicule annexées à l'appareil biliaire tronculaire, il s'agit de cholécystite.

L'angiocholite peut être généralisée à tout l'arbre biliaire, elle est alors totale (angiocholécystite).

Retenons au point de vue de la localisation, les deux grandes divisions en angiocholites proprement dites et en cholécystites : nous les retrouverons au point de vue clinique.

Totale ou partielle, l'infection se traduit par des lésions qui varient depuis la simple tuméfaction de la muqueuse jusqu'aux lésions suppuratives, ulcéreuses ou gangréneuses; elle revêt deux formes essentielles, la forme catarrhale et la forme suppurée, cette dernière surtout intéressant le chirurgien ; enfin le processus est tantôt aigu, tantôt subaigu, tantôt chronique. Nous étudierons successivement les lésions des angiocholites, puis celles des cholécystites, nous rappelant qu'il s'agit d'un même processus à localisation générale ou partielle.

DES ANGIOCHOLITES

Nous décrirons successivement l'angiocholite catarrhale et l'angiocholite suppurée.

L'angiocholite catarrhale qui est la forme la plus bénigne de réaction contre l'élément microbien. se traduit par des phénomènes de catarrhe muqueux, de desquamation, puis de désorganisation des cellules. Les cellules épithéliales qui tapissent la paroi des canaux et canalicules, se gonflent puis se détachent sous forme de plaques comprenant plusieurs éléments à la fois, pour tomber dans la cavité du conduit. Cependant la couche conjonctive sous-jacente s'infiltre de nombreux éléments cellulaires ronds et fusiformes et la paroi augmente de plusieurs fois son épaisseur. La lumière du conduit est remplie par de la bile dans laquelle on trouve des amas de cellules plus ou moins altérées, en même temps que des microbes : ces amas peuvent obstruer en certains points plus ou moins complètement les canaux ; les microorganismes se rencontrent non seulement dans les conduits enflammés, mais encore dans les glandes, quand il y en a dans la paroi même.

Lorsque l'angiocholite se borne à ces lésions, le foie est généralement peu modifié dans son aspect et ce n'est que lorsqu'elles sont étendues à tout l'arbre biliaire qu'on constate une augmentation de volume de la glande dont le tissu est gorgé de bile, lorsqu'il y a des oblitérations multiples des voies biliaires par des amas épithéliaux.

Lorsqu'on examine les conduits biliaires atteints d'angiocholite catarrhale, on peut n'y trouver aucune lésion apparente ; elles peuvent être assez minimes pour passer inaperçues d'autant plus qu'elles subissent, comme les altérations catarrhales de toutes les muqueuses, l'effacement cadavérique. Toutefois on a pu constater une tuméfaction et une rougeur plus ou moins intense de la muqueuse limitée aux gros conduits, un épaississement de la muqueuse œdématiée présentant en certains endroits un piqueté hémorragique.

Autour des canaux extra-hépatiques, le péritoine peut être envahi tout comme il le sera autour de la vésicule, d'où production de néo-membranes d'adhérences susceptibles de couder, de rétrécir les conduits, de provoquer des rapports anormaux avec les organes voisins. Cette péri-angiocholite existe aussi pour les canaux intra-hépatiques et elle aboutit suivant les cas à la suppuration ou à la formation de bandes scléreuses, véritable cirrhose péri-canaliculaire.

Lorsque les fins canaux biliaires sont pris, tantôt ceux-ci sont pour ainsi dire rétrécis et enserrés par une sclérose périphérique qui peut même aboutir à leur oblitération ainsi que A. Gilbert et Fournier l'ont montré à la Société de biologie; dans d'autres cas, lorsqu'il y a rétention de la bile, on observe une dilatation plus ou moins considérable des canaux sous forme d'ampoules. L'observation III de la thèse de Danin est un exemple remarquable d'angiocholite catarrhale par rétention biliaire produite par un cancer. Il est rare que l'angiocholite reste catarrhale et elle passe ordinairement à la suppuration.

La cirrhose biliaire hypertrophique de Hanot est de plus en plus considérée, d'après des observations bactériologiques et anatomo-pathologiques, comme une angiocholite infectieuse radiculaire se localisant dans les fins canalicules lobulaires, produite par une infection banale venant de l'intestin, évoluant par poussées successives. Tout récemment encore après Gilbert et Fournier, Lereboullet vient de communiquer à la Société de biologie un fait nouveau de cirrhose hypertrophique biliaire évoluant en dix mois et tournant à la suppuration avec formation d'abcès miliaires et d'abcès aréolaires du foie. Si nous en parlons ici, c'est que certains n'ont pas hésité de conseiller pour cette forme d'infection comme pour les angiocholites, l'intervention chirurgicale et en particulier la cholécystostomie (Longuet), et par conséquent de la faire rentrer dans le cadre des affections ressortissant à la chirurgie. Nous verrons plus tard au chapitre du traitement ce que l'on a obtenu dans quelques cas.

Lorsque les phénomènes initiaux produits par la présence

et l'action des microorganismes dépassent l'état catarrhal, l'angiocholite devient suppurée.

Angiocholites suppurées. — Comme l'a si bien montré Domi-NICI, les modifications épithéliales et autres de la paroi des conduits deviennent plus profondes, les leucocytes devenus globules purulents s'accumulent entre les éléments conjonc-

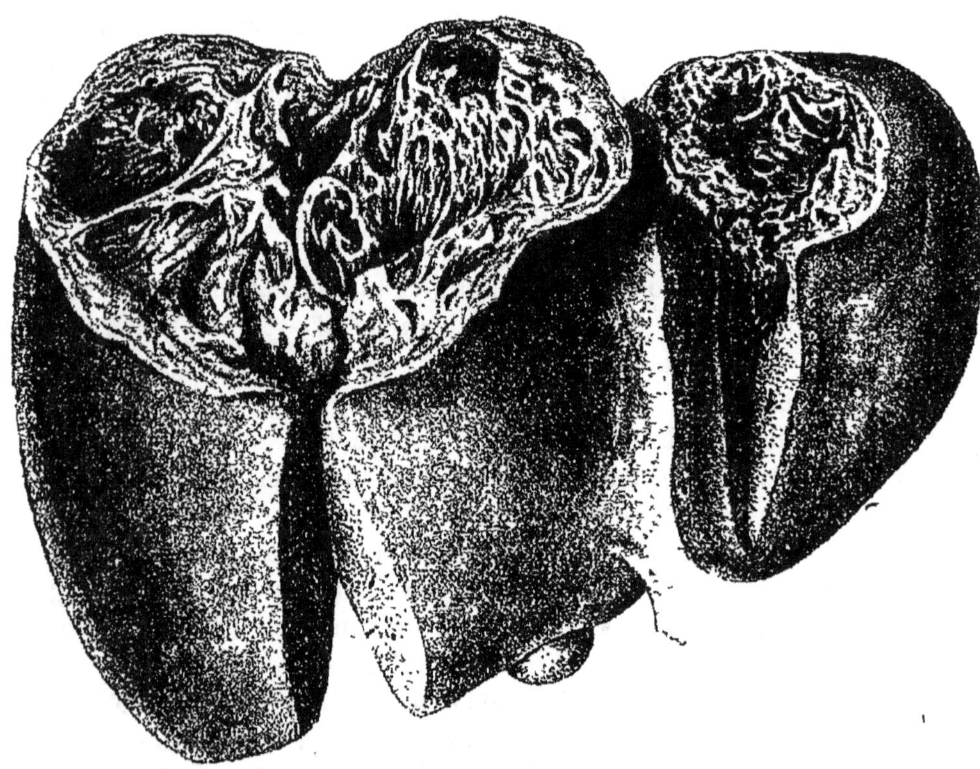

Fig. 6.

Abcès aréolaires du foie chez une femme atteinte d'un phlegmon péri-utérin. (LANCEREAUX.)

tifs, d'où la formation des abcès miliaires péri-canaliculaires ; lorsque la lésion atteint les canalicules lobulaires, le lobule même est envahi, les cellules hépatiques frappées de mort par les toxines microbiennes se réduisent à des blocs vitreux et disparaissent à la fois sous l'envahissement du pus. Les abcès d'abord situés sur la partie marginale du lobule empiètent sur un espace porte et touchant presque toujours à un conduit biliaire malade autour duquel se sont constitués d'autres abcès semblables, ils s'accroissent successivement par l'adjonction de nouveaux foyers voisins. D'abord miliaires, pisiformes, ils acquièrent le volume d'une noisette, d'une noix, d'un petit œuf, même d'un poing d'adulte, conservant toujours à la périphérie une apparence irrégulière. C'est à eux que Chauffard a donné le nom d'abcès aréolaires (fig. 6). Lorsque l'angiocholite est consécutive à la lithiase, ces collections aréolaires à parois tomenteuses contiennent des magmas biliaires, quelquefois des sables. Achard et Phulpin puis Widal et Griffon en ont rapporté chacun un cas dont l'origine calculeuse était indéniable. Dans le cas de Widal l'abcès du volume d'un œuf de poule avait la forme d'une pyramide tronquée à pointe dirigée vers le hile du foie. Outre les abcès aréolaires, on constate encore la formation dans l'angiocholite suppurée, de vrais abcès ampullaires, développés dans un canal biliaire qui se distend peu à peu.

Lorsqu'il y a angiocholite suppurée, le foie est généralement augmenté de volume et de poids, sa consistance est plus molle. Extérieurement, on peut constater que sa surface est parsemée de petites taches blanc jaunâtre, séparées par du tissu sain et qui ne sont autres que de petits foyers purulents superficiels. Nous avons eu plusieurs fois l'occasion de voir ces foyers, et ils étaient particulièrement nombreux sur le foie d'un malade atteint d'angiocholite suppurée avec empyème de la vésicule consécutive à une obstruction des voies biliaires par un cancer de la tête du pancréas. En y regardant de plus près, on trouve en outre des taches blanchâtres, zones anémiées du parenchyme superficiel, des masses cireuses répondant à des nécroses lobulaires, quelquefois des lignes d'une teinte foncée verdâtre.

Lorsque l'angiocholite s'est greffée sur une obstruction des voies biliaires principales par un calcul ou une tumeur, le foie est quelquefois d'apparence vert foncé, tirant même sur le noir. Dans certains cas il n'y a pas grand changement dans l'aspect ; enfin on est frappé dans d'autres par l'épaississement du péritoine péri-hépatique, par la présence d'adhérences qui unissent le foie aux organes et parties voisines : il existe de la péri-hépatite. Les lésions peuvent aller plus loin et consister en des foyers purulents, sous-séreux, en nombre et volume variables, encore fermés ou ouverts dans la grande cavité péritonéale ou les organes creux voisins.

Quand on sectionne le foie, on voit surgir d'orifices multiples comme de ceux d'une éponge, du pus et de la bile : on constate la dilatation des conduits biliaires, l'imprégnation de l'organe par la bile, la présence d'abcès de toute forme et de toute grandeur. Que l'angiocholite soit suppurative ou non, lorsqu'elle est colibacillaire la bile a très souvent une odeur fécaloïde caractéristique et qui semble bien due au microbe pathogène qui l'a produite.

Les lésions sont tantôt généralisées à tout l'organe, ou localisées à un lobe, à une portion même d'un lobe ; elles sont plus intenses ici, moins marquées là. Plus l'obstruction est de date ancienne, plus la sclérose biliaire est marquée, plus le tissu du foie est dûr ; quand on examine de plus près la disposition et la constitution des abcès angiocholitiques, on les trouve en nombre plus ou moins grand, en général en raison inverse de leur volume ; quand ils sont volumineux, il y en a peu, quand ils sont petits il y en a beaucoup plus, et dans certains faits le foie est véritablement transformé en une vraie éponge purulente, tellement sont nombreuses les cavités suppurées. Dans un cas de Frerichs, l'abcès avait le volume d'une tête d'enfant.

Le pus des abcès est tantôt phlegmoneux, jaune verdâtre, et tantôt il est sanguinolent ou noirâtre, ressemblant à du chocolat épais : il est plus ou moins teinté par de la bile et mélangé à du sable biliaire, à des calculs ou à des corps étrangers vivants, lombrics, douves, hydatides, etc.

Lorsqu'on examine un conduit biliaire, qu'on le suit en le sectionnant successivement avec des ciseaux, on constate tantôt une dilatation cylindrique uniforme, tantôt au contraire une dilatation moniliforme avec des renflements de distance en distance. La paroi des canaux est épaissie, en d'autres

endroits amincie et même perforée : par la perforation, le canal
communique avec un foyer purulent qui est rempli lui-même
par un liquide bilio-purulent plus ou moins muqueux. Les
dilatations ampullaires des canaux angiocholitiques peuvent
acquérir un volume considérable et simuler de véritables abcès
biliaires, ce sont les abcès ampullaires bien reconnus par
JOFFROY. L'abcès ampullaire est excessivement rare, puisque
DOMINICI n'a pu en retrouver d'autres que celui étudié par
JOFFROY. Cependant SENDLER a ouvert des collections intra-
hépatiques contenant jusqu'à un litre de pus, et qui étaient
constituées ainsi que le montra l'autopsie, par une énorme
dilatation de certains canaux biliaires intra-hépatiques.

Lorsqu'on examine la paroi d'un abcès biliaire proprement
dit, elle présente tous les caractères de la membrane pyogénique : à la surface une couche inégale de globules purulents,
au-dessous de véritables bourgeons charnus, en dehors des éléments conjonctifs fusiformes et des cellules hépatiques plus
ou moins altérées.

Le contenu de l'abcès lui-même varie avec l'âge et l'étendue
du foyer : on y trouve de la bile, du mucus, des leucocytes, des
cellules épithéliales déformées, des cellules hépatiques granulo-
graisseuses atrophiées, des cristaux de pigment, des quantités
de microorganisme pyogènes, cause de la suppuration. Lorsqu'il
s'agit d'angiocholites infectieuses dans la lithiase ou les obstructions par cancers, corps étrangers, en un mot par obstruction des voies biliaires, le microorganisme infectant a toujours
été, d'après les recherches de DOMINICI, le bacterium coli.

BACALOGLU a bien décrit les lésions du lobule hépatique d'un
foie atteint d'angiocholite suppurée à colibacilles, sans lésions
calculeuses. « Le lobule hépatique est conservé en certains endroits, on voit les cellules disposées en travées avec les noyaux
normalement colorés. La veine sus-hépatique est normale ; mais
dans les espaces portes il y a une légère prolifération embryonnaire. Là où il y a des abcès, les lobules hépatiques sont aplatis ; les travées hépatiques sont comprimées latéralement et les
cellules se colorent mal ainsi que leurs noyaux : dans une
autre zone contiguë on voit encore des cellules hépatiques, mais

les lobules sont fragmentés par du tissu conjonctif (canalicules biliaires de nouvelle formation). Enfin on voit que la cavité du petit abcès est comblée par de nombreux leucocytes et des sels biliaires qui forment des îlots jaune verdâtres ; les abcès sont séparés les uns des autres par de petites bandes de tissu hépatique altéré ; les travées sont aplaties et les noyaux cellulaires se colorent mal. » Il s'agit manifestement dans ce cas d'abcès biliaires et la cellule hépatique n'est altérée que secondairement par pression et obstruction provoquée par les abcès angiocholitiques.

Quand on examine les modifications subies par les grands canaux tels que le cholédoque, l'hépatique, on constate un épaississement considérable des parois infiltrées de globules blancs, atteintes çà et là de petits abcès intra-pariétaux, ulcérées en d'autres points avec chute de l'épithélium, quelquefois perforées de part en part avec réaction du péritoine, péri-angiocholite, ou au contraire communication avec des foyers de péritonite circonscrite. Quelquefois la péritonite est généralisée.

La dilatation des canaux essentiels peut être considérable, dans les cas de rétention par obstruction calculeuse : dans un cas déjà cité de WIDAL, le cholédoque, l'hépatique pouvaient laisser passer l'index : il n'y avait par contre que peu de lésions appréciables des parois, si ce n'est des cicatrices de vieilles ulcérations. Telles sont les lésions soit macroscopiques, soit microscopiques de l'angiocholite infectieuse par rétention.

Mais ce n'est pas aux canaux biliaires seuls du foie que s'en prend le microorganisme pathogène. On observe des lésions concomitantes du côté du pancréas, de la rate, et lorsque l'infection est généralisée on peut en trouver du côté de l'endocarde, des méninges, etc.; en un mot il s'agit alors d'une véritable septico-pyohémie avec dissémination des foyers infectieux par voie d'embolies.

Le pancréas, dont le canal excréteur s'ouvre avec le cholédoque dans l'ampoule de Vater, peut être atteint par l'infection tout comme le foie. GIRODE a bien mis en relief cette ascension simultanée de germes dans les canaux excréteurs de la bile et du suc pancréatique et dans un cas d'angiocholite suppurée il a pu retrouver dans ce dernier le colibacille, dans un autre le bacille du choléra.

Les lésions microscopiques du côté du pancréas sont variables : tantôt une véritable pancréatite interstitielle, tantôt des abcès : dans un cas de Leva (cité par Dominici) la tête du pancréas était occupée par un abcès très volumineux contenant un pus fétide et des débris gangréneux. Carmer (cité par Klippel et Lefas), a observé un homme de 35 ans qui eut de violentes coliques hépatiques. Un peu plus tard on contasta des signes de lithiase biliaire, avec grosse rate, fièvre, urines colorées, ictère, vomissements, mort brusque. A l'autopsie on trouva le canal cholédoque dilaté contenant du mucus et de nombreux calculs ; le foie était brunâtre, de volume normal ; il existait une dilatation des voies biliaires intrahépatiques. L'examen du pancréas fait par Willens montra une dégénérescence graisseuse de la glande, des foyers hémorragiques, de la péripancréatite et des abcès du pancréas ; le tout secondaire très probablement à l'infection des voies biliaires.

La rate s'hypertrophie presque toujours ; l'hypertrophie a été constatée dans presque toutes les autopsies et aussi sur le vivant : nous l'avons trouvée très augmentée dans un cas de suppuration sous-hépatique en relation avec une angiocholite des gros troncs d'origine calculeuse.

La veine porte voisine des canaux biliaires infectés s'infecte par voisinage et même par communication directe avec ces foyers d'angiocholite. De là une pyéphlébite infectieuse avec toutes ses conséquences possibles, dont la plus redoutable est la pyohémie.

Netter et Martha ont insisté les premiers sur les lésions de l'endocarde : l'endocardite d'origine biliaire siège de préférence dans le cœur gauche, quoique les microorganismes traversent d'abord le cœur droit et il s'agit presque toujours d'une endocardite ulcéro-végétante avec lésions plus accentuées de la valvule mitrale.

Les suppurations des méninges ont été observées par Josias, Lina, Legendre, Raoult, Stern, etc.

Elles sont souvent l'indice d'une pyohémie dont une pylé-phlébite a été le point de départ.

Nous n'insisterons pas longuement sur les angiocholites infec-tieuses, typhiques, cholériques, pneumoniques, que DOMINICI a étudiées au point de vue anatomo-pathologique et expérimental.

L'angiocholite typhique produite par le bacille d'Eberth est relativement assez rare : il semble que le bacille ait une affinité plus grande pour les voies biliaires accessoires, car c'est presque toujours de la cholécystite qu'on observe et qui domine la scène. Les lésions générales sont ici les mêmes que celles que nous avons déjà indiquées : toutefois le bacille typhique semble con-server dans les voies biliaires, les propriétés ulcératives qu'il pos-sède vis-à-vis de l'intestin (DOMINICI). Les lésions se traduisent plus souvent par des ulcérations, des perforations soit des gros troncs, soit de la vésicule, avec foyers de péritonite circonscrite ou péritonite généralisée.

Des lésions analogues se rencontrent encore dans les infec-tions biliaires consécutives au choléra, produites par le bacille virgule, dans celles qui sont dues au pneumocoque. Les gros troncs présentent toutes les altérations d'une angiocholite soit catarrhale, soit purulente, plus ou moins avancée avec épaississement des parois, quelquefois des ulcérations et des perforations. Dans un fait de GALLIARD l'angiocholite suppu-rée cholérique était tronculaire : elle était accompagnée de suppuration du cholécyste. Le pus n'existait pas au delà des canaux du voisinage du hile qui pouvaient être ouverts avec de fins ciseaux. Dans un fait de LEWINE la perforation vésiculaire avait abouti à une péritonite généralisée.

Nous en avons fini avec les infections tronculaires, ramus-culaires et radiculaires : nous allons aborder maintenant les lésions infectieuses de l'appareil biliaire accessoire : vésicule et son canal cystique.

DES CHOLÉCYSTITES

Il nous a semblé utile de séparer cette étude de celle des angiocholites car la physionomie des lésions est spéciale ; elles peuvent être localisées ou si prédominantes qu'elles prennent le premier pas aussi bien au point de vue de l'anatomie pathologique que de la clinique et du traitement.

La cholécystite est l'inflammation de la vésicule biliaire, amenée par l'infection par des microorganismes pathogènes que nous avons déjà vu produire les angiocholites.

Nous trouvons dans la thèse de MIGNOT sur les cholécystites des expériences nous montrant que l'introduction dans la vésicule de corps étrangers aseptiques, ne l'irrite aucunement et ne détermine pas la production de calculs.

Il en est de même de la stagnation de la bile.

Dans une expérience des plus intéressantes, il a même réuni les deux conditions, suppression des contractions de la vésicule, introduction dans son intérieur d'un corps étranger aseptique et cela d'une manière fort ingénieuse en distendant la vésicule par l'introduction dans son intérieur d'un ressort d'acier. Comme celui-ci était aseptique, il n'y eut ni production de calculs, ni cholécystite.

La localisation de l'infection sur le réservoir biliaire dans un grand nombre de cas, la gravité de l'infection même et des lésions qu'elle amène, sont dues à ce que les conditions ne sont plus les mêmes ici que dans l'arbre biliaire général; la bile s'accumule dans la vésicule, elle y stagne quelque temps, elle en est chassée par la contraction des muscles qui sont annexés au réservoir pour balayer les gros canaux et refouler les envahisseurs venus du duodénum.

Grâce à cette stagnation temporaire du liquide bilieux, grâce aussi à la structure accidentée de la surface interne de la vésicule, les microorganismes qui auront pu arriver jusqu'à elle se trouveront dans des conditions de culture relativement plus favorables que dans les canaux biliaires où agit constamment la vis à tergo et où fonctionne le coup de piston donné par la contraction vésiculaire. Ce sont là à notre avis les causes essentielles de la plus facile infection des voies biliaires accessoires. Quoi qu'il en soit, elles peuvent être infectées au même degré que les voies générales, il existe alors une véritable angiocholécystite : les lésions peuvent être tellement prédominantes de leur côté. que l'infection biliaire canaliculaire qui coexiste est peu de chose et n'entre que pour une faible part dans le tableau pathologique. Les relations inverses peuvent exister alors que des lésions angiocholitiques très prononcées s'observent à côté de désordres relativement moins considérables du côté du réservoir de la bile.

Au point de vue anatomopathologique, les cholécystites se divisent en cholécystites calculeuses et non calculeuses : les premières sont une complication de la lithiase et il nous faudra forcément y revenir à l'occasion de cette dernière.

Elles se présentent sous trois formes essentielles : la forme catarrhale; la forme fibreuse ou scléreuse soit atrophique soit plus rarement hypertrophiante ; la forme suppurative ou empyème de la vésicule biliaire.

Le catarrhe de la vésicule biliaire est la forme la plus atténuée de l'infection vésiculaire. Elle se traduit macroscopiquement par une augmentation d'épaisseur de la paroi du réservoir portant surtout sur la muqueuse et le tissu sous-muqueux; la muqueuse vésiculaire est rouge tomenteuse, il y a une vascularisation exagérée des parois. Au point de vue histologique l'épithélium de revêtement et l'épithélium glandulaire se tuméfient, se multiplient pour disparaître ensuite presque complètement.

Quelques éléments glandulaires peuvent subsister, mais dans un tel état de dégénérescence, qu'ils sont presque méconnaissables. Des cellules embryonnaires viennent en masse dissocier les éléments conjonctifs des couches sous-muqueuses jusqu'à la musculeuse d'où l'épaississement noté pour la paroi. Lorsque l'inflammation est plus intense, elle arrive jusqu'à la séreuse qui réagit à son tour et contracte des adhérences avec les organes voisins, de là naît la péricholécystite. Les adhérences les plus communes sont celles de l'épiploon, puis du côlon transverse, du duodénum et du pylore.

La forme fibreuse ou scléreuse de la cholécystite qu'on observe surtout dans la lithiase biliaire se traduit par une transformation scléreuse de la paroi vésiculaire, rétraction de la cavité, formation de poches, de diverticules qui logent des calculs ou de la boue biliaire. Dans certains cas l'atrophie de la vésicule est telle qu'elle disparaît pour ainsi dire en totalité, et qu'elle se réduit à un petit bourgeon gros comme une petite noisette. Dans un cas de cholédocotomie pour calculs du cholé-

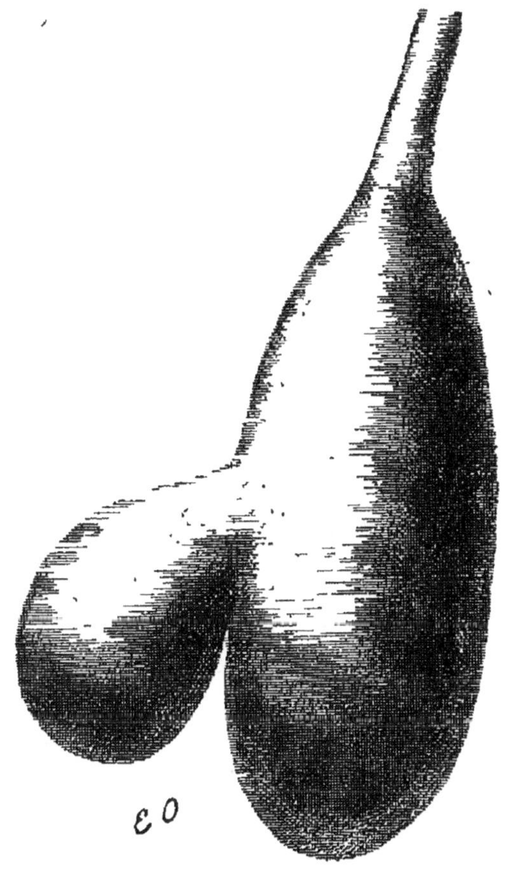

Fig. 7.
Vésicule avec diverticule.

doque, elle était si bien ratatinée qu'elle avait le volume d'un gros pois.

Cette sclérose vésiculaire a bien été décrite par COURVOISIER qui avec TERRIER a appelé l'attention sur elle et sur sa coïncidence fréquente avec la lithiase. DURET, puis SOUVILLE ont étudié ces modifications et insisté sur le traitement qui convient à ces lésions d'ordre infectieux. Avec COURVOISIER, TERRIER, LAN-

GENBUCH, KEHR, ils ont montré que dans ces cas la vésicule scléreuse contractant presque toujours des adhérences, il existe en même temps une vraie péricholécystite scléreuse avec processus fibreux comme ce que nous observons dans le petit bassin dans certaines salpingites ; le processus fibreux s'étend sur les canaux biliaires qu'il peut courber ; il est cause de rétrécissements, il peut amener la sténose pylorique comme dans les faits observés par TUFFIER et MARCHAIS, dans ceux d'ALEX dans un fait de FLEISCHAUER ou le pylore était sténosé et où l'on dut faire une résection du pylore et une cholécystectomie

Dans ces cholécystites et péricholécystites scléreuses, il faut. s'attendre à trouver une vésicule souvent réduite à peu de chose, contractée sur un ou plusieurs calculs, avec ou sans oblitération du canal cystique.

La sclérose est la lésion dominante, elle envahit les différentes tuniques du réservoir ; du côté de la muqueuse s'observent des ulcérations avec destruction de la paroi qui peuvent anormalement faire communiquer la cavité vésiculaire avec l'intestin, l'estomac, etc., avec le côlon transverse comme dans un fait de KEHR.

La forme scléreuse peut se combiner avec la forme suppurative que nous étudierons plus loin ; l'on peut alors trouver des abcès dans la paroi épaissie, du pus dans la vésicule, des foyers purulents autour d'elle et à la face inférieure du foie ; ceux-ci peuvent communiquer avec le foyer vésiculaire constituant de la sorte des paracholécystites comme les a appelées LONGUET ; ce sont de vraies péritonites localisées circonscrites autour des lésions profondes de l'appareil biliaire accessoire. Une observation rapportée par FUCHS nous montre un beau cas de paracholécystite suppurée communiquant à travers une perforation avec la vésicule biliaire pleine de petits calculs et de pus chez une femme de 27 ans : les accidents débutèrent 5 jours après un accouchement : l'agent infectant la vésicule et les voies biliaires était le colibacille.

Tandis que la forme catarrhale de l'infection revêt souvent le type aigu, la forme scléreuse revêt toujours le type chronique. Tel est aussi le cas de la forme scléreuse hypertrophiante dont Guéniot puis Morestin ont rapporté trois observations à la Société Anatomique (*Bulletins*, p. 385, 1900) Cette forme scléreuse hypertrophique se distingue de la précédente en ce que la vésicule est augmentée de volume avec des parois très épaisses, sans pour cela se présenter dans les conditions de l'hydropisie que nous allons étudier.

Il est en effet, des variétés de cholécystites chroniques où la vésicule au lieu d'être ratatinée, recroquevillée, est au contraire largement dilatée, considérablement augmentée de volume, mais avec amincissement des parois. Très souvent ces cholécystites s'accompagnent d'obstruction du canal cystique. Le contenu de la vésicule est variable ; tantôt un liquide clair, filant, légèrement teinté par la bile ou tout à fait inocolore, n'ayant plus aucun des caractères de la sécrétion biliaire normale ; tantôt c'est du sang plus ou moins altéré ; la muqueuse est lisse comme lavée ressemblant à la couche intérieure d'une vraie paroi kystique. Ces hydropisies de la vésicule biliaire peuvent acquérir un volume considérable et en ont imposé quelquefois pour un kyste de l'ovaire ou toute autre tumeur kystique de l'abdomen. Il est fréquent de voir le canal cystique oblitéré, élongé, sous forme de pédicule, la vésicule presque libre et détachée du foie se prêtant admirablement à une ablation totale.

L'empyème ou cholécystite suppurée, s'observe aussi bien dans la lithiase que dans les autres lésions infectieuses du foie.

Dans la lithiase la suppuration est presque toujours combinée avec une sclérose, ainsi que nous l'avons signalé plus haut : toutefois il existe des infections aiguës de la vésicule où la sclérose n'intervient pas. Le réservoir de la bile est alors considérablement augmenté de volume, il se présente aux yeux dès l'ouverture de l'abdomen débordant largement le bord inférieur du foie avec ou sans adhérences ; la vésicule est tendue, remplie de liquide. L'incision de la paroi montre un épaississement notable ou au contraire de l'amincissement pouvant aller jusqu'à la perforation. Le liquide contenu dans le vésicule est du pus d'aspect variable, phlegmoneux, mélangé ou non de bile, de bouc biliaire, de calculs.

TUFFIER a montré que les cholécystites suppurées pouvaient être stériles. Dans un fait où les cultures furent tentées par GIRODE, tout essai échoua : le pus était stérile.

Dans un autre cas un calcul extrait de la vésicule enflammée tomba dans le péritoine : il n'y eut aucune réaction, ce qui semblerait prouver sa stérilité qui, d'ailleurs, n'a pu être entièrement démontrée. (*Bulletins de la Soc. de chirurgie* t. XVIII, p. 614, 1892.)

Lorsqu'il y a du pus dans la vésicule, il n'est pas rare d'en trouver aussi dans sa paroi ; il y existe de petits foyers miliaires surtout vers le fond, vers la partie la plus accessible. Dans un cas de cholécystite suppurée infectieuse, greffée sur une lithiase avec néphrite parenchymateuse, nous avons trouvé le réservoir biliaire transformé en un véritable abcès contenant deux gros calculs, l'angiocholite était totale ; la désobstruction du canal cystique laissait écouler un mélange de pus et de bile. La cholécystostomie n'a pas empêché la malade de succomber rapidement avec tous les phénomènes d'une atrophie aiguë du foie et anurie complète. Toute la paroi de la vésicule était parsemée de petits abcès miliaires. La muqueuse était rouge, tomenteuse et présentait en nombre de points de petites ulcérations superficielles. Dans un autre cas concernant un homme de 57 ans atteint d'angiocholite infectieuse avec cholécystite purulente déterminée par une obstruction probablement cancéreuse du cholédoque, la vésicule renfermait du pus laiteux en grande abondance ; elle était si amincie au niveau du fond que tout essai de suture préventive amenait la perforation de la paroi. La muqueuse était comme lavée et la vésicule présentait au contraire un gros épaississement au niveau du canal cystique.

La quantité dé liquide contenue peut aller jusqu'à 1100 à 1500 grammes, comme l'a noté COURVOISIER : dans un fait de BERGER la vésicule atteignait la fosse iliaque droite. Dans un autre de TERRIER cité par CALOT il y avait 24 litres de liquide dans la vésicule ; dans un autre encore de KOCHER elle avait les dimensions d'une tête d'adulte. Lorsque la cholécystite est due à une infection lithiasique presque jamais on n'observe ces distensions de la vésicule plutôt récroquevillée et souvent à peine reconnaissable. Elle est souvent encore enfouie au milieu de néo-membranes de péricholécystite qui la font adhérer aux organes périphériques ; on trouve en les sectionnant pour les découvrir, de véritables nappes purulentes dans leur épaisseur.

Quant on fait une section des parois de la vésicule, on la trouve généralement épaissie, lorsqu'elle est petite, ratatinée : parfois on voit sur la coupe de petits abcès miliaires, de petits foyers hémorragiques. Les abcès pariétaux peuvent s'ouvrir dans la cavité vésiculaire, y déverser leur contenu, de la part une ulcération plus ou moins étendue qui détruit la muqueuse ; il peut se faire une perforation vers l'abdomen d'où des péritonites circonscrites ou généralisées suivant la défense du péritoine. Les vésicules suppurées lithiasiques sont souvent cloisonnées, divisées, creusées en logettes contenant des calculs, des sables, entourés par un exsudat mucopurulent épais, gluant, mélangé à de la bile épaisse aussi.

A l'inverse de la cholécystite calculeuse, la cholécystite non calculeuse s'accompagne de dilatation de la vésicule.

Longuet en relevant 41 cas de cholécystites non calculeuses trouve seulement trois fois la vésicule rétractée possédant les caractères macroscopiques propres aux vésicules calculeuses : dans huit cas il n'est fait aucune mention de l'état de la vésicule, dans deux cas il est dit que les dimensions étaient normales, enfin, dans 28 autres, la vésicule s'est toujours montrée distendue et le plus souvent distendue à l'excès.

Lorsque la vésicule est très volumineuse, c'est l'amincissement par atrophie que l'on constate ; c'est surtout sur la muqueuse et la musculeuse qu'elle porte et il semble que toute la paroi se réduise à une séreuse comme l'a indiqué Schüppel ; c'est alors que l'on trouve dans le réservoir soit du pus crémeux jaune, soit du pus mélangé avec un peu de bile et teinté en jaune ou en vert, soit encore un liquide simplement louche avec quelques flocons mucopurulents en suspension.

Le microscope montre une destruction plus ou moins complète des couches qui constituent la paroi ; c'est la muqueuse surtout qui est touchée ; ses épithéliums de revêtement et glandulaires ont disparu par places, de même que ses villosités ; une infiltration de globules blancs, de cellules embryonnaires, apparaît et constitue en certains points de véritables amas qui deviendront de petits abcès pariétaux, soit sous-muqueux, soit intra-musculeux, soit sous-séreux ; les éléments normaux sont dissociés par les éléments embryonnaires, par des globules de pus. On trouve surtout les microbes pathogènes dans les petits abcès et dans leur voisinage immédiat.

Lorsque la cholécystite suppurée s'ouvre, se perfore, tantôt c'est en dehors par suite d'adhérences à la paroi abdominale, tantôt c'est dans le tube digestif par suite d'adhérences à l'intestin (côlon, duodénum, pylore, tantôt dans le péritoine. Les perforations pleuro-pulmonaires, ont été observées plus rarement. THIROLOIX a rapporté à la Société anatomique un cas remarquable de fistule biliaire hépato-bronchique, suite d'une angiocholite calculeuse infectieuse.

La cholécystite perforante semble surtout s'observer dans le cours des infections par le bacille d'Eberth. « Il semble dit DOMINICI, que le bacille d'Eberth conserve dans les voies biliaires les propriétés destructives qu'il possède vis-à-vis de l'intestin ». On trouve dans ces cas dans la vésicule, dans les canaux principaux, des ulcérations souvent assez étendues, très nettes, à bords taillés à l'emporte-pièce, qui occupent toute l'épaisseur de la paroi et ouvrent la séreuse péritonéale.

La cholécystite typhique peut se montrer dans le courant même du typhus abdominal, elle peut se greffer sur une vésicule déjà infectée lithiasique ou sur une vésicule indemne de toute lithiase ; elle peut apparaître longtemps après le typhus, chez un individu infecté par le bacille d'Eberth comme semblerait le prouver une observation de V. DUNGERN où les accidents de cholécystite éclatèrent cinq ans seulement après un typhus abdominal ; la malade opérée quatorze ans et demi après sa fièvre typhoïde avait un énorme abcès périvésiculaire contenant des bacilles d'Eberth ; quoiqu'il fût impossible d'affirmer sa communication avec la vésicule, elle était très probable étant donné que de la bile s'écoula fréquemment mélangée au pus. Rokitsky a rapporté un fait où il semble que la lithiase se soit développée dans une vésicule infectée par le bacille d'Eberth La vésicule fut ouverte à la fin de la troisième semaine. On y trouva 58 calculs de stratification récente contenant comme le pus du bacille d'Eberth en abondance. Jamais cette malade n'avait eu des signes de lithiase.

Dans l'observation de Sheild et Monier Williams des signes de péritonite de l'hypochondre droit se manifestèrent subitement dans le cours de la septième semaine. La laparotomie mit à nu la vésicule perforée par le pus ; le malade guérit. Seyffert a opéré un typhique chez lequel existait un abcès infra-hépatique communiquant avec les voies biliaires accessoires infectées ; l'opéré succomba à des hémorragies de la cavité abcédée. Schlier, Hoffmann cités par Langenbuch rapportent plusieurs observations où la nécropsie permit de constater cette tendance ulcéreuse de la localisation vésiculaire du bacille d'Eberth ; dans 3 cas d'Hoffmann, la muqueuse était altérée dans sa presque totalité. Sur un total de 2 000 autopsies chez des typhiques, Hœlscher a pu trouver 5 fois la vésicule suppurée et ulcérée.

Plus récemment Shebrow a pu pratiquer sur 27 cas l'examen bactériologique et histologique chez des typhiques.

Dans 10 cas, il a trouvé la muqueuse seule altérée ;

Dans 9 cas, les autres couches étaient altérées aussi ;

Dans 6 cas, il y avait des lésions très graves de la paroi en totalité.

Dans 2 cas seulement, l'épithélium était légèrement modifié.

Il a trouvé que la bile contenait le plus souvent des bacilles d'Eberth surtout au début.

Nous en avons fini avec la description des lésions de l'angiocholite et de la cholécystite qui constituent des manifestations fréquentes de l'infection du foie. A côté et au-dessus d'elles doivent se placer des formes infectieuses pour ainsi dire foudroyantes ou les toxines sont d'une virulence telle que les lésions n'ont pas le temps d'évoluer, où la cellule noble est rapidement tuée, d'où une insuffisance et une abolition rapide de la fonction hépatique qui aboutit au syndrome de l'ictère grave ou atrophie jaune aiguë du foie.

Maintenant que nous connaissons les différentes variétés anatomo-pathologiques des infections biliaires, pouvons-nous en proposer une classification ?

Voici celle qui nous paraît le mieux résumer notre description :

<table>
<tr><td rowspan="2">INFECTIONS BILIAIRES CATARRHALES, SUP-PURÉES, TOXIQUES.</td><td>Voies biliaires princi-pales.
Angiocholites.</td><td>Tronculaires.
Ramusculaires.
Canaliculaires.</td></tr>
<tr><td>Voies biliaires acces-soires.
Cholécystites.</td><td>Cholécystites propre-ment dites.
Péricholécystites.
Paracholécystites.</td></tr>
</table>

En terminant ce chapitre d'anatomie et de physiologie pathologique, il nous paraît utile de rappeler que toutes les lésions que nous avons étudiées et leurs conséquences ont pu être reproduites expérimentalement. Par la simple ligature du cholédoque chez les animaux, ligature posée au niveau de la zone habitée par les microbes, Netter a déterminé les lésions ascendantes de l'angiocholite.

En injectant dans le cholédoque, la vésicule, des cultures pures de microbes déterminés, Gilbert, Dominici, Charrin, Roger, Mignot, Dupré, Claude ont pu reproduire des infections, par le colibacille, par le staphylocoque doré, le bacille typhique, le bacille virgule, le streptocoque, le pneumocoque, le bacille de Koch.

On a pu reproduire même expérimentalement les consé-quences lointaines de certaines angiocholites, produire des cirrhoses biliaires, voire la lithiase, comme l'ont montré les belles expériences de Mignot sur lesquelles nous reviendrons lors de l'étude de la lithiase biliaire.

Symptomatologie. — Les signes de l'infection des voies biliaires sont très variables. Tandis qu'il est des cas où elle se traduit par des symptômes nets qui ne laissent place à aucun doute, dans d'autres ceux-ci sont très peu évidents, qu'ils soient masqués par une maladie générale ou qu'ils soient si atténués, qu'il faille les chercher pour les découvrir.

Nous étudierons successivement les signes des angiocholites, c'est-à-dire des inflammations plus ou moins septiques de l'arbre biliaire principal : puis ceux des cholécystites en nous rappelant que souvent l'infection est généralisée, plus accentuée dans un segment, plus atténuée dans un autre d'où des formes cliniques à aspect absolument variable ; celles-ci diffèrent encore suivant que le processus infectieux est aigu, subaigu ou chronique.

Il ne faudrait pas s'imaginer après ce que nous a enseigné l'anatomie pathologique, que la symptomatolgie soit superposable aux lésions observées : qu'aux formes suppurées, correspondent des tableaux cliniques plus corsés alors que les formes catarrhales se traduiront par une symptomatologie plus bénigne. Tout dépend de la virulence et de la diffusion du ou des microbes infectants. Eux et leurs toxines peuvent donner lieu à des manifestations très graves alors qu'ils n'ont laissé que peu de traces de leur passage, tandis que dans d'autres cas se dérouleront une série de symptômes en rapport cette fois avec des altérations plus ou moins profondes, plus ou moins étendues des voies biliaires et du parenchyme hépatique.

Comme exemple de la forme toxique de l'infection biliaire nous citerons l'observation suivante. Il s'agit d'une jeune femme de 22 ans infirmière à l'hôpital Cochin alitée depuis cinq jours dans le service de notre collègue le docteur DELPEUCH. Elle se plaignait depuis trois mois de malaise, elle ne mangeait pas ou peu, mais continuait son service en somme assez pénible. Elle est prise d'un premier accès de fièvre il y a une quinzaine de jours et garde le lit quelques jours : on la considère comme atteinte de grippe et elle reprend son travail. Elle est reprise il y a cinq jours d'une fièvre intense continue, avec douleurs vives du côté droit telles qu'elles lui arrachent des cris : l'examen permet de constater une augmentation du volume du foie, mais surtout la présence d'une tumeur biliaire tendue et douloureuse au niveau de la vésicule. La température est de 41°, le pouls est à 130. La langue est sèche, il y a du subdélirium, des vomissements, et les urines sont rares et fortement albumineuses. Pas d'ictère ni même de subictère, aucune crise de coliques hépatiques dans ses antécédents. Nous portons le diagnostic d'angiocholite infectieuse suraigue et pratiquons dès son entrée la cholécystostomie. Le péritoine est libre d'adhérences, la vésicule est grosse et distendue par un épanchement qui est du pus; on y trouve un gros calcul qui est enlevé. Un second calcul est expulsé deux jours après; ce qu'il y a de plus remarquable c'est qu'il ne coule pas de bile, mais un liquide mucopurulent, alors que les voies biliaires accessoires et principales sont perméables. Malgré l'opération, vomissements continuels, anurie, hypothermie progressive et elle meurt le huitième jour avec une température vaginale qui est descendue jusqu'à 35° 6. L'autopsie a montré un foie presque normal comme aspect, sans dilatation des voies biliaires, sans calculs, avec des lésions manifestes de cholécystite purulente et d'angiocholite; il y avait de la congestion de la substance corticale des reins, nulle part d'abcès métastatiques.

C'est là un cas de septicémie aiguë des voies biliaires avec arrêt de la sécrétion, véritable acholie produite par des altérations généralisées à l'arbre biliaire.

Dans certains cas foudroyants, la symptomatologie est celle de l'ictère grave, de l'atrophie jaune aiguë du foie avec ictère, vomissements, coma, anurie et mort.

A l'opposé de ces faits ou l'évolution rapide emporte le malade, se trouve toute une catégorie beaucoup plus nombreuse heureusement où l'angiocholite très atténuée ne se manifeste par aucun signe appréciable, où il faut savoir la chercher pour la découvrir, et savoir qu'on a affaire à un lithiatique; c'est à peine si elle se manifeste par quelques douleurs, un peu de pesanteur au niveau du foie, par quelques troubles de la digestion; quelquefois des poussées fibriles passagères avec une très légère élévation thermique; cette forme n'est reconnue que chez les calculeux, ou plus tard quand elle se transforme en processus plus sérieux et arrive à la cirrhose biliaire.

Le début des angiocholites est variable suivant les cas ; tantôt l'inflammation s'installe d'emblée, grave et mettant rapidement les jours du malade en danger ; tantôt au contraire elle se dessine lentement, progressivement ; elle persiste à l'état chronique pendant des mois pour arriver sous l'influence d'un excès de régime. de fatigue, d'un traumatisme, à l'état aigu qui peut tuer en quelques semaines.

Entre les formes aiguës et les formes chroniques se place toute une série intermédiaire à gradations insensibles qui rend très difficile une description clinique générale.

Signes de l'angiocholite. — Le premier comme importance, en ce qu'il frappe généralement l'observateur et le malade dès son apparition est la fièvre. Celle-ci se manifeste avec des caractères spéciaux qui sont bien connus depuis les travaux de Monneret, mais surtout de Charcot. Elle revêt des allures différentes, presque toujours en rapport avec l'intensité des phénomènes infectieux, sans toutefois comme le font observer Gilbert et Fournier, qu'il y ait un lien absolu entres elles et l'importance des lésions de l'appareil biliaire.

Nous n'insisterons pas sur la fièvre dite *hépatalgique* qui accompagne quelquefois d'après les uns, souvent d'après d'autres les accès de coliques hépatiques, qui se traduit par un frisson plus ou moins violent avec élévation de température pouvant aller jusqu'à 40° ; il semble bien d'après nos connaissances actuelles, qu'il s'agisse d'une fièvre par infection transitoire caractérisée par le frisson initial, la température élevée, puis un stade de sueurs se succédant comme dans un accès intermittent, le tout pouvant durer jusqu'à vingt-quatre heures pour disparaître complètement après sans laisser aucune trace. Lorsque les choses se passent ainsi, elles semblent n'indiquer qu'une infection tout à fait passagère à l'occasion de la migration d'un calcul ; lorsque les coliques successives et fréquentes sont fébriles, il faut se méfier d'une infection persistante surtout s'il s'y joint de l'anorexie, de l'amaigrissement de la douleur persistante au niveau de l'hypochondre droit.

Le type le plus connu de la fièvre symptomatique de l'angiocholite grave c'est celui que Chauffard a décrit sous le nom de bilioseptique, fièvre intermittente hépatique de Monneret et Charcot. Chez un lithiasique ayant eu ou non des coliques hépatiques avec ou sans ictère, on voit éclater le plus souvent le soir ou la nuit un accès fébrile très intense qui ressemble parfaitement à un accès palustre, avec stade de frisson, stade de chaleur, stade de sueur : le thermomètre monte entre 39 et 40°, même davantage, le tout durant six à douze heures ; puis tout rentre dans l'ordre en laissant simplement une sensation de malaise et de fatigue qui se dissipe à son tour.

Les accès peuvent se succéder tous les deux, trois jours présentant ainsi le type tierce, le type quarte. Ils peuvent aussi s'espacer davantage comme nous l'avons observé chez un homme qui présentait ces manifestations depuis quatre ans. C'était un calculeux atteint de temps en temps de coliques hépatiques avec ictère depuis quinze ans ; depuis quatre ans, il a eu des accès de fièvre très intenses avec ictère et endolorissement de la région du foie, d'abord très espacés puis revenant tous les quinze jours, enfin ces trois derniers mois tous les huit jours. La température monte jusqu'à 40° ; le lendemain il est assez bien, mais malgré tout, son état général baisse de plus en plus. La laparotomie latérale nous montra une vésicule biliaire réduite à l'état d'un bourgeon gros comme une noisette ; il y avait des calculs dans le cholédoque et l'hépatique gauche. Taille cholédocienne, drainage, fistule persistante pendant trois semaines : guérison complète.

Lorsque les accès fébriles se rapprochent, la fièvre peut devenir rémittente, elle existe avec des exacerbations ; elle peut devenir continue ; c'est aussi d'emblée que les types rémittent et continu peuvent s'installer. Ils indiquent toujours une forme plus grave de l'angiocholite que les accès intermittents. Souvent l'angiocholite catarrhale se traduit par ces derniers, tandis que les autres indiquent plutôt les formes suppurées de la lésion.

Chez les vieillards et les cachectiques, l'angiocholite se traduirait par de l'hypothermie.

La cause de la fièvre bilioseptique peut être soit la résorption de toxines, soit l'introduction de microorganismes dans le sang. Dans deux cas, Dupré trouva par ponction les microbes pathogènes (staphylocoques) dans la rate pendant une période apyrétique alors qu'il n'y en avait pas apparemment dans la circulation générale. Il s'agit donc bien en général d'une vraie fièvre septicémique.

L'ictère est un symptôme assez fréquent de l'angiocholite. Lorsque le sujet est calculeux et qu'il y a obstruction des voies biliaires principales, l'ictère préexiste et est dû à la stagnation de la bile et aux lésions provoquées par l'infection. La lithiase peut ne pas s'accompagner d'ictère ; lorsqu'il s'agit d'une lithiase vésiculaire ou cystique, l'ictère peut être très peu accentué ou même nul ; c'est ce que nous avons observé plusieurs fois entre autres chez une malade qui avait un calcul du canal cystique avec crises fébriles atténuées ; il n'y avait chez elle aucun ictère ; c'est à peine si les urines étaient colorées par les pigments biliaires et les fèces décolorées argileuses au moment de crises violentes de coliques hépatiques.

Gilbert et Lereboulet ont rapporté à la Société médicale des hôpitaux deux observations d'angiocholite infectieuse subaiguë ayant pour trait commun, l'absence complète d'ictère pendant la plus grande partie de leur évolution, réserve faite d'un ictère initial, dans les deux cas. Dans le premier cas, il s'agissait manifestement d'une angiocholite à colibacille calculeuse qui fut évacuée par Michaux après cholécystotomie ; celle-ci eut une influence heureuse sur la fièvre, l'état général, le volume du foie et de la rate. Le colibacille fut retrouvé dans la bile et dans les urines. Dans le second, il y eut tendance spontanée à la rétrocession ; la rate n'était pas grosse, l'infection par conséquent était peu grave ; malgré l'absence d'ictère, le malade avait des démangeaisons insupportables ; la fièvre était à type inverse à maximum le matin.

Lorsqu'il s'agit d'angiocholites infectieuses non calculeuses, autrement dit, d'infections primitives, l'ictère est constant et c'est à l'angiocholite canaliculaire avec obstruction par desquamation épithéliale, épaississement des parois que l'on doit attribuer le passage des pigments biliaires dans le sang. En général, l'ictère existe presque toujours dans les angiocholites catarrhales ; lorsqu'il y a suppuration il n'existe que lorsqu'il y a eu en même temps un obstacle au cours de la bile. L'absence d'ictère peut être dû dans certains cas à une vraie acholie par destruction de la cellule hépatique ou cessation de sa fonction que l'on trouvera bien plus souvent dans les angiocholites suppurées diffuses.

L'ictère dans l'angiocholite peut varier depuis la simple teinte subictérique jusqu'à l'ictère noir, vert foncé. Ce dernier est l'apanage des angiocholites greffées sur des rétentions biliaires par obstructions, rétrécissements, compressions et coudures. L'ictère peut être permanent ou au contraire se modifier dans le courant de la maladie ; il ne reste permanent que lorsqu'il y a une obstruction complète des voies biliaires : c'est alors un ictère vert foncé, olivâtre, il est plutôt jaune ou jaune paille plus ou moins généralisé quand il s'agit d'angiocholites sans obstacle mécanique au cours de la bile et il subit des variations souvent en rapport avec les poussées inflammatoires. Quelquefois l'ictère disparaît complètement pour revenir au bout d'un certain temps et s'installer définitivement.

L'examen des urines est très important ; elles ont presque toujours les réactions de l'urine dite ictérique ; elles sont épaisses, couleur acajou plus ou moins foncées ; elles contiennent des pigments biliaires en quantité plus ou moins considérable. Cet examen montre des modifications presque toujours en rapport avec l'intensité même de l'ictère.

Une albuminurie plus ou moins intense, pouvant aller dans un cas de GILBERT jusqu'à 20 grammes par vingt-quatre heures, démontre l'existence d'une altération du rein que ce dernier a décrit sous le nom de néphrite biliaire. L'albuminurie peut être observée dans les angiocholites avec ou sans ictère. Dans un cas l'intervention a permis de constater un gros rein et a amené, en établissant une fistule biliaire permanente, une rétrocession marquée de l'albuminurie. Nous-mêmes, dans un cas d'angiocholite légère sans ictère, avec amaigrissement et accès fréquents de coliques hépatiques, avons constaté la présence dans l'urine d'albumine ; celle-ci a totalement disparu dès que la cysticotomie sans sutures a eu fait un large drainage des voies biliaires infectées. La vésicule biliaire était atrophiée. Il y avait un calcul dans le cystique à l'origine du cholédoque.

Dans certains cas toujours graves, les urines sont foncées, brunes ; on n'y retrouve pas les pigments normaux de la bile ; elles renferment par contre de l'urobiline et du chromogène de l'urobiline, le taux de l'urée est plus ou moins abaissé. Presque toujours alors il y a une altération profonde du parenchyme hépatique et une insuffisance hépatique de très mauvais augure pour le pronostic que démontrent encore la glycosurie alimentaire et quelquefois une albuminurie plus ou moins intense.

La coloration des selles varie beaucoup chez les angiocholitiques ; elle dépend de la quantité et de la qualité de la bile qui peut couler dans l'intestin ; généralement grisâtres, d'une teinte argileuse blanche, elles redeviennent à d'autres moments, jaunes, jaunes verdâtres ; tantôt elles sont diarrhéiques, tantôt dures avec une constipation opiniâtre.

L'angiocholite se traduit par des accès douloureux plus ou moins violents ressemblant à s'y méprendre aux coliques hépatiques des individus manifestement lithiasiques, alors même qu'on ne trouve nulle part dans les voies biliaires principales et accessoires de concrétions calculeuses ; qu'il s'agisse donc d'une angiocholite calculeuse ou d'une angiocholite non greffée sur une lithiase, le syndrome douloureux est absolument identique.

Les accès peuvent survenir à des intervalles plus ou moins répétés : sous forme de coliques, de douleurs extrêmement vives s'irradiant dans l'hypochondre droit, avec vomissements et ictère consécutif : les irradiations dans l'épaule droite existent assez fréquemment. Les crises se reproduisaient souvent après le repas chez un malade observé par LEJARS, et duraient quelques heures, puis tout rentrait dans l'ordre. A mesure que les lésions s'accentuent, elles augmentent d'intensité, de durée, qui peut aller jusqu'à quelques jours, en même temps que s'aggrave l'état général. Chez le malade de LEJARS, le facies amaigri, tiré, d'un jaune terreux coïncidait avec la coloration très jaune des conjonctives, la langue sèche, rotie, l'haleine fétide, la peau brûlante : le pouls fréquent, petit, irrégulier, la température se maintenant à 39° sans aucune rémission, témoignaient d'une intoxication grave ; les nuits étaient très agitées et l'insomnie se compliquait de subdélirium.

Chez un malade de QUENU s'étaient produites depuis dix-huit mois des douleurs violentes dans l'hypochondre droit, avec irradiations dans l'épaule droite, avec vomissements et subictère consécutif ; les crises douloureuses dans les dernières semaines se reproduisaient jusqu'à deux et trois fois par semaine avec irradiations d'un hypochondre à l'autre et durant près d'une heure, puis les douleurs d'intermittentes deviennent continues, en même temps l'état général s'aggravait.

Il nous a paru que dans beaucoup de faits à mesure que l'infection devient plus profonde et plus sérieuse, les douleurs d'intermittentes qu'elles étaient, deviennent subintrantes, puis continues.

Tandis que les accès espacés semblent répondre à des poussées congestives du côté des voies biliaires, à des poussées d'angiocholite, les accès rapprochés subintrants et les douleurs continues paraissent plutôt en rapport avec une infection généralisée à tout l'arbre biliaire.

Les autres signes tirés de l'examen de la température, du pouls, de l'état général plaident en faveur de cette manière de voir.

Il faut en tout cas retenir, qu'accès de colique hépatique n'est nullement synonyme de lithiase ; que celle-ci peut être absente et que la douleur traduit simplement l'état de souffrance du foie ; l'accès peut être déterminé par le gonflement de la muqueuse, un bouchon de mucus, une bile plus épaisse, aussi bien que par un calcul ; il peut être lié directement à l'inflammation des voies biliaires et il est impossible d'affirmer qu'il y a angiocholite calculeuse ou non. Ce n'est que l'exploration directe qui nous permettra d'être affirmatif, et encore, comme l'a si bien dit Michaux, avec de grandes réserves. N a-t-il pas montré que dans un cas on ne trouva aucune concrétion ni dans la vésicule ni dans les gros canaux? il y avait dans les selles, une masse de cristaux de cholestérine visibles au microscope et qui témoignaient d'une lithiase certaine qui aurait passé inaperçue sans l'examen microscopique.

Nous reviendrons plus tard à propos de la lithiase sur la pathogénie des coliques hépatiques et sur l'opinion de Riedel qui les attribue exclusivement à des poussées d'angiocholite concomitante mais non infectieuse.

Les troubles de la digestion existent presque toujours dans l'angiocholite. Généralement il y a de l'anorexie, voire même du dégoût pour les aliments; des vomissements glaireux ou alimentaires, la langue est saburrale et peut devenir collante, sèche lorsque l'infection est profonde.

En même temps se dessinent un dépérissement, un amaigrissement sur lequel insistent toutes les observations, et qui augmentent à mesure que les lésions évoluent. Dans les cas très graves l'état général est celui d'un typhique avec subdélirium ou demi-coma, langue sèche-rotie.

Existe-il des signes physiques de l'angiocholite?

Lorsque celle-ci est limitée au foie, même aux voies principales, sans atteindre les voies accessoires, le foie est presque toujours augmenté de volume et il dépasse par en bas les fausses côtes droites : la pression à son niveau est douloureuse, voire très douloureuse, le malade éprouve une sensation de lourdeur, de pesanteur, de douleur profonde et contusive. Dans certains faits c'est avec beaucoup de difficulté qu'on arrive à se rendre compte, à cause de la sensibilité, du volume du foie. Le foie peut varier en effet de volume et rien n'est plus instructif à cet égard que le tracé des limites qui permettra de reconnaître ces variations. En général, il diminue à mesure que l'infection s'atténue.

Lorsque l'angiocholite est grave, la rate est presque toujours augmentée de volume, il y a de la splénomégalie. Presque toutes les observations en font foi. Il n'y qu'à faire la percussion le long de la ligne axillo-iliaque gauche pour se rendre compte de l'hypertrophie de la rate. C'est un signe important de l'infection des voies biliaires.

Lorsque la vésicule biliaire participe à l'infection, alors se dessine toute une série de signes physiques que nous étudierons à propos des cholécystites et qui viennent fortement corroborer le diagnostic et poser les indications du traitement.

Cette dernière éventualité est presque de règle dans les angiocholites chirurgicales, c'est-à-dire dans les angiocholites secondaires à une lithiase, dans les angiocholécystites, car presque toujours le cholécyste est envahi alors en même temps que les voies biliaires principales : assez souvent même il est seul atteint au moins plus profondément.

SIGNES DES CHOLÉCYSTITES. — Primitives ou secondaires, essentielles ou calculeuses, les cholécystites se manifestent par des signes plus accentués. Lorsqu'il s'agit d'une cholécystite suppurée aiguë, presque toujours elle se traduit par une élévation de température rapide pouvant aller jusqu'à 40°, 40°5, avec ou sans frisson, un état de malaise général, quelquefois des vomissements et du péritonisme avec douleurs plus ou moins localisées dans l'hypochondre droit avec irradiations dans le reste de l'abdomen. Sous le rebord costal droit, ou mieux sous le bord antérieur du foie, quand il est abaissé, la palpation permet de reconnaître la tumeur biliaire, c'est-à-dire une tumeur arrondie, régulière, pyriforme quelquefois assez facile à circonscrire quand il n'y a pas de défense, de contracture de la paroi, parfois à limites confuses quand il existe de la péricholécystite. Quelquefois la tumeur fait un relief assez considérable pour qu'elle se dessine et se remarque facilement. La palpation est douloureuse, quelquefois très douloureuse; il suffit du contact, du frôlement pour déterminer des douleurs très vives et un état de contracture de la paroi qui empêche tout examen ; dans ces conditions il n'y a qu'à endormir le patient et à faire doucement l'exploration sous le chloroforme : il faut en effet se défendre des manœuvres un peu brutales. Un cas de KÜMMELL (cité par LANGENBUCH) montre qu'il peut en résulter une perforation mortelle par péritonite septique. Sous le chloroforme ou l'éther l'on pourra sans aucune difficulté sentir et délimiter des tumeurs qu'il était impossible de trouver auparavant.

Langenbuch donne pour la palpation de la vésicule des règles qui nous paraissent très bonnes et que nous avons mises en usage plusieurs fois. Elle peut se pratiquer dans la position couchée ou debout et sera d'autant plus aisée que l'intestin sera vidé, que la paroi sera souple et peu riche en pannicule adipeux. La main gauche embrasse entre les quatre doigts et le pouce la région thoraco-abdominale de façon à immobiliser le foie, tandis que la main droite posée sur la région antérieure palpe la vésicule appliquée contre le rein droit. Lorsque la vésicule est petite, il vaut mieux mettre le malade debout et procéder à peu près de la même façon.

Wijnhoff palpe la vésicule sur le patient assis, le tronc plié en avant, les cuisses ramenées vers le ventre de façon à relâcher les muscles de la paroi. Lorsque la tumeur biliaire rénitente, même fluctuante existe, on peut la déplacer latéralement à gauche et à droite, constater qu'elle glisse sous la main et suit les mouvements du foie pendant la respiration : elle est arrondie en bas, effilée dans le haut ; elle est mate à la percussion et sa matité se continue sans ligne de démarcation avec la matité hépatique. Lorsque les signes d'une angiocholite existent en même temps, l'on a devant soi une cholécystite sans qu'il soit possible d'affirmer le contenu de la vésicule. Toutefois lorsqu'il y a de la fièvre, une température de 39 à 40°, on aura le droit de penser à l'empyème de la vésicule.

Les vésicules infectées atteintes de cholécystites sont loin de présenter toujours une augmentation de leur volume qui permette de les sentir à travers la paroi ; au contraire lorsqu'il s'agit de lithiase, elles sont contractées sur les calculs qu'elles contiennent, sclérosées, renfermant néanmoins de la bile ou un liquide infecté. Souvent alors en même temps que la cholécystite, il y a de la péricholécystite ou péritonite périvésiculaire avec des adhérences à l'épiploon, à la paroi, etc. C'est la douleur limitée et localisée au niveau du point où doit siéger la vésicule qui indique sa situation. Les douleurs semblent dues, comme l'a montré Longuet après Frankel, aux adhérences produites par la péritonite périvésiculaire, et cela sans qu'il y ait lithiase vésiculaire ou hépatique. Ces faits ont été démontrés anatomiquement et par les opérations qui ont consisté à libérer les adhérences de la vésicule sans trouver aucun calcul et à guérir les opérés, et par les nécropsies. Longuet cite à ce propos les observations très probantes de Knaggs, Sendler, Gersuny, Von Hacker, qui ne laissent place à aucun doute.

Lorsque la cholécystite infectieuse se produit dans le cours d'une affection comme la fièvre typhoïde, le choléra, très souvent la maladie générale, masque les signes de l'angiocholécystite. En analysant les cas publiés de cholécystite suppurée au cours de la dothienentérie, l'on constate que les lésions arrivent à ces degrés avancés de leur processus sans être accusées par le moindre symptôme.

Sur 14 observations de Hagenmuller, 11 fois l'on n'a pas songé à une cholécystite parce qu'il n'y a eu aucun symptôme qui ait éveillé l'attention. Dans les autres il y a eu de la douleur dans l'hypochondre droit, au niveau de la vésicule ; on a même constaté la présence de la tumeur biliaire, sans qu'il y ait eu d'ictère, et ces signes se manifestent soit au déclin, soit pendant la convalescence, alors que l'adynamie a disparu.

La douleur, la tumeur biliaire, l'ictère quand il existe (cela est très rare) peuvent disparaître et la guérison peut survenir en même temps que la maladie typhique. Par contre comme dans un cas de Gilbert et Girode opéré par Terrier, le bacille d'Eberth peut rester cantonné dans la vésicule et donner lieu à une nouvelle poussée de cholécystite. Le fait de Dungern où l'infection se serait réveillée quatorze ans et demi après une fièvre typhoïde est moins probant. Lorsque l'angiocholécystite éclate dans le déclin du typhus abdominal, une fois la courbe thermique de celui-ci terminée la fièvre peut prendre l'allure bilioseptique que nous avons déjà décrite.

Il n'est pas rare de voir les premières manifestations cliniques de la cholécystite se traduire par des signes autrement

graves que ceux que nous venons de décrire, par ceux d'une
perforation avec péritonite généralisée. La température s'a-
baisse brusquement, le ventre se météorise, et devient excessivement sensible, il y a des vomissements, en un mot tout le
tableau d'une péritonite suraiguë qui emporte rapidement le
malade. Tel était le cas, cité par SCHLIER, d'une cholécystite
suppurée se terminant par une péritonite aiguë généralisée.
Lorsque des adhérences ont eu le temps de s'établir entre
la vésicule et les organes voisins, il peut se produire de la
péricholécystite, de la paracholécystite. L'infection angiocho-
lécystique peut enfin donner lieu comme dans un fait de FAU-
RAGTIER (cité par DOMINICI) et BACALOGLU (*loc. cit.*) à des abcès
multiples du foie.

Nous n'insisterons pas sur l'angiocholécystite cholérique qui
n'a pour ainsi dire qu'un intérêt anatomopathologique et
expérimental.

L'infection peut dans tous les cas précités survenir chez
des individus atteints de lithiase ; il y a alors une voie d'appel
toute prête pour elle. KANZEL rapporte le fait intéressant d'une
femme de trente-trois ans souffrant depuis deux ans de légères
coliques hépatiques : après une fièvre typhoïde, les douleurs
s'exaspèrent et deux mois après on constate l'existence d'une
cholécystite avec péritonite. On fait la laparotomie ; on libère
des adhérences ; on ouvre la vésicule dans laquelle on trouve
deux calculs, un autre dans le canal cystique. Cholécystotomie.
L'opérée guérit. On trouva du staphylococcus aureus dans
le péritoine, du bacille d'EBERTH dans la vésicule.

Quelle que soit la variété pathogénique de cholécystite à
laquelle on ait affaire, les lésions peuvent évoluer vers la perforation et la formation de foyers purulents, soit dans le voisinage immédiat, soit à distance sous le foie. Lorsque l'inflammation gagne la paroi abdominale, il se forme au niveau de la
région vésiculaire un empâtement, puis un gonflement douloureux : l'on peut à un moment percevoir de la fluctuation et
tous les signes d'un abcès de la paroi qui incisé laisse écouler
du pus mélangé souvent de bile, même de graviers et de calculs, quand il s'agit d'une cholécystite suppurée calculeuse.

C'est ce qui arriva dans un cas que nous avons pu observer et où l'incision d'un abcès de la paroi donna issue à du pus et à deux gros calculs ; il fut bientôt évident qu'il ne s'agissait pas seulement chez notre opérée d'une cholécystite calculeuse mais bien d'un cancer vésiculaire greffé sur une lithiase, et la malade succomba aux progrès de la cachexie.

La perforation peut aboutir à un abcès intra-péritonéal sous-hépatique ou à une péritonite, tel le cas de Fuchs opéré par Mikulicz avec succès ; elle peut aussi se faire comme nous le verrons lors de l'étude de la lithiase, dans les organes creux du voisinage et dans le tube digestif en particulier.

Fuchs rapporte un cas de cholécystite et d'angiocholite aiguë suppurée avec perforation de la vésicule calculeuse ; la laparotomie montra une perforation de la vésicule ayant déterminé un abcès péri-vésiculaire ; l'opérée guérit.

Évolution et terminaisons. — Comme nous l'avons vu plus haut, les lésions infectieuses de l'appareil biliaire évoluent anatomiquement suivant deux types, le type catarrhal et le type suppuré.

Le type catarrhal, aboutit d'une façon générale à la sclérose et des différences énormes peuvent toutefois s'observer suivant la localisation même de l'infection, suivant sa profondeur, son intensité. Il est certain qu'il y a des angiocholites et des cholécystites catarrhales qui guérissent. On conçoit, lorsque les lésions sont superficielles, n'atteignent que la muqueuse, la possibilité du retour à l'état normal.

Lorsque l'angiocholite et la cholécystite se prolongent durant des années, comme l'on en a vu des cas, avec des poussées, elles aboutissent à la cirrhose biliaire : tel est le cas surtout pour un certain nombre d'angiocholécystites calculeuses. Il n'y a pendant très longtemps aucune altération de la cellule hépatique d'où l'intégrité des fonctions du foie, l'absence d'insuffisance hépatique. Le type angiocholécystite suppurée évolue d'une façon beaucoup plus grave et plus aigu ; il aboutit souvent à des lésions destructives, ulcéreuses, perforantes ; certainement ces dernières peuvent guérir comme en témoignent les cicatrices, les rétrécissements qu'on observe dans la vésicule et dans les gros conduits ; mais les sténoses elles-mêmes deviennent le point de départ d'accidents graves d'obstruction pouvant créer par eux-mêmes de très grands dangers. Lorsque la suppuration est profonde et étendue, elle entraîne presque toujours la mort du malade.

Si l'on envisage l'évolution clinique, l'on trouve d'un côté des formes aiguës, à marche rapide : de l'autre, des formes chroniques évoluant plus lentement ; généralement les angiocholécystites suppurées rentrent dans la première catégorie, tandis que la seconde comprend surtout l'infection catarrhale qui peut guérir, mais peut aussi aboutir à la cirrhose biliaire avec insuffisance hépatique et mort ; mais il est impossible de poser des règles, car sur un catarrhe simple peut se greffer une suppuration très grave et par contre certaines suppurations peuvent durer des mois, alors que d'autres se terminent par la mort en quelques jours.

Si celle-ci peut survenir du fait même de l'infection biliaire et de la septicémie qui en est la conséquence, elle peut aussi être due à des complications locales et générales. Parmi les premières nous citerons les péritonites généralisée et circonscrite, la pyléphlébite ; parmi les secondes, les endocardites, les méningites, véritables manifestations métastatiques de l'infection hépatique.

Lorsque la cholécystite existe sans angiocholite concomitante, elle est tantôt catarrhale, tantôt suppurée. Les formes catarrhales sont ordinairement bénignes et se greffent sur une lithiase qui est déjà elle-même l'indice d'une infection toujours microbienne. La cholécystite catarrhale chronique aboutit ordinairement à la sclérose de la vésicule ; elle peut aussi se transformer en cholécystite suppurée, sous l'influence d'une infection plus intense, d'une virulence plus grande des microbes pathogènes, ou d'une disposition qui rend moins grande la résistance des tissus contre l'infection. La cholécystite catarrhale peut aboutir encore à l'hydropisie de la vésicule biliaire. Par suite de lésions inflammatoires lentes avec obstruction du canal cystique, le réservoir de la bile n'en reçoit plus ; il se remplit peu à peu d'un liquide séreux, avec quelques flocons muqueux en suspension ; la distension augmente graduellement et constitue une tumeur pyriforme, annexée au foie, plus ou moins douloureuse, à marche chronique.

Qu'elle soit primitive ou secondaire, la cholécystite suppurée évolue tantôt d'une façon aiguë se manifestant par une fièvre intense, des douleurs très violentes, dues généralement à la péricholécystite, l'apparition d'une tuméfaction (tumeur biliaire) au niveau du bord inférieur du foie, le long du bord externe du grand droit : elle peut tuer par une véritable septicémie aiguë, par des accidents de péritonite qui tiennent soit à l'extension de l'inflammation du cholécyste, soit à la perforation dans un péritoine non protégé par des adhérences.

Dans un cas de GÉRARD-MARCHANT, le tableau clinique était celui de la péritonite ; il agissait d'une suppuration aiguë, d'une vésicule calculeuse avec péri-cholécystite adhésive. Malgré la cholécystotomie en deux temps pour éviter l'infection plus profonde du péritoine et le large drainage du réservoir, la malade succomba à une septicémie aiguë qui continua à évoluer ; comme celle que nous avons déjà citée, cette observation montre la gravité de certains empyèmes et il y avait comme dans notre cas une albuminurie, qui semble avoir une importance pronostique sérieuse.

L'évolution peut être moins rapide dans certains faits de vésicules suppurées calculeuses à parois scléreuses. Là le péritoine s'est isolé des lésions vésiculaires ; c'est alors que surviennent des péricholécystites des paracholécystites, le phlegmon biliaire pouvant amener l'issue en dehors du contenu de la vésicule, pus et calculs. La perforation peut aussi se faire dans un des organes creux voisins (côlon transverse, duodénum, etc.), et se manifester, si on est prévenu, par l'issue de pus et de calculs dans les selles.

Enfin la marche de la cholécystite suppurée peut être lente, presque chronique jusqu'au moment où des accidents aigus surviennent par ulcération et perforation des parois.

Les cholécystites scléreuses avec adhérences périphériques évoluent généralement avec une grande lenteur se traduisant par des douleurs maintenant bien connues, mais encore par des coudures, des sténoses de l'intestin, du pylore sur lesquelles nous avons déjà suffisamment insisté.

Diagnostic. — Le diagnostic des *angiocholites* se présente dans des conditions variables.

Celui de l'angiocholite catarrhale n'est pour ainsi dire jamais fait à moins qu'il ne s'agisse d'individus atteints de lithiase ; ou bien encore on le porte rétrospectivement alors que s'installent des signes de cirrhose biliaire.

Les angiocholites infectieuses se diagnostiquent plus facilement. Toutes les fois qu'il s'agit d'un sujet manifestement lithiasique ou soupçonné de lithiase, chez lequel l'on observe les signes que nous avons énoncés et en particulier la fièvre bilioseptique par accès plus ou moins espacés, l'on doit songer à une angiocholite infectieuse. De fait le diagnostic est aisé quand l'angiocholite se greffe sur une rétention biliaire par obstacle quelconque et en particulier lithiase, des gros canaux d'excrétion ; le tableau clinique est alors tel qu'il est presque impossible de se tromper. Il n'en est plus de même lorsqu'il s'agit d'angiocholites survenant au cours de maladies générales comme la fièvre typhoïde, le choléra, la pneumonie. Si l'ictère existe, l'attention sera certainement attirée sur le foie, et maintenant que ces faits sont connus, l'on songera à la possibilité d'une infection dont on dépistera alors les autres signes ; mais s'il n'y a pas d'ictère, et c'est fréquent, l'on passera à côté de la lésion qu'on trouvera souvent à l'autopsie.

Lorsque l'angiocholite suppurée est accompagnée de cholécystite, le diagnostic devient plus aisé, parce que les signes fournis par l'inflammation de la vésicule, signes surtout physiques sont plus palpables ; la douleur localisée et la tumeur biliaire constituent en effet de gros appoints pour la diagnose.

Les accès de fièvre intermittente ont pu être pris pour des accès de fièvre paludéenne, chez des individus qui se trouvaient dans les conditions voulues pour être des paludiques.

Il est certain que les accès en eux-mêmes se ressemblent tellement qu'il est difficile de les distinguer ; toutefois ceux

de l'angiocholite n'ont pas la régularité d'apparition des accès
de la fièvre paludéenne ; ils ne sont pas modifiés par l'absorption
de la quinine ; enfin l'on pourra dans les cas complexes et
difficiles rechercher l'hématozoaire de LAVERAN dans le sang
du malade.

Les suppurations en foyers du foie, les suppurations des
kystes hydatiques peuvent donner lieu à des accidents de
septicémie qui ne ressemblent pas assez à ceux de l'angiocholite pour qu'il soit utile de nous y arrêter.

La pyléphlébite peut être confondue avec l'angiocholite à la
suite de laquelle elle peutd'ailleurs se développer. Le diagnostic
est pour ainsi dire impossible, les deux affections se traduisant
toutes deux par des accès de fièvre et de la douleur au niveau
de l'hypochondre ou du creux épigastrique. Toutefois la pyléphlébite a une évolution beaucoup plus rapide et elle est assez
souvent accompagnée d'une diarrhée séreuse qui n'existe pas
dans l'angiocholite. Elle se termine, en général, rapidement
par la mort.

En somme le diagnostic des angiocholites infectieuses est
ordinairement facile chez les calculeux; en dehors de ces conditions, à moins d'être corroboré par l'existence d'une cholécystite il est plus difficile.

Le diagnostic des *cholécystites* est moins épineux que celui
des angiocholites. La cholécystite calculeuse est de beaucoup
la plus fréquente et les antécédents lithiasiques sont évidemment d'une grande importance. Mais il faut que nous sachions
que les coliques hépatiques, l'ictère, font absolument défaut
dans un grand nombre de lithiases vésiculaires qui se traduisent par des crises douloureuses, il est vrai, par des troubles
digestifs légers, sans jamais aucune trace d'ictère ; nous venons
d'observer et d'opérer une malade dans ces conditions. Jamais
elle n'avait eu de crise douloureuse, de violentes coliques, à
peine quelques vagues douleurs dans l'hypochondre droit avec
des troubles digestifs, lorsqu'elle fut prise rapidement de vives
douleurs irradiées dans tout l'abdomen, plutôt localisées à
droite au niveau de la région ombilicale, avec une fièvre très intense, de la tension et du ballonnement du ventre, des vomisse-

ments et une constipation opiniâtre. Elle fut envoyée dans notre service avec le diagnostic d'appendicite. L'examen nous permit de constater qu'il existait derrière le grand droit et le long de son bord externe à droite une tumeur très douloureuse tenant manifestement au foie qui dépassait de 3 travers de doigts le rebord des fausses côtes, pyriforme, mobile transversalement et assez superficielle pour qu'il n'y eût pas à songer à un rein. Nous portâmes le diagnostic de cholécystite suppurée d'origine probablement calculeuse, et pratiquâmes immédiatement la laparotomie latérale. La vésicule était adhérente à l'épiploon qui l'enveloppait. Celui-ci détaché, l'on put voir 2 à 3 plaques jaunâtres à la surface de l'organe, indice de la suppuration des parois.

Le péritoine bien protégé, la vésicule fut ponctionnée avec le gros trois quart de l'aspirateur Potain et il s'en écoula par aspiration 80 grammes d'un pus jaune rougeâtre très épais : la vésicule largement ouverte avait une épaisseur de 5 millimètres ; sa muqueuse était tomenteuse, très saignante ; elle contenait 11 calculs gros comme des noisettes, le fond fut excisé et je suturais la vésicule à la paroi pour refermer ensuite le reste du ventre. Drainage, sans essai de cathétérisme des voies biliaires.

Qu'il s'agisse d'un lithiasique avéré ou non, lorsque la cholécystite suppurée se présente avec cette symptomatologie, elle est ordinairement assez facile à diagnostiquer.

Cela n'est plus aussi simple lorsque la paroi abdominale est épaisse, que les muscles se contractent, se défendent ; on ne sent pas la tumeur, mais on provoque une douleur localisée généralement, quelquefois diffuse, et alors l'on peut penser comme dans le cas de GÉRARD-MARCHANT, à une péritonite.

L'anesthésie qui précède l'intervention indiquée souvent d'urgence, permet souvent aussi, une fois que les parois sont relachées, de sentir une vésicule qu'on ne percevait pas auparavant.

En somme la cholécystite suppurée aiguë n'est facilement reconnaissable que si les signes physiques existent ; ceux-ci faisant défaut le diagnostic ne pourra être qu'un diagnostic de présomption qu'éclairera la laparotomie souvent urgente dans ces conditions. C'est le cas presque toujours quand il s'agit d'une cholécystite suppurée secondaire à une infection générale. Le tableau est presque toujours celui d'une péritonite par perforation et c'est à l'ouverture du ventre que le chirurgien trouvera la cause, cholécystite ulcéreuse ou perforante. Comme nous l'avons montré, il se peut que l'inflammation des voies accessoires de la bile passe complètement inaperçue au milieu d'un tableau symptomatique d'une gravité exceptionnelle, et c'est à l'autopsie que l'on trouve les lésions.

Lorsque la cholécystite a une allure chronique, qu'elle est sclérosée avec ou sans suppuration, presque toujours entourée d'adhérences plus ou moins étendues et intimes, ce sont surtout les douleurs qui tourmentent les malades, douleurs irradiés, ayant leur maximum à l'épigastre ou dans l'hypochondre droit, douleurs à la pression localisée par refoulement du foie sous les fausses côtes droites. Que de gastralgies, de névralgies ont été diagnostiquées, jusqu'au jour où un accident lithiasique survenant, décèle la véritable nature de la maladie! Ce sont là surtout des signes de péricholécystite.

Lorsque l'inflammation devient encore plus superficielle, envahit la paroi qu'il se forme un véritable phlegmon biliaire, le diagnostic est beaucoup plus facile et se fait sans restriction lorsque le chirurgien ouvrant l'abcès de la paroi, voit s'écouler par l'incision, du pus, de la bile, et lors de lithiase s'évacuer des calculs. *Le diagnostic de la cause* est posé par cela même.

Qu'il s'agisse d'angiocholites, d'angiocholécystites, de cholécystites, celui-ci, en dehors de la lithiase biliaire ou d'une maladie infectieuse générale nettement constatée telle que la fièvre typhoïde, la pneumonie, est ordinairement très difficile.

La loi formulée par Courvoisier permet toutefois dans un assez grand nombre de cas de faire le départ entre la lithiase et les autres causes d'infection par obstruction des voies biliaires.

En général, lorsque *la vésicule est distendue*, il s'agit d'autres causes que la lithiase qui presque toujours amène du côté du réservoir biliaire de la sclérose et par conséquent la rétracte et la rend impalpaple. Cette loi vérifiée par Terrier n'est pas absolue. Si elle est généralement vraie dans les formes chroniques des angiocholites et cholécystites avec ictère, il n'en est plus de même dans les formes aiguës; nombreux sont les cas de grosses vésicules pleines de pus et de calculs : mais alors l'ictère chonique, le signe d'obstruction des voies principales de la bile manque presque toujours.

Le diagnostic bactériologique, est intéressant étant donné ce que nous savons sur les manifestations de l'infection par tel ou tel microbe. Presque toujours c'est le bacterium coli qui est en cause, soit seul, soit associé; il produit les formes les plus intenses de l'infection biliaire, les formes atténuées chroniques seraient plutôt le fait des microbes pyogènes ordinaires Autant le diagnostic préopératoire de la nature de l'infection est actuellement du moins de médiocre importance, autant, comme nous le verrons, il en acquiert dans le cours du traitement.

NAUNYN (cité par LANGENBUCH) n'a pas hésité à faire de parti pris et très souvent la ponction vésiculaire pour se rendre compte de l'infection des voies biliaires. Presque toujours il a produit de la péritonite. POPPER a vu ses malades mourir rapidement après une ponction de la vésicule atteinte de cholécystite chez un typhique Dans un cas d'ALLOCO ponctionna la vésicule et vida un liquide grisâtre comme graisseux. Le malade présenta de la fièvre, de l'ictère, du tympanisme, de l'augmentation de volume du foie et de la rate, de l'épanchement dans la cavité péritonéale et la plèvre : avec tous ces liquides et le sang, l'on obtint une culture pure de colibacille. D'ALLOCO extirpa incontinent la vésicule; son opéré guérit.

Nous sommes de l'avis de LANGENBUCH, quand il s'élève énergiquement contre ces ponctions qui ne peuvent apporter aucun soulagement et qui sont dangereuses, puisqu'elles peuvent être le point de départ de péritonites. Lorsque la vésicule est perméable il est impossible de faire une évacuation complète et de là tous les dangers de la contamination du péritoine par l'issue du liquide infecté à travers la piqûre du trocart. La ponction n'est permise que lorsqu'immédiatement après l'on est décidé à ouvrir la vésicule, à faire une cholécystotomie.

Pronostic. — En général, le pronostic est sérieux toutes les fois que l'on constate des signes démontrant l'infection des voies biliaires ; il s'est heureusement modifié depuis que la chirurgie est intervenue dans le traitement ; mais malgré tout, nombreux sont encore les cas où la maladie se termine par la mort par suite de la généralisation des lésions et de la virulence de l'agent infectieux, de la destruction ou de l'altération profonde de la cellule hépatique. Certaines angiocholites et angiocholécystites aiguës tuent les malades en quelques jours, en quelques semaines ; presque toujours il s'agit de formes suppurées greffées sur un état infectieux antécédent (fièvre typhoïde, etc.) ou sur une lithiase biliaire préexistante. Les angiocholites et les angiocholécystites catarrhales peuvent guérir spontanément ou bien affecter une marche chonique qui pourra se transformer sous l'influence d'une poussée microbienne et aboutir rapidement aux formes les plus graves. Lorsque les voies biliaires principales sont prises, ce que démontrent les accès fibriles, l'ictère, etc., le pronostic est en général plus grave que lorsqu'il s'agit de l'inflammation des voies accessoires et en particulier du cholécyste.

Lorsqu'on se trouve en présence d'une infection aiguë ou chronique des voies biliaires, le pronostic est très grave si l'on constate des signes de l'insuffisance hépatique, de l'altération de la cellule noble, tels qu'urobilinurie, diminution de la quantité de l'urée, glycosurie alimentaire. La présence de l'albumine en quantité notable dans les urines indiquant une altération du filtre rénal assombrira le pronostic.

La fièvre pourra nous donner des renseignements sur l'intensité du processus infectieux ; si elle est continue. rémittente, elle indique une altération profonde en même temps qu'une virulence grande de l'agent infectieux ; les accès rapprochés sont l'indice d'une forme plus grave que les accès éloignés de sorte que le rapprochement des accès montre une marche ascendante de la maladie, au moins dans la généralité des cas. Toutefois nous nous rappellerons que chez les vieillards et les cachectiques il peut exister une athermie ou une hypothermie d'un pronostic très grave indiquant les altérations les plus profondes et les plus intenses.

Lorsqu'après une hyperthermie persistante, l'on voit le thermomètre marquer une température très basse, c'est que le dénouement fatal est proche ; lorsqu'il a de grandes oscillations, température très basse le matin, très élevée le soir, c'est encore une raison de songer à un dénouement prochain et à la mort par septicémie. Il s'agit toujours alors d'angiocholécystites suppurées soit primitives soit greffées sur une angiocholite d'abord chronique et catarrhale. Cette dernière forme que l'on observe si souvent dans la lithiase est beaucoup plus bénigne ; il est certain que nombre de malades lithiasiques ont des poussées d'angiocholite et de cholécystite qui passent inaperçues et qui guérissent. Il n'en est pas moins vrai que lorsqu'elle persiste, elle peut aboutir à la sclérose péricanaliculaire, à la cirrhose hypertrophique biliaire et par elle à l'ictère grave.

Il est inutile d'insister sur la gravité des complications que nous avons signalées dans le cours des angiocholites et cholécystites : telles que la péritonite, pyléphlébite, endocardite, la méningite, etc., etc. Elles sont presque toujours mortelles.

En parcourant les observations d'angiocholites et cholécystites, il semble que les angiocholécystites par stase avec obstruction mécanique du cholédoque et ictère chronique soient plus graves que les angiocholites et cholécystites sans obstruction où la bile infectée peut s'évacuer par le duodénum. De plus les infections avec obstructions calculeuses ou autres produisent des lésions profondes qui deviennent à un moment donné incompatibles avec une fonction hépatique suffisante.

Traitement. — Jusque dans ces dernières années, le traitement des inféctions des voies biliaires était exclusivement médical et souvent n'aboutissait qu'à une catastrophe. Ce n'est pas que des tentatives chirurgicales aient été faites depuis longtemps pour agir plus efficacement, mais elles étaient restées sans écho. Si KEEN, dès 1879, paraît avoir pratiqué une cholécystotomie pour une angiocholite d'ailleurs non calculeuse, il n'en reste pas moins que la chirurgie n'est véritablement intervenue pour les infections biliaires que dans le courant des années qui s'étendent de 1880 à nos jours, et encore le mouvement très limité au début ne s'est franchement accentué chez nous que dans ces dernières années, sous l'impulsion des travaux de TERRIER et de ses élèves.

Tout sujet susceptible d'être atteint d'une infection des voies biliaires de par une lithiase ou toute autre affection pouvant y donner naissance et diagnostiquée, doit être soumis à un traitement préventif si possible des accidents. C'est surtout lorsqu'il s'agit d'obstruction des voies biliaires que cette règle doit être strictement suivie. GILBERT et DOMINICI ont démontré par des expériences consignées dans la thèse de ce dernier que le régime lacté intégral amène une asepsie presque absolue de toutes les portions du tube gastro-intestinal. L'action du régime lacté est indirecte et résulte de facteurs multiples dont le principal est la grande digestibilité du lait, son absorption presque complète, le peu de résidus qu'il laisse.

Le lait pourra remplir deux grandes indications, l'une préventive de l'infection des voies biliaires en réduisant au minimum la pullulation des microbes, l'autre adjuvante de la fonction physiologique du foie en atténuant la production des toxines que cet organe doit éliminer.

Il est donc prudent toutes les fois que nous aurons affaire à un malade menacé d'infection des voies biliaires de le soumettre au régime lacté intégral ou mitigé si le premier n'est pas toléré. Il faudra de plus interdire dans l'alimentation tout aliment produisant spécialement des toxines : c'est là le fait du médecin.

Une seconde indication se présente : c'est de chercher, si ela est possible, à agir directement sur les voies biliaires susceptibles d'infection, voire même déjà en état d'infection légère et atténuée, par l'administration de substances ayant un pouvoir antiseptique, de faire en un mot de l'antisepsie des voies de la bile.

Un certain nombre de médicaments ont été préconisés dans ce but; les principaux sont le salicylate de soude à la dose de

2 à 5 grammes, le salol à la dose de 2 à 3 grammes, l'essence
de térébenthine. Les deux premiers surtout jouissent d'un
certain prestige. Nous pensons que la médication par le salicylate de soude, le salol, le benzoate de soude, le benzo-naphtol
peut être très utile dans les cas d'angiocholites atténuées et
constituer avec le régime lacté un traitement à mettre en
usage et pour prévenir sinon pour guérir les formes sérieuses
de l'infection biliaire. Combinons avec cela la révulsion sur
l'hypochondre droit, et nous en aurons fini avec le traitement médical dont l'action est très aléatoire sinon nulle
lorsqu'il s'agit des suppurations des voies biliaires principales
et accessoires.

TERRIER comme conclusions de son mémoire au Congrès de
Chirurgie de 1895 a parfaitement formulé les indications et les
résultats du traitement chirurgical quand il a dit : « Dans les
cas où les voies biliaires directes ou indirectes renferment ou
non des calculs, sont le siège d'inflammation déterminant des
accidents fébriles intenses, continus avec des exacerbations,
il est absolument indiqué d'intervenir chirurgicalement et de
pratiquer une laparotomie.

Celle-ci doit avoir pour but final d'ouvrir la vésicule biliaire
et de tenir cette ouverture béante, en un mot de pratiqur une
cholécystostomie.

Grâce à cette opération on se rend un compte exact de
l'état des voies biliaires accessoires (canal cystique et vésicule) ;
on peut explorer les voies biliaires principales (cholédoque) ;
on donne une issue facile à la bile septique que renferment
les voies biliaires et qui intoxique l'économie.

L'issue facile de cette bile toxique détermine d'une façon en
quelque sorte indirecte et mécanique la désinfection des voies
biliaires, et cela beaucoup mieux que les prétendus traitements
médicaux trop souvent nuisibles. »

Dans tous les cas d'angiocholécystites graves, la cholécystotomie doit être pratiquée pour drainer les voies biliaires insuffisamment évacuées par le cholédoque, lorsque ce canal est
libre.

Nous n'insisterons pas sur l'opération qui sera étudiée plus tard ; elle sera faite en général en un temps, avec la précaution de préserver le péritoine de toute contamination pendant l'incision et la fixation de la vésicule à la paroi. Quand il s'agit d'une angiocholécystite calculeuse l'on évacue les calculs qui remplissent souvent la vésicule.

Souvent la bile ne coule pas aussitôt ou les premiers jours qui suivent l'opération ; le canal cystique est obstrué par des calculs qui se mobilisant peu à peu sont rendus au fur à mesure ou encore le gonflement de la paroi s'oppose au facile écoulement de la sécrétion ; des manœuvres prudentes de cathétérisme permettront de se rendre compte de l'obstacle, quelquefois de mobiliser ou d'amener un calcul, mais disons aussitôt qu'il faut bien veiller après la cholécystotomie pour angiocholite calculeuse de ne pas repousser dans le cholédoque un calcul cystique. Quoi qu'il en soit, le drainage de la bile étant obtenu, on voit tomber les accidents et progressivement les opérés reprennent leurs forces et leur santé.

Généralement la fistule biliaire se referme spontanément au bout d'un certain temps qui varie considérablement, de quelques jours à quelques mois, une fois qu'on l'a débarrassée des drains et des mèches destinés à l'entretenir. Cette fermeture paraît être subordonnée à la virulence du liquide et à son libre parcours à travers les voies principales.

La fistule persistante peut nécessiter une opération complémentaire (cholécystectomie, cholécystentérostomie).

Il suffit lorsque la virulence existe encore, d'un obstacle au cours de la bile, soit par la fistule, soit par le cholédoque momentanément obstrué pour amener une recrudescence des accidents d'angiocholite comme le montre une des observations rapportées dans le mémoire de TERRIER (*loc. cit.*, p. 986).

Lorsque sans signes de rétention biliaire par obstruction ou occlusion des gros canaux, la cholécystostomie est faite à blanc, sans aucune issue du liquide biliaire avec simple évacuation du contenu de la vésicule, c'est qu'il existe un obstacle qu'il faut lever, le plus souvent un calcul qu'il faut enlever ; la cholécystostomie peut alors être insuffisante et l'on peut être

amené à pratiquer une résection partielle de la vésicule avec
section longitudinale pour aller jusqu'au niveau du cystique
déloger l'obstacle au drainage des voies biliaires, c'est ce que
fît TERRIER dans sa seconde observation pratiquant ainsi une
cholécystostomie atypique.

Le but est toujours le drainage de la bile au dehors : ce but
il faut l'atteindre dès que les signes d'angiocholite existent manifestement.

Lorsqu'il y a stase biliaire et infection concomitante, d'autres opérations que la cholécystostomie peuvent amener le
résultat désiré en s'attaquant d'emblée à l'obstacle et drainant
la bile au dehors. C'est le fait de la cholédocotomie sans
sutures avec drainage transpéritonéal préconisée par KEHR,
QUÉNU, et nous-même, c'est encore le fait d'une hépaticostomie comme l'a faite KEHR. Au Congrès de chirurgie de 1898,
DELAGENIÈRE a préconisé le drainage par les voies biliaires
accessoires dans les opérations pratiquées aussi bien sur les
voies principales que sur les accessoires, alors qu'elles sont
infectées ce qui est le cas dans la lithiase ; il préconise la fermeture par suture des incisions faites soit au cholédoque, à
l'hépatique, au cystique.

La cholécystostomie agit en désinfectant les voies biliaires,
en détournant au dehors momentanément le cours de la bile,
mais aussi en s'opposant à toute élévation de tension dans les
voies biliaires, en évitant par conséquent la rupture des
sutures faites pour remédier aux incisions des conduits et par
suite, devant empêcher tout écoulement de bile dans le péritoine. Il fistulise la vésicule pour éviter la fistulisation hépatique ou cholédocienne.

En somme si dans les cas d'angiocholécystites infectieuses
graves la cholécystostomie est l'opération de choix avec modifications suivant la perméabilité du canal cystique, la cholédocostomie, l'hépaticostomie pourront aussi entrer en ligne de
compte et amener d'emblée le double résultat d'une désobstruction lorsqu'il y a obstacle, et du drainage de la bile infectée. Nous accepterions volontiers pour ces derniers cas la
cholécystostomie accessoire de DELAGENIÈRE. Toutefois il est

des cas où manifestement une angiocholite existe avec tous ses accidents graves menaçants ; l'on s'embarque pour une cholécystostomie ; l'on a reconnu qu'il s'agissait d'une angiocholite calculeuse ; mais à l'ouverture du ventre l'on constate l'absence de la vésicule biliaire ou une vésicule si petite, si ratatinée, qu'il n'y a pas à songer à l'utiliser pour le drainage de la bile infectée.

Deux fois nous avons été en présence de malades de cette catégorie. Il n'y a pas à hésiter ; il faut aller chercher les voies biliaires principales souvent obstruées incomplètement comme l'indique le subictère, la décoloration des selles et la coloration des urines, les ouvrir, les désobstruer et les drainer largement. Nous avons dans les deux cas fait une cholédocostomie avec drainage. La cholécystostomie est alors impossible.

Les observations relatées à la Société de chirurgie par LEJARS, QUÉNU, MICHAUX, celles de JOSSERAND, ADENOT et BOUDIN, de SEQANTI montrent les bénéfices incontestables retirés pas les malades dans des conditions où la médecine était impuissante. Il s'agissait presque dans toutes, d'infections colibacillaires greffées ou non sur une lithiase biliaire.

On trouvera dans la remarquable thèse de LONGUET nombre de faits venant confirmer les indications de l'intervention dans les cas d'infections non calculeuses.

Après la cholécystostomie pour angiocholite infectieuse la fistule peut durer des mois et des années et la question d'une intervention secondaire pour sa fermeture se pose à un moment donné. TERRIER dans trois cas de cholécytostomie pour angiocholite infectieuse non calculeuse où la fistule durait depuis deux et trois ans, étudiant la virulence de la bile qui s'en écoulait encore, constata la présence permanente du colibacille et insista sur la difficulté de la désinfection biliaire dans ces cas malgré le drainage prolongé de l'arbre biliaire. Il semble que dans les cas d'angiocholites infectieuses non calculeuses, l'infection est plus profonde, plus difficile à déraciner que lorsqu'il s'agit d'infection à la suite de lithiase.

Le traitement chirurgical des cholécystites, alors que la vésicule paraît seule atteinte donne lieu à des indications et à des

interventions qui diffèrent de celles que nous venons de
signaler.

Les cholécystites se montrent tantôt sous la forme de
tumeurs par distension de la vésicule, tantôt sous la forme de
masses fibreuses, recroquevillées avec des adhérences, des suppurations périphériques. Les grosses vésicules distendues par
du pus, de la bile infectée, de la sérosité floconneuse, sont
le fait des cholécystites calculeuses ou non, tandis que les
vésicules scléreuses avec suppuration par ulcération et perforation, péricholécystites et paracholécystites, sont ordinairement l'apanage des calculeux. Toutefois Longuet rapporte
dans son travail si consciencieux huit faits rentrant dans cette
dernière catégorie sans qu'il fut possible d'incriminer la
lithiase.

Les indications sont différentes suivant qu'il s'agit de cas
aigus ou chroniques. Lorsqu'il s'agit d'une cholécystite avec
phénomènes généraux graves, pouvant simuler la péritonite,
indiquant une suppuration très probable du cholécyste, la
règle de conduite nous paraît devoir être la suivante : faire la
laparotomie, on tombe sur une vésicule sentie facilement sous
le chloroforme, distendue, volumineuse, avec quelques adhérences récentes ; il faut à tout prix éviter la contamination du
péritoine. S'il y a des adhérences entre la vésicule et la paroi
on les ménagera et c'est à travers elles qu'on fera la ponction
puis l'incision. S'il n'y a que très peu d'adhérences, il faudra
faire l'exploration du canal cystique en passant par-dessous la
vésicule ; puis ponctionner la vésicule, après avoir protégé
tout autour la grande séreuse, en détachant les quelques adhérences généralement peu solides au mésocôlon, ou à l'épiploon.
La ponction aspiratrice évacue la plus grande partie du liquide
contenu, mais il en reste toujours ; saisissant avec une pince
le fond de la vésicule pour l'obturer, on peut alors faire soit la
cholécystostomie après suture préventive à la paroi, soit l'ouverture de la vésicule avec fixation dernière et drainage. On
pourra faire encore l'ouverture en deux temps pour donner à
des adhérences le temps de se former, évacuer la vésicule
pour parer au plus pressé, la refermer avec une pince qu'on

n'enlèvera que quarante-huit heures après (G. Marchant). Dans ces cas aigus, même lorsque la perméabilité des voies principales est certaine, il ne nous paraît pas indiqué de discuter la cholécystectomie, l'opération de Langenbuch à cause des chances de contamination du péritoine par la plus grande difficulté et longueur de l'intervention.

En somme il s'agit d'un abcès aigu, à traiter comme tel par la large incision et le drainage en évitant de contaminer la grande séreuse : à plus forte raison agira-t-on ainsi lorsqu'il existera un phlegmon biliaire avec envahissement de la paroi. Il y a alors deux parties, l'une superficielle, l'autre profonde communiquant ensemble, véritable collection en bouton de chemise, à laquelle donnera issue une large incision de la partie superficielle avec dilatation du trajet de communication. Le pus contiendra dans ces cas de la boue biliaire, de la bile, des calculs quand il s'agira d'un empyème calculeux.

Lorsque le canal cystique est définitivement obstrué, la bile ne coule pas, il reste une fistule muqueuse ou muco-purulente, la guérison ne se fait pas : c'est le cas de certains empyèmes aigus; dans le cas contraire une fistule biliaire s'établit qui dure plus ou moins longtemps et peut réclamer une seconde intervention, quand elle persiste.

Lorsque dans ces derniers faits, la cholécystite est accompagnée d'angiocholite, le drainage de la bile lorsque le cystique est libre, peut amener la désinfection de l'arbre biliaire tout entier.

Quand la cholécystite est chronique avec distension de la vésicule par du pus, du sang, de la sérosité, constituant ce que Longuet a dénommé tumeur ou kyste biliaire, il s'agit, comme nous l'avons déjà vu souvent de lésions non calculeuses. La cholécystectomie ou ablation de la vésicule, paraît être l'opération de choix; ce sont en effet les cas où elle est préconisée. Lorsque la vésicule distendue est pédiculisée, peu adhérente, sans connexion trop intime par sa face supérieure avec le foie, dont elle est pour ainsi dire énucléée, il nous semble que la cholécystectomie n'est pas discutable et est l'opération de choix; nous l'avons pratiquée dans ces conditions pour une énorme vésicule distendue par un liquide muqueux ne renfermant aucun calcul avec liberté complète des voies biliaires profondes, ét canal cystique devenu imperméable ; la guérison s'est faite sans encombre aussi simplement que pour un kyste ovarien.

Malheureusement ce n'est pas toujours le cas. Longuet dans sa thèse si documentée rapporte un grand nombre d'observations où la cholécystite chronique avec épanchement non calculeuse a dû être cholécystotomisée, ou parce que les adhérences étaient trop étendues et trop solides (Terrillon, Langenbuch, Landerer, Périer, Berger) ou parce que la route cholédoccienne était barrée, diagnostic porté à l'examen du malade par l'ictère chronique et la décoloration des selles, ou parce qu'on doutait de la perméabilité complète du cholédoque. Enfin dans quelques cas, où les malades sont affaiblis, cachectiques, il faut aller au plus pressé et se contenter d'une cholécystostomie alors qu'on eut pu faire anatomiquement la cholécystectomie. L'ablation peut encore être contre-indiquée par la friabilité de la paroi qui ne se prête à aucune préhension et traction comme dans un fait de Lucke où l'on fit l'ouverture quelques jours après la fixation à la paroi.

Lorsque la vésicule chroniquement enflammée et distendue, l'est par suite de rétention chronique par une tumeur du pancréas ou tout autre obstacle non libérable du côté des voies principales, l'abouchement définitif de la vésicule biliaire dans l'intestin grêle doit intervenir. D'après Longuet, c'est la conduite qui fut tenue par Rosenstirn qui fit une cholécystoduodénostomie terminée par la mort un mois plus tard par suite de la fermeture de l'orifice de communication. L'abouchement avait été fait avec le bouton de Murphy.

La cholécystite scléreuse chronique est justiciable de la cholécystostomie ou de la cholécystectomie. Lorsqu'il y a des signes d'infection des voies biliaires, que la lithiase est avérée, que la vésicule est scléreuse peu accessible, la cholécystostomie nous paraît devoir être préférée dans tous les cas; elle met à l'abri de l'infection de la grande séreuse péritonéale, quoique souvent celle-ci soit naturellement protégée par les adhérences, la péricholécystite et la paracholécystite, elle draîne les voies biliaires; elle permet l'évacuation secondaire des calculs, elle est aussi bien dirigée contre la lithiase que contre l'infection du cholécyste et des voies biliaires.

Lorsqu'il s'agit de cholécystites fibreuses sans lithiase, ce qui est bien difficile à affirmer avant qu'on ait pu faire une exploration complète des voies biliaires, la cholécystectomie a donné d'excellents résultats et sur 8 cas, LONGUET apporte 7 succès.

L'opération peut être très difficile et même impossible et alors il faut recourir à l'abouchement de la vésicule à la paroi.

Il faut bien savoir que ces opérations, par suite de la profondeur de la région, des adhérences, des déformations du réservoir biliaire sont parmi les plus pénibles de la chirurgie abdominale; il faudra se rappeler que dans tous les cas, les règles essentielles, lorsque l'extirpation est impossible, sont de ne pas contaminer la grande séreuse et de conduire largement et sûrement la sécrétion biliaire au dehors en s'aidant de tous les artifices connus et en particulier, lorsque la suture vésiculaire directe à la paroi est impossible, en créant autour de ce qu'il en reste et du drain qui y plonge, un canal artificiel à l'aide des lambeaux d'adhérences, de l'épiploon, etc., etc. Ces considérations seront d'ailleurs reprises à propos de la cholécystostomie.

Les cholécystites ainsi traitées peuvent guérir et les malades reprendre complètement leur état de santé. Toutefois dans certains cas, même après l'intervention, les accidents continuent et c'est presque toujours alors l'infection des grandes voies biliaires qui est en cause; tantôt l'infection est trop profonde, les lésions trop avancées, l'opéré succombe malgré tout : tantôt se manifestent encore des troubles, douleurs, accès de fièvre; etc., indiquant une angiocholite encore en puissance et nécessitant des soins consécutifs, l'évacuation régulière du tube digestif, l'antisepsie médicale des voies biliaires par le salicylate de soude, le salol, administrés prudemment. Le cas rapporté par RENDU est très instructif à cet égard.

Les infections biliaires peuvent amener le chirurgien à une intervention tout à fait exceptionnelle, qui n'a rien de réglé. C'est ainsi que SENDLER cité par LONGUET, fit dans un cas une vraie cholangiostomie, incisant un abcès du foie constitué par la dilatation d'un canal biliaire hépatique.

Il rapporte aussi trois faits de cholédocostomie, où le canal cholédoque dilaté et rempli de pus simulait une collection sous-hépatique et fut ouvert par HELFERICH, ALFRED, QUÉNU. Les trois opérés succombèrent et l'autopsie seule, comme dans le fait de SENDLER, montra la nature véritable de la lésion qui avait passé inaperçue.

Plus récemment RUOTTE, chez un malade atteint d'une infection très grave, d'une angiocholite suraiguë, ne trouvant pas la vésicule, n'hésita pas à inciser directement le foie gorgé de bile et à creuser une sorte de cavité avec le doigt faisant encore ainsi une cholangiostomie ou mieux une hépatostomie. Le malade guérit.

Nous terminerons l'étude du traitement des infections biliaires par quelques réflexions sur le traitement de certaines affections du foie à ranger dans le cadre des infections, comme la cirrhose biliaire hypertrophique, certaines cirrhoses, certaines hépatites et certains états congestifs du foie. La laparotomie exploratrice, le détachement de quelques adhérences ont donné à ROUTIER, QUÉNU, SEGOND, FAURE, des résultats inespérés. TERRIER dans deux cas semblables a eu une guérison, un résultat nul : HARTMANN une guérison opératoire mais un résultat thérapeutique incomplet. Par contre, malheureux a été le cas de LE DENTU qui faisant une cholécystotomie pour une cirrhose hypertrophique eut une mort par hémorragie continue venant du décollement de la vésicule de la face inférieure du foie. Au Congrès de chirurgie de 1898, DELAGENIÈRE a rapporté deux cas de cirrhose du foie avec hépatoptose pour lesquels l'hépatopexie puis une cholécystostomie temporaire furent pratiquées avec succès, un cas de cirrhose hypertrophique biliaire où une cholécystostomie simple amena la guérison.

Nous avons nous-mêmes laparotomisé à l'hôpital Baujon en 1886 une femme atteinte d'une énorme hypertrophie du foie;

la laparotomie fut simplement exploratrice; la malade est venue nous revoir quelques années après avec une diminution considérable de volume du viscère et un état de santé très bon.

Parmi ces faits nous distinguerons deux catégories. Dans une première se rangent ceux où un diagnostic hésitant, alors qu'il existe des troubles sérieux, pousse le chirurgien à faire une laparotomie exploratrice; celle-ci après constatation des lésions congestives, cirrhotiques, reste purement exploratrice, le malade guérit comme dans les cas de TERRIER, ROUTIER, SEGOND, QUÉNU. QUÉNU détacha dans son cas quelques adhérences épiploïques de la face inférieure du foie, ROUTIER pensa par la palpation un peu prolongée des gros canaux, avoir produit une désobstruction; toujours est-il que dans ces cas à diagnostic incertain, la laparotomie a donné ce qu'elle donne quelquefois, dans les affections de l'abdomen, l'amélioration, voire la guérison.

On ne saurait en inférer une règle générale; à chacun, d'agir suivant sa conscience et son inspiration.

Dans une seconde catégorie, il semble bien manifestement que l'on ait eu affaire à des infections radiculaires, à des cirrhoses infectieuses, à de la cirrhose biliaire hypertrophique; dont le diagnostic a été préventivement porté. Les succès de TERRIER et DELAGENIÈRE sont positifs et peut-être ne faut-il pas repousser l'idée d'une intervention précoce logique dans des maladies dont l'aboutissant fatal est la mort à échéance plus ou moins longue? Nous attendrons de nouveaux faits pour appuyer cette manière de voir.

BIBLIOGRAPHIE

ACHARD ET PHULPIN. Angiocholite calculeuse avec abcès aréolaire du foie. *Médecine Moderne*, n° 25, 1894.

ALEX. Les sténoses pyloriques d'origine biliaire. Thèse Lyon, 1896.

BACALOGLU. Abcès angiocholitiques du foie à colibacilles. *Bullet. Soc. Anatomique*, p. 1096, 1899.

CALOT. De la cholécystectomie. Th. Paris, 1890.

CAMAC. Cholecystitis complicating typhoïd fever. *American Journal of the Med. Sciences,* mars 1899.

CHAUFFARD. Étude sur les abcès aréolaires du foie. *Archiv. de physiologie,* 15 février 1883.

DANIN. Contribution à l'étude de diverses suppurations intra-hépatiques. Thèse de Paris, 1891.

DAURIAC. Des angiocholites de la fièvre typhoïde. Thèse Paris. 1897.

H. DELAGENIÈRE. Congrès français de Chirurgie, p. 378, 1898.

DOMINICI. Des angiocholites. Thèse Paris, 1894.

DURET. Des lithiases latentes et de leur traitement. *Congrès de Chirurgie,* p. 502, 1897.

DURET. Note sur un cas de sclérose avec calcul de la vésicule biliaire suivi de cholécystectomie avec lithotritie du calcul. Guérison. *Cong. Chirurgie,* 1892.

V. DUNGERN. Über cholecystitis typhosa. *Münchner Med. Woch.,* n° 26, 1897.

DUPRÉ. Les infections biliaires. Thèse Paris, 1891.

FLEISCHAUER. Uber einer seltenen fall von Pylorusstenose verursacht durch einen Gallenstein. Pylorusresection und cholecystectomie. *Deutsche Med. Woch.,* 27 avril, n° 17, 1899.

FUCHS. Ein Fall von bacuter cholecystitis und cholangitis mit perforation der Gallenblase [operation (MIKULICZ)] Heilung. *Berliner kl. Wochens.,* n° 30, 1897.

GILBERT et DOMINICI. Angiocholite et cholécystite typhiques expérimentales. *Soc. Biologie,* 23 décembre 1893. Angiocholite et cholécystite cholériques expérimentales. *Soc. Biologie,* 13 janvier 1894. Angiocholite et cholécystite colibacillaire expérimentales. *Soc. Biologie,* 20 janvier 1894. Sur l'infection expérimentale des voies biliaires par le streptocoque, le staphylocoque doré et le pneumocoque. *Soc. Biologie,* 24 février 1894.

GILBERT et CLAUDE. Recherches expérimentales sur la tuberculose des voies biliaires. *Soc. Biologie,* 21 décembre 1895.

A. GILBERT et L. FOURNIER. Angiocholite infectieuse oblitérante et cirrhose biliaire hypertrophique. *Soc. de Biologie,* 10 juillet 1897.

GILBERT et LEREBOULLET. Angiocholites anictériques. *Bullet. Soc. Med. des hôpitaux,* 27 avril 1900.

GIORDANO. Drei Fall von cholangitis. *Refer. in Centblt. für Chir.,* p. 787, 1899.

A. GOUGET. Infections hépatiques expérimentales par le Proteus Vulgaris. *Archiv. Méd. Experimentale,* juillet p. 718, 1897.

HAGENMULLER. De la cholécystite dans la fièvre typhoïde. Thèse Paris 1896.

HÖLSCHER. *Münch. Med. Wochens.,* n° 3, 1891.

JOSSERAND. ADENOT, etc. Angiocholite infectieuse. Cholécystotomie. Guérison *Écho médical de Lyon,* p. 149, 1898.

H. Kehr. Die Behandlung der calcülose cholangitis durch die directe drainage des Ductus hepaticus, *Münchner Med. Wochens.*, n° 41, 1897.

E. S. Kanzel. Zur casuistik der typhösen cholecystitis, cholecystotomie. *Ann. de chir. Russe*, 1898, *Centblt. für Chir.*, n° 23, p. 613, 1898.

Klippel et Lefas. Maladies du pancréas. *Archives générales de médecine*, juillet p. 80, 1899.

Lejars. Cholécystite et angiocholite infectieuse à colibacille. Cholécystotomie. Guérison. *Bullet. Soc. Chirurgie*, p. 217, 1897.

P. Lereboullet. Cirrhose hypertrophique biliaire et abcès aréolaires du foie par l'entérocoque. *Soc. de Biologie*, 10 juin 1899.

G. Marchant. Cholécystite calculeuse suppurée suraiguë. *Bullet. Soc. Chirurgie*, 21 avril, p. 304, 1897.

Michaux. Discussion sur l'angiocholite infectieuse. *Bullet. de la Soc. Chirurgie*, p. 299, 1897.

Mignot. Recherches expérimentales et anatomiques sur les cholécystites. Thèse Paris 1895.

Petersen. Chirurgie der Leber und Gallenwege Verhandlungender. *Deutsche Geselschaft f. Chirurgie*. XXVII, Congres. Berlin, 1898.

Quénu. Angiocholite, traitement chirurgical. *Bullet. Soc. Chirurgie*, p. 241, 1897.

Quénu. Traitement chir. de l'angiocholite infectieuse. *Bullet. de la Soc. de Chirurgie*, avril 1898.

Rendu. Cholécystite suppurée, opération. Amélioration, signes d'angiocholécystite consécutive. *Semaine Médicale*, 12 juillet 1899.

Rokicsky. Ein Fall von Cholecystitis typhosa calulosa. Annalen der Russischen Chirurgie, 1899. Ref. *Centblt für Chir.*, p. 616, 1899.

Ruotte. Une intervention sur le foie dans un cas d'angiocholite suraiguë. *Archives Provinciales de Chirurgie*, p. 702, 1897.

Ryska. Ein klinischer Beitrag zur Kentniss der cholecystitis und cholangitis typhosa *Münchner Med. Wochens.*, n° 23, 1899.

Scheild und Monnier Williams. *Lancet*. 2 marz 1895.

Schlier. *Deustches Archiv. f. kl. Medizin*. n° 48, p. 441, 1891.

Sendler. *Deutsche Zeits. f. Chirurgie*, p. 405, 1895.

Seyffert. *Inaug. Dissertat.* Greifswald, 1888.

A. Seganti. Colecistotomia externa per cistoangiocolite de bactérium coli. *Clin. chirurgica.*, 1897, n° 2. *Centblt für Chir.*, p. 927, 1897.

Sucrnow. Catarrh der Gallentlase bei Unterleibsyphus. *Inaug. Dissertation.* Saint-Petersbourg. 1899.

Souville. Cholécystite scléreuse d'origine calculeuse et péricholécystite. Thèse de Paris, 1895.

Terrier. Traitement chirurgical de l'angiocholite et de la cholécystite infectieuses. *Revue de Chirurgie*, p. 965, 1895.

Terrier. *Congrès Français de Chirurgie*, p. 386, 1898.

Thiroloix. *Bullet. Soc. Anatomique*, p. 294, 1891.

Trautenroth. Acute infectiöse cholangitis und cholecystitis in Folge von Gallensteinen. Heilung nach operation. *Mittheilungen aus den Grenzgebieten der medizin und chirurgie*. B^d. I, Heft. 5.

Tuffier et Marchais. Du rétrécissement du pylore d'origine hépatique. *Revue de Chirurgie*, p. 100, 1897.

Widal et Griffon. Abcès aréolaire du foie d'origine calculeuse. *Bull. Société Anatomique*, 25 janvier 1895.

DES ABCÈS DU FOIE

HÉPATITES INFECTIEUSES SUPPURÉES

Nous avons en montrant le mécanisme de l'infection du foie par la lymphe, le sang, la bile ou mieux par leurs canaux vecteurs, divisé les infections en deux grandes variétés : les infections des voies biliaires, celles du parenchyme lui-même.

Ce sont les secondes que nous allons étudier, en entendant par infections parenchymateuses, celles dont le *point de départ* n'est plus dans les voies d'accès de la bile, mais bien dans le tissu même du foie : en particulier dans ses vaisseaux, artères, veines et lymphatiques. En décrivant les lésions infectieuses de l'appareil biliaire, nous avons étudié les suppurations dépendant des angiocholécystites, leur extension avec leur multiplicité qui leur donne une physionomie un peu spéciale et les met alors au-dessus des ressources de la chirurgie. Nous allons aborder maintenant la description des abcès du foie dépendant d'une infection directe ou indirecte du parenchyme hépatique et en particulier de ces collections que nous voyons de plus en plus aujourd'hui que le séjour dans les colonies devient lui-même de plus en plus fréquent.

Il existe en effet deux grandes variétés d'abcès hépatiques comme Budd l'avait déjà indiqué dès 1845 : les grands abcès développés presque toujours chez des individus ayant été affectés de dysenterie ou ayant séjourné dans les pays chauds, souvent uniques, curables par la chirurgie ; les petits abcès, presque toujours non justiciables d'un traitement efficace et entraînant très souvent une terminaison fatale.

Tandis que les premiers paraissant être la suite d'une hépatite parenchymateuse développée chez un individu en puissance de dysenterie ou dans un pays où celle-ci existe, constituent de la sorte une entité morbide assez bien définie, les seconds surviennent dans des conditions toutes différentes, sous toutes les latitudes et sont des complications de l'affection sur laquelle ils se sont greffés, qu'il s'agisse d'un traumatisme du foie, d'une angiocholite, d'une lésion de l'intestin ou d'une affection pyohémique générale.

Toutefois il est bon de savoir que si les petits abcès sont plutôt l'apanage des traumatismes, des infections biliaires, des métastases, il est cependant des cas où l'abcès prend un volume considérable, ressemblant tout à fait aux grands abcès des pays chauds, à l'abcès tropical.

Mais ce sont là des faits exceptionnels, observés de temps à autre et qui restent presque toujours des trouvailles d'autopsie, et cela par suite de la difficulté du diagnostic due à l'obscurité de la symptomatologie.

Les grands abcès du foie sont connus depuis l'antiquité et l'on peut lire dans GALIEN l'histoire d'un malade chez lequel il put faire le diagnostic d'abcès dysentérique avant l'interrogatoire du patient (BERTRAND et FONTAN, *loc. cit.*). On trouvera dans le livre si remarquable que nous venons de citer toutes les fluctuations de leur histoire pendant le moyen âge jusqu'au siècle dernier où PETIT le fils leur consacre un mémoire à l'Académie royale de chirurgie, bientôt imité par MORAND, BERTRANDI, POUTEAU, DAVID.

La thèse de ROULY et le livre de PORTAL marquent en France, les premières années du xixe siècle. On y trouve notée par ce dernier la relation étiologique qui existe entre les affections du foie et celles de l'intestin et en particulier la dysenterie.

Viennent alors avec l'étude remarquable de l'hépatitis par LARREY, en Egypte et en Syrie, une foule de travaux anglais et français de médecins qui ont observé aux colonies. Nous ne

pouvons citer tous ces noms pour ne retenir qu'un des plus
remarquables, celui d'ANNESLEY qui a produit des travaux du
plus haut intérêt. Pour lui, la maladie, les influences météo-
rologiques spéciales au climat de l'Hindoustan, les écarts de
régime et les fautes de l'hygiène combinaient leurs influences
pour produire ce qu'il appelait la dysenterie hépatique, maladie complexe où foie et intestins réagissent l'un sur l'autre, les
troubles de la sécrétion biliaire marquant le début de l'état
morbide ; au point de vue du traitemeut l'on ne peut que
déplorer son système thérapeutique d'expectation fondé sur les
adhérences et qui empêchera la guérison de bien des malades.

Nombreux sont les mémoires et revues anglaises parus ; il
nous est impossible de les énumérer ; nous devons toutefois
une mention spéciale à BUDD qui observant à Londres les abcès
de nos climats et ceux des pays chauds, insista sur la grande
division en abcès pyohémiques petits, multiples, abcès septicé-
miques grands et plus souvent uniques dont les abcès tropicaux font partie. Pour BUDD, ils étaient dus aux lésions de l'intestin dysentérique, à ses ulcérations.

La conquête de l'Algérie ouvrit à nos médecins militaires un
vaste champ d'observations qui fut rapidement et merveilleu-
sement exploré. Ici doivent se placer les noms d'HASPEL, de
CATTELOUP, de CAMBAY, de LAVERAN. Toutefois la notion causale
de l'abcès du foie n'était plus pour eux dans une lésion de
l'intestin, mais devait être rattachée au paludisme qui produisait l'hépatite, comme presque toutes les affections qu'ils
observaient. C'était là une notion étiologique qui tend à être
abandonnée complètement aujourd'hui, grâce aux travaux de
plus en plus nombreux des médecins de notre marine, de nos
colonies, des médecins anglais, allemands. etc., qui se sont
répandus partout où se fondaient de nouveaux comptoirs.

Nous signalerons parmi les anglais, MOREHEAD, MURCHINSON,
sir Jh. FAYRER. MAC LEAN et HARLEY.

En Egypte de CASTRO, les médecins allemands SACHS et
KARTULIS.

Au Mexique, RAMIREZ.

En France, PERRIN, ROUIS, LAVERAN, KELSGH et KIENER, DUTROU-

LAU, RICHARD, BÉRENGER-FERAUD, NIELLY et CORRE, BERTRAND et
FONTAN, etc., etc.

Il est impossible de ne pas remarquer parmi eux les noms de
DUTROULAU, de KIENER et KELSCH, dont les recherches ont nettement démontré les relations intimes qui existent entre l'hépatite et la dysenterie, enfin il nous faut encore citer BERTRAND
et FONTAN ; ce dernier au point de vue du traitement a atteint
des résultats inconnus jusqu'alors. Avant lui doit être cité
STROMEYER LITTLE dont la hardiesse chirurgicale a fait faire un
grand progrès au traitement des grands abcès du foie.

Comme travaux d'ensemble entre tous ceux que nous avons
cités, nous devons en terminant une mention spéciale à l'excellent article de RENDU, datant déjà de 1877, à la monographie de LANGENBUCH, aux chapitres que SURMONT et GILBERT,
SEGOND, FAURE ont consacrés à l'étude des abcès hépatiques.

Anatomie pathologique. — Les *petits abcès* du foie comprennent d'un côté les abcès aréolaires que nous avons déjà
décrits en étudiant l'angiocholite et la périangiocholite. CHAUF-
FARD avait cru qu'ils devaient être rattachés à cette lésion
infectieuse du foie; mais il est aujourd'hui démontré que
toutes les infections qui se développent à l'intérieur et autour
d'un des systèmes de canaux du foie (système biliaire, système sushépatique, système portal) peuvent amener la formation d'abcès analogues : c'est-à-dire de foyers à base
dirigée vers la surface du foie, prenant ensuite une forme
plus ou moins ovalaire ou arrondie par coalescence de foyers
voisins.

ACHALME et CLAISSE ont vu des abcès aréolaires dont le point
de départ se trouvait dans les veines sushépatiques ; JORAND,
ACHARD en ont vu d'origine pyléphlébitique ; ce dernier a même
observé un abcès développé dans un cancer alvéolaire du foie
chez un malade atteint de cancer de l'estomac à forme pyohémique avec fistule ombilicale. C'était absolument un abcès aréolaire. Ces abcès aréolaires présentent surtout à leur périphérie
des logettes qui ont la disposition générale d'infarctus à sommet central, à base périphérique, accolés les uns aux autres.

La paroi de l'abcès a un aspect fongueux, tomenteux dû précisément à la fonte de certaines parties intermédiaires aux logettes alors que les cloisons centrales ont tout à fait disparu et qu'il existe là une cavité unique.

Généralement les abcès aréolaires soit angiocholitiques, soit pyléphlébitiques, n'arrivent à dépasser le volume d'une mandarine ou d'une orange que lorsqu'ils sont confluents. Ils déterminent souvent à la périphérie du foie de la périhépatite. ACHARD et HANOT ont publié chacun un fait où l'on a porté pendant la vie le diagnostic de pleurésie purulente, alors qu'il s'agissait de gros abcès aréolaires. Intéressante à cet égard est l'observation publiée par ROGER et concernant une femme atteinte de salpingo-ovarite suppurée à streptocoques. Elle fut prise d'accidents graves, avec voussure de l'épigastre qui firent diagnostiquer un abcès du foie. Celui-ci fut incisé ; mais malgré tout la malade succomba. A l'autopsie, on trouva encore trois abcès gros comme une pomme et une mandarine et de plus un foyer de parahépatite au-dessous de la face inférieure du foie ; le pus en était verdâtre, homogène, bien lié, inodore. Ces abcès avaient détruit une grande partie de la glande ; le tissu non envahi était complètement dégénéré, de coloration jaunâtre.

Les abcès pyohémiques sont ordinairement multiples et ont des dimensions très petites; toutefois il est des exceptions. C'était un abcès pyohémique qui dans le cas de RICHARD s'était développé à la suite d'un anthrax ; c'était encore un abcès pyohémique celui qu'ouvrit WALTHER chez un boucher qui avait une arthrite suppurée du petit doigt ; cependant c'étaient des abcès volumineux se rapprochant tout à fait par leur allure des grands abcès dont nous aurons à parler plus tard.

Les abcès du foie d'origine calculeuse ne se trouvent pas toujours directement en communication avec les voies biliaires obstruées par des calculs. Dans ces cas où l'abcès est parenchymateux, presque toujours il s'agit de foyers multiples et petits, atteignant à peine le volume d'un haricot. C'est par la voie sanguine ou lymphatique que s'est produite l'infection hépatique plus ou moins généralisée.

Sur 48 cas d'abcès d'origine calculeuse, Courvoisier en a trouvé 26 où la communication avec les canaux biliaires ou les voies biliaires était nettement démontrable. Dans 9 cas les cavités suppurées semblaient être constituées par des dilatations des voies biliaires, des divisions de l'hépatique, dans 4 cas il y avait des calculs dans les abcès. Presque toujours ces abcès s'observent dans les cas d'obstructions de l'hépatique ou du cholédoque par des calculs.

Celle-ci peut être due à des agents différents. C'est ainsi que Courvoisier rapporte 3 cas où l'infection s'était greffée sur des obstructions par des hydatides, des ascarides, des tumeurs cancéreuses du cholédoque ou de l'ampoule de Vater. L'hépatite suppurée a été observée dans ces cas tout comme dans ceux de lithiase proprement dite.

Les abcès aréolaires se rencontrent fréquemment dans le foie appendiculaire. Le foie appendiculaire tel qu'il a été décrit par Dieulafoy est généralement augmenté de volume, pesant 2 kilogrammes 500 à 3 kilogrammes 2 à 300. Il ne présente pas sa teinte ni son état lisse ordinaire ; sa surface est soulevée par endroits par des voussures de teinte jaunâtre ou brunâtre, lui donnant à peu près l'aspect d'un foie atteint de cancer secondaire. Lorsqu'on le coupe, il est criblé d'abcès ; on trouve jusqu'à 150, 200 collections variant du volume d'une tête d'épingle, à celui d'un petit pois, d'une noisette, d'un œuf, même d'une orange. C'est dans le lobe droit qu'on trouve ordinairement les abcès les plus volumineux : il y en a de superficiels, d'autres sont profonds ; la coupe montre que ces abcès n'ont pas de paroi propre et qu'ils sont constitués par la fusion de collections plus petites voisines, d'où un aspect spongieux aréolaire de la paroi analogue à ce que nous connaissons déjà pour les abcès de l'angiocholite. Généralement on ne trouve aucune lésion appréciable du côté des gros troncs de la veine porte, ni du côté des voies biliaires.

Par contre l'appendice est plus ou moins altéré ; mais on y relève surtout une endophlébite et une périphlébite, des veines appendiculaires avec thrombose. L'examen microscopique montre que la lésion débute autour des lobules hépatiques, dans les veinules portes péri-lobulaires ; l'examen bactériologique montre qu'il s'agit souvent d'une infection à colibacilles purs ou associés.

Le foie appendiculaire tel que nous venons de le décrire montre outre les abcès aréolaires assez volumineux des abcès beaucoup plus petits. Ils sont analogues à ceux qu'on rencontrait autrefois dans l'infection purulente et que malheureusement nous avons tous pu voir alors que sévissait cette terrible complication des plaies. Dans ces cas le foie généralement augmenté de volume, foncé en couleur, mou, est parsemé à sa surface d'un semis de points jaunâtres, les uns plus petits, les autres plus gros ; quand on en fait une coupe on trouve tous les volumes depuis celui d'une tête d'épingle, d'un pois, jusqu'à celui d'une amande, d'une noix.

On constate nettement que les gros foyers sont constitués par la réunion de plusieurs petits foyers voisins ; avant de se ramollir, de devenir franchement purulent, le noyau est solide, caséeux ; quand on examine sa situation exacte. on voit qu'il est développé autour d'une veine lobulaire centrale, ou encore dans le voisinage d'un espace porte.

Il s'agit encore là d'infarctus soit par thrombose, soit par embolies septiques avec large diapédèse des globules blancs et dégénérescence granulo-graisseuse des cellules hépatiques du territoire touché.

L'étude anatomo-pathologique *des grands abcès du foie* a été magistralement exposée dans le livre de BERTRAND et FONTAN. CAMBAY, HASPEL, CATTELOUP publient de 1840 à 1860 de nombreux faits, où les aspects macroscopiques des abcès du foie sont complètement et nettement exposés : puis viennent les recherches de ROUIS, celles de DUTROULAU, en Angleterre et en particulier dans l'Inde celles de FAYRER qui décrit fort bien la nécrose, la mort locale ou encore le furoncle tropical du foie, de MACNAMARA, MOREHEAD qui parle des cicatrices étoilées vestiges de la guérison spontanée de certains abcès hépatiques.

L'anatomie pathologique microscopique a fait de grands progrès avec KIÉNER et KELSCH, CORNIL et RANVIER, CORRE.

Situation. — Ils siègent très souvent dans le lobe droit du foie, 80 p. 100 d'après les relevés de CORRE et plus près de la face convexe. Cependant ils peuvent aussi se trouver dans le lobe gauche, voire dans le lobe de SPIEGEL, près des bords, au niveau de la face concave et même tout à fait dans le centre de la glande sans qu'on puisse donner aucun chiffre précis à cet égard.

Nombre. — RENDU a réuni quelques chiffres dans le tableau ci-dessous. On peut en trouver 6 à 8 et même chez un vieux dysentérique BERTRAND et FONTAN en ont trouvé 18.

NOMS	1 ABCÈS	2 ABCÈS	3 ABCÈS	PLUS	TOTAL
Dutroulau.	11	16	5	4	36
Rouis	110	16	4	13	143
Hôpitaux de Saïgon.	22	11	2	4	39
	183	43	11	21	148

En somme les abcès uniques sont certainement plus fréquents que les multiples : heureusement car sans cela, malgré toutes les interventions les plus rationnelles, la mortalité serait très grande.

Le *volume* est variable depuis celui d'une orange jusqu'à celui d'une tête d'enfant et même davantage. On pourra en juger en sachant que dans certains faits, l'on a évacué de un à plusieurs litres de pus. CAMPET en opéra un qui contenait 3 litres de liquide : MURCHINSON en vida un autre qui contenait 4 800 grammes de pus. LAVIGERIE trouva un abcès contenant 8 litres. Dans les cas extrêmes, il semble que le foie soit évidé, réduit à une coque. La contenance moyenne est de 400 à 500 grammes. De même qu'un abcès peut rapidement augmenter de volume, quand il s'annexe des abcès voisins qui s'ouvrent dans sa cavité, de même il peut rapidement revenir sur lui-même quand il a été évacué. FONTAN cite un cas où un abcès qui avait contenu 4 litres de pus, n'était pas plus gros que le poing quatre jours après. LONGUET qui a eu l'occasion d'observer un énorme abcès du foie contenant 4 litres de pus stérile ayant déjà subi deux interventions; a aussi insisté sur le retrait rapide de ces grosses poches purulentes intrahépatiques. Le pus contenu dans les abcès est généralement épais, crémeux, légèrement verdâtre, sans odeur, ayant tous les caractères du pus dit louable. Assez fréquemment cependant il a une teinte chocolat clair, rouge lie de vin, sanguinolente; au lieu d'être bien fluide, il contient comme un magma formé de détritus hépatiques. La présence de cellules hépatiques ou de débris de cellules hépatiques vues au microscope permet d'affirmer dans les cas douteux, l'origine hépatique des abcès. Le pus peut être coloré par la bile qui le teinte en jaune, en vert, quelquefois en noir; il peut contenir de la bouillie biliaire, voire même des calculs.

Lorsque l'abcès s'est ouvert dans une cavité voisine, il peut, sous l'influence des saprophytes prendre une odeur infecte ; même lorsque la poche est bien fermée et qu'elle est au voisinage de l'intestin, il n'est pas rare de lui trouver une odeur comme stercorale.

La *forme* de l'abcès varie suivant les conditions dans lesquelles il s'est développé ; dans la majorité des cas, le pus s'accumule dans une sorte de poche arrondie et sphérique ; d'autres fois, les limites sont moins nettes ; la cavité se creuse en loges inégales et anfractueuses d'un aspect caverneux, d'autant plus que dans ces cas, le foyer peut contenir des lambeaux de tissu hépatique imparfaitement détruit qui flottent dans la cavité ou être traversé par des vaisseaux qui ont échappé au processus. La forme dépend en grande partie de son degré d'ancienneté. Irrégulière au début, elle se régularise de plus en plus, à mesure que le foyer devient plus ancien à moins que de la poche principale ne partent des diverticules dans diverses directions. Tous les auteurs ont insisté sur la forme en gourde des collections thoracohépatiques intéressant le foie et la plèvre.

La *paroi* de l'abcès est variable. Lorsque la collection purulente est récente, sa paroi est constituée par la substance du foie, ramollie, infiltrée de pus, résultant d'un processus nécrosique, suite d'une véritable mort locale causée par embolie ou thrombose, ainsi que l'avait déjà signalé Fayrer comme l'ont montré Cornil et Ranvier, puis Kelsch et Kiener. La paroi des abcès du foie surtout des grands abcès dysentériques et tropicaux est souvent comme effilochée ; il s'en détache des fragments, en voie d'élimination, des parties flottantes reliées par des tractus à la paroi ; c'est tout cela qu'emporte ou que doit emporter la curette dans la méthode du curage préconisée par Fontan ; comme toutes ces portions plus ou moins nécrosées sont destinées à l'élimination, on raccourcit d'autant la durée du processus. Tous les chirurgiens qui ont pratiqué le curettage des grands abcès du foie parlent de fragments, de bouillie plus ou moins épaisse enlevés avec les doigts et la curette et indiquant une grande irrégularité de la paroi de l'abcès.

A mesure que l'abcès devient plus ancien la paroi se nettoie pour ainsi dire des produits nécrosiques, devient moins irrégulière, moins tomenteuse. Lorsqu'il y a des diverticules, ils partent de la poche principale et forment comme des galeries dans le tissu circonvoisin ; ces galeries servent quelquefois de communication entre deux abcès situés à une certaine distance. La zône qui entoure la poche même, est ordinairement dure, dense, d'un rouge sombre. Elle est manifestement enflammée. On y rencontre des abcès miliaires. Telle est la paroi de l'abcès que Kiener et Kelsch ont désigné sous le nom d'abcès phlegmoneux.

Lorsque l'abcès est en voie de réparation, soit à la suite de son ouverture naturelle, soit à la suite d'une intervention chirurgicale, la paroi prend la forme bourgeonnante, présentant une véritable membrane pyogénique.

Enfin la paroi de la collection peut être entièrement fibreuse, lisse et blanche à l'intérieur, offrant parfois des diverticules et des cloisonnements incomplets ; mais la forme en est en somme régulière et généralement arrondie. Lorsque la paroi est ainsi fibreuse, d'où le nom d'abcès fibreux donné par Kelsch et Kiener à cette variété que Bertrand et Fontan

désignent sous le nom d'enkystée, le pus ne présente plus
aucun des caractères qu'on est habitué à trouver au pus hépatique : couleur chocolat, consistance filante, parcelles de tissu
nécrosé. Le pus est quelquefois séreux, verdâtre, ordinairement très bien lié, crémeux, sans aucune odeur. La coque qui
le renferme est intimement liée au tissu du foie qui est sclérosé, dur, avec de petits îlots pigmentés ; elle varie de quelques millimètres d'épaisseur, à un centimètre ; cette dernière
épaisseur est rare. Il s'agit là d'une véritable coque cicatricielle
constituée par du tissu fibreux qui étouffe peu à peu les
quelques éléments lobulaires qui peuvent y être engagés ; à la
surface de la membrane fibreuse l'on trouve beaucoup de
globules blancs et caséeux et des cellules graisseuses. Cet enkystement par une membrane fibreuse. épaisse est un premier
pas vers la rétraction, la cicatrisation des foyers purulents,
qui n'est pas contestable.

Le médecin exerçant dans la zone tropicale a l'occasion de
constater assez souvent dans le foie de gens y ayant longtemps
séjourné, la présence de lésions consistant surtout en foyers
caséeux, souvent multiples, de dimensions variées depuis la
grosseur d'un pois jusqu'à celle d'une noix ; ailleurs il s'agit
de vraies cicatrices étoilées ou de noyaux fibreux plus ou moins
épais. Ce sont là les traces d'anciens abcès du foie guéris. Tantôt il s'agit d'amas de matière caséeuse parfaitement enkystée,
jaune, onctueuse, ou dure comme desséchée, formée de globules blancs dégénérés. D'après BERTRAND et FONTAN, ces foyers
que PAGET avait désignés sous le nom d'abcès résiduaux
peuvent devenir le point de départ de nouvelles poussées
inflammatoires, sans que le fait soit démontré.

Les cicatrices sont tantôt purement fibreuses et contiennent
d'autres fois dans leur épaisseur de petits foyers caséeux
jaunâtres qu'on pourrait confondre avec des gommes. Mais
ces dernières sont entourées d'une zone d'infiltration spécifique qui manque autour des cicatrices et des abcès résiduaux.

Les grands abcès du foie sont tantôt clos, tantôt ouverts au
dehors ou dans une cavité viscérale, lorsqu'on les a abandonnés à leur évolution et que le chirurgien n'est pas inter-

venu. Lorsque le travail inflammatoire s'est passé au voisinage
de la capsule de GLISSON, on rencontre souvent de la périhépatite sous forme d'adhérences plus ou moins intimes entre le
foie et les parties voisines. Il existe une vraie péritonite périhépatique se manifestant par des exsudats agglutinant les
surfaces séreuses en contact. Molles d'abord, ces adhérences
s'organisent plus tard en véritables membranes plus ou moins
vasculaires qui amènent ensuite une fusion intime entre le
foie et les parties voisines, au diaphragme, au rein, au côlon, etc.

L'inflammation peut gagner le cul-de-sac pleural et amener
l'oblitération du sinus costodiaphragmatique droit.

Lorsque le foyer septique s'étend jusqu'à la surface, la
péritonite peut suppurer elle-même, rester circonscrite par
des adhérences et constituer des poches périhépatiques sans
communication directe avec le grand foyer principal intrahépatique. Quelquefois la poche intrahépatique communique largement par rupture avec le foyer extrahépatique, les deux
ne font pour ainsi dire qu'un.

La périhépatite peut chez les dysentériques et les paludéens
exister seule, sans qu'il y ait un abcès du foie. Ces faits,
quoique rares, montrent que la périhépatite n'accompagne pas
nécessairement les abcès du foie, qu'elle peut se développer
en dehors d'eux. Une observation intéressante de BERTRAND et
FONTAN en fait foi.

Il faut savoir d'un autre côté que les adhérences périhépatiques n'existent pas nécessairement même dans les abcès
très étendus qui ont pour ainsi dire réduit le foie à la capsule de GLISSON; l'on rencontre assez souvent d'énormes abcès
siégeant dans la superficie du foie et n'ayant amené aucune
réaction du péritoine.

Nécessairement lorsqu'un abcès du foie s'ouvre au dehors
soit au niveau de l'abdomen, soit au niveau du thorax, il se
fait entre les divers plans que la suppuration va traverser une
fusion phlegmoneuse qui aboutit à une collection pariétale
thoracique ou abdominale. Cette collection communique avec
l'abcès intrahépatique par un trajet plus ou moins direct, plus
ou moins régulier.

L'abcès au lieu de s'ouvrir au dehors peut s'ouvrir dans une cavité voisine l'intestin, et plus particulièrement dans le côlon transverse, dans la vésicule biliaire et les grands canaux vecteurs de la bile, dans le duodénum, dans l'estomac, dans le bassinet et même la veine cave inférieure, quand l'abcès bombe vers la face concave. Lorsqu'il soulève la face convexe c'est vers le haut que se font les migrations du pus, vers la plèvre, le poumon à droite, vers le péricarde à gauche.

On a noté des ruptures de gros abcès dans le péritoine avec production d'une péritonite suppurée mortelle.

L'étude des migrations des abcès du foie est très intéressante au point de vue anatomo-pathologique ; elle se fait par l'intermédiaire de la péritonite adhésive partout où le foie est tapissé de péritoine : elle se fait directement, là où le péritoine n'existe pas, comme au niveau du ligament coronaire ou des ligaments triangulaires. Les mêmes conditions se rencontrent entre la vésicule et le foie dans toute l'étendue du sillon transverse, dans la gouttière de la veine cave inférieure, au niveau de la fosse qui répond à la capsule surrénale droite.

Parfois les adhérences ne sont que temporaires; elles se rompent ou se résorbent avant qu'elles aient acquis une structure fibreuse et il en résulte soit un épanchement dans la cavité séreuse, soit une nouvelle occlusion de l'abcès, après évacuation partielle. C'est ainsi que BERTRAND et FONTAN citent un abcès évacué par le tube digestif sans persistance des adhérences entre lui et le foie.

Les migrations des abcès du foie sont les unes sous-diaphragmatiques, les autres sus-diaphragmatiques.

Dans le premier groupe se rangent les migrations et évacuations par les voies biliaires, par les voies urinaires, le tube digestif, dans le péritoine, la rate, la veine cave inférieure. Dans le second groupe se placent les invasions du péritoine, de la plèvre, du poumon.

Tandis que les ruptures dans les vaisseaux, le rein, le péricarde sont des curiosités d'autopsie, les ruptures dans le tube digestif d'un côté, dans la plèvre et le poumon de l'autre se rencontrent assez fréquemment.

Rouis sur 30 abcès spontanément ouverts en a rencontré :

    2 ouverts à la paroi, ·
    17 par les bronches,
    9 par le tube digestif,
    2 par les voies biliaires.

BERTRAND et FONTAN sur 100 cas observés à l'hôpital Saint-Mandrier ont relevé 38 évacuations spontanées :

    1 ouverture à la paroi,
    21 par les bronches,
    3 dans la plèvre,
    10 dans l'intestin,
    3 dans le péritoine.

Les statistiques de DUTROULAU et de WARING se rapprochent beaucoup de la précédente.

En somme plus de la moitié des abcès qui s'ouvrent une voie spontanée se déverse dans les bronches, environ un quart se vide dans l'intestin.

Lorsqu'il s'agit du tube digestif, c'est dans l'estomac, le duodénum, l'intestin grêle et le côlon que l'ouverture a lieu.

Les abcès du lobe gauche peuvent s'ouvrir dans l'estomac : la soudure des deux viscères est intime, il peut y avoir un ou plusieurs orifices les faisant communiquer. GRAVES en a compté trois. Dans l'observation de RIVET, il y avait un seul orifice énorme ; les bords en étaient ramollis, déchiquetés, adhérents par une soudure qui ne permettait plus de distinguer ce qui était foie et estomac.

Les abcès du lobe droit s'ouvrent de préférence dans le côlon transverse ; on en connaît pas mal d'exemples. Chez un malade dont l'histoire est rapportée par ROUIS, l'autopsie montra que l'un des abcès s'était ouvert au niveau de l'angle du côlon transverse où existait un orifice circulaire très large ; tout autour péritonite adhésive englobant les piliers du diaphragme, le duodénum, le pancréas, le rein droit.

L'ouverture dans le duodénum et l'intestin grêle semble moins fréquente que celle dans le côlon.

Il semble que l'ouverture dans le tube digestif, soit la moins défavorable des migrations du pus au point de vue du pronostic.

L'issue du pus dans les organes respiratoires est, comme nous l'avons vu, la plus commune. Le pus peut envahir la plèvre, le poumon et par les bronches s'éliminer au dehors sous forme de vomique.

C'est lorsque l'abcès siège à droite et refoule la face convexe du foie vers le diaphragme que la migration peut se faire vers les organes respiratoires. Tantôt la plèvre est obstruée par une pleurésie adhésive, c'est le poumon même qu'envahit le foyer purulent en y creusant une caverne plus ou moins considérable au niveau de sa base, qui peut communiquer avec une bronche et déverser alors en dehors de temps à autre ou continuellement le produit de la sécrétion ; il se fait une fistule hépatobronchique. Lorsque la migration se fait dans la plèvre, tantôt il se fait une pleurésie purulente, plus ou moins enkystée, tantôt un pyopneumothorax lorsque la poche pleuropulmonaire communique avec une bronche.

Les ouvertures spontanées à la peau se font tantôt au niveau de la région ombilicale et de la paroi abdominale antérieure, tantôt au niveau des espaces intercostaux, amenant presque toujours une carie costale, tantôt très loin par suite de fusée purulente à distance. PORTAL rapporte un cas d'abcès du foie ouvert postérieurement entre les muscles lombaires et ceux de l'abdomen et dont le pus avait fusé le long des côtes jusqu'aux aisselles.

Enfin il existe des faits où la migration de l'abcès est multiple et à ce point de vue, celui de LEBLOND est des plus intéressants.

L'abcès du foie s'ouvrit successivement dans la plèvre, le poumon, le rein et le côlon. Malgré tout le malade finit par guérir; il conserva longtemps une fistule costale et dut subir l'ablation d'un fragment de côte nécrosé.

Lorsque les abcès du foie s'ouvrent au dehors ou dans des conduits ou viscères, ils peuvent être le point de départ d'infections secondaires, et l'on peut observer alors des abcès gangréneux, des abcès putrides, de même qu'on peut y rencontrer des corps étrangers venus du dehors ou du tube digestif, tels que des ascarides, des calculs biliaires, des matières ou des concrétions venant de l'intestin.

Pour terminer l'étude anatomo-pathologique des abcès du foie, il nous reste encore à montrer quel est l'état de la glande contenant les poches abcédées. Généralement elle est considérablement augmentée de poids et de volume ; l'augmentation de poids disparaît dès que l'on a donné issue à la collection qu'elle renferme ; il y a plutôt atrophie qu'hypertrophie de la substance propre du foie.

Le foie est en général plus rouge, plus mou qu'à l'état normal, souvent comme œdémateux ; il existe une hyperémie bien nette autour des foyers enflammés, mais elle est loin d'être générale. L'état le plus ordinairement lié à l'abcès du foie, c'est la dégénérescence graisseuse indiquée par presque tous les auteurs ; le foie a une couleur d'un brun pâle qui occupe toute la substance.

La dégénérescence graisseuse peut être combinée avec la pigmentation qui relève du paludisme et il peut y avoir de la cirrhose chez les individus qui se sont adonnés à l'alcoolisme.

Quant aux altérations qui précèdent immédiatement la fonte purulente de l'organe, elles ont été bien mises en lumière par Kelsch et Kiener. Avant la collection du pus en abcès, l'hépatite suppurée se montre sous la forme d'une masse grise, de volume variable, dans laquelle le doigt enfonce, d'où la pression fait sourdre des gouttelettes de pus et qui rappelle l'aspect d'un poumon à la période d'hépatisation grise. Cette zone grise, plus molle au centre qu'à la périphérie est entourée d'une zone rouge de congestion hépatique. C'est l'abcès nécrosique de Bertrand et Fontan constitué par une nécrose du tissu hépatique infecté à contours festonnés, et dû à la mort locale de cette portion du foie, sous l'influence de thromboses septiques de branches portes peu importantes, mais nombreuses. D'ailleurs une fois l'abcès constitué, on trouve autour de la paroi même à sa coupe des thromboses veineuses et canaliculaires signalées par un grand nombre d'auteurs. D'après Bertrand et Fontan à l'abcès nécrosique succéderait l'abcès ulcératif, phlegmoneux de Kelsch et Kiener ; ils constitueraient la grande majorité des abcès qui ont tué les malades.

L'abcès enkysté, fibreux, se trouve déjà dans des cas plus anciens, et pour eux, ce ne seraient là que des stades successifs d'un même processus débutant par l'abcès nécrosique et aboutissant en cas de guérison à l'abcès résiduel ou à la cicatrice. C'est là une opinion défendable mais qui ne me paraît pas suffisamment étayée sur des observations.

L'histogénèse de l'abcès phlegmoneux ou ulcératif a été très bien exposée par Kelsch et Kiener et résumée par Gilbert et Surmont (*loc. cit.*, p. 399).

« Sur les limites de la lésion, les trabécules perdent progressivement leur disposition radiée et les capillaires intertrabéculaires se remplissent de leucocytes. Dans les cas à marche suraiguë, on voit la trabécule un moment amincie par la compression qu'elle a subie, se gonfler et finalement se transformer en un petit cylindre de matière granuleuse parsemé de noyaux et de gouttelettes de graisse, qui finissent par tomber en déliquescence. Les espaces intertrabéculaires subissent à la suite de la coalescence et de la dégénération des leucocytes des troubles tout à fait identiques. » Kelsch et Kiener, auxquels est due surtout cette description, attribuent à ce mode histogénésique de l'abcès phlegmoneux aigu une valeur très considérable et lui trouvent des caractères vraiment spécifiques par la ressemblance du processus avec celui de l'ulcère dysentérique.

Quand la marche est moins aiguë, le processus ressemble moins à une nécrose et plus à une inflammation vulgaire avec accumulation de leucocytes dans les espaces conjonctifs, ou dans les capillaires intertrabéculaires. Les travées présentent des signes de suractivité (hypertrophie des cellules, multiplication des noyaux).

Dans une troisième variété de faits, l'abcès est la conséquence d'une infiltration de leucocytes tellement abondante qu'elle étouffe les éléments nobles, les cellules hépatiques.

Une fois l'abcès formé, il est entretenu par le processus qui lui a donné naissance.

Lorsqu'il s'agit d'un abcès fibreux (KELSCH et KIENER) il se présente dès le début sous la forme d'un nodule dur, visible seulement au microscope ou perceptible à l'œil nu, alors blanchâtre, à peine formé d'un tissu embryonnaire à sa partie interne, fibreux à sa partie périphérique. Il est parfois doublé d'une vraie membrane pyogénique.

Dans tous les cas il s'agit bien certainement d'une hépatite *interstitielle*, s'attaquant à la charpente de l'organe détruisant secondairement seulement l'élément noble, la cellule hépatique.

Étiologie et Pathogénie. — L'étude des causes des suppurations du foie nous amène à en distinguer immédiatement deux catégories. Dans une première se rangent les causes des suppurations banales observées dans nos climats qui aboutissent rarement à de grands abcès ; dans une seconde nous trouvons celles qui président à la formation des abcès des pays chauds. Nous les passerons successivement en revue.

Et d'abord il y a des cas où au point de vue étiologique, il est impossible de découvrir une cause à l'abcès qui s'est développé. Aucun fait n'est plus significatif à cet égard que celui de LONGUET. Il n'y avait dans les antécédents du malade rien qui pût expliquer la genèse de l'énorme abcès dont il était cependant atteint.

1º Les suppurations du foie sont dues à l'introduction dans le parenchyme soit directement, soit indirectement par l'intermédiaire des vaisseaux et des voies biliaires des organismes pathogènes et en particulier des microbes de la suppuration ou de microbes accidentellement pyogènes.

Des abcès peuvent apparaître à la suite de traumatismes du foie et plaies pénétrantes, des piqûres, coupures ou plaies contuses avec ou sans corps étrangers amenant directement l'agent infectieux. En cas de traumatisme fermé comme une contusion, l'abcès se développe dans le foyer de contusion et l'infection de ces tissus mis en état de moindre résistance y est amenée soit par les vaisseaux sanguins, soit plutôt par les conduits biliaires.

En dehors des traumatismes proprement dits, on a vu des abcès du foie se développer autour de corps étrangers déglutis et traversant ensuite le tube digestif pour se fixer dans le foie, autour d'aiguilles par exemple.

Les ascarides lombricoïdes, les tœnias, les douves en s'introduisant dans les rameaux biliaires et chargés de colibacilles ou d'autres microbes intestinaux, peuvent amener une infection se terminant par un abcès.

Il en est de même de la lithiase; nous avons vu son rôle dans l'éclosion des angiocholites et de cholécystites, nous avons suffisamment montré la genèse des abcès angiocholitiques et des collections péri ou parahépatiques auxquelles ces lésions peuvent aboutir. C'est l'infection par les voies biliaires surtout à craindre toutes les fois qu'il y a stagnation de la bile, suppression du coup de balai fourni par la contraction de la vésicule biliaire, obstruction des canaux vecteurs principaux ou accessoires.

Comme nous l'avons signalé, à propos de la pathogénie des infections du foie en général, les agents infectieux arrivent encore à la glande par la voie sanguine, artères et veines, et par les lymphatiques. Si ces derniers sont presque négligeables au point de vue de la genèse des suppurations hépatiques, il n'en est pas de même des artères et des veines.

Les plaies infectées, les foyers infectieux à distance sont le point de départ de débâcles infectieuses microbiennes qui traversent le réseau de la petite circulation arrivent dans la circulation artérielle et sont lancés par son intermédiaire, dans le rein, le foie où ils produisent les abcès dits autrefois métastatiques, après avoir au préalable sur leur passage, contaminé le poumon. Les abcès métastatiques du foie étaient très fréquents alors que la pyoémie ravageait les services de chirurgie. C'était après les plaies de tête, les fractures compliquées, les plaies des articulations, toute solution de continuité infectée, opératoire ou accidentelle, qu'on voyait survenir la redoutable infection purulente avec son cortège d'abcès métastatiques sur le poumon et sur le foie, ne se traduisant souvent pour ce dernier que par un point de côté hépatique, de la tuméfaction de l'organe et quelquefois une teinte subictérique. Ricard a rapporté récemment encore un cas d'abcès du foie consécutif à un anthrax et contenant du staphylococcus aureus. Il faut rapprocher de ces faits ceux où l'infection est produite par les septicémies médicales ou obstétricales, l'infection puerpérale, la variole, la fièvre typhoïde.

La fièvre typhoïde peut amener des abcès du foie soit comme maladie générale, soit comme affection amenant des ulcérations intestinales d'où peuvent partir dans le système porte des germes infectants.

Romberg sur 19 cas d'abcès du foie consécutifs à la fièvre typhoïde en a relevé seulement 5 qui pouvaient être mis sur le compte d'une pyléphlébite secondaire aux ulcérations typhiques de l'intestin. Les observations que Lannoy et Lyonnet ont publiées au congrès de Bordeaux sur la pyléphlébite et les abcès du foie consécutifs à la fièvre typhoïde, confirment la statistique de Romberg.

Après l'endocardite ulcéreuse, la gangrène pulmonaire, les suppurations péri-utérines peuvent aussi donner lieu à l'abcès du foie.

Remarquable est à ce point de vue, après les observations de Roughton, Handford, Steven, Tournier (cités par Second) celle qu'a plus récemment rapportée Roger. Il s'agissait d'une salpingite streptococcique ayant donné lieu à des abcès du foie au nombre de quatre dont un seul fut trouvé et ouvert. Les abcès étaient des abcès à streptocoques.

Mais c'est surtout le système porte qui est le grand vecteur des agents infectieux qui évoluent dans le foie, et de leurs toxines. Les lésions de la rate, de l'estomac, de l'intestin grêle, du gros intestin sont susceptibles de se compliquer d'abcès du foie.

Les lésions du système veineux anorectal, de l'appendice, du cæcum, peuvent se compliquer d'abcès du foie. Hanot et Gilbert ont signalé l'existence et la fréquence d'abcès microscopiques du foie chez les individus atteints de cancers ulcérés du tube digestif. L'appendicite jouit d'un triste privilège démontré récemment encore par les faits rapportés par Dieulafoy, après ceux de Jaccoud, Achard, etc.

C'est à une pyléphlébite suppurée par embolie et thrombose, due au transport d'agents pathogènes existant au niveau de suppurations, d'ulcérations, des diverses régions et organes que nous venons de citer, qu'est dû le développement de l'abcès du foie ou des abcès, quand il y en a plusieurs.

Le foyer pyléphlébitique peut être unique, mais souvent il y en a plusieurs d'âges différents, suivant le temps où se sont produites les embolies infectantes.

Mais il semble que de toutes les affections qui frappent l'intestin aucune n'ait une action plus puissante que la dysenterie pour amener la production d'abcès du foie ; c'est là un fait qui paraît indéniable quand on parcourt les observations. Tout récemment encore BOINET rapportait 3 cas de grands abcès du foie nostras survenus chez des malades atteints de dysenterie. Les observations de RIEGLER, de GESTIN, de SCHMIDT, le remarquable livre de BUDD, les thèses de DUBAIN et de BERGÈS confirment d'une façon certaine cette notion de relation étiologique entre les abcès du foie et la dysenterie des pays tempérés, en même temps que l'analogie entre l'hépatite suppurée de nos climats et celle des tropiques. Nous arrivons maintenant à la deuxième catégorie, à l'abcès du foie des pays chauds.

2° Les divers facteurs pathologiques que nous avons signalés peuvent intervenir dans les pays chauds, sous les tropiques, pour produire l'hépatite suppurée et l'abcès : mais ils constituent une étiologie de peu d'importance à côté d'autres causes autrement puissantes au sujet desquelles l'accord tout en paraissant se faire, n'est cependant pas encore complet, et dont la principale est la dysenterie. L'abcès hépatique peut la précéder ou la suivre, il paraît se développer dans certains cas en dehors de son influence, c'est alors que MURCHINSON l'a dénommé abcès tropical.

Les relations de l'hépatite suppurée et de la dysenterie ont été établies par des preuves multiples et indiscutables par KELSCH et KIENER, corroborant ainsi ce qu'avaient déjà affirmé BUDD dès 1845, ce que RENDU, dans son remarquable article avait soutenu avec conviction après que ROUIS qui réunissant les observations statistiques des divers hôpitaux de l'Algérie, constatait que chez les neuf dixièmes des malades les abcès du foie sont précédés ou accompagnés de dysenterie. Il nous est impossible de passer en revue tous les noms de ceux qui ont affirmé la doctrine étiologique de la dysenterie. Toutes les observations ont été coordonnées par KELSCH et KIENER qui ont apporté à l'appui de leur thèse un faisceau compact d'arguments qui paraissent indiscutables.

Ils ont montré que partout où existe l'abcès dit tropical, existe aussi la dysenterie, soit épidémique, soit endémique. Lorsque les cas d'abcès deviennent plus nombreux suivant les saisons dans les foyers endémiques, les cas de dysenterie subissent une variation analogue. Cette vérité avait été déjà été mise en évidence depuis ANNESLEY, par ROUIS, DUTROULAU. En recherchant la fréquence de la dysenterie chez les individus atteints d'hépatite, ils ont relevé sur une statistique de 314 faits, 260 fois une coïncidence dysentérique, soit 75 fois pour 100 et ils font remarquer que BOUILLAUD a fondé sur un rapport plus faible (60 p. 100), la loi de coïncidence et d'identité de nature de l'endocardite et du rhumatisme articulaire. Pour les cas où il est impossible de retrouver une dysenterie dans l'histoire pathologique, il y a place pour les causes banales que nous avons énumérées et l'on peut se rendre compte du peu qui reste à l'actif de l'hépatite tropicale non en rapport avec la dysenterie. En tout cas il semble que la thèse de ceux qui soutiennent que la malaria et la dysenterie se partagent l'étiologie des abcès du foie des pays chauds ne soit plus guère soutenable aujourd'hui. Que la malaria intervienne là où elle règne, pour préparer le foie à l'attaque des germes qui formeront l'abcès, rien n'est plus admissible : mais de là à admettre des abcès hépatiques, malariques ou paludéens, la prétention est grande et injustifiable et il suffirait de montrer à l'inverse de KELSCH et KIENER que les pays à malaria bien avérés ne sont pas infectés par l'hépatite suppurée, tels la campagne de Rome, Mayotte, la Guyane, Madagascar, pour combattre l'étiologie paludéenne des abcès du foie dans lesquels on n'a d'ailleurs jamais rencontré le microbe de l'impaludisme de LAVERAN; DUTROULAU par contre a fait remarquer que la malaria manque presque complètement à la Réunion alors que l'hépatite y est très commune. En somme « la dysenterie se retrouve comme facteur étiologique presque nécessaire et si tous les pays à dysenterie ne sont pas des pays à hépatite, tous les pays à hépatite sont des pays à dysenterie » comme le disent très justement BERTRAND et FONTAN.

Si la dysenterie est la cause essentielle de la production des abcès du foie, il n'en reste pas moins admis qu'un certain nombre de conditions paraissent jouer un rôle important dans la genèse des accidents : 1° en première ligne l'action du climat, l'hépatite suppurée étant prédominante dans les climats torrides ; 2° l'endémicité, la maladie à latitudes égales se montrant plus fréquemment dans certains endroits que dans d'autres ; 3° l'épidémicité qui en rendant la dysenterie plus grave augmente aussi la proportion des suppurations du foie (GILBERT et SURMONT, *loc. cit.*). A côté des circonstances que nous venons de passer en revue il y a encore des causes locales qui tiennent à la réceptivité des individus et aux conditions hygiéniques dans lesquelles ils se trouvent placés et dont l'influence est considérable. L'âge paraît jouer un grand rôle dans l'aptitude individuelle à contracter l'hépatite suppurée. Les jeunes enfants sont pour ainsi dire indemnes de l'abcès tropical et ne sont sujets qu'aux abcès du foie, produits par d'autres causes que la dysenterie et en particulier les traumatismes et les lombrics comme LEBLOND l'a montré dans sa thèse. Il a pu recueillir 45 cas d'abcès du foie chez l'enfant ; MUSSER en avait déjà ressemblé 34, dont plusieurs pyohémiques cités par LEBLOND.

Sur ces 45 cas, il y en a 11 probablement pyohémiques, 8 dus au traumatisme, 8 à des lombrics, 4 à la dysenterie nostras, 4 à la diarrhée tropicale, 2 à la fièvre typhoïde, 2 à une phlébite ombilicale, 1 à la pérityphlite ; 5 sont d'origine inconnue.

ANNESLEY avait déjà fait la remarque de la grande rareté de l'abcès du foie chez les tout jeunes enfants. A partir de la puberté la prédisposition commence, chez les jeunes gens de quinze à vingt ans elle devient plus accentuée encore. C'est entre vingt-cinq et trente-cinq ans que la maladie paraît faire le plus de ravages. Comme le fait observer avec justesse Rendu, c'est l'âge du service militaire et c'est parmi les soldats qu'on trouve un grand contingent de malades. On peut dire toutefois que si les chances d'hépatite existent encore à mesure que l'on avance en âge, il est néanmoins certain que cette éventualité est beaucoup plus rare passé l'âge de soixante ans.

Le sexe n'a pas grande influence en lui-même : si on observe beaucoup moins de femmes atteintes, c'est qu'elles sont moins exposées à certaines causes qui préparent le terrain et favorisent l'infection, ainsi que nous le dirons plus loin.

Au point de vue des races. il est incontestable que l'hépatite suppurée sévit beaucoup plus sur les étrangers que sur les indigènes dans les climats où règne l'hépatite suppurée, dans l'Hindoustan par exemple, au Tonkin, en Algérie, etc., etc. ; les Européens qui arrivent dans le pays sont plus souvent frappés que ceux qui y sont déjà acclimatés et en particulier que les naturels. Cela tient aux conditions souvent mauvaises d'hygiène dans lesquelles ils se placent et il n'y a pour le confirmer qu'à rappeler que la mortalité par hépatite suppurée est beaucoup plus forte chez les Hindous, malgré leur qualité d'indigènes, que chez les Anglais (statistique de Neusinger), quoique ces derniers soient plus souvent atteints.

C'est qu'en effet l'alcoolisme, le surmenage physique, l'abus de nourriture et des aliments épicés, une nutrition notoirement insuffisante, les passions déprimantes, le refroidissement brusque, l'impression du froid humide surtout favorisent la réceptivité individuelle. Lorsqu'on sait la part qui revient dans la genèse de la dysenterie, à la qualité de l'eau que l'on ingère l'on ne s'étonnera pas de l'influence que prend ce facteur, dans la détermination des hépatites suppurées infectieuses.

Voyons maintenant la relation pathogénique intime qui rattache ces deux affections, dysenterie et abcès du foie. Lorsque la dysenterie se présente d'abord, l'explication est facile et la démonstration est faite. La dysenterie donne lieu à des ulcérations intestinales plus ou moins septiques et gangréneuses; déjà Rendu avait discuté en détail les différents arguments qui militent en faveur du transport des produits septiques émanés de l'ulcération intestinale, que ces produits proviennent d'une phlébite des veines mésaraïques ou soient directement lancés par embolie dans le foie. Ajoutons à ce que disait déjà Rendu dès 1877, la notion microbienne et nous posséderons le mécanisme de la production des abcès du foie par la dysenterie, tel qu'il a été édifié depuis que Cornil et Babès ont vu dans un foie pyohémique les capillaires remplis de microbes agglomérés en masses zoogléiques. Nous y reviendrons au point de vue de la bactériologie des abcès du foie.

Mais lorsque l'hépatite paraît manifestement primitive, on ne peut plus admettre cette interprétation. Annesley qui avait vu des cas de cette nature pensait que les désordres du foie amenaient une modification de la bile, qui elle-même réagissait sur l'intestin : cette théorie n'est pas soutenable bien entendu, et nous ne la citons qu'au point de vue historique, pas plus que celle de Budd qui pensait qu'il s'agissait d'affections anciennes du foie, traversées par une dysenterie intercurrente. Pour ces faits difficiles d'interprétation, beaucoup de médecins ont pensé que dysenterie et hépatite dépendaient d'une même cause originelle ; c'est l'opinion qu'a soutenue avec tant de talent Dutroulau pour qui le poison qui engendre la dysenterie porte aussi son action sur le foie et alors tantôt l'intestin, tantôt la glande hépatique subissent d'abord son influence suivant les dispositions individuelles. C'est la théorie de la spécificité remplacée aujourd'hui par celle du microbe spécifique, qui, malgré tout, n'a pu encore être isolé, comme nous le verrons plus loin.

N'est-il pas plus rationnel d'admettre dans les cas où le lien entre la dysenterie et l'abcès ne paraît pas, qu'il s'est agi de troubles minimes du côté de l'intestin, de lésions ayant rapidement évolué et disparu, mais suffisantes néanmoins pour amener l'agent infectieux jusque dans le foie et y produire le gros abcès tropical ?

Sans affirmer par conséquent, ce qui nous semble impossible, la constante relation pathogénique entre l'abcès tropical et la dysenterie, nous pencherions plutôt, d'après tout ce que nous avons lu, surtout après les travaux si remarquables de KELSCH et KIENER, de BERTRAND, etc., etc., pour l'origine intestinale sinon dysentérique des grands abcès des pays chauds, aussi bien que de ceux qui se développent dans les pays tempérés. GIORDANO, de Venise, vient de publier la relation de 17 cas d'abcès du foie où presque toujours il y eut à l'origine des troubles intestinaux (entérite, diarrhée, constipation, dysenterie, etc.). La description qu'ARNAUD a faite des hépatites nostras observées à Marseille, qui ne seraient pas en rapport avec des affections intestinales, ne se rapporterait-elle pas à des abcès greffés sur des angiocholites?

Pour résumer cette longue discussion, nous pensons que les grands abcès du fois, qu'ils se développent dans nos climats ou sous les tropiques, sont presque toujours fonctions de lésion du tube digestif, et se rattachent très fréquemment à la dysenterie, tout en accordant une grande importance aux conditions spéciales qui entourent l'individu, et qui font de son foie un organe plus facilement vulnérable.

Quel est le mécanisme intime de la production des abcès du foie? Nous touchons ici à un des points les plus intéressants de leur histoire et en particulier de celle des grands abcès, qu'ils soient ou non en relation apparente avec la dysenterie.

Actuellement, il semble bien démontré que partout où il se produit du pus, c'est à des microbes dits pyogènes que nous devons sa formation, que ces microbes le soient primitivement ou le deviennent secondairement par leur association, par là genèse de conditions spéciales du milieu dans lequel ils arrivent. Les abcès du foie, petits ou grands, sont dus à l'invasion de colonies microbiennes de nature diverse contre lesquelles la phagocytose est impuissante.

CORNIL et BABÈS dans leur traité des bactéries ont, les premiers, montré ces colonies encore indéterminées au point de vue de leur nature dans les abcès pyohémiques. C'est DE GENNES et KIRMISSON qui eurent les premiers l'occasion d'analyser bactériologiquement l'hépatite à grands abcès. Dans deux cas de grands abcès du foie survenus l'un au cours d'une dysenterie prise à la Guadeloupe, l'autre à la suite d'une pleurésie purulente terminée par pyohémie, ils ont trouvé des microbes en chaînettes, des diplocoques qui, d'après toutes les apparences, étaient des streptocoques. Ces microbes existaient aussi dans les produits de raclage de l'intestin d'une part, dans le pus d'abcès cérébraux et périsplénique pour le second, et ils conclurent à la genèse des abcès hépatiques par les microbes pathogènes, partis de l'intestin ou du foyer purulent primitif chez le second malade.

Depuis que la bactériologie est entrée dans le domaine de la pratique journalière, on a eu l'occasion d'examiner un grand nombre d'abcès du foie au point de vue microbien et d'y constater une variété facilement explicable par celle des microbes qui pullulent dans l'intestin et la complexité de l'étiologie que nous avons indiquée.

Parmi les espèces rencontrées dans les abcès hépatiques, nous citerons les variétés pyogènes banales, celles que nous trouvons si fréquemment dans toutes les suppurations, le streptocoque et les staphylocoques doré et blanc.

ZANCAROL, d'Alexandrie, a rencontré assez souvent le streptocoque dans les abcès du foie liés à la dysenterie spécifique, pour admettre que ce microbe était l'agent pathogène et de l'un et de l'autre. Nous avons déjà cité le cas de ROGER où l'abcès était consécutif à des lésions suppurées utéro-ovariennes.

BERTRAND et FONTAN, KRUSE et PASQUALIS, KARTULIS, ont trouvé nombre de fois des staphylocoques. BERTRAND et FONTAN rapprochent les lésions gangréneuses de la dysenterie de celles du furoncle et de l'anthrax dont l'agent pathogène avait été signalé par PASTEUR comme étant le staphylocoque doré, et le retrouvant dans les grands abcès dysentériques du foie, ont pensé que c'était là l'agent pathogène coupable et comparé les lésions à de véritables furonculoses intestinales ; pour la dysenterie, le colibacille qui habite à l'état normal l'intestin et en particulier le gros intestin a été trouvé par COUNCILMANN et LAFLEUR, CHANTEMESSE et VIDAL, FRANKEL, ACHARD, VEILLON et JAYLE. Le bacille pyocyanique l'a été par CALMETTE et KARTULIS.

Citons encore le bacillus pyogène fœtidus rencontré par ce

dernier et le bacille d'Eberth trouvé par LANNOIS et d'autres. Nous pourrions encore allonger la liste des microbes rencontrés dans les abcès du foie, car nombreuses sont les variétés non classées.

Cette multiplicité même n'est-elle pas un indice de la difficulté qu'il y a à admettre un agent spécifique producteur des abcès du foie et en particulier des abcès liés à la dysenterie et de ceux des tropiques ?

La découverte de l'amibe du côlon (*Amœba coli*) par LÖSCH, de Saint-Pétersbourg en 1875, ne semble pas devoir donner des appoints décisifs à cette grande question de la spécificité de la dysenterie et des abcès qui en dépendent.

Les amibes sont des corps protoplasmiques, formés par une membrane d'enveloppe hyaline et une masse de protoplasma granuleux renfermant dans son intérieur des vacuoles non contractiles, de deux à huit. A l'état de repos elles sont sphériques ; elles sont douées de mouvements qui produisent de petits déplacements par suite de la production de pseudopodes, de prolongements du protoplasma ; leurs dimensions sont de 10 μ à 50 μ. Ce sont les plus grandes qui seraient spéciales aux selles dysentériques.

L'emploi des réactifs permet de révéler sur leur structure quelques particularités intéressantes notées par ROGER. « Le pus étalé en couche mince est séché rapidement ; puis on fait séjourner la préparation pendant une heure dans une solution alcoolique saturée d'éosine, on lave à l'alcool et on monte dans le baume ; dans ces conditions les amibes se présentent sous l'aspect de masses arrondies ou ovalaires, munies parfois de prolongements assez courts, de dimensions variant entre 6 μ et 25 μ. » Le protoplasma se montre muni de vacuoles de formes et de dimensions variables. Pour étudier le noyau, il faut avoir recours au carmin.

On constate alors que le noyau peut être volumineux au point de remplir presque complètement la cellule ; le plus souvent il est petit, siège au centre et est entouré d'une auréole plus claire. Sur les préparations fraîches, le bleu de Lœffler laisse les amibes incolores et colore au contraire les globules blancs ; sur les préparations sèches il les teinte à peu près uniformément en bleu clair et ne met pas bien évidence la structure de leur protoplasma.

On rencontre quelquefois de tout petits éléments présentant au centre une partie fortement colorée et semblant être de jeunes amibes. Ces détails sont empruntés au mémoire de Peyrot et Roger et nous donnent une bonne idée de ce que c'est qu'une amibe.

Après Lœsch, R. Koch, dans ses études sur les diarrhées et le choléra en Egypte, retrouva les amibes dans les selles dysentériques et put constater la présence de ces parasites dans les capillaires autour d'un grand abcès du foie lié à la dysenterie. Mais c'est surtout à Kartulis que nous devons les recherches et les constatations les plus importantes. Dans une série de Mémoires sur la dysenterie et les grands abcès du foie, il montra que la présence des amibes associées, il est vrai, à d'autres microbes dans la plupart des cas est constante dans les selles des dysentériques qu'il a observés. Sur 33 abcès hépatiques dont 11 idiopathiques, c'est-à-dire développés en dehors d'une dysenterie avérée et 22 dysentériques, il trouva dans les premiers des microbes ordinaires de la suppuration, staphylocoques doré et blanc dans les parois ou dans le pus. Quant aux abcès dysentériques, ils renfermaient toujours des amibes souvent associées à des microbes dans le pus et lorsque le pus était stérile, très souvent dans les parois de l'abcès.

Kartulis a soutenu que la dysenterie était liée à la présence dans l'intestin de l'amœba coli et que l'abcès du foie était dû à la pénétration du parasite dans le foie et à la production de la suppuration là où il s'arrêtait.

Il est certain que nombre de fois, on a trouvé des amibes dans le pus des abcès dysentériques du foie ; Peyrot et Roger dans un mémoire très documenté, nous citent les observations d'Oster, Dork, Nasse, Eichberg, Councilmann et Lafleur, Harold, Edwards et Wattermann, Kruse et Pasquale, Fajardo, Hassler et Boisson ; plus récemment Patejenko nous rapporte un fait d'abcès multiples avec amibes liés manifestement à une dysenterie. Il y avait 9 abcès dont 2 seulement furent reconnus et ouverts. Mais comme ils le font observer, il y a peu d'observations où l'amibe soit à l'état de pureté, ne soit pas associée à d'autres microbes et en tout cas dans beaucoup les recherches n'ont pas été assez complètes pour l'affirmer. Comme observations d'abcès du foie à amibes à l'état de pureté ils rapportent celles de KARTULIS, EICHBERG, de COUNCILMANN et LAFLEUR, de KRUSE et PASQUALE.

Les microbes associés en général aux amibes ont été de ceux que nous sommes habitués à rencontrer dans les suppurations banales. L'observation qui fait le sujet du mémoire de PEYROT et ROGER est un beau cas d'abcès dysentérique à amibes sans association microbienne aucune. Ce ne fut que quelques jours après l'incision transpleurale du foyer purulent que l'on rencontra dans le pus des microbes qui s'y étaient développés secondairement et qui prouvaient par leur présence que la stérilité au point de vue microbien n'était pas due à la présence dans le pus de matières bactéricides.

Pour établir le rôle pathogène des amibes, il serait évidemment indispensable de reproduire chez les animaux, au moyen de cultures pures, les lésions de l'intestin et du foie. Si l'on a obtenu de la sorte, des lésions intestinales pouvant être rapprochées de celles de la dysenterie, les abcès du foie n'ont pu être reproduits.

Ce rôle pathogène a d'ailleurs été diversement interprété par les auteurs. Tandis que les uns pensent à une action propre de l'amibe donnant lieu à la suppuration, d'autres au contraire ne lui laissent qu'un rôle mécanique ; elle servirait de véhicule aux germes auxquels elle serait presque toujours associée, jouant là, mais avec des proportions moindres, le rôle d'un lombric qui pénétrerait dans les grosses voies biliaires chargé de colibacilles virulents et y déterminerait une angiocholite.

Quoi qu'il en soit, étant donné qu'on a trouvé des amibes dans des selles non dysentériques, et chez des sujets n'ayant jamais eu la dysenterie (LAVERAN), que, d'autre part leur présence est inconstante chez des individus manifestement atteints de dysenterie et d'abcès dysentériques, il est difficile d'admettre qu'il s'agit là d'un agent spécifique de la dysenterie et des abcès du foie, et il faut attendre de nouvelles recherches pour affirmer un point d'une aussi grande importance.

La question de la stérilité des abcès du foie se relie tout naturellement à celle des amibes dont nous venons d'esquisser l'histoire. C'est KARTULIS qui a insisté le premier sur cette stérilité, affirmée ensuite par les examens de LAVERAN et NETTER, de VEILLON et PEYROT, d'ARNAUD et d'ASTROS, de MONOD, LE DENTU, TUFFIER, HANOT, A. PETIT, etc. LONGUET pouvait réunir dans un travail récent 38 observations de suppurations du foie amicrobiennes. D'après LONGUET, déjà BOKAÏ en 1881, puis TALAMON en 1885 et LAUENSTEIN en 1889, avaient trouvé des abcès du foie à pus stérile, mais sans y attacher autrement d'importance. KARTULIS trouva sur 10 abcès dits idiopathiques 4 cas de stérilité et sur 13 abcès dysentériques 3 abcès dont le pus ne contenait pas de microbes. Plus récemment LOISON, sur 7 abcès examinés au point de vue bactériologique, a trouvé une fois du pus stérile : trois fois du staphylocoque doré : une fois du staphylocoque doré et du colibacil e : une fois du streptocoque ; une fois du colibacille et du diplocoque. GIORDANO sur 17 cas d'abcès du foie a trouvé 7 fois du pus stérile. PEYROT insistait dès 1890 à l'occasion d'un fait où pendant l'incision de l'abcès, du pus s'écoula dans le péritoine sans provoquer d'accidents, sur l'absence de péritonite dans les cas de stérilité du pus ; un fait signalé par BOUILLY est analogue ; on en pourrait citer d'autres encore. Les abcès stériles se divisent manifestement en deux catégories. Dans les uns, le pus est stérile mais à amibes ; dans les autres, le pus est stérile et ne contient aucun microbe figuré. Dans un certain nombre, la paroi de l'abcès contient des microorganismes tels que streptocoques (cas de ZANCAROL, de HANOT).

On a cherché à expliquer ces faits de différentes façons, que nous allons examiner rapidement.

Le rôle bactéricide de la bile est à rejeter. Il est reconnu actuellement que la bile est au contraire un excellent milieu de culture.

Chauffard pensait que la cellule hépatique par une action chimique encore inconnue, fait disparaître les bactéries pathogènes, comme elle détruit les poisons. Pourquoi admettre pour le foie, une explication spéciale alors que la stérilité se retrouve pour d'autres collections purulentes, telles que celles des trompes et des ovaires?

Les auteurs qui ont eu affaire à des abcès stériles à amibes n'ont pas été loin d'attribuer à l'amibe un rôle phagocitaire vis-à-vis des microbes qui pouvaient exister primitivement. C'est là encore une pure hypothèse qui n'explique en rien les abcès stériles sans amibes.

La théorie qui a rassemblé le plus de suffrages, est celle de la stérilité secondaire tardive des abcès du foie.

Les microbes disparaissent à mesure que la collection purulente avance en âge. C'est dans les cas anciens, dans ceux à évolution lente, qu'on observe le plus souvent la stérilité. Déjà le pus est stérile dans l'abcès, alors que les parois contiennent encore des microbes figurés qui pourront eux-mêmes ne plus cultiver, nous montrant de la sorte tous les stades de leur perte progressive de vitalité.

On a bien signalé, il est vrai, des abcès du foie à marche rapide (au moins apparemment) où le pus a été trouvé stérile; tel le fait de A. Petit. Rendu et Laveran ont fait observer qu'il était impossible d'affirmer l'ancienneté de l'abcès. Par contre l'observation d'Arnaud et Dastros n'est pas susceptible de l'objection adressée à celle de A. Petit. Le pus était manifestement stérile quoiqu'il s'agit d'un abcès réellement récent; par contre, malgré la stérilité, le malade succomba deux jours après l'intervention. Ce qui montre encore qu'il ne faudra pas trop compter sur l'absence de microbes pour porter un pronostic. Quoiqu'il en soit, il semble bien, et les thèses de Cotta et de Debray, parlent dans le même sens, que malgré quelques exceptions, la théorie de l'ancienneté de la collection purulente paraît s'adresser au plus grand nombre des cas d'abcès stériles.

La stérilité assez fréquente des abcès du foie a suggéré à Calmette l'hypothèse que cette lésion serait due non aux microbes, mais à leurs toxines accumulées dans le foie et puisées dans l'intestin. C'est le rajeunissement de la théorie de BUDD, comme le fait observer avec PLANTÉ, SURMONT : elle est incompatible avec l'existence d'abcès localisés et avec la réparation rapide qu'on observe quand ils ont été ouverts. Il s'agit là de pus stérile comme celui que nous trouvons dans les vieilles salpingites, les vieilles ovarites, pour lesquelles on n'a inventé aucune théorie spéciale.

L'exposé que nous venons de faire de la bactériologie des abcès du foie, nous montre en somme que, tantôt le pus ne contient aucun microbe, que tantôt l'on peut y trouver les microorganismes les plus variés, depuis ceux de la suppuration banale jusqu'aux amibes. Il est impossible de tirer de là un argument quelconque au point de vue de la spécificité de la lésion ; il faut attendre de nouvelles recherches et surtout la connaissance définitive de l'étiologie de la dysenterie pour décider d'une façon certaine quel est le processus qui régit l'infection et la suppuration du foie.

Symptomatologie. — Nous étudierons successivement les différentes formes d'hépatite.

Une des plus nettes comme symptômes et évolution est *l'hépatite suppurée traumatique*. Généralement, à la suite d'un traumatisme sur l'hypochondre droit, la douleur au lieu de s'atténuer, augmente et se transforme en une sensation de plénitude, de tension au-dessous des fausses côtes. L'examen de la région montre bientôt une augmentation de volume du foie nettement constatable par la palpation et la percussion ; le foie est douloureux à la pression et au refoulement. Le blessé présente assez rapidement une teinte subictérique notable, en même temps qu'il y a de la coloration des urines par les pigments de la bile, sans décoloration sensible des selles. De la fièvre se déclare, fièvre avec frissons répétés ou sans frissons, à type continu avec peu de rémission le matin ; l'état général est touché. Dégoût profond des aliments, sécheresse de la langue, adynamie progressive se traduisant par de la petitesse du pouls. Mort. L'autopsie permet de constater une congestion diffuse du foie et au niveau de l'endroit contusionné, une suppuration diffuse d'un foyer de contusion hépatique.

Nous avons eu l'occasion d'observer un fait intéressant par la lenteur de l'évolution des accidents et leur pathogénie.

Un homme de trente-neuf ans, reçoit deux mois auparavant un coup de barre de fer dans l'hypochondre droit. Il a pendant deux ou trois semaines un peu de douleur de ce côté et un peu de gêne respiratoire, puis tout disparaît. Une nuit, un de ses enfants, couché à côté de lui, lui envoie un coup de coude dans le flanc droit qui le réveille par suite de l'acuité de la douleur. Le malade est pris aussitôt après de coliques violentes, de diarrhée qui durent deux à trois jours puis cessent. Toutefois à partir de ce moment, se montrent du mal de tête, de l'inappétence, une douleur continue dans le côté droit puis des frissons suivis de sueurs avec vomissements. Pendant onze jours il reste encore chez lui se soignant, puis de guerre las il vient à l'hôpital Cochin. On constate qu'il a de la fièvre, 39° le soir, le pouls est fréquent mais régulier; la langue est saburrale. Il se plaint de douleurs diffuses dans le côté droit ; la pression sous les fausses côtes est douloureuse, mais il n'y a nulle part un point douloureux plus localisé ; la douleur existe aussi en arrière; aucune irradiation dans l'épaule droite. Légère teinte subictérique. Pas d'augmentation de volume du foie. Aucun signe du côté des poumons, ni des plèvres.

Quelques jours après son entrée, il présente tous les signes d'une phlébite du membre inférieur droit. Nous soupçonnons un foyer de suppuration intra-abdominal probablement intra-hépatique et nous nous proposons de faire une laparotomie explorative quand le malade est pris de phénomènes très graves, asphyxiques, ressemblant à ceux d'une embolie avec une élévation de température allant jusqu'à 42° et il succombe très rapidement.

L'autopsie nous montre dans chaque plèvre un épanchement de sérosité de 500 grammes environ ; ecchymoses sous-pleurales très étendues : dans l'abdomen aucun épanchement, aucunes adhérences. On découvre un abcès sous-hépatique entre le ôlon transverse et le foie contenant un pus couleur pistache, bien lié ; cet abcès pousse des prolongements vers le duodénum et vers le rein. Le foie est un peu augmenté de volume, non changé de couleur et d'aspect ; la coupe nous montre qu'il contient un abcès gros comme une pomme d'api séparé de l'abcès sous-hépatique par une bande de foie d'aspect à peu près normal de 1 centimètre environ.

Il existait donc chez notre malade, en même temps qu'un abcès sous-hépatique, un abcès intra-hépatique séparé du précédent et que certes la laparotomie n'eût pas trouvé, en admettant qu'on eût facilement découvert le foyer situé sous le foie.

Typique encore est un cas de CIECHOMSKI. Le blessé avait reçu de nombreuses plaies par piqûre dans le ventre et à la tête ; quelques heures après l'accident, on put observer une tuméfaction du foie qui s'accompagna bientôt de douleur dans l'hypochondre droit et de fièvre. L'incision amena l'issue de plus d'un litre de liquide après ponction exploratrice. Le blessé guérit.

Les suppurations hépatiques qu'on voit survenir dans le cours ou au déclin de l'*appendicite* se traduisent par les signes si magistralement esquissés par le professeur DIEULAFOY. A la suite d'une appendicite aiguë ou subaiguë, qui peut avoir eu une évolution très bénigne, apparaissent de grands accès fébriles, ressemblant aux accès de la fièvre palustre, avec une température pouvant atteindre 41 degrés sous l'aisselle, et se produisant sans aucune régularité, survenant jusqu'à 14 fois en seize jours chez un des malades observés ; en même temps se manifestent de la douleur dans l'hypochondre droit, de l'ictère ou du subictère, une augmentation notable du volume du foie qui dépasse largement les fausses côtes ; il y a de la diarrhée ou de la constipation, des vomissements, l'état général devient de plus en plus mauvais et revêt tous les caractères d'un état typhoïde grave, au cours duquel le malade succombe à moins qu'il ne présente tous les signes de l'ictère grave aigu, qui le tue aussi très rapidement. C'est cet ensemble que DIEULAFOY a décrit pittoresquement sous le nom de foie appendiculaire, à l'occasion d'un décès survenu dans ses salles, après avoir colligé les observations semblables d'ACHARD, de JORAND, de FELTZ.

Les abcès du foie consécutifs à l'appendicite avaient d'ailleurs déjà été signalés par PAYNE.

Dès 1895, BERTHELIN dans sa thèse avait étudié les complications hépatiques de l'appendicite, montré l'origine pyléphlébitique des abcès ordinairement multiples, le volume énorme du foie dans un fait de SOUQUES (le foie pesait 3 kg. 900), l'abcès unique dans un fait de NETTER où il avait le volume d'une tête d'adulte et contenait 2 litres de pus, enfin la symptomatologie sur laquelle il n'y a plus à insister, après ce que nous avons dit plus haut. La terminaison fatale a été la règle dans tous les cas cités par BERTHELIN ; toutefois dans l'un d'eux observé par FRANKEL et KÖRTE l'intervention chirurgicale fut suivie de succès. Il est assez intéressant pour être rapporté.

Il s'agissait d'un jeune homme vigoureux de vingt-cinq ans qui cinq jours après une deuxième atteinte d'appendicite, fut pris brusquement de violents frissons. Les jours suivants on nota un léger ictère et des douleurs spontanées dans la région épigastrique. Une ponction exploratrice pratiquée dans le neuvième espace intercostal ayant donné issue à du pus, KÖRTE réséqua une partie de la neuvième côte et incisa un abcès de la grosseur du poing situé à environ 3 centimètres de la surface du foie. La guérison eut lieu.

Il y a donc des cas où celle-ci est possible : c'est lorsqu'il s'agit d'abcès uniques, volumineux, accessibles ; malheureusement ce sont là des conditions rares, la multiplicité et la petitesse des foyers purulents étant au contraire la règle.

Le foie *pyohémique* se présente absolument dans les mêmes conditions. La symptomatologie en est obscure : à peine un point de côté, un peu de douleur et de tuméfaction du foie, une teinte terreuse ou subictérique et la mort après des accès intermittents fébriles répétés, survient au milieu de la prostration et de l'adynamie.

Rien n'est plus obscur que les symptômes d'un abcès du foie quand il se développe en dehors de circonstances dans lesquelles le médecin sait qu'il peut se produire. Alors même

que son attention est attirée du côté du foie, la marche est si
insidieuse, les manifestations si peu accentuées quelquefois
que tout diagnostic est impossible, à plus forte raison quand il
n'a aucun indice étiologique pour le guider.

Même pour les grands abcès dysentériques et tropicaux où
le foie est l'objet d'une surveillance spéciale nous verrons que
cette difficulté subsiste, alors qu'il s'agit de praticiens habitués
à manier et à soigner cette catégorie de malades.

La symptomatologie des *abcès dysentériques* et des *abcès
tropicaux* se présente sous des aspects si variés qu'il est impossible de prétendre embrasser dans une description générale
tous les cas cliniques qu'on pourra rencontrer. Toutefois,
nous pensons qu'en groupant les faits, on arrivera plus facilement à s'y reconnaître, et nous suivrons en cela la division
que BERTRAND et FONTAN ont proposée dans leur très bonne
monographie, décrivant quatre variétés essentielles d'hépatites
suppuratives : la variété typique, la variété fruste, la variété
larvée, la variété latente.

Des hépatites suppuratives types. — Elles sont aiguës, subaiguës ou chroniques.

Forme aiguë. — C'est la plus rare, surtout quand on met de
côté ce qui n'est que de la congestion aiguë du foie qu'on
observe si souvent dans les pays chauds à dysenterie et à
paludisme. Il est bien difficile de se rendre compte où cesse
la congestion, où commence l'hépatite ; d'autant plus que les
malades atteints d'hépatite suppurative ont présenté fréquemment avant la formation de l'abcès des poussées congestives.
Elles sont, à l'occasion d'une fatigue, d'un excès, d'un refroidissement, constituées par une douleur aiguë dans l'hypochondre droit, par de l'augmentation du volume du foie, par une
fièvre modérée. Tout cela rentre dans l'ordre au bout de trois
ou quatre jours, mais revient facilement. Lorsque les phénomènes sont plus accentués, la maladie plus sévère, il est
impossible d'affirmer qu'il ne s'agit pas d'une hépatite aiguë et
non d'une poussée congestive; la suite seule pourra le démon-

trer, soit qu'il y ait résolution et cessation de tout accident, soit au contraire que se manifestent les signes de la suppuration. La difficulté du diagnostic de ces débuts se complique encore quand on est dans un pays à paludisme et à dysenterie, l'hépatite paludéenne se présentant avec des signes presque identiques ; toutefois les accès fébriles sont plus francs, la rate est plus hypertrophiée, les accès sont modifiés par l'administration de la quinine, enfin l'on trouve dans le sang l'hématozoaire de Laveran. Lorsque paludisme et dysenterie sont associés, il est bien difficile d'en sortir.

Quoi qu'il en soit, l'hépatite aiguë typique débute ordinairement d'une façon brusque et nette, soit d'emblée soit après plusieurs poussées congestives, par un frisson violent, accompagné de nausées et de vomissements bilieux, par un point de côté dans l'hypochondre droit avec tuméfaction du foie. La fièvre est intermittente, rémitente ou subcontinue. La douleur de l'hypochondre, point de côté hépatique, consiste en une sensation obtuse de poids avec élancements et irradiations dont la plus ordinaire affecte l'épaule droite. La douleur est exaspérée par les mouvements, par la pression, par la palpation ou la percussion ; elle rend la respiration petite, entrecoupée, elle s'accompagne d'une petite toux sèche et fatigante.

L'examen du foie fait constater qu'il déborde les fausses côtes et comme nous l'avons dit cet examen est douloureux ; le malade s'y prête difficilement, ses muscles abdominaux se contracturent, il se pelotonne sur le côté droit, les jambes repliées pour relâcher autant que possible sa paroi abdominale. Il y a un état saburral avec langue blanche ou jaunâtre. Il y a de la constipation, si l'hépatite est primitive ; si elle est greffée sur une dysenterie en évolution, les selles spéciales se suppriment, deviennent rares ou sont remplacées par des selles diarrhéiques. Il y a peu ou pas d'ictère.

Ces symptômes persistent ou augmentent pendant quelques jours, puis vient une détente avec chute de la fièvre, diminution ou cessation de la douleur avec sueurs plus ou moins profuses et réapparition des selles dysentériques ; la convalescence se produit et l'hépatite se résout, soit définitivement, soit temporairement, c'est-à-dire que le malade peut être repris des mêmes phénomènes qui peuvent cette fois aboutir à la suppuration.

Lorsque celle-ci survient, la fièvre ne cesse pas, elle augmente, l'état général s'aggrave, la langue devient sèche, fuligineuse : il y a du délire, il s'établit un véritable état typhoïde en même temps que les selles deviennent putrides, parfois même gangréneuses et la mort arrive ; sinon à cette aggravation succède une nouvelle rémission des symptômes locaux et généraux qui indique que l'abcès se collecte et est collecté. La durée de cette forme aiguë est généralement de un à deux septenaires; elle peut être plus courte et amener la mort en quelques jours. ARNAUD a décrit une forme de l'hépatite suppurée aiguë observée à Marseille où la maladie revêtit la physionomie de l'ictère grave alors que l'autopsie montra un foie criblé d'abcès.

La forme aiguë que nous venons de décrire peut se greffer sur une forme d'emblée chronique, sur un foie renfermant un abcès volumineux qui a été silencieux jusque-là et qui tout à coup se révèle par des phénomènes locaux et surtout généraux d'une gravité exceptionnelle, pouvant aboutir très rapidement à une terminaison fatale. Rien n'est plus instructif à cet égard que l'histoire du Dr MOREHEAD rapportée par MAC LEAN. MOREHEAD qui s'observait beaucoup, ignorait qu'il eût une maladie du foie avant les accidents aigus qui l'emportèrent alors qu'il y avait deux gros abcès développés chroniquement.

La forme subaiguë de l'hépatite est plus fréquente que la forme aiguë. Elle est caractérisée par une lenteur relative de la maladie et la moindre violence des symptômes. Pourtant l'examen du foie malgré la chute de la température, montre qu'il reste gros et douloureux et que les lésions locales continuent à progresser insidieusement.

La forme chronique l'est presque toujours d'emblée ; elle ne succède en général pas à celles que nous venons de décrire. Presque toujours elle frappe des sujets résidant depuis longtemps dans le pays, éprouvés par la dysenterie, fatigués par l'impaludisme, plus ou moins dyspeptiques avec des poussées congestives ayant rendu le foie gros et douloureux. Peu à peu ces malades deviennent fébriles, maigrissent, prennent une teinte subictérique, et alors l'examen du foie, la projection excentrique des côtes, l'élargissement des espaces intercostaux déterminés par son augmentation de volume, quelquefois la fluctuation s'il n'y a pas soudain évacuation par ailleurs, démontrent qu'on est en présence d'une grosse collection purulente du foie qu'on n'avait fait que soupçonner jusque-là. Il ressort de l'exposé que nous venons de faire des formes types de l'hépatite suppurative, que l'affection se manifeste par trois ordres de symptômes : des symptômes fonctionnels, physiques, généraux, qu'il nous faut maintenant serrer d'un peu plus près.

Signes fonctionnels. — *La douleur* est l'un des plus importants. Elle consiste en une douleur locale et des douleurs irradiées.

La douleur locale peut se dissocier en deux éléments : une sensation de poids, de tension sur laquelle insistent tous les malades, une douleur intense à laquelle ils donnent l'épithète de poignante, déchirante, térébrante, très intense, capable d'arracher des cris au patient, de troubler son sommeil et exaspérée par la simple pression, par le frôlement, à plus forte raison par la palpation du foie. C'est elle qui est en grande partie cause de la dypsnée, de la position prise par les malades, position en décubitus dorsal, avec flexion des cuisses et des jambes, position pelotonnée en chien de fusil de façon à éviter toute tension des muscles abdominaux.

Tandis que la pesanteur et la tension semblent plutôt répondre à la lésion même du parenchyme de la glande, la douleur exacerbante paraît plutôt tenir à celle de la superficie, de la capsule et du péritoine périhépatique.

La sensation de poids, de tension peut pour ainsi dire se montrer seule dans l'hépatite chronique ; encore est-il des ca où il n'y a aucune sensation douloureuse spontanée. Celle-ci n'est provoquée que par la pression sur les fausses côtes, sur les côtes. Lorsqu'une douleur fixe existe ainsi à la pression, à la palpation, elle doit nous guider non seulement pour l'existence, mais encore pour le siège du mal, surtout lorsque la localisation est nette et constante. D'après Mac Lean, la douleur localisée au-dessous des fausses côtes, serait symptomatique d'un abcès de la face concave, celle des espaces intercostaux, d'un abcès de la face convexe, de même que la douleur par pression lombaire.

Les douleurs irradiées sont connues dès la plus haute antiquité et déjà Galien et Celse avaient indiqué celle qui est la plus connue, la douleur de l'épaule droite, pouvant gagner jusqu'au bras et la main, quelquefois le cou et la région claviculaire. La douleur scapulaire se manifeste tantôt par accès, tantôt elle est continue avec des rémissions.

Bertrand et Fontan ont décrit une variété de douleur irradiée, la douleur en bretelle : elle s'étend alors sans interruption du foie à la région sus-claviculaire « semblant brider verticalement la face antérieure de l'hémithorax ; les malades la comparent alors à la sensation que procure une bretelle trop serrée ».

La douleur de l'épaule droite paraît surtout exister quand c'est la face convexe du foie qui est le siège des lésions ; elle n'est pas spéciale à l'abcès, mais se trouve aussi dans les cas de pleurésie sus-diaphragmatique, d'abcès sous-phréniques, de lésions hépatiques, autres que l'hépatite, telles que la lithiase, les tumeurs. Elle ne prend une réelle importance que lorsqu'elle coexiste avec d'autres symptômes indiquant une collection hépatique.

On admet actuellement qu'elle est produite par l'irritation des filets qui viennent de la 4° paire cervicale accompagner le nerf phrénique dans sa distribution au foie.

Des douleurs irradiées s'observent encore au sternum, aux lombes, surtout dans l'espace qui sépare le rebord des fausses côtes de la crête iliaque droite.

Dutroulau a insisté sur ce fait que la douleur de l'épaule était quelquefois très tenace et ne disparaissait que lorsque tous les autres signes n'existaient déjà plus depuis quelque temps.

La dyspnée dépend pour une grand part de la douleur locale ; mais elle tient encore au refoulement du poumon droit par le foie tuméfié, à la périhépatite sous-diaphragmatique. Elle relève en somme d'un certain nombre de facteurs qui peuvent prendre plus ou moins d'importance.

Tantôt c'est une simple gêne de la respiration, tantôt une véritable anhélation entrecoupant la parole, pouvant aller jusqu'à l'angoisse respiratoire, avec type respiratoire costal supérieur très prononcé.

La toux, autre symptôme respiratoire, est une petite toux sèche, quinteuse, qui peut en imposer dans certains cas pour une toux de tuberculeux. Elle peut devenir assez importante alors que tout est négatif du côté du thorax et que d'autres symptômes font penser à une hépatite.

Le hoquet comme la toux, peut relever de la simple irritation réflexe de filets hépatiques venant des nerfs respirateurs ; il est relativement rare dans l'abcès du foie et quand il est accentué il est ordinairement l'indice d'une péritonite ou d'une pleurésie intéressant les faces du diaphragme.

Les nausées et les vomissements bilieux existent habituellement dans la forme aiguë de l'hépatite, les vomissements seraient incoercibles dans celle du lobule de Spiegel ; en tout cas ils dénotent généralement de la périhépatite quand ils accompagnent les formes subaiguë et chronique.

Il y a de la *constipation* opiniâtre alternant avec de la diarrhée, quand l'hépatite est initiale ; lorsqu'elle est greffée sur une dysenterie, généralement le début de la maladie du foie s'accompagne de suppression des selles ; elles reparaissent ensuite avec leurs caractères spéciaux, suivant qu'il s'agit d'une dysenterie aiguë ou chronique.

L'ictère qu'on s'attendrait à rencontrer souvent est un symptôme peu fréquent ; il n'existerait guère d'après Rouis que dans 1/6 des cas et encore faut-il plutôt parler alors de la pâleur ictérique, d'une teinte jaune paille, sur laquelle a insisté Dutroulau. Il s'agirait beaucoup plus souvent d'ictère à pigments biliaires modifiés que de l'ictère vrai à pigments biliaires normaux. Cependant, d'après les recherches faites en particulier par BERTRAND et FONTAN on ne retrouve pas dans les urines l'urobiline ou pigment du foie malade d'HAYEM.

LES SIGNES PHYSIQUES de l'hépatite suppurée nous sont fournis par l'*inspection*, la *palpation*, la *percussion* et l'*auscultation*.

L'inspection permet de saisir le soulèvement de la région de l'hypochondre droit; une saillie circonscrite apparaît quelquefois sur cette voussure générale de tout l'hypochondre.

Plus rarement encore quand l'abcès doit s'ouvrir au dehors, on observe de la tuméfaction des téguments qui rougissent et prennent une teinte phlegmoneuse.

On constate aussi à l'inspection le redressement des côtes inférieures qui, normalement obliques, tendent à devenir horizontales ; en même temps les espaces intercostaux s'élargissent. Cet élargissement bien noté dans le traité de SACHS, intéresse surtout les espaces intercostaux des 7° et 8° côtes.

La palpation permet de reconnaître que le foie déborde les fausses côtes ; méthodiquement faite elle permet d'en sentir la consistance et de percevoir la fluctuation dans les cas d'abcès arrivés à la surface ; mais généralement c'est bien avant qu'il faut avoir posé son diagnostic et institué le traitement. Si l'on attendait que le pus devînt superficiel, on risquerait bien souvent la vie de ses malades. Lorsqu'il existe de l'œdème de la paroi c'est un indice de plus et il est la confirmation d'adhérences profondes entre elle et le foie.

La percussion méthodiquement pratiquée délimite la matité hépatique d'avec les sonorités thoracique et abdominale. Elle permet de se rendre compte si cette matité empiète sur le thorax ou sur l'abdomen, s'il s'agit d'un abcès supérieur ou d'un abcès inférieur, d'un abcès de la face antérieure. Dans le premier cas on a pu trouver la matité remontée jusqu'au 3° espace intercostal.

BERTRAND a étudié sous le nom de frottement périhépatique un signe que l'oreille perçoit ainsi que la main appliquée sur la paroi; il consiste en un bruit de crépitation fine, de froissement analogue à celui que provoque la marche sur la neige gelée. Déjà signalé par SACHS, LITTLE, le frottement périhépatique est attribué par BERTRAND et FONTAN à l'inflammation circonscrite et adhésive du péritoine et regardé comme un bon signe d'abcès avec périhépatite, propice par conséquent à l'incision.

Hassler et Boisson ayant constaté l'existence du frottement périhépatique, alors que la péritonite hépatique manquait totalement, l'ont attribué à l'œdème du foie ; leurs conclusions ont été infirmées par Boinet qui est revenu pour les cas qu'il a pu observer à l'interprétation de Bertrand. Il faut bien admettre comme c'est un fait de constatation, que le bruit de frottement peut être dû à des causes variables, irrégularités de la surface hépathique, adhérences molles ; en tout cas il faut, comme première condition de sa production, qu'il n'y ait pas une soudure complète avec la paroi, que paroi et foie restent mobiles l'un sur l'autre.

Hassler et Boisson ont encore insisté sur un autre signe physique qui aurait une certaine valeur, c'est l'existence à la percussion et à la palpation bimannuelle là où l'hypochondre est le plus voussuré, d'une sensation de rénitence, de ballottement profond comme celle que donnerait un ballon susdistendu par le gonflement. Toutefois, d'après Gilbert et Surmont, Cantu aurait observé le signe de Boisson et Hassler dans un cas de cancer.

En résumé les signes physiques mettent en relief la tuméfaction du foie, mais il faut savoir que cette tuméfaction est loin d'être toujours considérable et lorsqu'elle existe elle peut être attribuée à bien d'autres affections.

La *fluctuation* est pathognomonique lorsque des signes de l'hépatite l'ont précédée, mais combien tardive !

Les phénomènes généraux consistent dans des accès fébriles, de la fièvre subcontinue, et un état général variable suivant les formes.

Dans toutes les variétés de l'hépatite suppurée, la fièvre symptomatique de la formation et de la présence du pus se présente sous forme de paroxysmes vespéraux, rebelles au sulfate de quinine et accompagnés de sueurs tantôt chaudes, tantôt froides. Le début des hépatites est variable à cet égard ; pour l'aiguë la fièvre est intense, intermittente, subcontinue ou rémittente, monte jusqu'à 40°; au bout d'un septenaire en général elle cesse, et pour tout de bon, quand il y a résolution tandis que l'amélioration n'est qu'éphémère si la suppuration a lieu, auquel cas elle reprend intermittente ou rémittente.

Dans les formes chroniques, la fièvre n'existe souvent que lorsque l'abcès est formé. Il n'y a eu auparavant aucun mouvement fébrile appréciable.

Lorsque l'hépatite est aiguë, les phénomènes généraux peuvent présenter le tableau d'un état typhoïde adynamique, à manifestations graves, se terminant souvent et rapidement par la mort.

Lorsque l'hépatite est chronique, l'amaigrissement manque bien rarement et il n'est pas rare de voir se développer un véritable marasme, un état de cachexie progressive, qui, lorsqu'existe la petite toux sèche et quinteuse et avec cela un élément fébrile, peut faire songer à une tuberculose. Par contre il faut savoir que l'état général reste intact et l'on a vu parfois des individus porteurs d'énormes abcès du foie, avoir un air de santé qui ne pouvait faire songer à pareille lésion.

Jusqu'ici nous avons étudié l'hépatite type. Voyons maintenant les formes anormales, fruste, larvée et latente.

Hépatite fruste. — Ici ce sont tantôt les symptômes généraux, tantôt les symptômes locaux qui font défaut. L'inflammation hépatique n'est pas complètement silencieuse, comme dans l'hépatite latente, mais il manque des éléments, d'où des interprétations fausses. Lorsque les symptômes locaux existent seuls, on trouve une hypertrophie du foie plus ou moins notable, sensible à la pression, point douloureux scapulaire, dyspepsie : tout cela sans accès de fièvre, tout comme cela peut exister chez des sujets atteints d'un engorgement chronique du foie. — Lorsque l'autre tableau se produit on ne trouve rien ou presque rien du côté du foie : par contre, le malade a des accès de fièvre intermittente ou rémittente, avec sueurs, dépérissement progressif.

Hépatite larvée. — Pour cette forme, l'évolution est traversée par des manifestations morbides qui masquent la maladie principale et attirent l'attention d'un tout autre côté quand on n'est pas prévenu.

BERTRAND et FONTAN, dans leur exposé, citent plusieurs observations où l'abcès hépatique fut masqué, par les symptômes d'une péritonite, d'une dysenterie grave, d'une fièvre typhoïde. Le clinicien sera d'antant plus exposé à méconnaître la maladie, que les causes et le milieu ordinaires feront défaut.

Hépatite latente. — On pourrait encore l'appeler ambulatoire, d'après les auteurs ci-dessus, pour bien montrer que l'évolution se fait si sourdement et provoque si peu de réaction locale ou générale, que les malades continuent à vaquer à leurs occupations et ne se plaignent de rien, jusqu'au jour où une déhiscence de l'abcès dans une grande cavité viscérale ou séreuse produit un cataclysme.

HASPEL cite le cas d'un homme au teint fleuri, doué de la plus parfaite santé en apparence qui agonise subitement et meurt étouffé par un abcès énorme du foie rompu dans la poitrine. BARTHÉLEMY et BERNARDY citent le fait d'un trompette de dragons qui succombe le lendemain de son entrée à l'hôpital ; son foie n'était plus qu'une coque pleine de pus ; deux jours avant, il sonnait encore la charge et jamais il n'avait demandé à être visité. — On pourrait en citer bien d'autres cas, et rassemblant tous ceux qui ne rentrent pas dans l'hépatite type, en conclure que le plus souvent, surtout dans les pays chauds, l'abcès du foie revêt une marche insidieuse et se manifeste par des signes si peu accentués que le diagnostic présente de très grandes difficultés.

Terminaisons. — La résolution de l'hépatite peut avoir lieu ; elle est plus fréquente dans la forme aiguë, très rare dans la forme chronique qui suppure toujours ou à peu près, surtout lorsqu'il s'agit d'hépatites liées à la dysenterie. Lorsque la suppuration a lieu, celle-ci donne lieu à la mort rapide au milieu de phénomènes adynamiques, sinon se montrent les divers signes que nous avons passés en revue et où la mort, quand on n'intervient pas, peut encore être la conséquence de l'épuisement progressif, de la cachexie, d'une complication intercurrente comme la pneumonie.

L'abcès est constitué, peut-il guérir sans ouverture chirurgicale ou accidentelle ? L'existence de cicatrices étoilées, des abcès dits résiduaux de Paget est un sûr garant de la possibilité de la guérison spontanée des abcès du foie ; toutefois les abcès résiduaux constituent de vrais foyers latents qui peuvent redevenir virulents et être le point de départ de nouvelles suppurations hépatiques chez des individus ayant depuis quelque temps déjà quitté les pays tropicaux. C'est ce que Barthélemy a dénommé l'abcès tropical posthume. Lorsque l'abcès est abandonné à lui-même, il tend peu à peu vers la capsule de Glisson et il s'ouvre soit au dehors, à travers la paroi thoracique ou abdominale, ou encore dans une séreuse ou un viscère avec ou sans communication directe avec le dehors.

Les migrations des abcès du foie constituent une des parties les plus intéressantes de leur histoire, bien étudiée par Debergue qui avait déjà bien établi que toutes ces migrations du pus ne constituent pas toujours des évacuations complètes et efficaces mais bien temporaires et incomplètes, qui peuvent se renouveler et se reproduire en quelque sorte par accès.

Lorsque le pus, par l'accroissement lent de la collection aux dépens de la nécrobiose progressive des parties périphériques ou par un diverticule est arrivé au contact de la capsule fibreuse, celle-ci se laisse refouler là où elle existe, mais non décoller au loin comme les aponévroses des membres par exemple. Par contre, le péritoine qui lui est contigu s'enflamme très rapidement et il se produit des néomembranes, des adhérences avec les surfaces péritonéales opposées.

C'est à travers ces adhérences que le pus s'ouvre un chemin presque toujours ; lorsqu'il n'y a pas de péritoine au niveau de l'abcès le pus chemine sans qu'il y ait aucune adhérence, à travers l'ulcération qui se produit progressivement. Tel est le cas pour l'espace sous-diaphragmatique, là où le foie et le diaphragme sont en contact, pour la fosse biliaire où vésicule et foie sont contigus, sans interposition de péritoine, etc.

Lorsqu'il se produit des adhérences, elles peuvent n'être que temporaires : elles se rompent ou sont résorbées de telle sorte que l'épanchement se fait dans la séreuse ou que l'abcès se referme après évacuation incomplète.

Quelquefois les adhérences ne se forment pas ou se forment incomplètement et l'on assiste alors à une rupture dans la grande séreuse péritonéale avec péritonite généralisée ou enkystée.

On peut classer les migrations du pus en sus, sous-diaphragmatiques et cutanées.

Les migrations sus-diaphragmatiques se font vers le haut, vers le diaphragme et au-dessus de lui, dans le péritoine, le poumon et la plèvre. *Les migrations sous-diaphragmatiques* se font vers le bas, dans les voies biliaires, le tube digestif, les voies urinaires, le péritoine, la rate, le système vasculaire.

Les migrations cutanées comprennent les ouvertures d'abcès à la peau, à travers les parois thoracique et abdominale.

La fréquence de telle on telle migration a déjà été indiquée au chapitre de l'Anatomie pathologique.

En somme, les migrations sus-diaphragmatiques avec ouverture dans les bronches, sont plus fréquentes de beaucoup ; puis, viennent les migrations sous-diaphragmatiques avec ouverture dans le tube digestif. Rares sont les ouvertures spontanées à la peau, et si on les attendait, on risquerait fort de perdre un grand nombre de ses malades. Rares aussi sont les ouvertures multiples complexes, un abcès pouvant s'ouvrir en même temps dans les bronches, puis dans l'intestin.

Leblond a cité dans sa thèse un cas où l'abcès s'ouvrit successivement dans la plèvre, le poumon, le rein et le côlon. Ce qu'il y a de plus extraordinaire encore, c'est que le malade guérit.

Parmi les migrations sus-diaphragmatiques, la bronchique et la pleurale sont les plus fréquentes.

Lorsque l'inflammation précédant une collection purulente du lobe droit franchit le diaphragme, elle soude les feuillets pleuraux sus-diaphragmatiques, et envahit rapidement le poumon, après avoir produit de la pleurésie adhésive mais non séreuse ; lorsque le processus se passe au niveau de la plèvre costodiaphragmatique, là où elle s'enfonce et forme le sinus dégarni du poumon, il peut se produire de la pleurésie adhésive, mais plus fréquemment elle sera séreuse et même purulente localisée ou totale, suivant le rôle protecteur des adhérences qui auront pu se former.

Lorsque l'abcès s'ouvre dans le poumon droit, le pus peut rester cantonné dans le poumon, formant un véritable abcès enkysté communiquant avec l'abcès hépatique à travers un orifice plus ou moins élargi de telle sorte que l'aspect général de la lésion est celui d'une gourde à deux renflements. Presque toujours une grosse bronche s'ulcère ensuite et après quelques jours pendant lesquels le malade a craché des crachats comme pneumoniques, l'on observe dans une quinte de toux, une vomique plus ou moins considérable de pus qui présente tous les caractères du pus hépatique. C'est un mélange de sang et de pus chocolat ou lie de vin à odeur plus ou moins fétide. La vomique peut être telle que le malade suffoque et meurt. Le plus souvent il n'en est pas ainsi et lorsque la communication avec les bronches est petite il y a des quintes de toux fréquentes et répétées qui donnent lieu à l'évacuation de crachats purulents d'aspect variant du vert à la couleur lie de vin ou d'une bouillie noirâtre.

L'expectoration peut être teintée par de la bile qui indique alors immédiatement l'origine du pus et le malade peut même accuser quelquefois une amertume très notable des crachats.

Les signes stéthoscopiques qui traduisent ces lésions sont ceux d'une lésion cavitaire ou d'un ramollissement du poumon. L'évacuation du pus peut se faire soit d'une façon continue, soit par crises, et peut durer un temps plus ou moins long, quelquefois des mois, des années même lorsqu'une complication intercurrente ne vient pas enlever le malade.

Une hémorragie peut en effet venir se greffer sur la lésion pulmonaire : l'hémoptysie peut survenir quelques jours après la vomique ou même comme dans un cas de Thomas quatre mois et demi après l'ouverture de l'abcès dans les bronches: le patient y succomba. La migration bronchique peut aboutir à une guérison assez rapide, ce qui est rare, plutôt à un état chronique avec persistance de la fistule et hecticité qui se termine par la mort.

L'ouverture d'un abcès hépatique dans la plèvre est beaucoup plus insidieuse. Tantôt le poumon est touché en même temps, tantôt il est respecté. Si le poumon est touché, on relèvera des signes de condensation, d'induration, de pneumonie, augmentation des vibrations thoraciques, crachats rouillés, puis éclatent brusquement une douleur très aiguë et parfois une dyspnée très violente.

On constate tous les symptômes d'un pyothorax que confirmera une ponction exploratrice qui sera le meilleur moyen d'assurer le diagnostic. Si le pyothorax apparaît sans qu'il y ait eu auparavant de signes de pneumonie, on pourra penser à un pyothorax ou à une pleurésie sans lésion pulmonaire concomitante. Il est excessivement difficile de distinguer une pleurésie de voisinage d'une pleurésie par pénétration directe du pus dans la séreuse.

Le pyothorax est remplacé par un pyopneumothorax quand il y a en même temps communication avec l'arbre bronchique.

Le pronostic de la migration dans la plèvre est un des plus mauvais : presque toujours ces cas abandonnés à eux-mêmes se terminent par la mort, et cela très vite, surtout quand il existe un pyopneumothorax avec fistule bronchique.

Le péritoine a été envahi par le pus dans quelques cas d'abcès du lobe gauche du foie. Toujours fatal, cet accident n'est reconnu qu'à l'autopsie.

Parmi les migrations sous-diaphragmatiques, nous étudierons celles qui se font dans le tube digestif.

L'ouverture des abcès hépatiques dans le tube digestif est une des moins défavorables au point de vue de la terminaison, et après l'ouverture bronchique, la plus fréquente. Il paraît à peu près certain qu'elle est encore plus fréquente que ne l'indiquent les chiffres recueillis par les auteurs, parce qu'un certain nombre de faits échappent à l'observation ; le pus versé dans une portion élevée du tube digestif, peut être facilement méconnu surtout si l'accident est silencieux comme symptomatologie.

C'est dans l'estomac, le duodénum, l'intestin grêle et le gros intestin que l'abcès peut s'ouvrir. Comme symptômes précurseurs on a indiqué une certaine angoisse épigastrique, des hoquets. Le symptôme principal, c'est l'issue de pus en quantité considérable par l'anus ou le vomissement purulent, suivant que l'estomac ou l'intestin aura été le siège de la rupture. Dans un cas d'abcès ouvert, Kirmisson a signalé le passage des matières fécales dans les pièces de pansements.

C'est l'ouverture dans le gros intestin qui est la plus favorable, celle dans l'estomac est d'un pronostic plus sévère. L'issue dans le côlon peut être suivie, après des évacuations successives, d'une guérison complète.

Toutefois il faudra savoir que par suite d'infections secondaires parties du tube digestif, si l'orifice de communication ne permet pas une évacuation complète et facile, l'on pourra observer des signes de septicémie et une terminaison fatale à échéance plus ou moins rapide.

Nous serons brefs pour les autres modes de migrations et ruptures parce qu'ils constituent des exceptions.

L'ouverture d'un abcès hépatique dans les voies biliaires ne peut guère être diagnostiquée sur le vivant ; les exemples qu'on en a cités sont très rares et quelques-uns prêtent fortement au doute. Dans un cas de Bonnaud où la rupture se fit dans la vésicule, on constata le gonflement de celle-ci, puis sa disparition brusque coïncidant avec l'évacuation d'une notable quantité de pus par le tube digestif.

L'ouverture dans le péritoine est tantôt subite par une vraie perforation (traumatisme, chute) sans protection par des néomembranes et des adhérences ; tantôt la présence d'adhérences plus ou moins étendues permet la formation de la péritonite enkystée.

Haspel cite un cas où une péritonite généralisée suivit l'éruption du pus d'un abcès du foie dans le ventre. Cette éventualité est rare et c'est à peine si on peut en rassembler quelques cas. Cependant Bertrand a pu en observer deux très caractérisés rapidement terminés par la mort, comme cela arrive toujours. Toutefois Hulke a communiqué récemment un cas de péritonite généralisée par rupture d'abcès hépatique où la laparotomie suivie de lavage amena la guérison.

Les péritonites suppurées enkystées sont plus fréquentes. La région ombilicale semble être leur territoire de prédilection, et c'est là que les abcès pointent et sont ouverts. Mais il peut aussi se faire que l'abcès enkysté péritonéal s'ouvre au dehors loin de son point de départ, par l'intermédiaire d'une gaine musculaire comme celle du grand droit par exemple. Cette terminaison est généralement défavorable, car l'abcès se vide mal par un canal tortueux.

L'ouverture des abcès du foie dans le rein, le bassinet en particulier a été vue quelquefois. Un fait bien observé se trouve dans la thèse de LEBLOND et BERTRAND en a vu un pour sa part. On connaît ceux d'ANNESLEY, de CURRIE, de BÉRENGER-FÉRAUD. Ce qui est remarquable c'est que la guérison survient fréquemment lorsque le pus est franchement évacué par les urines. Les abcès du foie ayant simplement ulcéré le rein droit sans s'ouvrir dans le bassinet sont beaucoup plus fréquents. Exceptionnellement le rein gauche peut être atteint. Le pus ne trouve dans ces cas aucune issue, et le malade ne pourra guérir que par une évacuation chirurgicale.

Les gros vaisseaux voisins du foie sont très rarement envahis par la suppuration, ce sont d'ailleurs toujours des trouvailles d'autopsie. C'est surtout la veine cave inférieure, puis la veine porte et les veines sus-hépatiques, dans un cas l'artère duodénale (MAC DOWELL) qui ont été ainsi ouvertes. FLENNER rapporte deux observations d'abcès du foie communiquant avec la veine cave inférieure, avec thromboses de ce vaisseau et des veines sus-hépatiques. Un des malades opéré mourut le 4° jour d'hémorragie.

Nous avons gardé pour la fin les migrations des abcès vers la peau soit du thorax, soit de l'abdomen parce que c'est en somme l'effort fait par la nature pour amener, semble-t-il l'évacuation dans les meilleures conditions.

Cette issue est si rare que beaucoup d'auteurs n'en parlent pas et ce qui plus est, elle est presque toujours l'indice de lésions complexes et anciennes auxquelles est associé un état cachectique avancé, et cela parce qu'elle se fait tardivement, comme à regret. On la rencontre beaucoup moins fréquemment encore maintenant qu'on a institué le traitement chirurgical précoce des suppurations hépatiques diagnostiquées. Tantôt elle a lieu directement au niveau du foie, tantôt loin par suite de détours, de trajets indirects pris par le pus. BERTRAND cite un cas de la première catégorie où l'abcès superficiel renfermant un fragment de côte nécrosé fut considéré comme d'origine costale jusqu'à ce qu'une intervention eût montré la vraie nature de la maladie. Les ouvertures à distance sont le plus souvent lombaires, simulant un phlegmon périnéphrétique, un abcès par congestion vertébrale, etc. C'est presque toujours une opération qui affirmera un diagnostic presque impossible jusque-là.

L'abcès du foie peut produire l'occlusion du pylore comme le montrent deux faits indiqués par MACLEAN. Après une semaine d'hépatite, les vomissements s'installent continuels, incoercibles ; les accidents continuent, et le malade meurt ; mais ils peuvent cesser à la suite du rejet d'une grande quantité de pus indiquant une ouverture de l'abcès dans les voies digestives et se terminer par la guérison.

L'autopsie montre dans le cas mortel, le foie, la vésicule, le duodénum, le pancréas formant une masse impossible à séparer. Un stylet introduit par une petite ulcération du duodénum conduisait dans un abcès hépatique.

En résumé l'abcès hépatique abandonné à lui-même est une affection grave, amenant souvent la mort ; heureusement que, le diagnostic posé comme nous allons le montrer plus loin, la chirurgie est actuellement en mesure d'arriver à d'excellents résultats quand on y a recours à temps.

Diagnostic. — Le diagnostic des abcès du foie est en général difficile. Lorsqu'il s'agit de cas types, de sujets ayant séjourné dans les pays chauds, ayant eu la dysenterie, encore en puissance de la maladie, que les signes principaux existent, certes il est assez facile de reconnaître un abcès du foie ; cela est encore plus vrai, quand la maladie s'est développée dans les pays où l'on est habitué à trouver cette lésion et où tout individu dysentérique est sujet à caution et examiné avec le plus grand soin.

Il n'en est plus de même lorsque ces conditions n'existent pas. Non seulement il est difficile de poser un diagnostic grossier de lésion, mais quand il s'agit du siège, du nombre, du volume, toutes questions très importantes à résoudre, le clinicien se trouve en face d'obscurités que même la ponction exploratrice comme nous le verrons, ne parvient pas toujours à dissiper. Bertrand a bien exprimé cette difficulté quelquefois extrême à reconnaître l'abcès du foie en posant cet axiome « qu'il est cent fois plus difficile de trouver un abcès du foie que de l'ouvrir ».

Nous n'insisterons pas sur les signes qui doivent particulièrement attirer l'attention ; nous les avons suffisamment décrits, nous avons montré leur valeur. Qu'il nous suffise de rappeler la douleur avec ses diverses irradiations, douleur spontanée, mais surtout douleur à la palpation, localisée quelquefois avec une précision telle que le pus jaillit au premier coup de bistouri là où se trouve le point douloureux maximum.

Les signes physiques du côté de l'abdomen, du côté du thorax nous montrent une augmentation de volume du foie : ceux qui nous indiquent nettement la présence d'une collection liquide surtout lorsqu'ils seront associés à certaines conditions d'étiologie et d'état général, seront des plus importants.

Malgré tout, si l'on doute, l'on a à sa disposition la ponction exploratrice qui constitue le moyen de diagnostic de beaucoup le plus efficace et le plus précis et dont il faut user toutes les fois qu'il existe une présomption d'abcès du foie.

DE LA PONCTION EXPLORATRICE

La ponction exploratrice des abcès du foie doit être faite avec une aiguille ou un trois-quart, adaptés autant que possible à un appareil aspirateur (Dieulafoy, Potain) d'un calibre suffisant pour que du pus épais puisse être aspiré, d'une longueur suffisante pour qu'on puisse atteindre au moins une profondeur de 5 à 6 centimètres, si ce n'est plus. Les aiguilles et les trois-quarts de l'appareil POTAIN nous paraissent à ce titre mieux se prêter à cette manœuvre que ceux de l'aspirateur DIEULAFOY.

Il est bien évident que tout trois-quart, toute aiguille peut être utilisé quand on n'a pas à sa disposition l'appareil de choix, mais il faudra bien savoir que dans certaines conditions l'opération faite avec une aiguille courte et fine, si elle est négative ne signifie rien ; l'abcès ne sera pas dévoilé par elle.

La ponction devra toujours être faite avec toutes les précautions d'asepsie et d'antisepsie en usage et sur lesquelles nous n'avons pas à insister. On se guidera pour enfoncer le trois-quart ou l'aiguille sur la douleur localisée, sur l'élargissement d'un espace intercostal, sur le maximum de voussure. On enfoncera l'instrument brusquement : généralement l'on sera arrêté par la sensation que l'on est dans une cavité et l'écoulement du liquide viendra la confirmer. Il peut se faire que l'aiguille ou le trois-quart ne donnent rien ; il faut alors le retirer de quelques centimètres puis recommencer dans des directions différentes. Si rien ne vient encore l'on retirera l'instrument tout à fait et l'on fera une ponction nouvelle à quelque distance de la précédente. On peut ainsi recommencer trois à quatre fois et même plus pour peu qu'on ait affaire à une aiguille ou à un trois-quart de diamètre convenable et que le patient soit en état de supporter facilement les manœuvres. GIORDANO (*loc. cit.*) a fait dans un cas vingt ponctions sans trouver la collection purulente.

Lorsque du pus coule, il sera immédiatement recueilli par une pipette stérilisée pour être examiné, cultivé... et en tout cas le diagnostic sera établi d'une façon certaine rien que par l'aspect spécial du liquide presque toujours couleur chocolat ou lie de vin, blanc ou jaune ou grisâtre tenant en suspension des grumeaux rouge sombre, chocolat ou groseille plus ou moins consistants.

Le pus est épais, filant, visqueux et c'est ce qui nous

explique la nécessité de l'aspiration, si l'on ne veut pas employer un instrument trop gros qui pourrait être dangereux.

La ponction exploratrice quand elle est faite dans les conditions voulues, n'est pas dangereuse ; l'hémorragie n'est pas à craindre, l'inoculation du péritoine par du pus qui pourrait couler après le retrait de l'instrument n'est pas à redouter, surtout lorsqu'on a la précaution d'appuyer pendant quelque temps sur le point de la ponction, surtout lorsqu'il s'agit d'une ponction faite à travers la paroi abdominale ; l'on applique de la sorte celle-ci sur le foie et on empêche du même coup et l'écoulement de sang et l'écoulement de pus. D'ailleurs cette éventualité ne sera même pas à risquer, si comme on doit le faire tout est prêt pour pratiquer séance tenante l'incision large soit par le thorax, soit par l'abdomen, le trois-quart ou l'aiguille étant laissé en place pour servir de conducteur.

La ponction est d'une innocuité reconnue, comme l'attestent tous ceux qui y ont eu recours ; on ne saurait trop la recommander. Toutefois quand il s'agit de collections présumées au voisinage du hile, il faut être circonspect car la piqûre d'un gros vaisseau pourrait amener une hémorragie grave et de même l'on évitera de ponctionner, quand l'examen nous aura montré à l'endroit supposé de la collection, la présence d'une anse intestinale. Dans ces cas, la laparotomie exploratrice d'abord, permettant de ponctionner en un endroit bien déterminé et exempt de toute disposition dangereuse, devenant curative ensuite sera certainement préférable à une ponction faite à l'aveuglette.

Comme nous le verrons à propos du traitement, c'est ainsi que la ponction, après laparotomie, nous révélera souvent des abcès qui pourront alors être ouverts séance tenante, qu'il s'agisse d'ailleurs d'une incision abdominale ou d'une incision transpleurale après résection d'une côte.

En résumé la ponction est d'un grand secours ; elle est presque indispensable et elle ne devra jamais être omise, toutes les fois qu'on aura un doute sur l'existence de collections purulentes dans le foie. Il semble que dans certains cas elle ait agi comme un décongestif très énergique, alors qu'elle ne laisse aucune trace dans les cas où l'autopsie a suivi de près la manœuvre opératoire.

Mais il arrive que dans un certain nombre de faits, et ils sont nombreux, le clinicien est égaré ; l'affection hépatique simule une autre maladie et il nous faut montrer maintenant quelles sont les erreurs qui peuvent être commises.

Diagnostic différentiel. — Dans une première catégorie de cas, nous trouvons toutes celles qui relèvent du voisinage de la plèvre et du poumon : c'est une des plus fournies et nombreux sont les faits où l'on a pensé à une pleurésie diaphragmatique alors qu'il s'agissait d'un abcès postéro-supérieur du foie et inversement ; nous avons déjà cité les cas d'ACHARD, de HANOT, nous pourrions en trouver bien d'autres où l'erreur n'a été relevée que par l'autopsie ou la rupture de l'abcès dans les bronches.

AUGIER a rapporté à la Société anatomique (p. 640, 1875) l'observation d'un homme atteint depuis quelques semaines d'un point pleurétique à droite avec douleur violente, dyspnée, toux sèche et fièvre rémittente avec exacerbations vespérales ; à la percussion matité des deux tiers inférieurs du côté droit, absence de murmure vésiculaire, de vibrations thoraciques et de souffle. Peu à peu apparut une voussure thoracique avec élargissement des espaces intercostaux, œdème de la paroi et fluctuation. On fait un empyème mais le malade succombe. On s'aperçut, à l'autopsie, qu'on avait ouvert un énorme abcès du foie qui contenait encore trois autres poches pleines de pus.

WALTHER nous rapporte l'observation d'un malade qui fut examiné avec le plus grand soin par FERNET qui conclut à une pleurésie purulente enkystée, alors qu'il s'agissait d'un gros abcès du foie avec abcès sous-phrénique. Même lorsque la collection est ponctionnée ou ouverte, si le pus ne présente pas l'aspect spécial bien connu, il peut y avoir doute ; mais alors on peut être renseigné très exactement.

Avant même de donner issue à du pus, si l'on examine les mouvements que la respiration communique au trocart enfoncé dans la région, on verra souvent le talon de l'instrument se relever pendant l'inspiration ; ce mouvement est une preuve qu'il est dans un organe sous-jacent au diaphragme ; au contraire, si le trocart est dans la plèvre, les mouvements sont nuls. Si le pus coule, soit par le trocart, soit par une incision, le liquide s'écoulera avec plus de force pendant l'inspiration, comprimé pendant l'abaissement du diaphragme, tandis que l'ascension du muscle pendant l'expiration ralentira ou même suspendra tout à fait l'écoulement du liquide ; toutefois, si l'abcès était ouvert dans les bronches, il ne faudrait pas compter sur ces signes ; l'abcès quoique sous-diaphragmatique serait une dépendance des bronches et pendant l'inspiration le pus coulerait avec moins de force à l'extérieur.

L'erreur consistant à prendre une pleurésie droite enkystée et diaphragmatique pour un abcès du foie est surtout l'apanage de ceux qui observent souvent ces derniers dans les pays chauds ; on pense bien plus souvent à l'abcès qu'à la pleurésie et contrairement à ce qui s'observe dans nos pays, l'on pose le diagnostic d'abcès alors qu'il s'agit d'une collection pleurale.

Lorsqu'il y a coexistence d'un abcès du foie et d'un épanchement dans la plèvre, le problème est encore plus difficile à résoudre et ce n'est pour ainsi dire que par les ponctions amenant successivement l'une du pus franchement hépatique, l'autre du séropus ou du pus pleural que le diagnostic peut être établi. L'abcès sous-phrénique, par la prédominance des symptômes thoraciques auxquels il donne lieu, prête ordinairement à confusion avec une pleurésie enkystée ; il peut dans certains cas aussi être confondu avec un abcès du foie, comme le montre bien une observation de BONNAUD dans laquelle la collection sous-diaphragmatique s'ouvrit dans les bronches. Lorsque l'abcès se développe dans l'espace sous-phrénique proprement dit, les signes physiques et fonctionnels sont identiques à ceux d'un abcès de la face convexe du foie et il n'y a qu'une ponction exploratrice ou l'opération qui puisse montrer l'erreur. Lorsque l'abcès du foie est compliqué d'abcès sous-phrénique, il y a impossibilité de reconnaître cette disposition autrement que par une intervention comme dans le cas déjà cité de WALTHER.

La pneumonie, l'abcès d'un lobe inférieur du poumon droit ont été confondus avec l'abcès de la face convexe du foie et les exemples que nous en trouvons cités par BERTRAND montrent combien il eût été difficile de découvrir la vérité.

Pour en finir avec les erreurs par manifestation de symptômes thoraciques, il faut encore citer la tuberculose pulmonaire. Les phénomènes généraux, la fièvre, l'amaigrissement, la cachexie, l'expectoration purulente résultant de l'ouverture d'un foyer hépatique dans les bronches peuvent simuler cette dernière qui sera actuellement facilement démasquée par l'examen microscopique et bactériologique des crachats. Lorsque l'abcès du foie s'est développé à la face concave du foie ou que les manifestations symptomatiques sont plutôt abdominales il peut donner lieu à une série d'erreurs qu'il est bon de signaler et de connaître. Tout d'abord les phlegmons et abcès de la paroi abdominale, le phlegmon sus-ombilical, celui de la gaine du grand droit, peuvent en imposer pour un abcès du foie, surtout quand les conditions étiologiques ordinaires de cette affection entrent en ligne. A. BROCA a rapporté, à cet égard, un fait très instructif où il était difficile d'éviter l'erreur, les commémoratifs chez son malade révélant de la dysenterie, de la douleur hépatique et de la fièvre. P. SEGOND dans son article du *Traité de Chirurgie*, rapporte deux cas analogues. Nous avons nous-même fait une erreur inverse, pensant à un phlegmon de la paroi alors qu'il s'agissait d'un gros abcès du foie communiquant par un trajet en bouton de chemise avec l'abcès pariétal. L'incision en nous montrant le pus chocolat et la profondeur d'où il venait nous mit sur la voie du diagnostic. Lorsque l'abcès du foie se développe vers les lombes, du côté du rein, surgit toute une série d'erreurs qui consistent à le confondre soit avec un phlegmon périnéphrétique soit avec une lésion rénale inflammatoire ou kystique. WALTHER (*loc. cit.*) a rapporté à la Société de chirurgie un fait très complexe d'abcès du foie, où il était difficile de dire avant l'opération si c'était le foie ou les reins qui étaient malades : une incision lombaire exploratrice montra l'intégrité du rein et de son voisinage ; la laparotomie démontra la lésion du foie. GALLARD pensa par contre avoir affaire à un abcès du foie alors qu'il s'agissait d'une pyélonéphrite suppurée calculeuse. L'autopsie seule permit d'affirmer la nature exacte des lésions, tellement étaient intenses les adhérences entre le foie et le rein malade. Lorsqu'il existe des symptômes d'une affection des voies urinaires dans les commémoratifs, le diagnostic est évidemment plus facile.

BÉHIER dans un cas resté classique confondit un abcès du foie avec un cancer de l'estomac. Les maladies du pancréas, les anévrysmes des artères abdominales situées dans le voisinage du foie, peuvent prêter à des erreurs qui généralement ne seront relevées que par la nécropsie.

La péritonite suppurée enkystée mérite une mention spéciale en terminant ce rapide exposé, surtout lorsqu'elle occupe les abords immédiats du foie ou qu'elle en procède. Il faut se rappeler que le foie étant le seul organe qui puisse avoir un retentissement simultané sur la plèvre et le péritoine, lorsqu'il existe des symptômes thoraciques en même temps que les signes d'une péritonite on peut pour ainsi dire affirmer la lésion hépatique sous-jacente.

Les maladies du foie lui-même peuvent prêter matière à confusion quoiqu'en réalité le fait soit moins fréquent qu'on ne tendrait à le supposer.

En tête vient le kyste hydatique. Non suppuré, il ne présente aucun point de contact avec l'abcès et ce n'est que lorsque la suppuration se greffe sur lui, qu'il y a lieu d'en faire le diagnostic différentiel, qui d'ailleurs en pratique n'a pas grand intérêt, puisque la thérapeutique est la même. Bien rares sont les cas où l'erreur est possible, et lorsqu'il y aura doute le mode d'évolution de la tumeur hydatique et la ponction exploratrice le lèvera toujours. Quant aux cancers du foie, aux cirrhoses diverses, ils prêtent beaucoup moins à la confusion ; le seul point de contact est la tuméfaction du foie, tous les autres symptômes sont complètement différents. Ce qui n'empêche que Giordano vient de publier tout récemment un cas de myxosarcome du foie avec fièvre que l'on confondit avec un abcès. La laparotomie montra l'erreur de diagnostic.

Les cholécystites suppurées par leur siège spécial, par leur marche, les accidents de lithiase qui les accompagnent ou les précédent, se distinguent ordinairement sans difficulté et il nous paraît bien difficile de les confondre avec un abcès du foie proprement dit.

Lorsque celui-ci se développe insidieusement sans provoquer de manifestations locales appréciables, alors surtout que l'état général est atteint, on a pu songer à un état infectieux depuis le simple embarras gastrique jusqu'à la fièvre typhcïde, la granulie, la fièvre biliaire des pays chauds. Presque toujours le diagnostic se révèlera à un moment donné par des troubles hépatiques et les signes physiques qu'il faudra savoir rechercher surtout si l'on exerce dans un pays à hépatites suppurées.

Le diagnostic d'abcès du foie posé, la tâche du clinicien n'est pas terminée, il a encore à résoudre les questions de siège, de nombre, de volume. C'est là le diagnostic de précision auquel en général il n'est pas facile d'arriver : ce qui le montre, ce sont les erreurs commises par les médecins ou chirurgiens les plus expérimentés.

C'est surtout le diagnostic du nombre des abcès qu'il importerait de poser au point de vue du pronostic et surtout du traitement. Même la ponction exploratrice est infidèle, puisque nous voyons des médecins très experts en la matière passer à côté de foyers considérables qu'on découvre ensuite à l'autopsie ; même l'abdomen ouvert par une laparotomie, la ponction peut encore manquer son but et ne pas atteindre un abcès qui néanmoins existe. C'est assez dire combien l'on peut se tromper en se fiant à de simples présomptions. Toutefois l'on doit songer à la multiplicité des abcès chez les dysentériques, tandis que le grand abcès tropical est plus souvent unique. Les bosselures, les voussures du foie en des endroits éloignés les uns des autres feront pencher vers l'idée de collections multiples. Quand l'incision large pratiquée et la cavité

10.

bien drainée, on ne verra pas tomber la fièvre et s'amender les autres manifestations morbides, l'on sera en droit de conclure à la présence d'une ou de plusieurs autres poches, que quelquefois l'on pourra sentir à travers l'incision pratiquée, lorsqu'une mince couche de substance hépatique sera interposée entre elles.

Le diagnostic du volume se fait d'après le volume même du foie abcédé ; c'est généralement dans le lobe droit que siègent les abcès volumineux, qui par leur développement amènent peu à peu la voussure abdominale ou thoracique, l'élargissement des espaces intercostaux.

Au point de vue du siège, les abcès du foie sont superficiels ou centraux : ils se développent dans le lobe droit 80 fois sur 100 d'après Corre, plus rarement dans le lobe gauche, le lobule de Spiegel. Leur évolution se fait surtout vers la face convexe et le bord postérieur plutôt que vers la face concave et le bord antérieur.

Les abcès de la face postéro-supérieure se manifestent surtout par des symptômes thoraciques avec irradiation douloureuse dans l'épaule droite ; ceux de la face antéro-inférieure ont plutôt une symptomatologie abdominale. Les abcès du lobe gauche ont surtout un retentissement gastroduodénal, avec voussure épigastrique, douleur à ce niveau, hoquet et vomissements.

Malgré tout, la certitude ne sera jamais donnée, en tant qu'elle peut l'être, que par la ponction, qui confirmera les présomptions fondées sur les signes physiques et fonctionnels.

Il est bien certain que le diagnostic du siège devient beaucoup plus facile lorsque l'abcès volumineux aura produit à son niveau une voussure, un élargissement des espaces intercostaux, etc. Le frottement hépatique a pu dans quelques cas permettre de faire un diagnostic que la ponction ou l'opération sont venu confirmer ensuite.

Toutefois rappelons-nous qu'il existe des cas où le diagnostic n'est pas posé et ne se fait malheureusement qu'à l'autopsie tellement est muette dans certaines conditions la symptomatologie de l'abcès hépatique. Tout récemment encore Loison publiait dans un mémoire à la Société de Chirurgie (mars 1898, WALTHER, rapporteur) 5 cas d'abcès du foie en voie d'évolution, méconnus pendant la vie et découverts par la nécropsie.

Pronostic. — Le pronostic des abcès du foie est grave, il est fatal presque certainement quand il s'agit d'abcès pyohémiques, d'hépatites à foyers suppurés multiples, comme celles de la pyohémie proprement dite, quelle que soit la maladie initiale qui l'ait provoquée (fièvre typhoïde, appendicite, plaies infectées), comme encore celle de la dysenterie. Lorsqu'il s'agit d'une hépatite à gros foyers ordinairement uniques, au plus doubles ou triples, le pronostic est moins mauvais ; il dépend de la précocité, de la largeur de l'intervention qui quelquefois devra être répétée jusqu'à ce que toutes les poches soient largement ouvertes et drainées. Parmi les abcès du foie, ceux à migration pariétale, soit thoracique, soit abdominale, sont plus facilement accessibles et par cela même d'un meilleur pronostic que ceux qui tendent à évoluer vers le thorax ou l'abdomen. Impossible d'indiquer toutes les éventualités pathologiques qui impriment à la maladie un cachet de gravité plus ou moins grand ; nous les avons suffisamment passé en revue pour ne plus y insister.

Lorsque l'abcès s'est ouvert spontanément c'est le tube digestif qui paraît présenter les conditions les meilleures pour la guérison, tandis que l'ouverture dans les bronches ou même à la paroi (quand elle n'est pas directe) n'est souvent que le prélude d'accidents graves qui emporteront le malade, si l'intervention chirurgicale bien conduite n'y met bon ordre.

La question de terrain est d'une importance considérable. Si la résistance est encore bonne, que le patient ne soit pas débilité par la dysenterie ou le paludisme, le pronostic est relativement favorable, et très mauvais si les conditions inverses existent. L. BERTRAND a publié (*Rev. Chirurgie*, août 1890), une statistique intégrale portant sur une dizaine d'années.

La mortalité des abcès du foie s'élève à 50 p. 100, chiffre qui indique bien le pronostic redoutable de cette affection

quand les malades ne sont pas opérés à temps, que l'on a
affaire à des formes dysentériques avec complications, chiffre
qui heureusement ne sera plus l'expression de la réalité,
lorsque l'incision précoce et large interviendra dans tous les
cas où elle devra être pratiquée.

Traitement. — Nous ne nous arrêterons pas longtemps à
l'histoire du traitement des collections purulentes du foie, si
bien étudiée et exposée par les divers auteurs et en particulier
dans le traité si complet et si nourri de BERTRAND et FONTAN.
Elle nous montre tous les tâtonnements, toutes les hésitations
de la chirurgie jusqu'au jour où STROMEYER LITTLE, de Schanghaï,
fit l'ouverture franche, rapide et large des abcès du foie, et
institua ainsi la méthode qui devait faire entrer leur thérapeutique dans une voie nouvelle et féconde.

Certes, il y avait eu, avant la publication par AYME des
succès obtenus par le chirurgien de Schanghaï, des efforts tentés
pour arriver à une meilleure thérapeutique que les ponctions
ou les ouvertures au caustique; certes, on est forcé de reconnaître que DUTROULAU, dès 1868, avait déjà conseillé la large
ouverture au bistouri; que MAC LEOD et HENDERSON, peut-être
avant STROMEYER LITTLE, avaient incisé avec succès des abcès du
foie : mais il n'est pas moins certain que c'est grâce à la vulga-
risation du procédé employé par STROMEYER LITTLE, à la communication de ROCHARD à l'Académie de médecine, que cette
manière de faire a été mise en relief. A dater de ce jour, les
chirurgiens plus confiants, ayant d'ailleurs à leur service par
la grande découverte de LISTER, les ressources de l'antisepsie, n'ont pas craint de l'imiter, de la modifier en bien et
d'arriver en somme à des résultats excellents, alors qu'auparavant, la mort était la terminaison habituelle de cette redoutable affection, qu'on l'abandonnât à elle-même ou qu'on la
traitât par les moyens chirurgicaux connus.

Du moment que la symptomatologie, les anamnestiques
nous font penser à la présence d'une ou de plusieurs collections suppurées dans le foie, il n'y a pas à hésiter, il faut
évacuer le pus, obéissant ici plus que jamais à l'ancien adage :

ubi pus, ibi evacua. Il faut évacuer l'abcès le plus rapidement possible, et cela sans attendre, comme on le faisait autrefois, les signes patents de la suppuration, voussure, œdème de la paroi, etc. Dès qu'un abcès du foie est soupçonné, il faut aller à sa recherche et l'ouvrir.

Nous avons vu le rôle de la ponction au point de vue du diagnostic de la suppuration et en même temps de son siège. La ponction a pu, à elle seule, guérir un certain nombre d'abcès ; le cas de MOUTARD-MARTIN est classique ; nous en connaissons d'autres, où l'abcès évacué, on a fait par le trois-quart des lavages de la poche avec des liquides variés et obtenu la guérison. Est-ce une raison pour en rester à cette manœuvre et la conseiller ? Nullement.

Nous sommes d'avis qu'avancés comme nous le sommes actuellement, ce serait là une conduite chirurgicale désastreuse ; elle doit être bannie ou tout au plus réservée à des cas exceptionnels. Nous ne nous y arrêterons pas plus longtemps, non plus qu'aux méthodes qui amènent l'ouverture des abcès par les caustiques, à celles qui cherchent d'abord à créer des adhérences pour prévenir, lors de l'ouverture, l'effusion du pus dans le péritoine.

Tout cela est suranné et nous ne nous occuperons que des méthodes vraiment chirurgicales qui ont pour but, après l'incision de la ou des cavités suppurées, leur facile drainage et leur guérison.

Nous diviserons, au point de vue des indications et du traitement, les abcès du foie en deux catégories : ceux qui constituent des tumeurs liquides accessibles par l'abdomen, dont le développement est plutôt abdominal ; ceux dont le développement est plutôt thoracique par le fait de leur ascension vers la voûte diaphragmatique.

Avant de décrire les opérations dirigées contre les deux variétés, finissons-en avec la ponction que nous avons déjà étudiée au point de vue du diagnostic, que nous avons jugée comme ressource en fait de traitement, et dont nous voudrions parler maintenant en tant que manœuvre opératoire proprement dite.

La ponction peut être pratiquée exclusivement comme moyen de diagnostic; nous l'avons déjà étudiée à ce point de vue.

Du moment que le trois-quart ou l'aiguille enfoncée dans le foie donne issue à du pus, le chirurgien doit avoir tout préparé pour se servir du trois-quart ou de l'aiguille comme guide et inciser séance tenante l'abcès du foie décélé. C'est là une manière de faire qui est de plus en plus recommandée par les chirurgiens les plus autorisés et qui nous paraît absolument rationnelle. Elle évite certainement des déconvenues pouvant résulter du fait que l'aiguille ou le trois-quart retiré, l'on ne retrouve plus, surtout lorsqu'il s'agit de collection un peu profondément située, le pus aussi rapidement et aussi facilement.

On ne se départira de cette conduite que lorsqu'il y aura une impossibilité, un danger de faire immédiatement suivre l'opération complète (insuffisance de l'instrumentation, pas d'aides). Ce sont là des circonstances absolument exceptionnelles.

On est allé jusqu'à préconiser une manière de faire encore plus précise si possible; elle consiste, une fois le ventre ouvert, le foie mis à découvert par n'importe qu'elle incision, à faire la ponction et à se guider alors sur elle pour faire l'ouverture de la collection. La laparotomie exploratrice, suivie de la ponction au point suspect, ne nous paraît pas devoir être admise en général; outre qu'une laparotomie, même aseptique, est toujours moins bénigne qu'une ponction bien faite avec un trois-quart de Potain, elle commande la plupart du temps l'anesthésie générale, alors que la ponction se fait sans aucune anesthésie, celle-ci n'étant pratiquée que si elle a été positive.

La laparotomie exploratrice, suivie de ponctions ne doit être réservée que pour certains cas de diagnostic très douteux où la ponction est restée négative, où l'on soupçonne la possibilité aussi bien d'une tumeur solide que d'un abcès, ou bien encore alors qu'il s'agit d'une péritonite enkystée conduisant ensuite sur l'abcès du foie.

Lorsqu'il existe une fistule par suite d'une ouverture spontanée de l'abcès à la paroi, ou comme reliquat d'une opération déjà faite, mais non guérie, la ponction est inutile; c'est sur le trajet fistuleux que se guidera le chirurgien pour arriver jusque sur le foyer purulent.

L'opération de Stromeyer Little a fait faire un pas décisif à la thérapeutique des abcès du foie ; elle consiste dans :

1° La recherche hâtive du pus, par les ponctions comme l'avait indiqué Murray ;

2° L'ouverture de l'abcès en un seul temps, suivant comme guide le trois-quart explorateur sans souci des hémorragies, des adhérences, ni de la pénétration du pus dans le ventre ;

3° Le drainage et les lavages antiseptiques.

L'originalité de la méthode consiste dans l'ouverture rapide sur conducteur de la poche découverte, traversant d'un seul coup toute l'épaisseur de la paroi, faisant là ce que l'on fait dans la trachéotomie en un seul temps par la méthode de Saint-Germain. C'est là une manœuvre contre laquelle s'élèvent actuellement presque tous les chirurgiens, à moins de conditions spéciales, de la superficialité du pus, d'adhérences certaines, de la certitude encore de n'avoir sous le bistouri aucun organe important à blesser. Elle n'a pas de raison d'être si ce n'est peut-être sa rapidité quand l'on ne peut pratiquer l'anesthésie générale qui nous paraît de mise toutes les fois qu'elle est possible. En tout cas, on aura toujours à sa disposition l'anesthésie locale à la cocaïne.

Nous nous élevons donc formellement contre le temps essentiel de l'opération de Stromeyer Little, n'en retenant que la recherche hâtive du pus, l'incision large en se servant du trois-quart comme guide, enfin le drainage et les lavages. Il pourra être, dans certaines circonstances, une manœuvre de nécessité, mais jamais une manœuvre de choix. La manœuvre de choix c'est, quel que soit le siège de l'abcès, l'incision chirurgicale, couche par couche ; elle variera, bien entendu, suivant le siège même.

S'agit-il d'un abcès de la face antéro-supérieure du foie faisant saillie sous les côtes et dans l'abdomen ? l'incision guidée par le trois-quart explorateur se fera tantôt sur la paroi abdominale antérieure tantôt sur la portion thoracique. S'agit-il d'un abcès de la face concave ? c'est par la paroi abdominale antérieure que l'on ponctionnera et incisera ? S'agit-il enfin d'un abcès postéro-supérieur remontant dans le thorax, c'est l'incision thoracique qui y donnera accès.

D'après le siège, les incisions seront tantôt abdominales, tantôt thoraciques

Les incisions abdominales seront verticales, de huit à dix centimètres de longueur, toutes les fois que cela sera possible (abcès du côté gauche, abcès du bord antérieur) situées dans la ligne blanche, le long du bord externe du droit antérieur de l'abdomen. Le plus souvent elles seront parallèles au rebord des fausses côtes, et l'on sera quelquefois obligé, pour arriver facilement à inciser ou drainer les grands abcès de la face externe, de réséquer, d'après Lannelongue, le bord inférieur de la cage thoracique, sans ouvrir le cul-de-sac pleural. L'opération de Lannelongue est excellente dans ces cas et ne saurait être trop recommandée.

Les incisions thoraciques seront tantôt latérales, tantôt postérieures, pouvant aller du 6⁰ espace au 12⁰ espace intercostal. Elles devront toujours être accompagnées de la résection d'une côte, de celle qui est située au-dessous de l'espace intercostal où la ponction préliminaire a été faite. La résection costale préconisée par Chauvel est de règle actuellement et il est impossible de ne pas reconnaître les avantages qu'elle offre au point de vue de la découverte large, de l'incision de l'abcès, et surtout de son drainage.

Lorsqu'on suit la voie thoracique, dite encore transpleurale, après l'incision de la peau qui doit avoir de 8 à 10 centimètres, on trouve au-dessous de la paroi la plèvre et en particulier le sinus costodiaphragmatique qu'il faut traverser ainsi que le diaphragme pour arriver sur le foie. L'incision transpleurale ou encore pleurodiaphragmatique, est une de celle que l'on est obligé d'employer le plus souvent, étant donné le siège de prédilection des abcès dans le lobe droit du foie.

Lorsqu'on arrive sur la plèvre, deux cas peuvent se présenter : ou bien elle est malade, le sinus costodiaphragmatique est comblé par des adhérences unissant les deux feuillets costal et phrénique, rarement il contient du liquide; ou bien elle est saine, les deux feuillets sont accolés dans la partie inférieure du sinus, déplissés au contraire à chaque inspiration dans la partie supérieure, vers le 7e espace intercostal; le plus souvent le diaphragme est refoulé par la saillie de l'abcès et le sinus est par cela même rendu plus profond et l'accolement plus intime sur une étendue plus grande.

Il s'agit de traverser la plèvre sans amener de pneumothorax et d'empêcher, quand on incisera l'abcès, le pus d'y pénétrer et de produire une pleurésie purulente. Lorsque des adhérences existent, rien de tout cela n'est à redouter. Lorsqu'elles n'existent pas, quelle conduite faut-il tenir? L'incision directe des deux feuillets pleuraux doit être précédée toutes les fois que cela est possible de la suture en surjet à la soie ou au catgut (le catgut vaut mieux) des deux feuillets sur l'étendue que l'on veut donner à l'incision de façon à prévenir toute entrée de l'air et surtout toute pénétration de liquide septique. Ce n'est que lorsque cette suture aura été pratiquée au-dessus et au-dessous, que l'on incisera la plèvre costale dite diaphragmatique adossée et qu'on pénétrera ensuite à travers le diaphragme jusque sur le foie (fig. 8). Le bistouri doit sectionner le diaphragme sur une longueur de 5 à 6 centimètres, ce qui donne de la sorte une large boutonnière entourée d'une bonne suture. L'opération ainsi décrite se fait sans aucune difficulté lorsque l'anesthésie est facile, qu'il n'y a ni toux ni vomissement. Il n'en est plus de même lorsqu'on est en proie à ces contre-temps qui la compliquent singulièrement et il vaut mieux attendre le calme que de continuer en risquant les accidents sur lesquels nous insisterons plus loin en ayant soin, si la plèvre est déjà ouverte, de faire tamponner par un aide.

Que l'on ait fait l'incision péritonéale ou transpleurale, nous voici sur le foie. Deux conditions peuvent se présenter. Il y a des adhérences, ou il n'y en a pas.

S'il y en a, il n'y a qu'à passer à travers, toujours le long du trois-quart conducteur; l'abcès est en général très superficiel on y arrivera facilement. Ces cas constitueraient évidemment s'il était possible de les diagnostiquer avec sûreté, le triomphe de la méthode de Little Stromeyer. Mais il est loin d'en être ainsi.

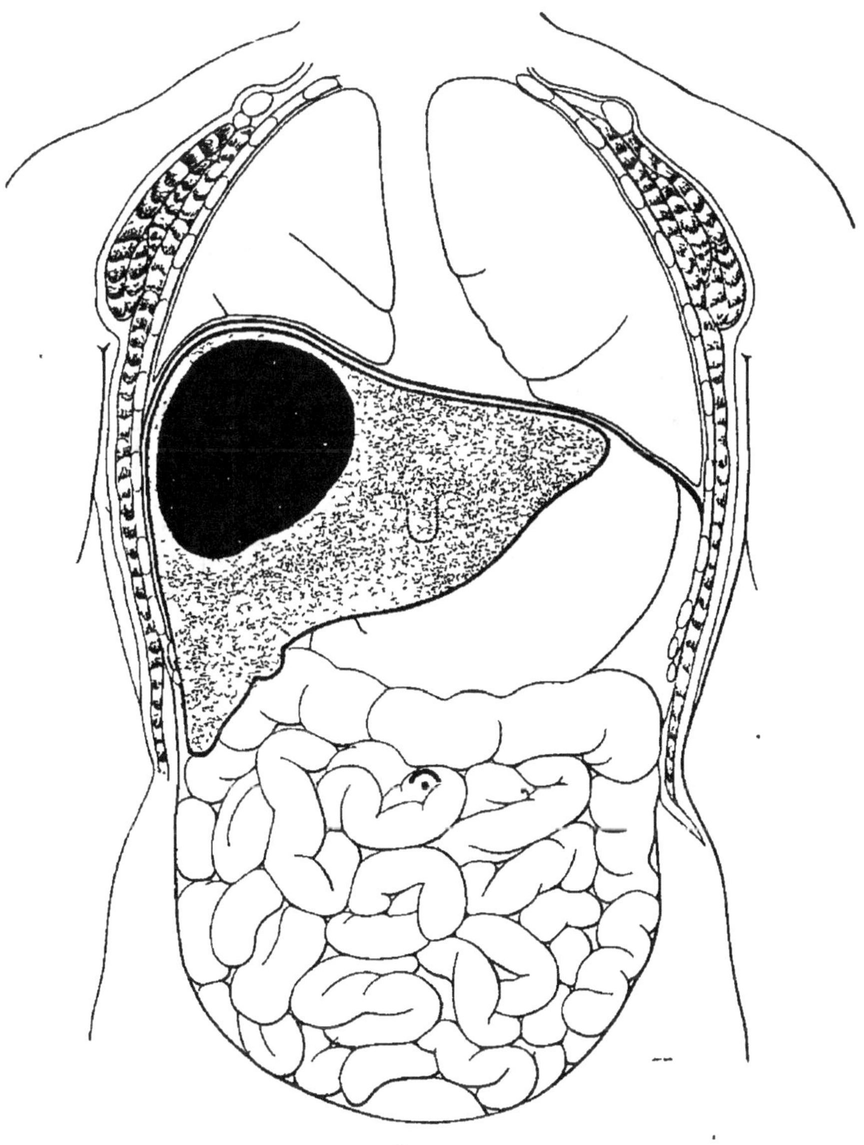

Fig. 7.
Abcès du foie postéro-supérieur.
Coupe transversale. (Schématique.)

S'il n'y a pas d'adhérences, on trouve la surface lisse du foie qui glisse sous le péritoine. Ayant fait largement écarter les

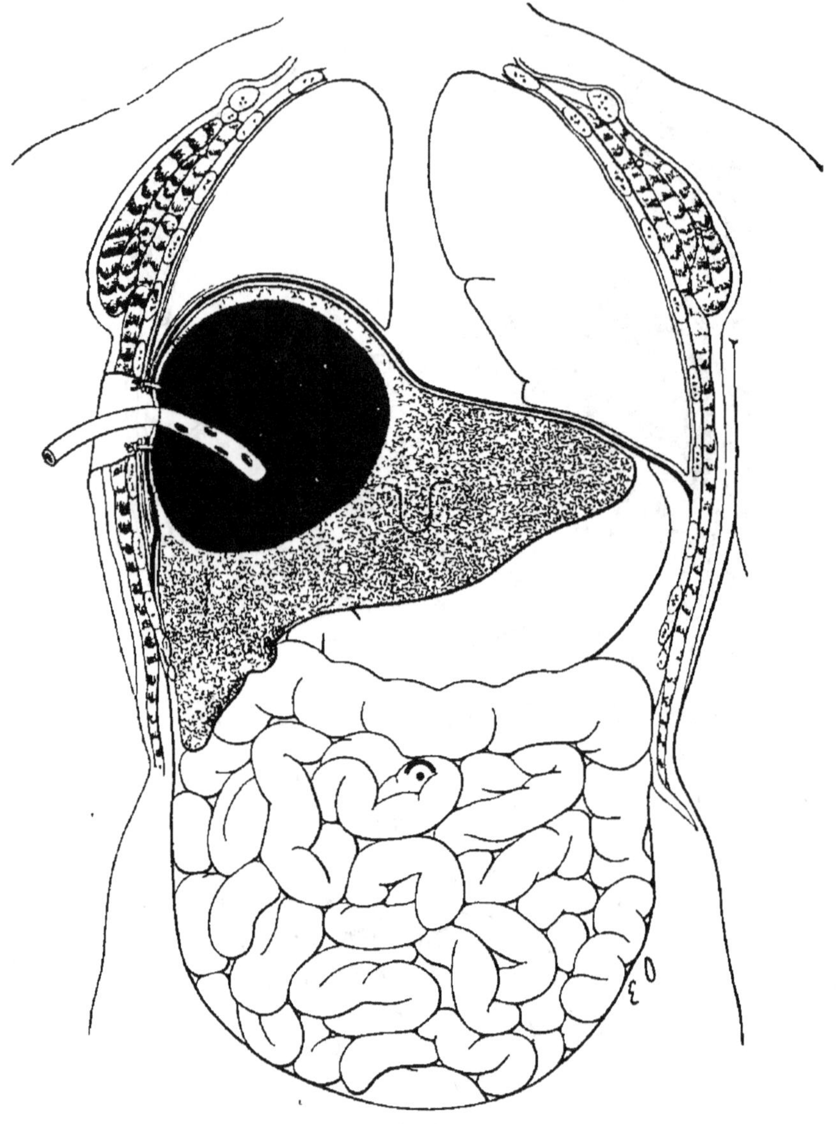

Fig. 8.
Abcès du foie postéro-supérieur.
Coupe transversale. (Schéma.) Voie transpleurale. Drainage.

tissus de la plaie pariétale de façon à bien mettre à découvert tout autour du point ponctionné la surface du foie où doit porter l'incision, l'on protègera par des compresses stérilisées enfoncées entre lui et la paroi contre l'issue de liquide septique dans la grande cavité péritonéale.

Si l'abcès est très superficiel, la poche fortement tendue, rien n'empêche de la vider tout d'abord aussi complètement que possible à l'aide du trois-quart aspirateur ; puis, fermant l'orifice avec une pince en cœur on fera la suture préventive pour ouvrir ensuite largement et drainer.

Sinon, plongeant le bistouri le long du conducteur, l'on ouvrira rapidement l'abcès d'où jaillira le pus ; le bistouri sera remplacé par l'index de la main gauche, qui se rendra compte de la forme, de la situation de la poche ouverte ; sur l'index laissé en place, et, jouant le rôle d'obturateur et de guide, l'on débridera dans le meilleur sens pour l'évacuation facile de la collection purulente. Celle-ci sera complétée puis un gros tampon (éponge ou compresse) fermera momentanément l'orifice, pendant que le chirurgien, après avoir enlevé les compresses protectrices souillées, attirera le foie et le suturera pour l'empêcher de fuir aux bords de l'incision suivant toute l'épaisseur ou une partie seulement de celle-ci.

Lorsqu'on a fait l'incision parallèle au rebord des fausses côtes, il suffit, d'après FONTAN, de suturer le foie à la lèvre inférieure de l'incision pour l'empêcher de se rétracter et permettre un bon drainage, d'autant que la suture à la lèvre supérieure serait relativement pénible par suite de la voussure thoracique.

Pour notre compte, nous préférons toujours faire une suture totale qui, malgré toutes les discussions, nous donnera une plus grande sécurité.

Il est une manière de faire qu'on peut employer, quand l'accès du foie est facile, que ce dernier est peu congestionné peu saignant, c'est la suture préventive ; avant l'ouverture, on suturera avec du catgut fin et de fines aiguilles le péritoine pariétal au foie en n'en prenant qu'une mince épaisseur. On s'arrêtera si les points saignent ou si le tissu friable ne résiste pas à la striction même légère des fils pour en revenir à l'incision sans suture préventive.

La suture préléminaire nous est un garant de la non-infection péritonéale, lorsqu'elle peut être faite rapidement et facilement. Cela n'empêchera pas de passer ensuite de distance en distance quelques fils (soie ou crin) pour fixer plus solidement le foie à la paroi.

Lorsque le foie est fixé, on insinue dans l'abcès deux gros drains accouplés en canons de fusil, maintenus par deux grandes épingles de sûreté ou suturés à la peau et on lave largement la poche avec une solution antiseptique faible jusqu'à ce que le liquide ressorte clair.

Telles sont en résumé les interventions pratiquées la plupart du temps avec des variantes suivant le tempérament chirurgical de chacun, suivant les conditions anatomiques spéciales au cas opéré.

Il nous faut maintenant parler d'un temps accessoire auquel FONTAN attache une grande valeur et qu'il regarde comme un des facteurs importants de la guérison rapide de ses opérés, en un mot du curettage des abcès du foie. « Si l'on se rappelle que les parois de l'abcès sont ordinairement revêtues de franges sphacélées, de détritus adhérents qui forment parfois des masses épaisses, on comprendra que ces parties puissent difficilement se détacher par de simples lavages et être entraînées à travers les drains. Pourquoi ne pas enlever cette boue du premier coup et entraîner par un curettage méthodique ces parties putrilagineuses adhérentes encore et dont l'élimination est nécessaire à la guérison? » De là est venue à FONTAN l'idée du curettage.

Celui-ci consiste une fois l'abcès largement ouvert et avant l'introduction des drains à prendre une curette utérine un peu forte, puis après avoir exploré le foyer abcédé avec le doigt pour se rendre bien compte de la structure de sa surface interne, de sa paroi, à enlever à la curette tous les détritus, toutes les parties mollasses et comme fongueuses qui y sont adhérentes.

La curette n'a pas à mordre profondément : il suffit d'un raclage bien superficiel pour enlever toute cette boue qui mettrait un temps assez long à s'éliminer ; de temps en temps la pulpe de l'index va reconnaître les endroits où il y a encore des tissus pulpeux et comme flottants dans la cavité pour les enlever. Ce n'est que lorsque la résistance du tissu sous-jacent devient assez forte et produit une sorte de cri analogue au cri utérin que la besogne est terminée.

Si l'examen par le doigt a permis de constater qu'il s'agit d'un abcès à parois lisses, résistantes, point n'est besoin du curettage. On combinera de temps en temps l'action de la curette avec le lavage ou encore le nettoyage de l'abcès à l'aide d'une éponge ou d'un tampon monté sur une longue pince.

Fontan attache une grande importance au curettage des abcès du foie ; dans sa communication à la Société de Chirurgie il cite les chiffres suivants éloquents au point de vue de la bonté de cette pratique. En 1895, le curettage après ouverture large lui avait donné 17 guérisons sur 21 opérés ; actuellement sur 52 cas curettés il n'a eu que 4 insuccès, soit une proportion de guérisons de 92 p. 100. On a beaucoup critiqué de côté et d'autre cette manière de faire de Fontan et de ses élèves; on a accusé le curettage de produire des hémorragies. Cela ne paraît pas être le cas, tous les vaisseaux sanguins et les canaux biliaires étant thrombosés dans le voisinage de l'abcès. Le grand avantage serait non seulement la guérison plus assurée, mais encore plus rapide ce qui n'est pas à dédaigner chez des sujets souvent épuisés lorsqu'on arrive à l'action chirurgicale.

Le Dr Farganel auquel nous avons demandé des renseignements précis sur la méthode de Fontan, est on ne peut plus affirmatif au point de vue de l'innocuité et de la bonté des résultats comme l'indique d'ailleurs le mémoire qu'il a publié (*loc. cit.*).

Des accidents de la large incision des abcès du foie. — Ils peuvent survenir pendant le cours de l'opération même ou se développer consécutivement. Les uns sont immédiats, les autres secondaires.

Les accidents immédiats sont l'hémorragie, le pneumothorax, les hernies et blessures viscérales.

L'hémorragie est un des accidents les plus graves, sinon les

plus fréquents. Nous ne parlerons pas de celle que peut fournir
la paroi traversée, elle est facile à arrêter, mais de celle à
laquelle donne lieu l'incision même du foie. Lorsque cette
incision ne traverse qu'une mince couche de tissu, elle n'est
pas à craindre : mais quand l'abcès est profond, qu'on est obligé
de traverser une couche épaisse de foie et surtout qu'on se
dirige vers le hile, elle peut devenir redoutable et même mortelle. Farganel (*loc. cit.*) a vu un cas de mort foudroyante produite par le débridement intempestif d'un abcès très profond
du foie ouvert insuffisamment et se vidant mal. Le chirurgien
voulant compléter son opération, eut le malheur de sectionner
un gros vaisseau et de perdre son opéré malgré un tamponnement immédiat. On sera donc très circonspect dès que la section deviendra profonde, on laissera de côté le bistouri pour
employer le doigt qui déchire, ou une pince longue à forcipressure qu'on ouvre peu à peu après avoir perforé le foyer.
Zancarol a conseillé d'ouvrir les abcès au couteau thermique ;
celui-ci porté au rouge sombre évite en effet l'hémorragie
venant de vaisseaux peu importants ; mais dès qu'il s'agit de
grosses veines il n'est plus hémostatique. Si malgré tout, l'hémorragie se produisait il ne faudrait pas hésiter à pratiquer
un tamponnement serré avec une gaze aseptique ou antiseptique ou bien, ayant à sa disposition une solution gélatineuse
stérilisée à 5 p. 100, on arrosera la surface de section, pour
tamponner ensuite. Le tampon nous paraît le meilleur moyen ;
si l'on a à sa disposition une canule à chemise ou une simple
sonde rigide et d'un gros calibre, l'on pourra faire le tamponnement autour d'elle et avoir en même temps un écoulement
du liquide de l'abcès. Le tamponnement sera laissé en place
quarante-huit heures.

La hernie de l'épiploon et de l'intestin ne survient guère que
dans les cas où le malade endormi est pris d'accès de toux, de
vomissements, où l'anesthésie est mal faite ou difficile. Tant
que l'abcès n'est pas ouvert, cet accident n'est que désagréable ;
il faut réduire le viscère hernié et tâcher de le maintenir par
une bonne compression à ce niveau ; mais lorsque l'abcès est
ouvert, il en est tout autrement : du pus peut souiller l'épi-

ploon ou l'anse intestinale et il peut en résulter une péritonite généralisée et mortelle. On ne réduira que lorsqu'on aura fait un nettoyage soigné du viscère hernié et l'on fera même mieux de réséquer l'épiploon prolabé que de le rentrer.

La blessure d'un viscère est une faute opératoire grave : elle peut survenir lorsque aveuglément on fait l'opération en un seul temps d'après STROMEYER LITTLE et même pendant une opération méthodique lors de complications anesthésiques; on y remédiera comme dans toute autre circonstance. Le pneumothorax peut se produire au moment d'une incision transpleurale quand on n'a pas pris soin de faire la suture préliminaire en couronne des feuillets pleuraux. Le pneumothorax pur n'est pas très grave, très rapidement l'air est résorbé. Pour se mettre en garde contre lui, il faut toutes les fois qu'on est dans la zone pleurale dangereuse, suivre la règle déjà indiquée.

Nous ne dirons qu'un mot de la perte du parallélisme entre l'incision du foie et celle des parties sus-jacentes. Impossible quand il y a des adhérences, elle ne devient possible que si l'on ne fixe pas le foie par des sutures soit préliminaires soit secondaires. Il suffit par conséquent de prendre cette précaution pour s'y opposer et de fait c'est la pratique de presque tous les chirurgiens. Pour répondre à l'objection qui lui a été faite de fixer le foie anormalement et d'occasionner ainsi des tiraillements douloureux, il suffit de faire la fixation à peu près à l'endroit où il doit se placer physiologiquement, une fois la poche vidée.

Les complications post-opératoires sont le pyothorax ou pyopneumothorax, la péritonite, la cholérragie.

Le pyothorax et le pyopneumothorax surviennent quand on infecte la plèvre. FONTAN avant de pratiquer méthodiquement la suture pleurodiaphragmatique a pu observer deux cas de pyopneumothorax mortels. C'est là une complication redoutable et à l'abri de laquelle peut mettre seule une suture préventive bien étanche. Rien ne devra donc être négligé pour y arriver. Une fois développée la maladie est quelquefois très rapidement mortelle et nécessitera en tous cas des interventions graves au cours desquelles l'opéré succombera souvent.

La péritonite est rare quand l'incision est faite méthodiquement. DEFONTAINE, après l'incision de LITTLE a noté 3 décès sur 5 cas dont 2 par péritonite généralisée. Il ne faut pas trop compter sur la stérilité des abcès du foie pour faire fi de cette redoutable complication qui peut survenir du fait de l'infection immédiate ou secondaire du péritoine par suite d'un effort de toux, de vomissement, qui désunit des adhérences encore récentes et molles et permet la contamination. C'est contre elle qu'est dirigée la suture préliminaire ou secondaire du foie à la paroi. C'est dans les cas où une hernie viscérale, intestinale en particulier se produit au cours de l'opération puis est réduite que cette complication survient facilement. L'observation de RAMONET en est un triste exemple.

Nous arrivons enfin à la cholérragie que BERTRAND a étudiée dans un mémoire publié dès 1890. La cholérragie est un accident assez rare de l'incision des abcès du foie. Elle ne survient pas immédiatement mais presque toujours huit à dix jours après l'opération. Quand il n'y a que peu de bile dans le pus, c'est un accident sans gravité; il n'en est plus de même quand l'écoulement est abondant; il contribue alors à l'épuisement du malade déjà touché par l'abcès hépatique. Ce sont aussi les conclusions de POTHERAT qui a surtout étudié la cholérragie dans les cas de kystes hydatiques.

Des indications spéciales peuvent résulter de ce qu'il y a plusieurs poches adjacentes ou non, de ce que l'abcès s'est déjà ouvert dans l'intestin ou les bronches. Il peut se faire que pendant l'opération qui a ouvert un abcès du foie, le chirurgien explorant sa cavité sente une autre poche fluctuante à côté de celle qui est incisée avec ou sans communication avec elle. WALTHER a eu affaire à un cas de cette nature : il put trouver par l'exploration un orifice profondément situé qui conduisit dans une poche qui laissa écouler encore 200 grammes de pus ; l'orifice fut largement dilaté avec le doigt (*loc. cit.*, p. 96). S'il n'y a pas d'orifice, on crèvera la paroi avec le doigt pour faire communiquer la cavité avec celle de l'abcès déjà ouvert. Malheureusement il est des abcès multiples ; ils constituent la série désastreuse au point de vue des résultats ; malgré l'incision d'un gros abcès, on voit la fièvre continuer ou reprendre, le dépérissement s'accentuer ; avec cela le foie reste gros et douloureux. On peut être certain qu'il y a quelque part une ou plusieurs autres poches qu'on recherchera par des ponctions, qu'on incisera ensuite ; malheureusement trop souvent la mort termine malgré tout ces formes d'hépatites à foyers multiples.

Lorsque l'abcès s'est ouvert dans l'intestin ou les bronches, quelle doit être notre conduite chirurgicale ? Y a-t-il lieu d'en attendre la guérison naturelle ? Les observations nous démontrent que l'ouverture dans le tube digestif est souvent favorable ; donc l'expectation doit être de règle ; le malade sera examiné, suivi : si la fièvre tombe, si le foie diminue la guérison arrive souvent après des évacuations successives. Dans les conditions inverses il faut intervenir, chercher l'abcès par la ponction et l'ouvrir largement. C'est presque toujours ce que l'on devra faire quand l'abcès sera ouvert dans les voies respiratoires. La guérison est rare alors et il vaut mieux intervenir rapidement plutôt que d'attendre et de laisser les forces s'en aller. Si le foie reste gros, si les douleurs persistent, si la fièvre persiste ou se rallume, c'est que l'évacuation est insuffisante et il n'y a pas à hésiter. L'ouverture de l'abcès dans la plèvre est une indication formelle d'opérer et l'on se conduira alors différemment suivant les indications individuelles : attaquant le foie, la plèvre successivement, mais en général cherchant plutôt à drainer par le foie qui est le point de départ de tous les accidents. L'observation I du mémoire de WALTHER (*loc. cit.*, p. 82) est un bel exemple de ce que peut obtenir la chirurgie dans des cas paraissant désespérés. Elle est intitulée : « Abcès du foie, ouverture dans les bronches et dans l'intestin. Septicémie. Ouverture transpleurale après résection de la dixième côte. Guérison. »

Lorsque les abcès sont ouverts spontanément au dehors, leur fistulisation dure des mois, quelquefois plus ; elle provient assez souvent de lésions survenues par propagation du côté des côtes quand le foyer est sous-costal. L'ostéite avec nécrose en est la conséquence et nécessite forcément pour sa guérison une intervention qui enlevant le sequestre ou l'os malade, permet une ouverture plus large de la cavité et souvent par cela même une guérison plus rapide. Nous ne ferons que rappeler en terminant l'opération décrite par Bichon (Thèse Montpellier, 1890) sous le nom d'hépatocolostomie et qui consiste à aboucher artificiellement les abcès de la face concave dans le côlon transverse.

En résumé chercher par la ponction les abcès du foie dès qu'on les soupçonne, les ouvrir largement et méthodiquement, fixer le foie à la paroi, les drainer, telle est la conduite qui dans les cas ordinaires donnera les meilleurs résultats. La guérison pour les abcès de volume moyen sera obtenue au bout d'un mois, six semaines; elle ne le sera que grâce à des pansements bien faits, à des lavages, en même temps qu'une observation de chaque jour rendra compte de l'état général du malade. Nous pouvons affirmer que de cette façon les statistiques s'amélioreront de plus en plus et qu'il n'y aura plus à compter, comme gravité, qu'avec les cas d'abcès multiples qui malheureusement, resteront le plus souvent au-dessus des ressources de la chirurgie.

BIBLIOGRAPHIE

Achard. Abcès du foie compliquant l'appendicite. *Bullet. Soc. Méd. des Hôpitaux*, 16 novembre 1894.

Achard. Abcès aréolaire du foie. *Bullet. Soc. Méd. des Hôpitaux*, 11 janvier 1895.

Achard. Abcès aréolaire dans le cancer du foie. *Médecine moderne*, 3 octobre, p. 1233, 1895.

Annesley. Rearches on Diseases of the India, 1825.

Annesley. Sketches of the most prevalent diseases of India, London, 1825-1829. Rearches into the causes, natur et treatment of the more prevalent diseases of India and of warm climates generally. London, 1828.

Arnaud. Congrès pour l'avancement des sciences. Marseille, 1891.

Arnaud. Sur une forme spéciale de l'hépatite suppurée. *Marseille médical*, 1er octobre 1895.

Ayme (Stromeyer Little). *Archives de médecine navale*, p. 522, 1880.

Bérenger-Féraud. Traité des maladies des Européens au Sénégal, Paris, 1876-1879.

— Des maladies des Européens aux Antilles. Paris, 1881.

— Traité de la dysenterie. Paris, 1883.

Bergès. Étude sur les abcès du foie consécutifs à la dysenterie des régions tempérées. Thèse Paris, 1876.

Berthelin. Complications hépatiques de l'appendicite. Thèse Paris, 1895.

Bertrand. Cholérragie. *Revue de Médecine*, mars 1890.

Bertrand et Fontan. Traité médico-chirurgical de l'hépatite suppurée des pays chauds. Grands abcès du foie. Paris, 1895.

Blanchard. Les parasites animaux. *Pathologie gén.* Bouchard, t. II, 1895.

Boinet. Grand abcès du foie dans la dysenterie nostras. *Revue générale de médecine*, janvier 1897.

Brossier. Abcès du foie expectorés. Thèse Paris, 1888.

Budd. On diseases of the liver. London, 1845.

Cambey. Maladies des pays chauds et spécialement de l'Algérie. Dysenterie et maladies du foie. Paris, 1847.

Campet. Traité pratique des maladies graves des pays chauds. Paris, 1802.

Castro (de). Abcès du foie des pays chauds et de leur traitement chirurgical. Paris, 1870.

Catteloup. Mémoire sur la coïncidence des abcès du foie avec la diarrhée et la dysenterie endémique dans la province d'Oran. *Recueils de chirurgie, de médecine et de pharmacie militaire*, 1re série, t. LVIII, 1845.

— Recherches sur la dysenterie du nord de l'Afrique. *Recueils de chirurgie, de médecine et de pharmacie militaire*, 2e série, t. VII, 1851.

Colin. Abcès du foie ouvert dans la veine cave. *Union médicale*, p. 217, 1873.

Cornil et Babès. Les bactéries. Paris, 1886.

Corre. Traité des maladies des pays chauds. Paris, 1887.

Cotta-Debray. De l'absence des microbes dans les abcès du foie. Thèse Paris, 1895.

Councilmann and Lafleur. Amœbic dysentery. T. John Hopkins Hosp. Reports, t. II, p. 395, 1891.

Cramer. Neuere Arbeiten über die Tropenruhr oder Amœben dysenterie. *Centralbl. f. Allg. Pathologie.* Bd VII, p. 138, 1896.

Ciechomski. Beiträge zur Casuistik traumatischer Leberabcesse. *Centlbl. für. Chir.*, p. 797, 1898.

Debergue. De la migration des abcès du foie. Thèse Montpellier, 1880.

Delioux. Traité de la dysenterie. Paris, 1863.

Dieulafoy. Cliniques médicales de l'Hôtel-Dieu, p. 167, 1899.

Dock. Observations on the Amœba coli, etc. *Centralblatt f. Bacteriologie*, Bd X, p. 22, 1891.

Dubaix. Hépatite suppurée de nos climats, Thèse Paris, 1876.

Dutroulau. Mémoire sur l'hépatite des pays chauds et les abcès du foie. *Mémoires de l'Académie de Médecine*, t. XX, p. 257, 1856.

Dutroulau. Traité des maladies des Européens dans les pays chauds. Paris, 1868.

Eichberg. Hepatic abscess, report of a case with remarks upon the Amœba coli. *Med. News*, t. LIX, p. 201, 1891.

Endwards and Watermann, Hepatic abscess Amœba coli. *Pacific Med. Journ.*, 1892.

Faure (J.-L.). Traité de chirurgie clinique et opératoire. (Le Dentu et Delbet), t. VIII, p. 201, 1899.

Fajardo. Ueber Amöbische hepatitis und Enteritis in den Tropen. *Centralbl. für Bacteriologie*, Bd XIX, p. 753, 1896.

Farganel. Note sur le traitement des abcès du foie par la suture pleuro-diaphragmatique et le curettage de la poche d'après la méthode de Fontan. *Archives de Médecine et Pharmacie militaire*, 1899.

Fayrer. Tropical diseases. London, 1881.

Feltz. *Bulletin de la Société médicale des hôpitaux*, 11 avril 1895.

Flexner. American Journal of the med. sciences, mai 1897. *Ref. in Centralblatt für Chirurgie*, p. 1301, 1897.

Frankel et Korte. Berliner Klinische Wochenschrift, 2 nov. 1891.

Fontan. Au sujet des abcès du foie. *Bulletin de la Société de chirurgie*, 23 février, p. 157, 1898.

— Curettage d'un abcès du foie. *Bulletin de la Société de chirurgie*, p. 569, 1892.

— Migration thoracique des abcès du foie, leur traitement chirurgical. *Revue de gynécologie et de chirurgie abdominale*, p. 275, 1900.

Gallard. Clinique médicale de la Pitié, p. 245, 1877.

Gestin. Abcès du foie. *Archives générales de médecine*, t. XII, p. 5, 1858.

Giordano. *Centlbl. für Chir.*, p. 786, n° 28, 1899.

Gremillon. Etiologie, diagnostic et traitement des grands abcès du foie. Thèse Paris, 1889.

Hanot. Stérilité des abcès du foie. *Bulletin de la Société médicale des hôpitaux*, 1er décembre 1893.

— Vaste abcès aréolaire du foie pris pour une pleurésie purulente, *Bull. de la Soc. médic. des hôpitaux*, 27 décembre 1894.

Hanot et Gilbert. Etude sur les maladies du foie. p. 171, 1888.

Harley. A treatise of diseases of the liver. London, 1882. Trad. Rodet, Paris, 1893.

Haspel. Traitement des abcès du foie. *Gaz. Méd.* Paris, p. 894, 1846. Recherches sur le ramollissement du foie. *Idem*, p. 431, 1847.

— Maladies de l'Algérie, Paris, 1850.

HASSLER et BOISSON. Étude sur les abcès dysentériques du foie. *Revue de Médecine*, p. 785, 1896.

HAROLD. Case of dysentery with amœba coli in the stools. *British Med. Journal*, p. 429, 1892.

HULKE. *Semaine médicale*, p. 483, 1892.

JOHNSTON. Symptoms and treatment of hepatic abscess. R. in *Centralblatt für Chirurgie.*, p. 415, 1898.

JORAND. *Bulletin de la Société Anatomique*, p. 300, 1894.

KARTULIS. Uber Riesen Amœben bei chronischer Darmentzündung, der OEgypter. *Virchows Archiv.*, Bd XCIX, 1885.

— Zur Aetiologie der Dysenterie in OEgypten, Bd CV, 1886.

— Ueber weitere Verbreitungs Bezircke der Dysenterie amöbens. *Centlbl. für Bacteriologie*, Bd VIII, 1890.

— Einige über die Pathogenese der Dysenterieamöben. *Ibid.*, Bd IX, 1891.

— Dysenterie (RUHR) Nothnagels specielle Pathologie und Therapie. Wien, 1896.

KARTULIS. Zur Ætiologie der Leber abscesse. *Centlbl. für Bacteriologie*, Bd II, 1887.

— Uber Tropische Leberabcesse und ihre Verhältnisse zur Dysenterie. *Virchow. Archiv.*, Bd CXVIII, 1889.

KELSCH et KIENER. Traité des maladies des pays chauds. Paris, 1889.

KIRMISSON et de GENNES. *Archiv. gén. de médecine*, septembre, p. 288, 1886.

KRUSE und PASQUALE. *Deutsche med. W.*, 1893, p. 15. *D. Zeitschrifft f. Hygiene*, Bd XVI, p 4. 1894.

LANNOY et LYONNET. Pyléphlébite et abcès du foie consécutifs à la f. typh. *Congrès de Médecine*. Bordeaux, 1895.

LARREY. Clinique chirurgicale. Paris, t. II de l'Hépatite. 1829.

LAVERAN. Stérilité des abcès du foie. *Bulletin de la Société médicale des hôpitaux*, 25 juillet 1890, 1er décembre 1893.

— Documents pour servir à l'histoire des maladies du nord de l'Afrique. *Ibid.*, t. LII, 1842.

— Traité des maladies et épidémies des armées. Paris, 1876.

LAVIGERIE. De l'hépatite et des abcès du foie. Th. Paris, 1866.

LEBLOND. Diagnostic des abcès du foie. Th. Paris, 1892.

LOISON. Des abcès du foie. *Bulletin de la Société de chirurgie*. Paris, Rapp. Walther. Mars 1898.

LONGUET. La stérilité du pus des abcès du foie. *Presse Médic.*, p. 99, 1895.

LÖSCH. Massenhafte Entwickkelung von Amöben im Dickdarm. *Virchow's Archiv*. B. LXV, 1875.

MAC LEAN. Diseases of tropical climates. London, 1886.

MACLEAN. *British med. Journal*, 1er avril, p. 169, 1885.

MATHIEU et SOUPAULT. Les amibes de l'intestin, leur valeur séméiologique et pathogénique. *Gaz. des Hôpit.*, 17 octobre 1896.

Morehead. Clinical rearches of dis. of India. London, 1861.

Murchinson. Diseases of the liver, London, Traduct. Cyr. Paris, 1878.

Nasse. Ueber einen Amöbenbefund bei Leber abscess und Dysenterie. *Deutsch. med. W.*, 1891.

Netter. Stérilité des abcès du foie. *Bulletin de la Soc. méd. des hôpitaux*, 25 juillet 1890.

Nielly. Nouveaux éléments de pathologie exotique. Paris, 1881.

Osler. Ueber die in Dysenterie und dysenterischen Leber abscesse Vorhandene Amöben. *Centlbl. für Bacteriologie.* Bd VII, 1890.

Payne. Two cases of suppuration of the liver consequent on irritation of the appendix Vermiformis. *Trans. of the Pathol. Soc.* London, XXXI, p. 231.

Perit (André). Stérilité des abcès du foie. *Bullet. Soc. méd. des hôpitaux*, 12 janvier 1894.

Petit (le fils). Des apostèmes du foie. *Mém. Acad. Roy. Chirurgie*, t. IV, 1774.

Peyrot et Roger. Sur un abcès dysentérique du foie ne contenant que des amibes. *Revue de Chirurgie*, p. 89, 1897.

Peyrot et Veillon. Stérilité des abcès du foie. *Bulletin de la Société de Chirurgie*, 7 janvier 1890.

Portal. Observations sur la nature et le traitement des maladies du foie. Paris, 1813.

Poteienko. Multiple Leber abscesse nach Infection mit Amöben. *Centlbl für Chir.*, p. 682, 1899.

Potherat. Th. Paris, 1889 et *Bulletin Soc. Chirurjie*, p. 57, 1898.

Ramirez. Traitement des abcès du foie. Paris, 1867.

Ramonet. *Archives de médecine et de pharmacie militaires.* 1837.

Rendu. Hépatite et abcès du foie. *Dict. Encyclopédique des Sciences médicales*, t. III, 4e série, p. 23, 1878.

Ricard. Abcès du foie à la suite d'un anthrax. *Bullet. Acad. de Médecine*, 16 octobre 1894.

Riegler. Leber abscess. *Wiener med. Wochenschrift*, n° 46, 1856.

River. *Recueil de médecine et de chirurjie militaires*, 1878.

Rochard (J.). Etude synthétique des maladies endémiques. *Archives générales de Médecine*, novembre 1871.

Roger. Abcès streptococciques du foie. *Presse médicale*, 22 janvier, p. 37, 1896.

Romberg. *Berliner kl. Wochenschrift*, p. 292, 1890.

Rouis. Recherches sur les suppurations du foie d'après les observations recueillies dans le nord de l'Afrique. Paris, 1860.

Rouly. Dissertation sur les depôts qui ont lieu au foie, consécutivement aux blessures. Paris, 1803.

Sachs. Ueber die Hepatitis der heissen Länder. Langenbeck. *Archiv. für klinisch. Chir.*, in *Archiv. of med. navale*, 1878.

Segond (P). Traité de chirurgie (Duplay et Reclus). t. VII, 2ᵉ édit., p. 990.

Scherberg. Die parasitischen Amöben des Menschlichen Darms. *Centlbl. für Bacleriologie*. Bd XIII, p. 598, 1893.

Surmont et Gilbert. Traité de médecine et de thérapeutique (Brouardel et Gilbert), t. V, p. 395.

Tuffier. Stérilité des abcès du foie. *Bulletin de la Soc. de chirurgie*, t. XVIII. p. 614, 1892.

Vaillard. Traité de médecine et de thérapeutique (Brouardel et Gilbert), p. 80, t. II, 1896.

Walther. *Bullet. de la Soc. Chirur.*, p. 81, 1898.

Wanach. Die operativen Methoden der Eröffnung des subdiaphragmalraums und ihre Indicationen. Annalen der Russ. Chirurgie. *Ref. Centlbl. für Chir.*, p. 387, 1898.

Zancarol. Pathogénie des abcès du foie. *Rev. Chirurgic.*, 671, 1893.

III

TUBERCULOSE DU FOIE

La tuberculose du foie, considérée jadis comme rare, est en réalité très fréquente, et si Rilliet et Barthez, ayant examiné le foie de 312 phtisiques, n'y avaient trouvé de tubercules que 71 fois, ce qui, même à l'époque, semblait excessif, Thaon constata huit fois sur dix l'existence de granulations microscopiques dans le foie des phtisiques, et Arnold, Brissaud et Toupet en trouvèrent dans tous les cas.

Ces lésions tuberculeuses se présentent dans le foie sous des aspects très variables, et l'on peut, au point de vue anatomique, distinguer, avec Gilbert, 4 formes :

1° Granulations microscopiques ;

2° Petites granulations

3° Grosses granulations et ulcérations caverneuses ;

4° Abcès.

Ce sont ces derniers seuls qui intéressent le chirurgien.

Ils se présentent d'ailleurs rarement à l'observation ; habituellement trouvailles d'autopsies, ils n'ont été l'objet d'une intervention que dans les cas de Lannelongue (Th. Canniot), qui a attiré sur eux l'attention.

Ils se présentent sous la forme de un ou plusieurs foyers de pus granuleux et verdâtre, creusés dans une masse d'hépatite caséeuse ou délimités nettement par une membrane fongueuse. Dans un des cas de Lannelongue, il s'agissait d'un abcès du lobe gauche, du volume d'une petite noix, logé en

plein tissu hépatique. Dans le deuxième, la face supérieure
du foie présentait à l'extérieur deux bosselures grisâtres,
molles ; à l'incision on trouva trois énormes abcès occupant
une grande partie du foie et ne laissant intacte qu'une
partie du lobe gauche. Dans le troisième enfin, le foie présentait en avant, au niveau de son bord antérieur, une cavité de

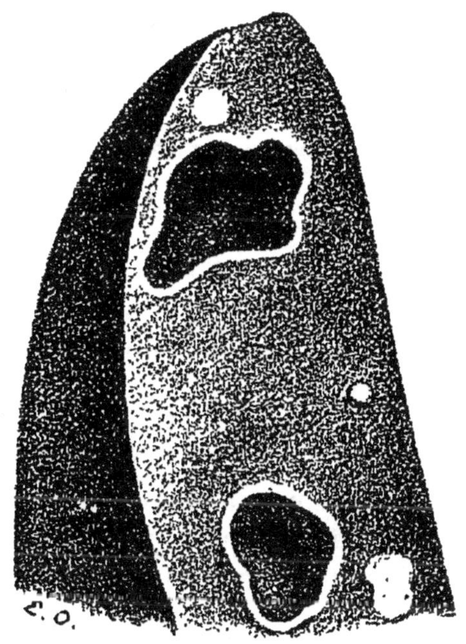

Fig. 9.

Section d'un foie atteint de tuberculose et présentant à côté de
petites masses tuberculeuses de larges excavations colorées par la
bile. (LANCEREAUX.)

deux centimètres environ, remplie de matière caséeuse
ramollie, et, en plus, sur sa face convexe, une infiltration caséeuse jaunâtre, étendue à la plus grande partie du lobe droit.
    Le foie peut présenter, aux alentours même de la lésion,
ou à distance dans son parenchyme, les autres formes anatomiques des lésions tuberculeuses signalées (fig. 9). Il est certain qu'en les cherchant, on y trouverait toujours des granulations tuberculeuses miliaires plus ou moins diffuses.

La glande hépatique est, dans son ensemble, « augmentée de volume et de poids, tantôt assez ferme, foncée en couleur, d'aspect congestif, tantôt et plus souvent molle, de teinte muscade ou jaunâtre, d'apparence graisseuse ; tantôt encore modifiée dans ses caractères microscopiques par l'hépatite nodulaire, la dégénérescence amyloïde, la cirrhose » (GILBERT).

On trouve le plus souvent de la périhépatite occupant d'habitude la face convexe du foie, produisant des adhérences entre cette face et la surface séreuse du diaphragme, et aboutissant fréquemment à la formation d'abcès tuberculeux sous-phréniques. Sur sept observations de LANNELONGUE relatées par CANNIOT, dans trois cas il y avait des abcès tuberculeux du foie.

Les ganglions du hile et les ganglions duodénaux peuvent être envahis. Dans une des observations de LANNELONGUE ils étaient gros, chacun comme une noix ; plusieurs d'entre eux étaient suppurés.

Dans les formes de tuberculose hépatique qui intéressent le chirurgien la lésion est toujours associée à d'autres manifestations de l'infection, le plus souvent pulmonaires et pleurales ; ce fait seul en diminue singulièrement pour nous l'intérêt.

Au point de vue de l'anatomie microscopique, dans le seul cas dont l'examen ait été fait, GILBERT a trouvé la paroi formée par des lames très pressées de tissu conjonctif, disposées parallèlement et séparées par des agglomérations de cellules rondes pourvues de noyaux vivement teintés. Les bacilles tuberculeux faisaient défaut dans la paroi.

Toutes les parties du foie peuvent être le siège du développement de tubercules ; on en trouve dans toutes les régions des lobules, dans le tissu conjonctif des espaces de tout calibre, ainsi que dans les tuniques des vaisseaux y contenus, dans la paroi des veines centrales et sus-hépatiques.

D'une façon générale, la tuberculose hépatique est primitive ou secondaire. GILBERT a rencontré la tuberculose primitive ; mais cette forme est très rare, et, le plus souvent, on doit considérer les lésions du foie comme consécutives à celles d'autres viscères : poumon, plèvre, intestin, etc.

Les lésions tuberculeuses du foie, peuvent s'observer à tous les âges, chez tous les phtisiques ; mais la forme qui nous occupe spécialement s'observe surtout chez les enfants. CANNIOT n'en a trouvé aucune observation chez l'adulte.

La tuberculose hépatique ne se traduit, dans ses périodes de début, et quelle qu'en soit la forme, que par des signes des moins caractérisés : chez un tuberculeux avéré, présentant le plus souvent des lésions avancées du poumon, surviennent des douleurs plus ou moins vives du côté du foie, et l'examen révèle une augmentation variable de volume de cet organe. La rate est également augmentée de volume.

Lorsque la tuberculose évolue vers la formation d'un abcès, ces signes s'accentuent, et les caractères physiques indiquent la formation de la périhépatite, habituellement liée aux abcès bacillaires du foie. En dehors de l'existence de celle-ci, l'affection ne se différencierait pas, suivant les cas, soit d'un kyste hydatique, soit d'un abcès banal, n'étaient l'évolution des lésions chez un tuberculeux, l'absence de séjour aux colonies, etc.

L'abcès sous-phrénique, qui est la forme la plus fréquente de la périhépatite tuberculeuse circonscrite, donne lieu à des signes un peu différents suivant son siège plus ou moins profond. Parfois il fait saillie sous le rebord costal dans l'hypocondre droit ou la région épigastrique, tantôt il soulève le bord inférieur du thorax, abaissant le foie, et sa matité se continuant avec celle de cet organe.

La marche de ces abcès, lente, aboutit à des terminaisons variables avec leur siège. Abandonnés à eux-mêmes, ils finissent par s'ouvrir à la paroi, ou bien sont évacués au dehors par une vomique. A la suite de cette évacuation, on a noté un amendement marqué des phénomènes généraux et locaux, mais seulement pour un temps limité, car bientôt, par suite d'infections secondaires surajoutées, et la cavité se vidant mal, on voit survenir les signes habituels des résorptions putrides et l'hecticité.

Il est inutile d'insister sur le pronostic de ces lésions. Un abcès tuberculeux du foie serait évidemment curable s'il s'agissait d'une lésion primitive, sans autre localisation importante de la diathèse. Il n'en était pas ainsi dans les cas que l'on a été amené jusqu'à présent à traiter.

Les règles qu'il faudrait poser au point de vue de la thérapeutique de cette affection ne présentent rien qui n'ait été dit dans le traitement des abcès en général. La nature spéciale de l'infection et la forme anatomique habituelle des lésions rendent nécessaire une large voie d'accès. Celle-ci sera choisie suivant le siège de l'abcès. Rappelons seulement que la fréquence de l'abcès sous-phrénique fera pratiquer le plus souvent une laparotomie parallèle au bord du thorax, à laquelle on sera amené, dans certains cas, à adjoindre, comme l'a fait LANNELONGUE, la resection du rebord thoracique. L'intérieur de la cavité, traité à la curette et au thermo-cautère, sera largement drainé.

Il est inutile d'insister sur l'importance du traitement général comme adjuvant de la thérapeutique chirurgicale de ces abcès tuberculeux.

BIBLIOGRAPHIE

BRISSAUD et TOUPET. Études sur la tuberculose du foie. *Journal de Verneuil*, Paris, 1re partie, p. 124. 1887.

CANNIOT (E.). De la résection du bord inférieur du thorax pour adorder la face convexe du foie. *Th. de doct.* Paris, n° 101, 1890-91.

FERRALL. Icterus ; tubercles in the liver ; ulceration and perforation of gall-bladder ; peritonitis ; ulceration of mucous membrane of stomach, nath hemorrage. Dublin, *Journ. Med. Sc.*, XXIII. 169, 1843.

GILBERT (A.). Note sur les abcès tuberculeux expérimentaux du foie. *Congr. p. l'élude de la tuberculose*, 1893. Paris, III, 434-437, 1894.

GILBERT (A.). Les tubercules hépatiques chez l'homme. *Presse méd.*-Paris, I, 165-167, 1898.

HACHE. Foie présentant des amas caséeux. *Union méd. du Nord-Est.* Reims, XVIII, 267-268. 1894.

HANOT (V.) et GILBERT (A.). Sur les formes de la tuberculose hépatique. *Arch. gén. de méd.* Paris, II, 513-521, 1889.

Jaccoud. Tuberculose du foie, in *Cliniques de la Pitié*. Paris, 1885.

Jasinsky. Abcess der Leber warscheinlich tuberculöser Ursprung operation Heilung. *Gaz. Lekarska*, Varsovie, 1897, n° 47, refer, in *Centlbl. für Chir.*, p. 398. 1898.

Lannelongue. Tuberculose hépatique et périhépatique; hépatotomie. *Congr. p. l'étude de la tuberculose*, 1889. Paris, I, 204-211, 1889.

Luc (H.). Cavernules tuberculeuses du foie chez un enfant de dix-huit mois, mort de tuberculose généralisée. *Progrès méd*. Paris, XI, 614, 1883.

Mackenzie. Tubercular disease of the liver with the formation of multiple abscesses. *Tr. Path. Soc.* London, XLI, 156-160. 1889-90.

Orth. Ueber localisirte Tuberculose der Leber. *Arch. f. path. anat.*, etc. Berlin, LXVI, 113-119. 1876.

Reverseau. Contribution à l'étude des pyopérihépatites tuberculeuses. Thèse de Doct. Paris, 1894.

Rilliet et Barthez. Tuberculose du foie, in *Traité des maladies de l'enfance*. Paris, 1891.

Sergent. Tubercules et cavernes biliaires. Th. de Doct. Paris, n° 164. 1895.

Wethered. Tubercular excavation of liver. *Tr. Path. Soc.* London, XL, 139, 1888-89.

IV

ACTINOMYCOSE DU FOIE

La localisation hépatique du champignon de l'actinomycose
est relativement rare : il ne saurait en être autrement, étant
donné le mode habituel d'infection de l'économie par ce parasite. Cette infection se fait en effet, le plus fréquemment, par
inoculation directe, le germe profitant d'une solution de continuité de la peau ou des muqueuses pour s'introduire dans
les tissus, et produire au niveau de son point de pénétration
et de proche en proche dans le voisinage des lésions locales.
Plus rarement transporté au loin par le torrent circulatoire,
il va se greffer à distance de son point de pénétration.

Quel qu'ait été le mécanisme de l'infection, qu'il s'agisse
d'une infection sur place ou d'une infection à distance par la
voie circulatoire, les lésions s'étendent de proche en proche,
et peuvent être le point de départ d'embolies, allant former
ailleurs de véritables métastases.

Comme celle de la plupart des viscères, l'infection du foie
par le champignon actinomycosique peut donc se faire de
diverses façons. Une éraillure de la peau ou des muqueuses,
une solution de continuité quelconque du tégument externe ou
interne, permet la pénétration du germe dans l'économie ; pour
des raisons qui nous échappent, il ne se greffe pas sur place,
et pénètre dans les vaisseaux, soit sanguins, soit lymphatiques ;
par les uns ou par les autres, il arrive au cœur droit, franchit
les réseaux vasculaires du poumon, revient au cœur gauche, et,

lancé dans la circulation générale, parvient enfin, si le hasard le favorise, dans le foie. C'est là, il faut en convenir, une migration un peu compliquée, et, dans ce long trajet, le germe a bien des chances d'être arrêté en route. Il est vraisemblable que le plus souvent, dans ces cas d'infection primitive du foie, les choses se passent plus simplement, la pénétration du germe se faisant au niveau de l'intestin, puis son transport s'effectuant par la veine porte, qui l'amène, de la façon la plus directe, dans la glande hépatique.

Les localisations secondaires de l'infection peuvent se faire pour le foie, comme pour tous les autres organes, par propagation par continuité, ou par métastase.

Dans le premier cas, une lésion pulmonaire (elles sont relativement fréquentes) a fusionné les plèvres, envahi le diaphragme, provoqué des adhérences entre le péritoine pariétal et hépatique, et finalement envahi le foie. Ou bien c'est une lésion intestinale, le plus souvent du gros intestin, qui s'est étendue de proche en proche, surtout dans le tissu cellulaire sous-péritonéal, et a abouti au foie.

Dans le second cas, la localisation hépatique survient chez un malade porteur d'une lésion éloignée, et sans que cette dernière présente aucune espèce de rapports de voisinage avec la première : c'est l'actinomycose hépatique secondaire par infection générale circulatoire,

Au point de vue pathogénique, il y a donc trois formes de l'actinomycose hépatique : l'actinomycose primitive, l'actinomycose secondaire par propagation continue, l'actinomycose secondaire par infection à distance du foyer primitif.

Quelques-uns des auteurs qui ont observé des cas d'actinomycose hépatique se sont efforcés d'en saisir la pathogénie et de définir par quel mode s'était faite l'infection dans un cas particulier ; aussi trouvons-nous des exemples des différentes formes, soit de localisation primitive, soit de différentes variétés de localisations secondaires. Mais il est bien des cas où le mode pathogénique reste douteux ; ainsi, dans les cas de lésions semblant primitives il peut se faire qu'il y ait eu, à un moment donné, une lésion locale, peu importante en elle-même, et qui ait néanmoins donné lieu à une infection secondaire, par propagation de proche en proche ou à distance. D'autre part, dans le cas de lésions viscérales multiples, il peut être difficile de savoir laquelle a été la première en date ; si l'on trouve une lésion du poumon ou de l'intestin se continuant avec celle du foie, il y a toutes les chances pour que le foyer hépatique soit secondaire, mais il n'est pas impossible que, dans certains cas, il soit primitif.

Aribaud a pu réunir 30 cas d'actinomycose hépatique et a cherché à les classer suivant le mode de l'infection. Dans 7 cas, d'après lui, il s'agissait de lésions primitives du foie, ou de foyers localisés à cet organe sans qu'il existât de lésions de même nature en d'autres points du corps, ou celle du foie paraissant, par son importance, la première en date. Dans 8 cas il s'agissait d'une lésion du foie due à l'extension de proche en proche d'une lésion d'un autre organe. L'organe primitivement atteint était le tube digestif, dans tous les cas sauf un où il s'agissait du rein ; il n'existe dans cette statistique aucune observation certaine de propagation d'une lésion pulmonaire. La portion du tube digestif atteinte était deux fois l'appendice, deux fois le côlon transverse, une fois le côlon ascendant et le duodénum, une fois le coude droit du côlon, une fois l'estomac.

Il est intéressant, étant données les propagations possibles au foie, de rechercher la fréquence des différentes localisations primitives de l'actinomycose abdominale. C'est ce qu'a fait Grill. Sur 64 cas où cet auteur a pu préciser la porte d'entrée, 6 fois les lésions siégeaient sur l'intestin grêle, 18 fois sur le cæcum et l'appendice, 25 fois sur le tissu cellulaire péricæcal, 8 fois sur le côlon, 7 fois sur le rectum. De cette statistique ressort la fréquence des localisations primitives de l'actinomycose sur le cæcum, l'appendice et le tissu cellulaire avoisinant. De ces points, l'infection peut très facilement se propager au foie par le tissu cellulaire rétro-cæcal et l'atmosphère celluleuse du rein, ou bien directement, par suite de l'extension des lésions du côlon ascendant et de l'angle droit de cet intestin.

Dans 11 cas de la statistique d'Aribaud, il semble qu'il se soit

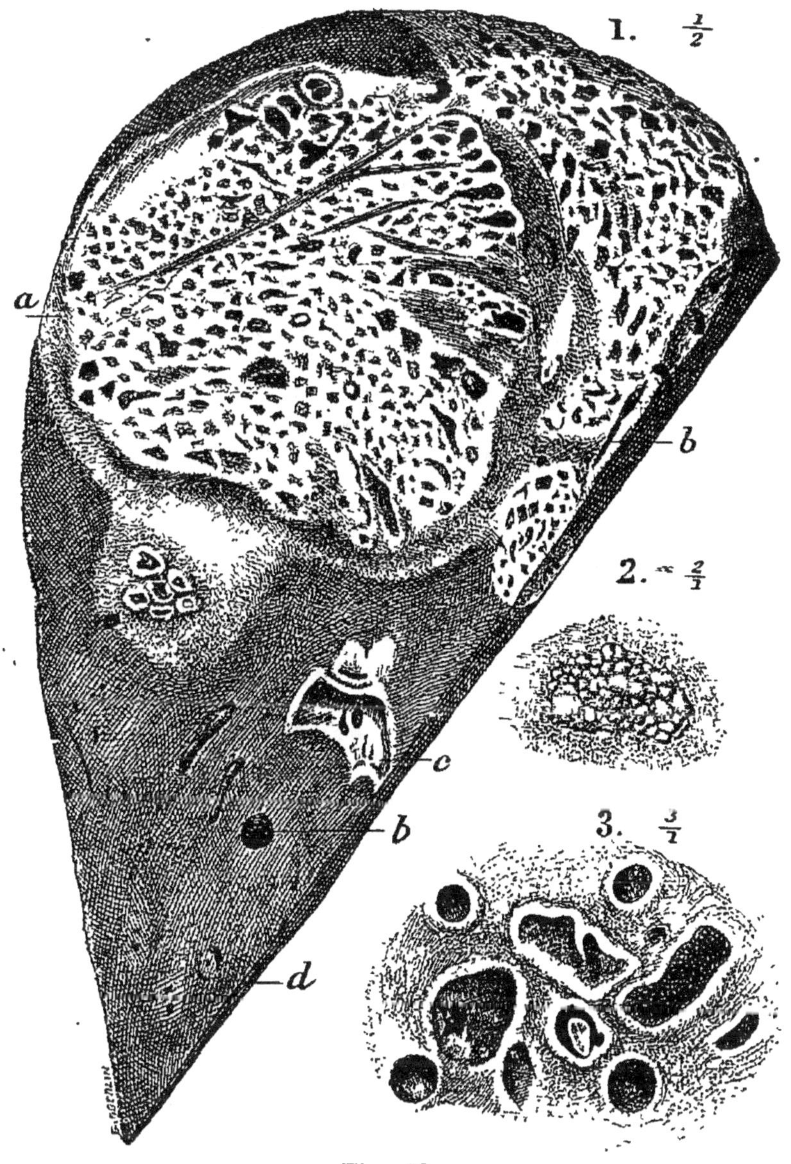

Fig. 10.

1, section d'un foie atteint d'actinomycose. — 2, amas de granules isolées.
3, cavités renfermant ses granules (Lancereaux).

agi d'une infection secondaire par la voie veineuse : il n'y

avait pas d'adhérences avec les organes voisins, par suite pas
de propagation par continuité ; on ne pouvait admettre la voie
lymphatique en l'absence d'engorgement ganglionnaire, ou la
voie artérielle, qui se traduit par une allure clinique particu-

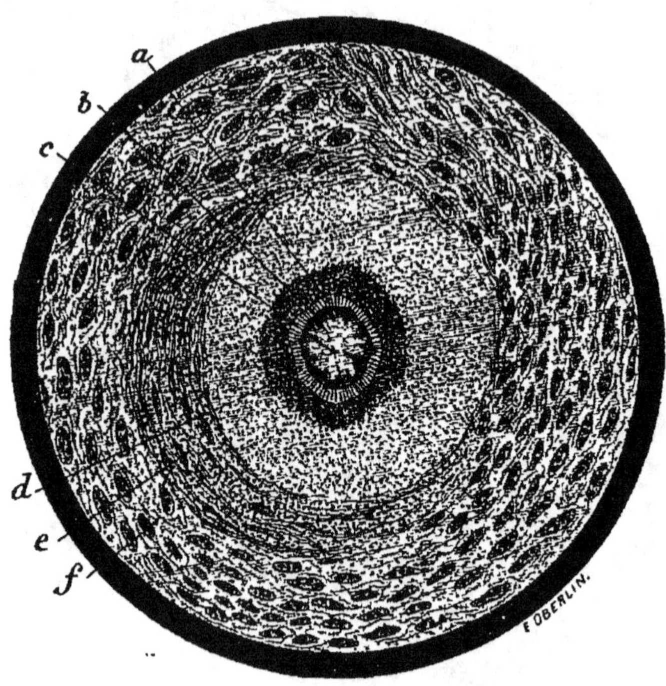

Fig. 11.

Foyer jeune d'actinomycose vu au microscope.

a, zone extérieure teintée en rouge sombre par l'éosine. — *b*, zone moyenne
colorée en bleu par le bleu de méthyle. — *c*, partie centrale d'apparence radiée. —
d, agglomération de leucocytes. — *e*, tissu fibreux. — *f*, cellules hépatiques comprimées (LANCEREAUX).

lière. Dans ces différents cas la localisation primitive siégeait
toujours sur le gros intestin : l'auteur relève 2 cas de pérityphlite, une fois avec appendicite, un cas de paratyphlite, deux
lésions du rectum, une du côlon ascendant, une du côlon
transverse, une de l'intestin en général avec tuméfaction des
ganglions mésentériques.

Dans 4 cas il s'agissait probablement d'une généralisation dans l'organisme par les lymphatiques, voie possible, ainsi que l'ont démontré Pawlowsky et Maksoutow. Des lymphatiques, le champignon passe dans les veines, pour finalement aboutir en quelque point de la circulation pulmonnaire ou générale.

Etant données d'une part la rareté relative de l'actinomycose primitive du foie, d'autre part l'époque tardive où l'on est d'habitude amené à observer les lésions actinomycosiques des viscères, celles-ci se présentent d'ordinaire au niveau de la glande hépatique avec des caractères d'extension et de diffusion considérables.

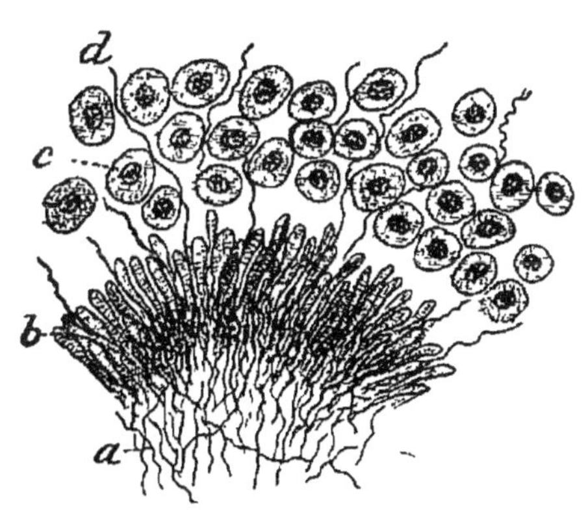

Fig. 12.

Actinomyces.

a, filaments du mycélium. — *b*, sporanges. *c*, globules blancs (Lancereaux).

Généralement le foie fusionné aux organes avoisinants et aux parois de l'abdomen présentait plusieurs foyers non circonscrits, ramollis à leur centre et creusés d'une cavité anfractueuse, avec des prolongements étendus. Quelquefois il s'agissait d'une infiltration diffuse et étendue de la glande, comme dans le fait dont Lancereaux a donné le dessin (fig. 10). Dans quelques cas (actinomycose primitive du foie, ou actinomycose secondaire par généralisation à distance d'une lésion primitive), on a trouvé un foyer circonscrit ou plusieurs foyers bien isolés dans la glande hépatique.

Au point de vue macroscopique, les lésions se caractérisent surtout par la zone de congestion, moins active que celle du phlegmon, que le parasite crée autour de lui. Elle se traduit par du gonflement, de l'induration, et par un œdème caractéristique, œdème qui donne au doigt une sensation intermédiaire à la dureté des tumeurs et à l'empâtement plus mou des fluctuations. Les téguments, fixés aux plans sous-jacents, sont amincis, soulevés par des nodosités plus ou moins ramollies, qui s'ulcèrent bientôt, et, donnent lieu à des fistules presque toujours multiples (BÉRARD).

Les hommes sont, d'après les relevés d'ARIBAUD, plus fréquemment atteints d'actinomycose hépatique que les femmes. Sur 28 malades, on trouve 18 hommes et 10 femmes. Les âges extrêmes de ces malades étaient 11 ans et 60 ans, mais le plus grand nombre des cas concernait des sujets de 22 à 50 ans.

Les professions de ces malades n'étaient pas, en général, de celles qui, d'après les notions classiques, prédisposent à l'actinomycose : ils étaient mécaniciens, tailleurs, orfèvres, cordonniers, etc., et certains d'entre eux n'avaient jamais habité la campagne ; un seul malade était propriétaire rural.

Il est facile de prévoir combien doit être variable la symptomatologie de l'actinomycose hépatique. Dans un très grand nombre de cas l'affection n'a été reconnue qu'à l'autopsie. Dans d'autres elle ne s'est manifestée nettement qu'après une longue période de symptômes divers, le plus souvent très obscurs, ou de troubles généraux ou locaux en rapport avec une lésion d'un autre organe.

Comme pour toutes les autres manifestations de l'actinomycose, il n'y a donc pas de tableau clinique bien dessiné. Celui-ci est formé d'un ensemble de symptômes souvent discordants, de phénomènes inflammatoires, de signes soit de tumeur, soit d'abcès, de symptômes très divers de voisinage. Aussi s'explique-t-on très bien que souvent la lésion hépatique soit restée totalement inaperçue.

On peut néanmoins, suivant la prédominance des signes, distinguer trois types cliniques correspondant jusqu'à un certain point aux formes anatomiques : une forme hépatique, dans laquelle les lésions du foie sont prédominantes, et où l'attention est attirée sur cet organe par les signes subjectifs et objectifs qui lui sont propres ; une forme gastrique ou intestinale dans laquelle il y a, en rapport avec des lésions de cet organe, des manifestations cliniques d'une affection de l'estomac ou de l'intestin ; enfin une forme pyohémique, où l'infection se traduit par des localisations multiples, des abcès

disséminés accompagnés d'un cortège de signes généraux analogues à ceux des infections pyohémiques banales (ARIBAUD).

La forme hépatique se caractérise essentiellement par des
signes indiquant soit une tumeur, soit un abcès du foie. Après
une période de début plus ou moins obscure, on constate une
augmentation de volume du foie, avec quelquefois une déformation notable de l'hypochondre. Précocement parfois, surtout
si la lésion siège dans les parties excentriques du viscère,
les parties molles sus-jacentes sont envahies ; on perçoit alors
à la palpation une infiltration et une induration du tissu
cellulaire sous-cutané et de la peau, mal limitées, fusionnan
ensemble tous les tissus, quelquefois assez loin du foie, au
niveau de la région ombilicale, de l'aîne.

Le ramollissement de cette tumeur conduit à la formation
d'un abcès dont les dimensions sont très variables, mais dont
les limites sont toujours très irrégulières. Au début, tant qu'ils
n'ont pas envahi les parties molles sus-jacentes, ces abcès ne
se distinguent pas, par leur physionomie clinique propre, des
abcès vulgaires du foie. Plus tard, si les téguments sont envahis,
ils s'amincissent, sont soulevés par des nodosités qui s'ulcèrent, et donnent lieu à des fistules généralement multiples,
situées au fond de dépressions ou au sommet d'élevures en tau-
pinière à bords livides, par lesquelles s'écoule une sérosité
louche, entraînant, avec les grains jaunes, des fongosités
molles, chargées de sang, s'écrasant sous le doigt (BÉRARD).

Ces abcès peuvent s'accompagner de fièvre, continue ou
intermittente, mais assez souvent on a noté une apyrexie
prolongée. Parmi les signes fonctionnels, il faut noter tout
d'abord la douleur ; ce signe est d'ailleurs loin d'être constant, si bien que, dans plusieurs observations, en présence
d'une tumeur du foie apyrétique et indolore, on avait porté le
diagnostic de kyste hydatique. L'ictère fait habituellement
défaut : nous ne trouvons notée que dans un cas une teinte
subictérique des téguments.

Dans la forme gastrique ou intestinale, la lésion du foie ne
se traduit pas par des symptômes propres ; dans presque tous
les cas elle a été méconnue. Les malades présentent des vomis-

sements, des douleurs épigastriques, de l'anémie, ou bien de la diarrhée, des phénomènes dysentériques. Souvent les symptômes font localiser l'affection à la région du cœcum et de l'appendice.

Dans la forme pyohémique, qui est rare, on voit évoluer, accompagnés de fièvre rémittente ou d'accès fébriles intermittents, avec de la diarrhée et des vomissements, des abcès multiples, soit viscéraux, soit du tissu cellulaire, et la mort survient précédée des manifestations classiques de la pyémie, amaigrissement, sueurs, etc.

La marche de l'actinomycose hépatique est extrêmement variable : la mort en est l'aboutissant habituel, plus ou moins rapide. Elle survient soit par épuisement, soit par pyémie, soit du fait d'une complication.

Parmi les complications dépendant de la lésion hépatique elle-même, il faut citer tout d'abord la péritonite circonscrite ou généralisée par propagation ou par rupture d'un foyer intra-hépatique, et la pleurésie, puis la propagation des lésions à l'intestin, aux vertèbres, aux reins, à la rate, au foie. les abcès du poumon. On a vu des malades mourir de pneumonie ou de tuberculose pulmonaire.

Le diagnostic ne pourra, dans la plupart des cas, en dehors de l'existence d'une lésion primitive située ailleurs et dont la nature aura été reconnue, être posé que par exclusion, avant l'apparition de l'abcès à l'extérieur, et la formation de fistules donnant issue au pus caractéristique. La ponction exploratrice tranchera d'ailleurs souvent la question. Si le diagnostic hésite, si le kyste hydatique, un abcès banal, une tumeur peuvent être éliminés, de même que la syphilis et le cancer, il faudra songer à l'infection actinomycosique. En présence d'une actinomycose abdominale quelconque, il faudra toujours rechercher les manifestations secondaires du côté du foie.

Le pronostic de l'actinomycose hépatique est des plus graves. La guérison des manifestations externes de cette infection dont on peut poursuivre tous les prolongements, peut être obtenue; mais, au niveau du foie, le traitement énergique qui serait nécessaire, est, le plus souvent, inapplicable, étant

donné qu'on ne peut guère avoir à traiter des lésions au début.
Le traitement général n'a malheureusement pas donné les
résultats qu'on en espérait.

BOARI, LANGHANS, VAN DER STROETEN sont intervenus chirurgicalement, par des incisions, des grattages, des cautérisations ;
l'amélioration n'a été que momentanée, et la maladie n'a pas
tardé à reprendre son évolution fatale.

Malgré ces insuccès, il ne faut pas désespérer de l'avenir, et,
en présence d'une lésion limitée, pour peu que le malade ne soit
pas à bout de forces, on n'hésitera pas à intervenir. Peut-être
dans certains cas pourra-t-on faire des résections du foie ? Dans
d'autres cas on devra se contenter de détruire à la curette et
au thermocautère aussi largement que possible le foyer avec
tous ses prolongements.

Le traitement général par l'iodure de potassium, la lymphe
de KOCH, n'a donné aucun résultat ; il en a été de même des
injections de solutions phéniquées et de bleu de méthylène.
Aucun de ces traitements n'a jusqu'ici interrompu l'évolution
fatale de l'actinomycose hépathique.

BIBLIOGRAPHIE

ARIBAUD (G.). Actinomycose du foie. Thèse de Lyon, n° 125, 1897.

BAUMGARTEN. Lehrbuch der pathologischen mykologie. Bruns-
chwig, 1890.

BOARI. Un caso di actinomicosi umano primitiva del pgato. *Poli-
clin*. Roma, IV-C, 19-25, 1897.

BÉRARD (L.). De l'actinomycose humaine ; sa fréquence en France ;
nécessité et moyens de la reconnaître ; données cliniques ; diagnostic et traitement. *Gaz. d. Hôp*. Paris, LXIX, 253, 1896.

BRISTOWE (J.-S.). Specimen of actinomycosis of the liver. *Saint-
Thomas's Hosp. Rep*. London, n. s., XIV, 243, 1886.

ÈVE. Actinomycosis. *Practitionnei*. London, 1888, XL, 321-331.

ÈVE. Case of actinomycosis of the liver. *Tr. Path. Soc*. London,
1888-89, XL, 405-408 et *Brith. med. J*., London, I, 584, 1889.

FRIEDRICH. Tuberkulin u. Actinomycosis. *Deutsch. Jahrb. f. Chir*.,
1896.

GRILL. Über aktinomykose der Magens u. Darms beim Menschen.
Beit. z. Klin. Chir. Tübingen, XIII, 551-583, 1895.

HARLEY. Hydatid tumor in abdomen ; cirrhosis of liver ; jaundice ; death. *Med. Times and Gaz.* London, I, 212, 1885.

HARRIS. A case of actinomycosis hominis affecting the pleura and lung of the left side, the spleen, the liver. and peritoneum, and probably the large intestine. *J. Pathol. a. Bacteriol.* Edimb., 182-188, 1898.

HEBB. A case of actinomycosis hominis. *Brit. Med. Journ.* London, n° 1563, 331, 1887.

HINGLAIS. Essai sur l'actinomycose appendiculo-cœcale. Lyon, Thèse de Doct., 1897.

ISRAEL. Neue Beobachtungen aus dem Gebiete der Mycosen der Menschen. *Arch. f. pathol. Anat. u. Physiol.*, Berlin, 15-53, 1878.

LANGENBUCH. Deutsche Chirurgie. *Chir. der Leber.*

LANGHANS. Drei Fälle von Actinomycosis. *Corresp. Bl. f. Schwei. Aerzte.* Basel, XVIII, 329, 371, 1888.

LATIMER and WELCH. A case of intestinal and hepatic actinomycosis in man, associated with leukaemie ; with pathology and report. *Internat Clin.*, Phila., 1896, P. S., III, 152-164 et *Tr. Ass. Am. Physicians.* Phila., XI, 328-339, 1896.

LEITH. Actinomycosis of the colon, liver and lung. *Edinb. Hosp. Rep.*, II, 121-191, 1894.

MOSER. Actinomycosis of the liver. *N.-York Med. J.*, LX, 176, 1894.

PAWLOWSKY et MAKSUTOFF. Sur la phagocytose dans l'actinomycose. *Ann. de l'Inst. Past.* Paris, VII, 544-549, 1893.

STEWART and MUIR. Notes on a case of actinomycosis of ovaries and liver : with pathological report. *Edinb. Hosp. Rep.*, I, 93-113, 1893.

TAYLOR. A case of actynomycosis of the liver. *Gaz. Hosp. Rep.* London, XLIII.

VAN DER STRAETEN. L'actinomycose chez l'homme. *Acad. méd. de Belgique*, 1891.

WEIGERT. *Virchow's Archiv.* Bd LXXXIV, 303.

V

LES TUMEURS DU FOIE

———

La chirurgie des tumeurs du foie est toute contemporaine. C'est à peine de dix ans que datent les premières interventions dirigées contre les néoplasmes de cet organe et cependant nombreuses déjà sont les publications faites de tous côtés ; nombreux les efforts pour agrandir notre domaine dans ce territoire considéré il y a quinze ans encore comme un *noli me tangere.*

Ce n'est pas qu'on n'eût essayé d'y toucher. D'après LANGEN-BUCH qui a écrit sur ce sujet un des chapitres les mieux documentés de son livre, dès 1680 ZEMBECCARI aurait enlevé une hernie traumatique du foie ; en 1846 PHERSON fit la même opération sur un vieil Hindou. BRUNS devait la reprendre en 1870 ; mais ce n'est que de 1886 que date la première ablation d'une tumeur du foie par LINS ; vient ensuite l'opération que pratiqua LANGENBUCH le 18 janvier 1887 et qui consista à enlever un lobe hépatique accessoire pédiculé chez une femme. L'opérée guérit. En France, TERRILLON l'un des premiers attaqua une tumeur du foie largement pédiculée qu'il amena au dehors, suturant le pédicule à la paroi, après avoir appliqué une ligature élastique et que dans un deuxième temps il détruisit par le thermo-cautère (*Bullet. Académie de Médecine,* janvier 1891). Nous n'insisterons pas davantage sur cet historique que l'on trouvera bien traité dans le travail si complet et si consciencieux de TERRIER et AUVRAY (*Revue de Chi-*

rurgie, p. 318, 1897 et p. 403, 706, 831, 1898). A côté de lui nous citerons un mémoire de KEEN (*Boston Med. Surg. Journal*, 1892), puis ceux de John-W. ELLIOT (*Transact. of the Americ. Surg. Assoc.*. 1897), avec une observation personnelle et 46 autres observations rassemblées et antérieures, d'ULMANN (*Wiener Med. Wochenschrift*, n° 47, 97), d'AHLENSTIEL (*Archiv. f. Kl. Chirurgie*, p. 902, fasc. IV, t. 52). Comme travaux d'expérimentation, rappelant tout ce qui a été fait avant eux, nous citerons ceux de KOUZNEZOFF et PENSKY (publié in *Rev. de Chirurgie*, p. 52 et 954, 1896), d'AUVRAY (*Rev. de Chirurgie*, p. 318, 1897). La bibliographie des tumeurs du foie au point de vue chirurgical, est déjà bien riche et point n'est possible de rappeler ici tous les noms que nous retrouverons d'ailleurs dans le cours de ce chapitre.

Les tumeurs du foie comprennent toutes les tumeurs liquides et solides qui peuvent s'y développer en dehors des kystes hydatiques qui seront étudiés dans un chapitre à part.

Nous décrirons succinctement leurs variétés, leur séméiologie et leur traitement.

VARIÉTÉS ANATOMIQUES DES TUMEURS DU FOIE

Les tumeurs du foie sont liquides ou solides.

Les tumeurs liquides comprennent les kystes non parasitaires.

Les tumeurs solides, comprennent les tumeurs bénignes, les tumeurs malignes. Les bénignes sont les fibromes, les angiomes, les adénomes ; les malignes, les sarcomes et les cancers proprement dits. Nous rattacherons aux tumeurs liquides les anévrysmes de l'artère hépatique.

KYSTES NON PARASITAIRES DU FOIE

Ce sont des tumeurs d'une grande rareté et il semble certain que parmi les kystes qui ont été décrits comme non parasitaires, s'en est glissé un certain nombre qui étaient dus à des parasites, en un mot hydatiques.

Les kystes trouvés dans le foie peuvent se diviser en kystes congénitaux et kystes acquis.

Les premiers sont presque toujours des trouvailles d'autopsie ; mais ils ont pu dans certains cas empêcher l'accouchement, amener une dystocie qui n'a pu être levée que par la ponction et l'évacuation de la tumeur.

Remarquable à cet égard est le fait que voici dû à Witzel (cité par Langenbuch). Tout le lobe gauche était rempli par un kyste qui communiquait par une sorte de canal avec une poche creusée dans le lobe droit. La vésicule biliaire était vide, le canal cystique était plein, et le cholédoque communiquant avec la poche du lobe droit était gros comme le pouce et oblitéré au niveau de son ouverture dans le duodénum. L'enfant avait en outre d'autres vices de conformation. Il s'agit certainement dans ce cas d'un kyste par rétention, probablement par imperforation congénitale des voies biliaires.

Un cas de Bagot est presque analogue. On fut obligé encore de faire une ponction ; la vésicule biliaire manquait ; le canal hépatique était atrophié. Le kyste siégeait dans le lobe gauche et contenait près d'un litre et demi de liquide teinté en jaune. Pas d'épithélium appréciable à sa face interne.

Meckel a observé dans le foie d'un homme mort d'hydropisie, un kyste du foie contenant du cartilage, des poils et des amas de matière grasse.

Friedreich, Eberth, Von Recklinghausen ont décrit chacun un kyste du foie dont la paroi interne était tapissée d'un épithélium cylindrique vibratile. Von Recklinghausen ne croit pas à l'origine embryonnaire du kyste qu'il a observé. Girode a observé un kyste de la face convexe près du bord antérieur : sa paroi était très mince, tapissée par une couche d'épithélium vibratile. Il avait 3 centimètres de long, sur 2 d'épaisseur et présentait une forme ovalaire.

Sænger et Klopp ont rapporté l'observation d'un nouveau-né porteur de kystes multiples (cinq) paraissant s'être développés dans de petits lobes accessoires du foie ou aux dépens de conduits biliaires de même variété. Ils avaient créé une dystocie sérieuse. La paroi des kystes entourée de substance hépatique avait la structure de l'intestin.

Les kystes acquis comprennent les dégénérescences kysti-

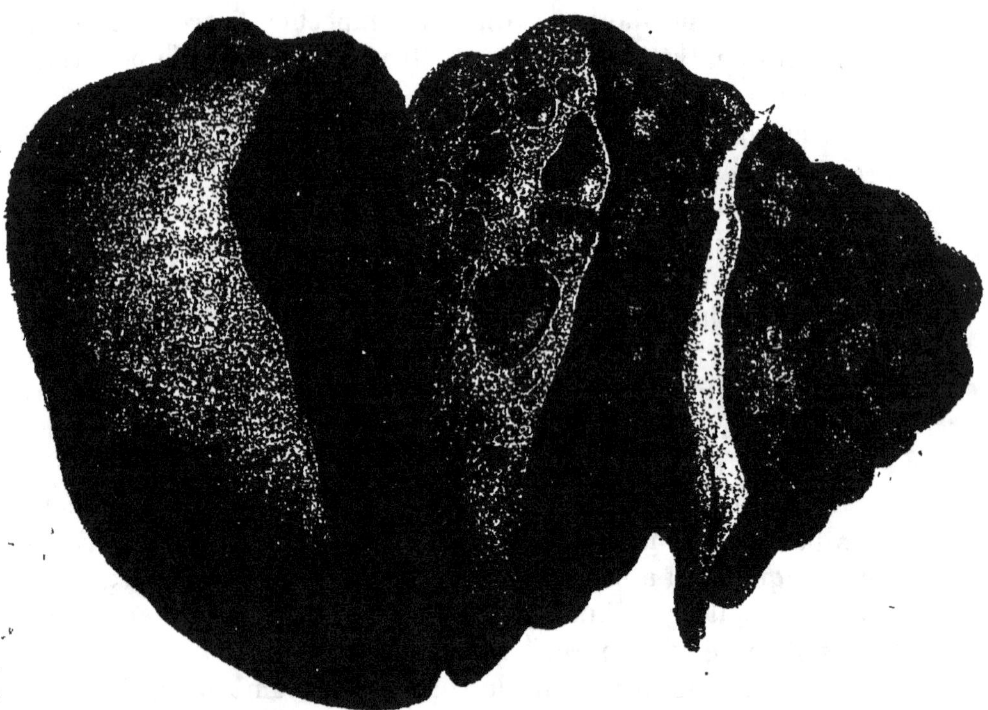

Fig. 13.

Dégénérescence adénomateuse ou kystique du foie. Coupe du lobe droit. (Lancereaux.)

ques des tumeurs solides qui n'ont rien à voir ici, la tumeur solide étant l'élément principal : les dégénérescences kystiques essentielles : les kystes séreux et les kystes biliaires.

Il y a une dégénérescence kystique du foie, un foie polykystique comme il y a un rein polykystique ; même les deux lésions peuvent se voir simultanément chez le même individu. Le foie est augmenté considérablement de volume, et l'on y trouve une multitude de kystes ayant depuis le volume d'une tête d'épingle jusqu'à celui d'une pomme ou d'une orange, contenant un liquide séreux plus ou moins teinté ; quant au tissu hépatique interkystique, il tend à devenir cirrhotique. C'est ce que LANCEREAUX a décrit sous le nom d'adénome hépatique ou dégénérescenc kystique du foie (fig. 13). Quoique cette variété de dégénérescence kystique, véritable tumeur maligne amenant fatalement la mort, ne soit pas justiciable d'une thérapeutique active et chirurgicale, toutefois elle peut amener à faire une laparotomie exploratrice pour s'assurer du diagnostic. Si celui-ci est positif, il faut refermer le ventre et s'abstenir de toute tentative opératoire et se rappeler que les reins sont souvent atteints. MÜLLER paraît avoir tout récemment opéré un cas de cette nature, datant de six ans. Il y avait une grosse poche hépatique qui fut ouverte et fixée à la paroi. La malade mourut le 11° jour avec les signes d'une embolie pulmonaire ; les reins étaient polykystiques. A l'autopsie on trouva les reins et le foie remplis de kystes variables de volume, à paroi revêtue d'une seule couche d'épithélium cubique. L'auteur n'est pas éloigné de l'idée qu'il s'agit d'un cystoadénome diffus d'origine congénitale.

ISRAEL a vu deux cas analogues ; dans l'un le foie, dans l'autre le rein ont semblé le point de départ de la maladie qui paraît surtout se développer de trente à quarante ans. Contrairement à l'opinion de MÜLLER, nous pensons que toute intervention doit être rejetée en pareil cas.

Les kystes séreux et biliaires seraient d'après GILBERT et HANOT l'apanage de l'adulte, plus souvent celui de la femme. Comme ils ne donnent lieu à aucun symptôme pénible, ils ne pourront guère être mis en évidence que par une laparotomie. Tantôt ils sont uniques, tantôt ils sont multiples, tout en ne ressemblant aucunement à la dégénérescence dont nous avons parlé. HADDEN (cité par LANGENBUCH) a vu un kyste séreux chez un homme de trente-neuf ans. Il avait un pouce de diamètre.

WINKLER cite d'après GLOTZ le cas d'un ouvrier de vingt-huit ans qui fut ponctionné plusieurs fois pour une grosse tumeur du foie. En deux séances on évacua 6 litres de liquide. Il suc-

comba à une suppuration produite par des ponctions ultérieures. A l'autopsie on découvrit un gros kyste de la face
inféro-postérieure du foie. Le lobe droit était aplati sous forme
d'une bande de 4 à 5 centimètres d'épaisseur. Il y avait une
hydronéphrose due probablement à une compression de l'uretère par le kyste (cités par Langenbuch). Il en rapporte encore
plusieurs observations entre autres une de Sharkey, où le
kyste du foie coïncidait avec des ovaires polykystiques.

Nous ne nous arrêterons pas longuement sur la structure
de la paroi ordinairement fibreuse, tapissée d'un épithélium
polymorphe : sur le contenu variable comme consistance et
couleur, tantôt séreux et transparent jaune, ou muqueux, épais
et même puriforme, contenant des débris d'épithélium, des
globules rouges et blancs, des matières colorantes du sang,
des cristaux de cholestérine, des pigments biliaires.

Les kystes biliaires sont presque toujours dus à une rétention comme dans un cas de North où le cholédoque était
obstrué par un calcul, soit qu'il y ait rétention directe, soit
que par suite de la stase, il y ait atrophie des canaux biliaires
et néoformation d'après Sabourin de canaux qui deviennent le
point de départ d'ectasies.

G. Hueter a décrit une grosse tumeur kystique du foie chez
une jeune fille de onze ans chez laquelle on avait diagnostiqué
une tumeur maligne du rein et une ascite : on ponctionna un
énorme kyste de la face inférieure du foie et on retira 2 litres
et demi d'un liquide brunâtre contenant des cristaux de cholestérine. Cela fait on tenta l'énucléation qui réussit et mit à
nu une surface du foie grande comme la moitié de la paume
de la main, où l'on fut obligé de placer 10 ligatures et de cau-
tériser au thermo-cautère pour arrêter l'hémorragie. On fit
ensuite des sutures de la plaie au catgut après l'avoir saupou-
drée d'iodoforme et on ferma le ventre. L'opérée guérit. Il
s'agissait d'un kyste ou de petits kystes laiteux dans l'épaisseur
de la paroi ; celle-ci était formée de tissu fibreux, tapissée d'un
épithélium cylindrique. Des petits kystes partaient de petits
prolongements aplatis tapissés aussi par un épithélium. Cette
disposition fit penser qu'il s'agissait là d'ectasies kystiques de

canaux biliaires, avec tous les intermédiaires entre l'énorme cavité et les canaux eux-mêmes.

Dans le cas de NORTH (kyste par rétention et obstruction du cholédoque) la ponction évacua 5 pintes d'un liquide analogue à du café noir.

A côté de ces tumeurs nous en trouvons d'autres où il est vraiment difficile de songer à une origine biliaire possible.

L'observation de BAYER est encore un cas de kyste biliaire probable. La paroi était tellement mince, variant de 2 à 4 millimètres d'épaisseur qu'elle se déchirait avec la plus grande facilité. Elle était formée de substance hépatique.

BERG eut l'occasion d'observer une tumeur du bord du foie qui paraissait solide ; c'était un kyste développé dans une languette du foie ; il fut enlevé, et le foie suturé au catgut. L'opérée, femme de quarante-cinq ans, guérit.

Certains kystes du foie dont il est difficile de reconnaître l'origine arrivent à un volume énorme et simulent des kystes ovariques. L'erreur n'est reconnue que par la laparotomie qui montre la connexion avec la glande hépatique.

WINKLER cite une observation de cette variété en faisant toutefois remarquer que l'espace situé entre l'ombilic et l'appendice xyphoïde était allongé contrairement à ce qui arrive pour le kyste ovarique où c'est presque toujours l'espace pubio-ombilical qui est de beaucoup le plus long. L'opérée guérit par marsupialisation de la poche et drainage. Un cas analogue de KALTENBACH était remarquable par l'énorme tumeur développée en l'espace de dix ans ; elle remplissait tout l'abdomen ; l'on ne put l'enlever mais l'on put jeter autour de son point d'implantation une ligature élastique. On avait pratiqué avant des ponctions multiples qui avaient évacué près de 320 litres de liquide.

LEPPMANN rapporte un cas de kyste de la face inférieure du foie chez une jeune fille de quatorze ans. La laparotomie montra qu'il s'agissait d'une tumeur liquide qui fut largement ouverte, excisée en partie, puis marsupialisée. L'opérée guérit.

La paroi du kyste était constituée par une partie fibreuse tapissée par un épithélium cylindrique. Le liquide était noirâtre et contenait du mucus, de l'albumine, des détritus cellulaires. LEPPMANN pense qu'il s'agit d'un cystoadénome développé aux dépens des conduits biliaires.

Les kystes du foie, en dehors des kystes hydatiques, constituent en somme des tumeurs rares, dont la pathogénie est encore bien peu connue et dont le traitement nous paraît se rapprocher beaucoup de celui des kystes hydatiques. Incision, excision partielle avec marsupialisation; excision totale quand l'énucléation est possible.

ANÉVRYSMES DE L'ARTÈRE HÉPATIQUE. — Ce sont des raretés et des trouvailles d'anatomie pathologique. Toutefois comme plusieurs fois la chirurgie a pu avoir affaire à eux, sans que leur vraie nature n'ait d'ailleurs été reconnue qu'à l'autopsie, nous leur consacrerons quelques lignes.

LANGENBUCH en a réuni 19 cas; 12 fois il s'agissait d'hommes, 7 fois de femmes; le sujet le plus jeune avait dix-huit ans, le plus âgé cinquante-six ans. L'âge semblerait indiquer qu'il s'agit plutôt d'un anévrysme traumatique ou par artérite autre que l'artérite athéromateuse; une fois on a pu relever un coup de pied de cheval dans le ventre, plusieurs fois existaient dans les voies biliaires voisines et autour d'elles des reliquats inflammatoires dus à la présence de calculs et qui pouvaient avoir agi par voisinage sur les vaisseaux; on a relevé en outre des infections ayant précédé l'apparition de la lésion, telles qu'une pyohémie avec abcès du foie, une dysenterie avec malaria, une fièvre typhoïde, une ostéomyélite du calcanéum, un abcès dentaire. S'agit-il alors d'une artérite infectieuse ayant donné lieu à une dilatation anévrysmale secondaire ?

LANGENBUCH rapporte un cas de CHIARI, dans lequel il s'agissait d'un anévrysme de l'artère cystique avec ouverture de la vésicule dans l'estomac; le malade avait succombé à une hémorragie interne. Il existait de la cholécystite et de l'angiocholite calculeuse.

Les anévrysmes de la grosseur d'un pois à celle d'une noisette ou même d'une noix peuvent acquérir des dimensions plus considérables, celle d'un œuf d'oie, d'une pomme, d'une orange, d'une petite tête de fœtus ; dans un fait de Niewerth la tumeur avait 11 centimètres sur 8.

Leur siège est tantôt le tronc principal de l'artère hépatique, le long du cholédoque, en avant de la veine porte, tantôt les branches de bifurcation gauche ou droite, plus souvent cette dernière.

La règle c'est leur rupture ; 5 fois ils se sont rompus dans le ventre, les autres fois ils se sont ouverts dans le côlon, le duodénum, la vésicule biliaire, le canal cystique, l'hépatique.

Il est impossible de leur décrire une symptomatologie. C'est le tableau d'une affection stomacale, ou d'une affection du foie, en particulier la lithiase. Même lorsque la tumeur a un certain volume et qu'on l'a sentie par le palper, on a pensé à une vésicule biliaire car elle ne présentait pas de battements appréciables. L'ictère a été noté 9 fois, ce qui ne nous étonne pas étant donnés les rapports du cholédoque et de l'anévrysme.

La maladie se termine rapidement par la mort dès que la rupture a lieu avec tous les signes d'une hémorragie interne, ou des vomissements de sang ou encore une hémorragie intestinale. Ça a été le cas 11 fois.

Nous n'avons pu trouver, comme interventions que les cas cités par Langenbuch, de Mikulicz, Riedel, et de la clinique de Kiel.

Mikulicz, même le ventre ouvert, ne reconnut pas la lésion, pensa à un ulcère du duodénum et fit la gastro-entérostomie qui ne put donner évidemment aucun résultat.

Le cas observé à la clinique de Kiel débuta par des accidents d'occlusion incomplète, puis apparut une tumeur qu'on pensa être la vésicule biliaire distendue. Trois jours plus tard collapsus qui fit pencher pour une laparotomie. Le ventre contenait un épanchement sanguin abondant datant déjà de quelque temps ; la vésicule biliaire était remplie de bile et de sang ; au moment où l'on souleva le foie pour explorer sa face inférieure, on vit s'élancer un jet de sang artériel gros comme le petit doigt. On fit la compression directe sur le point de départ de l'hémorragie, on tamponna fortement à la gaze iodoformée ; le sang s'arrêta mais l'opéré succomba deux jours après. Il s'agissait d'un anévrysme rompu dans le ventre et dans la vésicule biliaire.

Dans le cas de Riedel, le malade avait été pris de vomissements de.sang et de mœlœna qui mettaient rapidement sa vie en danger. La laparotomie montra une vésicule distendue par des caillots et du sang, sans traces de calculs. L'estomac est laissé adhérent au foie et on incise une sorte de boudin que l'on regarde comme le cholédoque rempli et bourré de calculs. Au même instant hémorragie artérielle considérable qu'on arrêta par des pinces et le tamponnement et l'on finit en cousant la vésicule à la paroi. Pendant dix-huit jours tout va bien quand le melœna reprend de plus belle. On fait une nouvelle laparotomie médiane qui conduit cette fois sur une tumeur fluctuante située dans le petit épiploon et sur laquelle bat une grosse artère. Une ponction ramène du sang de la tumeur et Riedel pense à une grosse varice de la veine porte. Mort de l'opéré deux jours après. L'autopsie montra un gros anévrysme de la branche droite ouvert dans le canal cystique avec dilatation du gros tronc de l'hépatique sur lequel il y avait un anévrysme plus petit, gros comme une cerise.

Les anévrysmes de l'artère hépatique, en admettant qu'ils fussent reconnus par une laparotomie, ce qui n'a pas eu lieu jusqu'ici, alors que les chirurgiens s'appelaient Mikulicz, Riedel, sont-ils justiciables d'une intervention ?

Langenbuch n'hésite pas à conseiller la ligature de l'artère en amont ou la double ligature au-dessus et au-dessous. Il n'y a rien là que de très logique étant données les anastomoses avec la coronaire stomachique et la splénique qui, l'hépatique oblitérée, ramènent certainement du sang artériel dans le foie ; on pourrait même y ajouter l'extirpation. Mais du conseil à l'action, il y a loin et nous ne pensons pas que la distance soit de sitôt franchie.

TUMEURS SOLIDES

Les tumeurs solides du foie comprennent des tumeurs bénignes ou regardées comme telles, étant donnée leur structure et leur évolution : des tumeurs malignes ou cancers.

Les tumeurs bénignes comprennent les fibromes, les angiomes ou cavernomes, les adénomes.

Les tumeurs malignes sont le sarcome et le carcinome.

DES TUMEURS BÉNIGNES DU FOIE

Les tumeurs bénignes solides constituent le groupe le moins

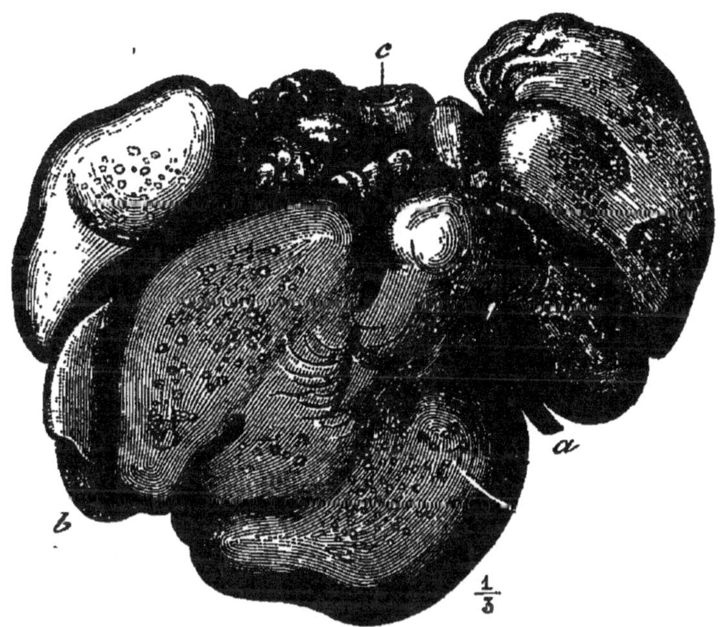

Fig. 14.

Syphilome du foie (LANCEREAUX).

nombreux des tumeurs solides du foie. Il est même certain que quelques-unes d'entre elles n'ont pas toujours dans la suite l'évolution que pourrait faire espérer leur étiquette ; tels par exemple les adénomes, qui, ici comme partout, confinent au cancer et évoluent même quelquefois de la pire façon comme nous le verrons.

LANGENBUCH a étudié parmi les tumeurs dites bénignes les syphilomes du foie. Ce qui expliquera cette manière de faire, c'est l'erreur assez facile et rendue manifeste par de nombreuses observations, à laquelle donnent lieu les lésions syphilitiques du foie, si bien que cet auteur a pu rapporter au moins 6 cas où la laparotomie fut faite et une tumeur enlevée, avec le diagnostic de tumeur maligne ou un diagnostic hésitant jusqu'à l'examen microscopique.

Celui-ci est d'autant plus difficile, dans tous ces cas de syphilis du foie que souvent le traitement par le mercure et les iodures n'a aucune action sur les lésions spécifiques avérées, tandis que la simple laparotomie exploratrice fait quelquefois disparaître totalement des tumeurs dont le caractère anatomique nous reste inconnu.

FIBROMES. — Les fibromes du foie sont d'une rareté excessive. Certains faits cités comme tels n'en sont pas : tel celui de COMATO qui paraît avoir été un syphilome qui suppura après des ponctions et des acupunctures répétées et guérit ; tel encore un cas de SKLIFFASOWSKY qui était plutôt un sarcome. LANCEREAUX avait diagnostiqué un carcinome chez une femme de vingt-huit ans : il trouva au centre de l'organe un fibrome calcifié et de petites tumeurs de même nature sur son bord inférieur. LANGENBUCH ne connaît qu'un cas qui paraisse bien authentique et qui appartient à CHIARI. Il s'agissait d'une tumeur grosse comme un œuf qui siégeait à la face inférieure du foie chez un homme de cinquante-six ans ; elle avait une longueur de 7 cm 5 sur une épaisseur de 4 cm 5. On la trouva à l'autopsie.

ANGIOMES OU CAVERNOMES. — BERARD pensait que les angiomes du foie étaient de petites rates ectopiques qui se logeaient dans le foie par suite de la mollesse et du volume de cet organe chez le fœtus. S'il a été fait justice de cette opinion.

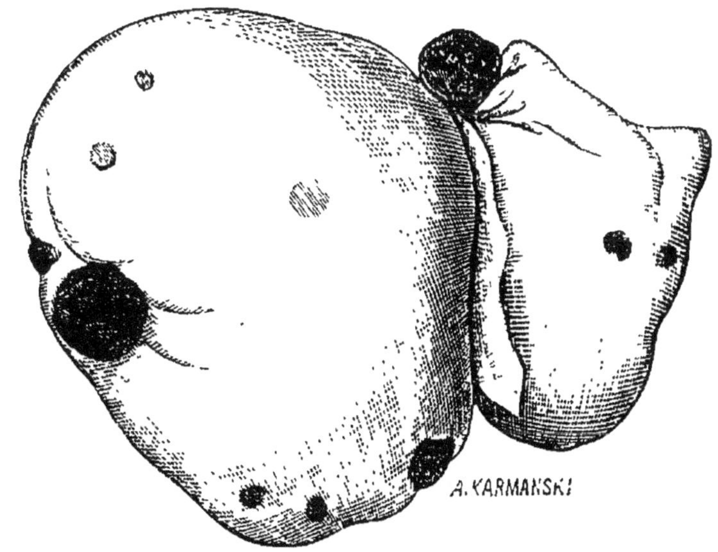

Fig. 15.
Foie présentant à sa surface plusieurs angiomes (LANCEREAUX).

il n'est pas moins vrai que les angiomes présentent la struc-

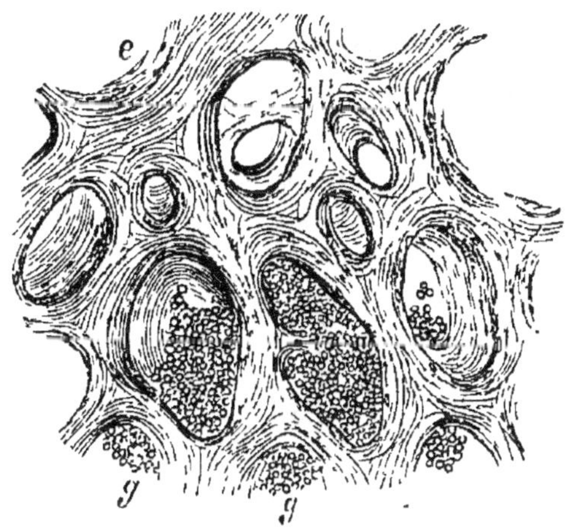

Fig. 16.
Coupe d'un angiome caverneux du foie (LANCEREAUX).

ture du tissu caverneux d'où le nom de cavernomes que

leur a donné Virchow. Ils sont circonscrits ou diffus, ordinairement multiples (fig. 15) et c'est surtout chez les jeunes sujets qu'on les observe. Lorsqu'ils sont circonscrits, ils sont entourés d'une capsule fibreuse plus ou moins épaisse qui les isole complètement du tissu du foie : ils sont superficiels ou profonds et dans ce dernier cas, jamais ils ne sont en rapport intime avec les gros vaisseaux du hile en admettant même qu'ils soient situés dans leur voisinage immédiat. Les cavernomes atteignent rarement un volume considérable. Hoffer en a signalé un gros comme une pomme. Chervinsky trouva chez une fille de sept mois le foie parsemé d'angiomes profonds et superficiels comme des noyaux de carcinome. Ils peuvent lorsqu'ils sont superficiels et volumineux se pédiculiser ; à ce point de vue les deux observations d'Eiselsberg et de Rosenthal sont très remarquables : elles sont des exemples d'intervention chez des adultes, ce qui démontre que l'angiome peut aussi s'observer chez ces derniers, ce qui n'a d'ailleurs rien d'extraordinaire.

Dans l'observation d'Eilselsberg une femme de cinquante-six ans portait une tumeur datant de quinze ans du volume des deux poings, un peu mobile, devenant douloureuse, appartenant au foie ou au rein. On fait une laparotomie exploratrice. Il s'agissait d'une tumeur insérée sur le bord antérieur du foie. Elle fut enlevée au thermo-cautère, puis on fit la suture partielle et le tamponnement. L'opérée guérit ; la tumeur pesait 450 grammes ; l'examen histologique démontra qu'il s'agissait d'un angiome. Dans l'observation de Rosenthal il s'agissait d'une tumeur du lobule de Spiegel reliée à lui par un pédicule chez une femme de quarante et un ans ; elle avait le volume d'une tête d'enfant et on s'en était aperçu depuis deux ans. Elle fut enlevée par excision et traitement extrapéritonéal du pédicule. L'opérée guérit encore et le microscope montra un angiome fibromateux.

Adénomes. — Tandis que les tumeurs précédentes sont issues du tissu conjonctif inter-cellulaire, celles-ci proviennent du tissu noble lui-même. Rokitansky a décrit des adénomes purs formés de cellules hépatiques constituant des tumeurs circonscrites petites et encapsulées, elles n'ont aucun intérêt chirurgical.

Les adénomes tubuleux du foie souvent multiples, quelquefois solitaires, prennent un développement considérable, atteignant surtout lorsque des foyers kystiques se forment dans leur intérieur de très grosses dimensions, témoin cette énorme tumeur enlevée par MÜLLER qu'on avait prise pour un kyste de l'ovaire. La tumeur tenait au foie par un pédicule assez gros, très vasculaire, contenant des veines du volume du petit doigt. Au lieu de l'enlever, MÜLLER excisa par morcellement les deux tiers environ de la poche et marsupialisa le reste. La malade, femme de cinquante-neuf ans, guérit en l'espace de quatre mois. La poche kystique contenait plus de six litres de liquide, des caillots fibrineux et du sang. Est-ce cette malade qui restait encore guérie sept ans après son opération? C'était encore un cystoadénome du foie que ROBERTI (cité par LANGENBUCH, p. 32) opéra par incision d'un gros kyste à travers lequel il en ouvrit encore une série d'autres, après qu'il eut été fixé par des sutures à la paroi. L'opérée mourut de décubitus. Le foie pesait 4 livres et demie : d'après ZIEGLER il s'agissait d'un cystoadénome papilliforme.

Les adénomes du foie sont remarquables par la facilité avec laquelle ils sont creusés de cavités par des épanchements sanguins qui se font dans leurs tissus. Avant cet altération, ils sont constitués par des boyaux glandulaires remplis d'un épithélium polyédrique ou cubique, envahis facilement par une infiltration graisseuse ou granuleuse. Ils ne sont pas encapsulés d'une façon franche, mais circonscrits par le tissu hépatique périphérique serré sous forme d'une lame plus ou moins épaisse.

Les adénomes tubuleux paraissent se transformer en cancers proprement dits et devenir par suite de la diffusion des cellules devenant atypiques, de vrais carcinomes. PENSKI et KOUZNEZOFF (*loc. cit.*) rapportent une observation de GRUBE de Karkóf. La tumeur avait débuté vingt ans avant chez un homme de cinquante-cinq ans. Le diagnostic étant incertain, on fit une laparotomie qui conduisit sur une tumeur du lobe gauche constituée, par un magma encapsulé dans un tissu calcifié : on en fit l'évidement à la curette puis le tamponnement. Le malade guérit. Il s'agissait, d'après l'examen histologique, d'un adénome tubulé ; onze mois après, l'opéré était en pleine récidive cancéreuse.

Routier a rapporté à la Société de Chirurgie l'histoire d'une femme de cinquante ans qui souffrait depuis plus de deux ans au niveau de la région hépatique où l'on constatait l'existence d'une tumeur assez volumineuse et fluctuante. Le diagnostic hésitait entre une cholécystite, un kyste hydatique, une tumeur du foie. Une ponction aspiratrice ramena 120 grammes de pus et fit porter le diagnostic de kyste hydatique suppuré. Quelques jours après nouvelle ponction avec un gros trois-quart que l'on remplace par un drain volumineux par lequel s'éliminent les jours suivants du pus et des débris que l'on prend pour des vésicules flétries. Bientôt en raison de la fièvre, on fait une incision large qui conduit dans une vaste poche adhérente partout, renfermant des débris informes. Mort. Le foie était garni de noyaux cancéreux dont l'un avait subi la dégénérescence kystique. L'examen histologique fait par Toupet démontra qu'il s'agissait d'un adénome ayant subi la dégénérescence épithéliale.

Par contre Schmidt de Potzin a opéré une femme de soixante ans chez laquelle il a pratiqué le curettage d'un foyer ramolli dans une tumeur grosse comme une pomme, après avoir fait précéder l'incision de la suture du foie à la paroi. Hémorragie notable arrêtée par le tamponnement. L'opérée guérit et restait encore guérie six ans après.

Langenbuch cite encore les cas de Keen (F. trente-un ans. Guérison) de Bergmann (F. soixante et un ans. Guérison), de Tricomi (H. vingt-sept ans. Guérison), de Lins dont l'opéré succomba au bout de six heures. Ce dernier fait est d'ailleurs incertain au point de vue de la nature du néoplasme.

Dans le cas de Bergmann la tumeur se rapprochait beaucoup par sa structure du cancer. Il n'y avait pas encore de récidive un an après l'opération.

Nous rappellerons en terminant que la nature de l'adénome du foie est encore discutée ; tandis que Hanot et Gilbert pensent que c'est une variété de l'épithélioma primitif du foie, ce que sembleraient corroborer ces formes à évolution maligne que nous avons citées, il serait au contraire une entité spéciale pour Sabourin, respectant les vaisseaux et les ganglions lymphatiques, mais envahissant le système nerveux hépatique.

Sarcomes. — Le sarcome du foie (fibrome embryonnaire de Lancereaux) est primitif ou secondaire. Secondaire il est beaucoup plus fréquent que le primitif. Hanot et Gilbert admettent qu'un certain nombre de faits publiés sous le nom de sarcomes du foie ne sont autres que des cas de syphilis héréditaires, de productions épithéliales. de tumeurs secondaires pouvant même appartenir à d'autres organes que le foie.

Lorsqu'il se développe secondairement à un sarcome situé autre part, il prend soit la forme massive, soit la forme en noyaux disséminés. Sans insister plus longuement sur cette variété qui ne peut avoir d'intérêt pour le chirurgien qui a reconnu la tumeur initiale, nous nous contenterons de citer un cas où le sarcome se développa trois ans après l'ablation d'un gros sarcome de la mamelle.

Le foie fut pris en totalité, devint ligneux et énorme, de façon à remplir presque toute la cavité abdominale, en même temps que se déclarait une paraplégie par fracture cancéreuse de la colonne vertébrale dorsolombaire. Ce qu'il y a de remarquable c'est que le foie s'atrophia ensuite de façon à disparaître presque totalement sous les fausses côtes ; la malade fut emportée par des accidents de décubitus et malheureusement l'autopsie ne put être faite.

Schüppel a vu un de ces foies sarcomateux parsemé d'une centaine de noyaux de la dimension d'un œuf de poule, il s'agissait d'un sarcome fusocellulaire primitif du tendon du biceps crural. Le foie pesait 15 livres.

Les sarcomes primitifs se présentent sous forme de sarcomes diffus ou circonscrits. Les premiers ne sont pas du domaine chirurgical, en tant qu'il ne faut pas songer à intervenir, et se présentent soit comme des tumeurs massives envahissant une grande étendue de la glande, soit comme des tumeurs multiples et disséminées : c'est une vraie sarcomatose de l'organe. Tel est le cas rapporté à côté de treize autres plus ou moins analogues par PRODROWSZEK.

Il s'agissait d'un sarcome fuso-cellulaire primitif avec des métastases dans le diaphragme.

Un autre rapporté par BRAMWELL, où le chirurgien opéra pensant avoir affaire à un abcès du foie, montre le résultat généralement déplorable, auquel il faut s'attendre. Il s'agissait d'un énorme sarcome contenant un kyste sanguin de 1500 grammes développé chez une femme de vingt-cinq ans. On pensa à un abcès, on fit une incision après ponction exploratrice, et une hémorragie incoercible emporta l'opérée. C'était encore un sarcome fuso-cellulaire primitif envahissant les deux lobes du foie.

GIORDANO rapporte s'être trouvé en face d'un cas de gros myxosarcome du foie qu'il avait aussi pris pour un abcès, à cause de la fièvre qui s'était développée ; la laparotomie exploratrice lui montra son erreur et il referma sans toucher à la tumeur.

Les gros sarcomes du foie peuvent se manifester, comme les ostéosarcomes, par une vraie fièvre qui a été étudiée sous le nom de fièvre sarcomateuse et qui peut en imposer pour une fièvre de suppuration, d'où l'erreur de diagnostic signalée plus haut. Leur accroissement rapide peut être dû à des hémorragies qui se font dans leur parenchyme, ainsi que LANCEREAUX a pu le constater deux fois.

Dans certains faits, les sarcomes sont uniques, circonscrits et quoique de volume encore considérable, ils peuvent néanmoins se prêter à une intervention.

Dans un cas de LANCEREAUX, le sarcome fut pris pour une tumeur ovarique. L'autopsie montra qu'il se détachait du lobe carré du foie, qu'il était gros comme une tête d'adulte (fig. 17 et 18).

SKLIFASSOWSKI a extirpé dès 1890 une tumeur du foie qu'il a dénommée fibromyomes lipomatodes sarcomatodes et qui paraît être plutôt un sarcome chez une femme de vingt-quatre ans.

Il était gros comme une tête d'adulte relié au foie par un
pédicule de deux doigts et demi d'épaisseur. Le pédicule fut

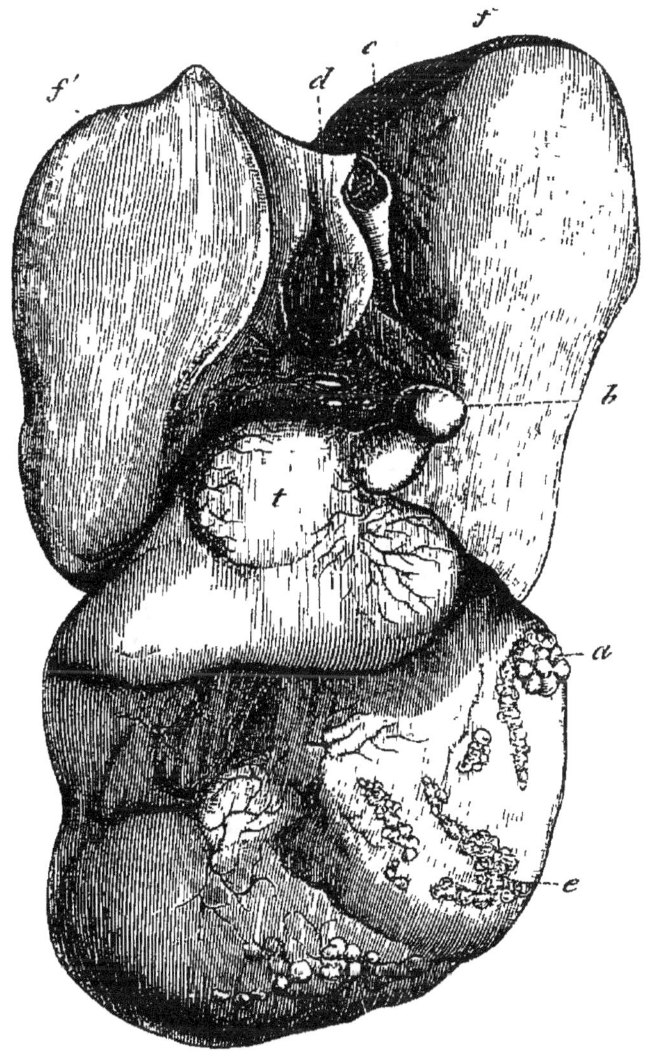

Fig. 17.
Fibrome embryonnaire hémorragique du foie (Lancereaux).

lié, fixé à la paroi, puis la tumeur enlevée. On avait pensé à
une tumeur de l'épiploon. L'opérée guérit.

Israel vit une jeune fille de quinze ans chez laquelle on

hésitait entre une tumeur du foie ou du rein. Comme elle dépérissait rapidement on pratiqua une laparotomie qui montra que le foie était en cause. Il s'agissait d'une énorme tumeur solide du bord inférieur, soulevant la vésicule biliaire. On put en faire l'ablation au thermocautère. Le sang ne put être arrêté que par un tamponnement énergique, les sutures avaient été insuffisantes. L'opérée guérit. C'était un angio-sarcome du foie pesant 1.225 grammes. Très rapidement elle fut prise de métastase dans la colonne vertébrale et succomba peu après. Triste résultat pour une si belle intervention. MÜLLER eut à faire à un cas presque analogue mais plus favorable au point de vue opératoire puisque la tumeur était pédiculée. Il en fit l'ablation après avoir lié et fixé le pédicule à la paroi. Le résultat immédiat fut bon. Mais au bout de sept mois encore, récidive rapide et mort avec généralisation dans tout l'abdomen.

BARDELEBEN rapporte au XXIIe congrès de la Société allemande de Chirurgie, avoir extirpé quelque temps auparavant, une tu-

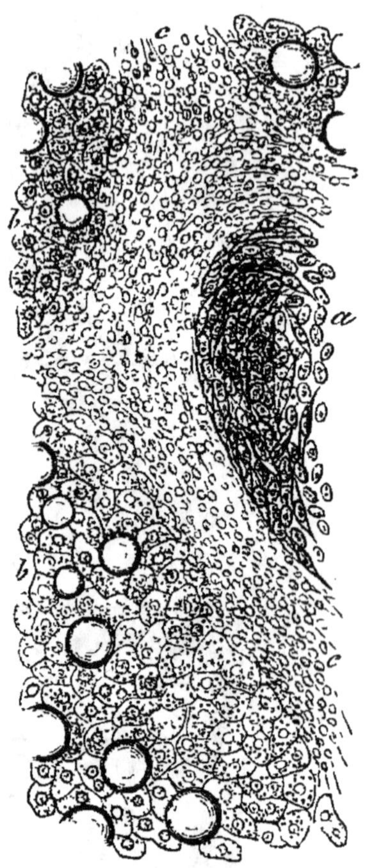

Fig. 18.
Coupe microscopique du fibrome (LANCEREAUX).

meur qu'il pensait être une tumeur de la paroi abdominale alors que la laparotomie lui montra une tumeur du foie adhérente à cette paroi. Il en fit l'excision cunéiforme, tamponna fortement, les sutures n'ayant en rien pu arrêter le sang. Le malade guérit et l'était encore quand le chirurgien fit sa communication.

ELLIOT opéra avec succès un sarcome alvéolaire chez une
femme de quarante ans qui depuis six mois souffrait de douleurs dans la région du foie et maigrissait beaucoup. Jamais
d'ictère ni de coliques hépatiques. Il trouva une tumeur tenant
au foie, dure, allant jusqu'à la crête iliaque en bas, jusqu'à la
ligne blanche en dedans. L'opération fut pratiquée : la laparotomie mit à découvert une tumeur partant du bord du foie,
distincte par sa coloration différente de celle du tissu hépatique sain, ayant de nombreuses adhérences avec la vésicule
biliaire et les anses intestinales voisines. La tumeur fut enlevée
en même temps que la vésicule au thermo-cautère. Malgré
tout l'hémorragie fut assez notable et ne put être arrêtée que
par le tamponnement que l'auteur regarde comme le meilleur
hémostatique. Le microscope montra un sarcome alvéolaire
(probablement à cellules rondes).

En somme le sarcome est une tumeur maligne : quand on la
soupçonnera dans le foie il faudra rechercher si elle n'est pas
secondaire, et ne se décider à une intervention que devant des
signes graves, devant mettre plus ou moins rapidement la vie
en danger.

CANCER. — Jusque dans ces dernières années, le cancer du
foie ne rentrait pas dans le cadre des tumeurs opérables du foie ;
qui disait cancer, disait en même temps tumeur au-dessus de
nos ressources chirurgicales. Ce n'est que depuis qu'il est
établi que le cancer du foie peut être primitif et solitaire, que la
chirurgie a osé s'attaquer à cette variété de néoplasme. Malgré
l'opposition d'un certain nombre d'anatomopathologistes et de
chirurgiens, tels que RIESENFELD, KLEBS, BERGMANN, qui n'admettent pas l'existence du carcinome primitif du foie, mais
bien qu'il s'agit d'adénomes (BERGMANN), il est hors de doute
que celui-ci peut se développer aux dépens des épithéliums et
des cellules hépatiques elles-mêmes.

BONGARTZ (Inaug. Dissert., Würtzbourg, 1892) décrit un cas
où l'on pouvait reconnaître sans hésitation la transition entre
les cellules hépatiques et les cellules carcinomateuses, fait nettement démontré par HANOT et GILBERT. Nous trouvons dans

le travail très documenté d'AHLENSTIEHL (Berlin) (*loc. cit.*) une bibliographie allemande très riche se rapportant à cette question qu'ont bien éclairée en France les travaux si remarquables d'HANOT et GILBERT.

HANSEMANN a trouvé dans les registres de l'Institut anatomo-pathologique de Berlin, 258 cas de cancer du foie, dont 25 cancers vésiculaires, 2 cancers canaliculaires et 6 cancers primitifs.

AHLENSTIEHL, en faisant les mêmes recherches pour une période plus rapprochée (1890-1895), a trouvé environ 1 cancer primitif pour 18 secondaires, tandis que HANOT et GILBERT admettent 1 cancer primitif pour 8 secondaires.

Quoi qu'il en soit, le cancer primitif est rare, le cancer secondaire est la règle : c'est là ce que doit toujours se rappeler le chirurgien qui aborde le foie pour en extirper une tumeur maligne.

Le cancer primitif revêt plusieurs formes anatomiques que nous allons successivement passer en revue.

Cancer primitif. — HANOT et GILBERT ont montré qu'il pouvait se présenter comme cancer massif, cancer nodulaire, adéno-cancer avec cirrhose.

Le cancer massif est, d'après les recherches de Gilbert, toujours primitif.

Il est constitué par une tumeur unique très volumineuse, envahissant tout le parenchyme hépatique dans sa totalité ou au niveau d'un de ses lobes, surtout le lobe droit ; quelquefois une mince couche de tissu sain enveloppe le cancer qui se trouve au-dessous (cancer en amande de Gilbert) ; le foie peut, dans ces conditions, peser jusqu'à 12 kilogrammes. On ne remarque pas d'irrégularités de la surface de l'organe qui est lisse, sans changement de coloration. Le cancer massif primitif est au-dessus de nos ressources. Presque toujours son développement est tel, quand le médecin est appelé, que toute idée d'intervention est écartée ; et cependant le cancer massif est bien limité, circonscrit, pouvant envahir, toutefois secondairement, la vésicule biliaire, les canaux biliaires, donnant

lieu aussi à la dégénérescence des ganglions du hile. Généralement, dans le cancer massif, les gros troncs veineux et artériels
extrahépatiques sont respectés et il en est de même des voies
biliaires extrahépatiques. Cependant GILBERT et CLAUDE ont vu

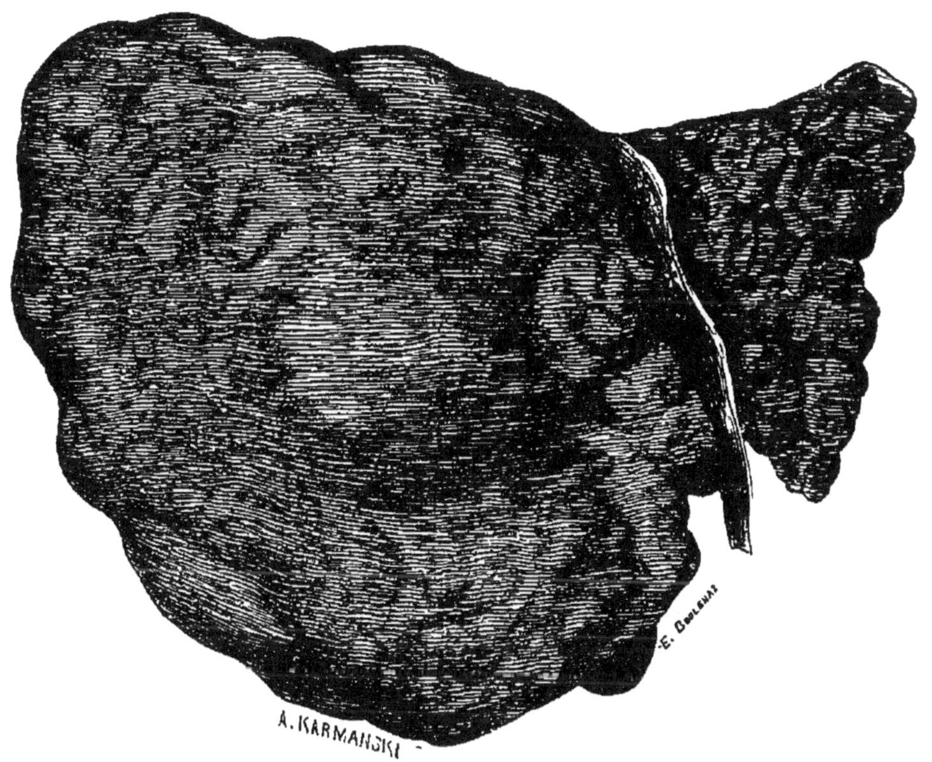

Fig. 19.

Cancer primitif du foie : une tumeur relativement volumineuse fait
saillie à la partie moyenne du côté droit (LANCEREAUX).

un cas où la masse néoplasique avait pénétré par effraction
dans le canal cholédoque, où il y avait un énorme bourgeon
en forme de tête de serpent dont les fragments détachés de
temps à autre faisaient apparaître le syndrome de la colique
hépatique. Dans les cas de cancers massifs primitifs du foie,
les noyaux secondaires sont peu fréquents; ils peuvent siéger
dans la vésicule du fiel, le rein, le péritoine, le poumon.

Le cancer nodulaire (fig. 20) est encore une forme de cancer primitif, mais plus rare que le cancer massif. On trouve dans

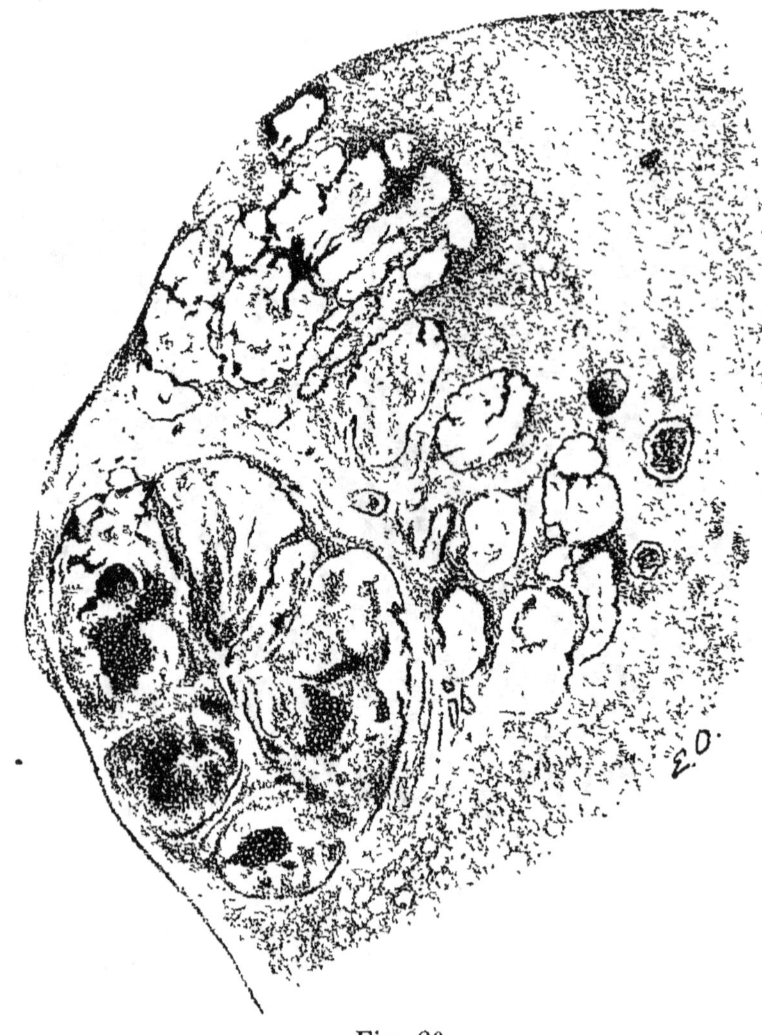

Fig. 20.

Section d'un cancer primitif du foie à noyaux multiples (Lancereaux).

ce cas le foie parsemé à la surface et à la coupe de nodosités de dimensions variables, tantôt toutes petites comme une tête d'épingle, un pois, tantôt atteignant le volume d'une mandarine, d'une orange de couleur blanchâtre ou grisâtre avec un

foyer hémorragique central parfois. Le foie est augmenté de
volume, mais dépasse rarement le poids de trois à quatre kilogrammes; jamais on ne trouve de ces foies énormes que cons-

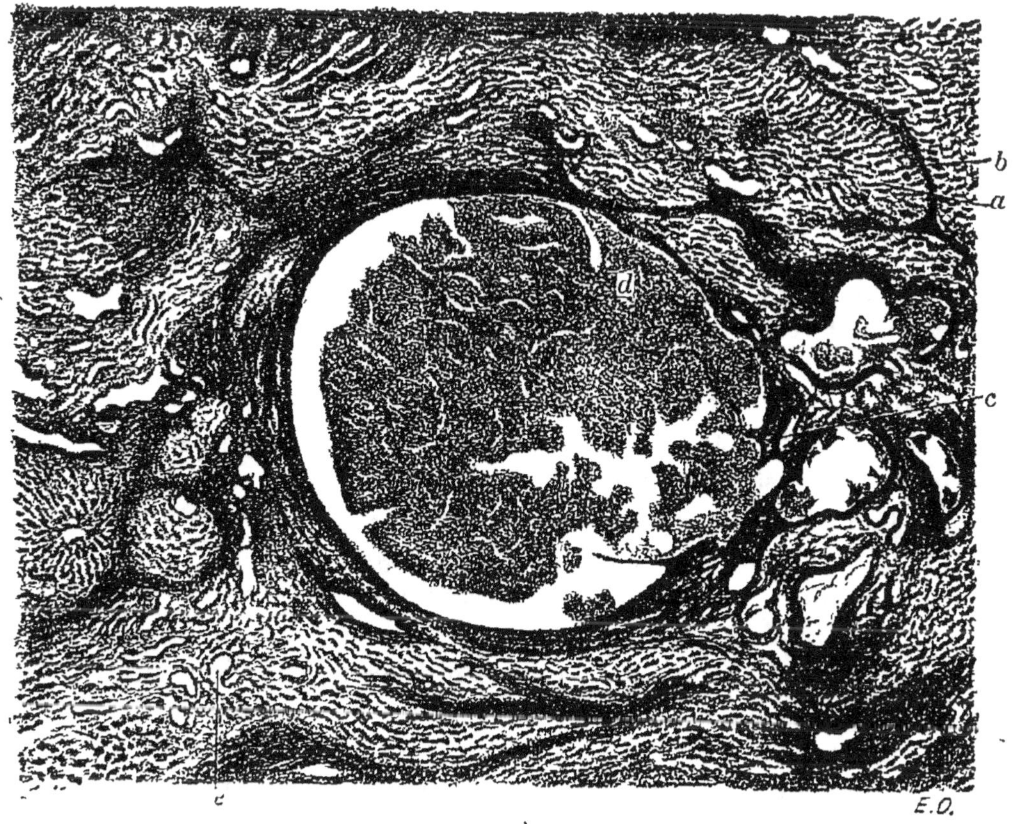

Fig. 21.

Coupe microscopique au douzième d'un épithélioma primitif du foie.
(Épithélioma acineux de LANCEREAUX.)

a, lobule épithéliomateux. — *b*, bande de sclérose le circonscrivant. — *c*, bourgeon
intravasculaire (LANCEREAUX).

titue le cancer massif. Généralement les noyaux sont multiples; toutefois, ils peuvent être ou paraître solitaires, et c'est
alors que cette variété de cancer peut devenir chirurgicale
en ce qu'accessible à une exérèse elle peut être extirpée. La
périhépatite, la pleurésie accompagnent fréquemment le
cancer nodulaire. Le cancer nodulaire étant très fréquem-

ment un cancer secondaire, l'on devra rechercher avec le plus grand soin les signes souvent très obscurs et latents du cancer primitif, siégeant dans un autre organe, pour ne pas être amené à commettre une très grave erreur. L'utérus, l'intestin. l'estomac devront être explorés très soigneusement.

Hanot et Gilbert ont décrit, sous le nom d'adénocancer avec cirrhose, une variété de cancer du foie, toujours primitif d'après eux, appelé adénome par la plupart des auteurs, épithélioma acineux par Lancereaux (fig. 21). Il s'agit de masses néoplasiques granuleuses de la dimension d'une noisette, quelquefois plus grandes, jaunes, granuleuses, assez consistantes au début, se ramollissant ensuite au centre, envahissant rapidement les fines ramifications veineuses intrahépatiques. mais encore les gros troncs afférents et efférents qui montrent des thromboses cancéreuses plus ou moins étendues. Cette variété de tumeur envahit peu le système lymphatique, mais n'en est pas moins essentiellement infectieuse, comme en témoignent les noyaux du poumon, de la plèvre, du péritoine, et l'ascite concomitante qui existe fréquemment. Il y a en même temps des lésions cirrhotiques bien manifestes.

L'adénome du foie ou adénocancer avec cirrhose peut se présenter quelquefois dans des conditions telles qu'une intervention soit tentée.

Au point de vue de leur structure, les cancers primitifs du foie, qui, seuls, nous occuperont, sont des épithéliomes alvéolaires, trabéculaires ou trabéculoalvéolaires (Gilbert et Surmont, loc. cit.). Nous n'y insisterons pas.

Rappelons seulement que les cellules qui les constituent peuvent être polyédriques, cylindriques, géantes, avec prédominance de tel ou tel élément. On observe parfois une dégénérescence kystique de la masse cancéreuse; tel le fait d'Ogle (cité par Langenbuch) : il existait un kyste très grand avec contenu limpide et en même temps un cancer du pylore. Sous l'influence de traumatismes. il peut se produire dans les masses cancéreuses des foyers hémorragiques qui peuvent aussi se montrer spontanément; le foyer hémorragique peut détruire le cancer jusqu'à la surface et crever dans le ventre, d'où des hémorragies graves dans l'abdomen avec mort rapide possible.

Au point de vue étiologique, le cancer primitif du foie apparaît surtout après quarante ans et est plus fréquent chez l'homme que chez la femme.

L'adénocancer avec cirrhose est pour ainsi dire exclusif à l'homme.

La lithiase biliaire, l'alcoolisme, l'infection paludéenne sont regardées comme des causes prédisposantes.

SÉMÉIOLOGIE DES TUMEURS DU FOIE

Quelle que soit la nature de la tumeur, les signes qui la révèlent sont presque toujours les mêmes et ces signes sont surtout des signes physiques. Il est en effet remarquable de constater combien le foie est tolérant ou plutôt combien l'organisme paraît rester silencieux, même avec des altérations déjà étendues de la glande hépatique. Il nous est arrivé plusieurs fois, et ces faits sont connus de tous, de voir des malades atteints d'énormes carcinomes du foie secondaires ou primitifs, de tumeurs variées, présenter au premier abord l'apparence d'une santé encore bonne. Les signes fonctionnels et généraux passent donc au second plan ; c'est l'augmentation du volume du foie, la sensation d'une tumeur lui appartenant qui éveille les soupçons et presque toujours ce sont des troubles de compression qui ouvrent la scène pathologique apparente.

Les troubles accusés par le patient varient suivant qu'il s'agit d'une tumeur bénigne ou d'une tumeur maligne.

La tumeur bénigne évolue lentement sans altérer en rien l'état général qui reste bon, tandis que l'amaigrissement rapide, la diminution des forces sont de règle quand il s'agit de tumeurs malignes, même lorsque la santé semble encore relativement satisfaisante,

Les tumeurs du foie quelles qu'elles soient peuvent donner lieu à des irradiations douloureuses ; quand elles siègent dans le lobe droit et particulièrement sur la face convexe on a signalé le point douloureux de l'épaule droite. Quand leur siège est le lobe gauche, c'est plutôt au niveau de l'épaule gauche qu'on trouverait la topoalgie. Ce signe existe certainement, mais est très aléatoire : il indique une irritation des rameaux nerveux sous-diaphragmatiques qu'on rencontre aussi bien dans les abcès, les kystes hydatiques, la lithiase, que dans les tumeurs proprement dites.

Outre les douleurs irradiées, le foie cancéreux donne lieu à une sensation de plénitude, de pesanteur, de douleur locale, soit dans l'hypochondre droit, soit dans la région épigastrique, sensation qui peut s'accentuer sous l'influence de la pression, de la palpation.

Les fonctions digestives sont généralement intactes, quand il s'agit de tumeurs bénignes, à moins de compressions du côté des voies biliaires, de dispositions spéciales ; dans les tumeurs malignes et en particulier le cancer, l'anorexie survient rapidement. D'après GILBERT et SURMONT (*loc. cit.*), les trois formes de cancer primitif offrent des troubles digestifs extrêmement prononcés et précoces. Il y a du dégoût des aliments, surtout de la viande, puis une anorexie absolue sur laquelle HANOT a bien insisté.

L'ictère n'existe pas constamment : c'est presque toujours un ictère par compression et on le trouve moins rarement dans le cancer que dans tout autre néoplasme. Dans le cancer massif, il manque très souvent, la destruction des éléments sécréteurs étant très rapide ; dans le cancer nodulaire, il est assez fréquent par suite de la dissémination et de la multiplicité des noyaux cancéreux ; dans l'adénocancer avec cirrhose, il est habituel, assez précoce, et ce n'est que dans des cas tout à fait exceptionnels que son apparition est tardive.

Lorsqu'il y a destruction des cellules sécrétoires en masse comme dans le cancer dit massif, non seulement il n'y a pas d'ictère, mais les matières décolorées et fétides indiquent de l'hypocholie ; dans les derniers temps, il peut même exister une acholie vraie par destruction totale ou presque totale du parenchyme glandulaire.

L'ascite n'existe que dans les cas de tumeurs malignes. Elle manque toutefois dans le cancer primitif dit massif, tandis qu'elle apparaît assez rapidement dans les cas de cancers nodulaires et d'adénocancers. Elle peut masquer le volume et la consistance du foie, mais rarement elle atteint l'intensité des ascites symptomatiques des cirrhoses hépatiques.

A mesure que les lésions progressent, l'insuffisance hépatique et la cachexie s'installent de plus en plus. Sans insister ici sur un tableau clinique plutôt de mise dans un traité de pathologie interne, rappelons toutefois la coloration jaune paille, l'amaigrissement, la perte des forces. Lorsqu'une infection secondaire vient se greffer sur le néoplasme, la fièvre s'allume, on peut observer les signes d'une angiocholite infectieuse ou d'un abcès du foie. ROUTIER et QUÉNU ont tous deux vu des cancers ramollis avec des cavités abcédées (*loc. cit.*). La fièvre peut exister sans infection pyogène comme dans un cas cité par GIORDANO (*loc. cit.*), où un énorme myxosarcome avec fièvre fut pris pour un abcès du foie.

Les signes physiques sont, comme nous l'avons dit, les plus confirmatifs quand ils existent : l'augmentation de volume, le changement de consistance, de forme de la portion accessible à nos investigations cliniques, constituent les éléments essentiels.

L'inspection du ventre permet quelquefois de découvrir une saillie, une voussure, une asymétrie des deux côtés : pour cela il faut que la tumeur soit déjà volumineuse, les parois abdominales peu épaisses. De plus les néoplasmes de la face inférieure de l'organe proéminent vers la cavité abdominale et n'apparaissent que très tardivement et quand leur volume est considérable.

La palpation méthodique permet chez les sujets à parois moyennes de délimiter assez facilement le foie le long de son bord tranchant et de sa face antérieure. Il faut avoir soin de bien vider la vessie et l'intestin pour éviter toute cause d'erreur. FRENCH (cité par AHLENSTIEHL) rolate un cas de soi-disant cancer du foie qui disparut par les purgatifs. On sent le foie qui déborde plus ou moins largement les fausses côtes ou une voussure plus ou moins limitée qui suit les mouvements du foie pendant la respiration. Il existe un certain nombre de faits de grosses tumeurs du foie avec évolution abdominale qui ont jusqu'au moment de l'opération été prises pour des tumeurs ovariques ou utérines. Telle l'observation rapportée par Segond, tels les faits cités par Witthauer, et cela par suite d'une sorte de pédiculisation de la tumeur la rattachant au bord ou à la face inférieure de la glande hépatique.

La consistance est révélée par la palpation qui nous montre une tumeur liquide, fluctuante ou solide, tantôt à surface lisse ou bien bosselée, parsemée de nodosités.

Le foie peut être abaissé ; quand il s'agit de grosses tumeurs de sa face inférieure il peut plonger jusque dans la fosse iliaque droite et l'hypogastre. Lorsque le développement morbide a lieu sur la face postéro-supérieure, c'est vers le thorax que le néoplasme marche, simulant dans certains faits un épanchement pleurétique qui peut d'ailleurs aussi l'accompagner.

La percussion méthodiquement pratiquée montre l'augmentation de la matité hépatique, la continuation de la matité de la tumeur avec celle du foie tandis que dans les cas de tumeurs abdominales d'autres organes, il y a généralement une zone de sonorité entre elles et le foie. Pourtant ce signe n'est pas constant et dans un fait d'Eiselsberg déjà cité de tumeur du foie opéré. il y avait une zone de sonorité entre le néoplasme et la glande.

L'auscultation permet quelquefois de percevoir les frottements périhépatiques, signes de périhépatite ; combinée avec la percussion, elle nous montre le refoulement du diaphragme et du cul-de-sac pleural vers le haut ou bien la présence d'un épanchement pleural par propagation des lésions à la plèvre.

La phonendoscopie, la radiographie ne rendront que peu de services dans le diagnostic des néoplasmes hépatiques. Hartmann a beaucoup insisté sur les résultats obtenus par la phonendoscopie (*Bullet. Soc. Chirurgie*, 25 octobre 1899). Lorsqu'il s'agit d'une tumeur du foie, l'estomac étant examiné vide puis rempli de gaz à l'aide d'un mélange d'acide tartrique et de bicarbonate de soude (3 grammes de chaque), la tumeur quand elle appartient au foie reste immobile, l'estomac se déplace avec le pylore, et ses limites sont facilement démontrables par le phonendoscope.

La ponction exploratrice nous a déjà occupé à propos des abcès et des kystes hydatiques. Pour être innocente, elle doit être prudemment faite ; nous avons vu que les ponctions ont pu amener des hémorragies graves dans des cas de tumeur du foie, tels les faits de Ricard. de Terrier. Ricard chez une femme de 32 ans fait une laparotomie et ponctionne. Hémorragie formidable qui n'est arrêtée que par le thermocautère et le tamponnement. Il s'agissait très probablement d'un sarcome auquel la malade succomba. Chez un homme de 55 ans, Terrier trouva après une ponction, un demi-litre de sang dans le péritoine : le malade était mort le lendemain. Ces faits doivent nous rendre très circonspects puisque même à ventre ouvert on observe de graves accidents ; que sera-ce le ventre fermé alors qu'on pratique la ponction à l'aveuglette. Si on veut y recourir dans un cas de tumeur douteuse comme nature, comme contenu, qu'on prépare tout pour obvier à une hémorragie sérieuse et qu'on ne la fasse à notre avis, que dans le cours d'une laparotomie exploratrice, à moins d'employer des aiguilles très fines qui alors ne donnent pas grand chose au point de vue diagnostic : et encore se rappellera-t-on que Broca vit une hémorragie mortelle emporter un homme 15 heures après une ponction avec une aiguille fine de l'appareil Potain.

Pitha et Billroth, Bardenheuer, König, Krause, considèrent la ponction du foie comme plus dangereuse qu'une laparotomie. Il est certain que cette dernière faite dans de bonnes conditions donne plus de sécurité et malgré l'apparence paradoxale de la proposition, nous ne sommes pas loin de nous ranger à leur avis.

Non moins, sinon plus dangereuse, est une manœuvre conseillée par Heinecke au point de vue du diagnostic et qui consiste à enlever au trois-quart emporte-pièces des fragments de la tumeur hépatique soupçonnée qu'on examine ensuite. L'akidopeirastik doit être absolument bannie de nos moyens d'investigation pour des raisons faciles à concevoir après ce que nous avons dit plus haut de la ponction simple.

Quoi qu'il en soit, le diagnostic des tumeurs du foie est difficile ; et souvent ce n'est que par une laparotomie exploratrice que l'on se rend compte de ce qui existe.

La laparotomie exploratrice ne doit toutefois être pratiquée, que lorsqu'il s'agit d'une tumeur qu'on pense pouvoir enlever ; si tous les signes sont contre l'ablation, nous ne voyons nullement pour le malade, l'intérêt qu'il y aurait à lui pratiquer une laparotomie de curiosité diagnostique. Dans les cas douteux au contraire et à plus forte raison dans ceux où la mobilité, voire la pédiculisation amène à penser à une cure chirurgicale possible, la laparotomie exploratrice pouvant devenir dans la même séance curatrice est absolument permise et même indiquée.

Tillmanns a pratiqué 49 fois une laparotomie purement exploratrice et chez 39 malades sans aucun inconvénient ; 10 succombèrent peu après, mais pour deux seulement on peut accuser l'intervention ; il s'agissait d'un sarcome du rein et d'un cancer de l'estomac. Par contre dans quatre cas la laparotomie sembla avoir eu une action favorable sur la marche de la tumeur maligne. Dans un cas de Kohler (cité par Ahlenstiehl) celle-ci montra une syphilis hépatique dont l'opéré guérit complètement sans qu'on ait touché au foie.

Nous avons nous-même pratiqué la laparotomie exploratrice pour tumeurs du foie dans cinq cas au moins : une malade a succombé rapidement à la cachexie au bout de quelques jours sans que la laparatomie ait pu être incriminée ; une fois nous avons vu diminuer l'énorme tumeur du foie et la malade revue dix ans après avait encore un foie gros mais presque normal : les trois autres fois les malades guérirent de leur laparotomie mais la tumeur continua son évolution. Dès 1890, Terrillon avait conseillé la laparatomie exploratrice dans les cas de tumeurs indéterminées du foie. Son malade opéré de laparotomie et ponctionné guérit pour succomber ensuite à l'épuisement (*loc. cit.*).

Nous sommes par conséquent partisan de la laparotomie exploratrice dans les cas douteux de tumeurs du foie au point de vue *diagnostic* et *opération*, avec la précaution d'avoir tout préparé, pour une intervention curatrice si elle est possible. Le diagnostic différentiel des tumeurs du foie se base sur les recherches cliniques que nous avons exposées plus haut.

Nous n'y insisterons pas ; qu'il suffise de dire que les tumeurs les plus variées du rein, de l'estomac, du gros intestin, du pancréas, celles de l'utérus et de l'ovaire, de l'épiploon et du mésentère ont prêté à confusion.

Hérard a rapporté un cas de tumeur du foie prise pour un anévrysme de l'aorte ; il s'agissait d'une tumeur transmettant les battements du vaisseau et déterminant par compression un souffle intense.

Si le diagnostic différentiel au point de vue du siège est difficile, il le devient encore plus quand il s'agit de la nature même de la tumeur.

Les abcès, les kystes hydatiques, tumeurs éminemment liquides, fluctuantes et rénitentes sont assez faciles à reconnaître en général; nous n'insisterons pas sur leur diagnostic longuement traité, ce qui n'empêche que Quenu, Routier, Giordano ont pensé à un abcès du foie, quand il s'agissait de tumeurs infectées ou à évolution fébrile, tandis que d'autres ont pensé à des kystes, alors qu'il s'agissait de néoplasmes. Quand les tumeurs sont solides, le diagnostic de la variété n'est possible que le ventre ouvert et la pièce enlevée, et encore est-il fort difficile de déterminer s'il s'agit de syphilomes, d'adénomes, d'angiomes, de carcinomes. Les faits sont rares où le diagnostic a pu être porté avec quelque certitude, même le foie largement découvert, si ce n'est toutefois dans les cas de cancers où malheureusement il devient souvent évident par l'étendue, l'aspect et la multiplicité des lésions. Tuffier, au point de vue du diagnostic du cancer attache une importance considérable à la présence de ganglions volumineux au niveau du hile du foie. MICHAUX dans un cas de cirrhose qu'il laparotomisa trouva au niveau du hile des ganglions gros et durs. Il ne s'agissait nullement d'un cancer comme la suite le démontra.

Comme le cancer du foie est presque toujours secondaire, il faudra que le chirurgien recherche s'il a fait une laparotomie et que celle-ci le conduise sur un foie à la rigueur opérable, s'il n'existe pas une lésion primitive, et la cure ne devra jamais être entreprise avant d'avoir exploré avec le plus grand soin l'estomac, l'utérus, l'intestin, etc. des malades. Si on trouve un noyau autre part, toute intervention est contre-indiquée.

Enfin n'oublions pas de rappeler en terminant que le traitement antisyphilitique tertiaire doit être appliqué comme moyen de diagnostic, toutes les fois qu'il plane un soupçon de syphilis sur les antécédents du patient. La syphilis du foie pourra être ainsi dépistée et guérie dans certains cas favorables, alors que dans d'autres, malheureusement la thérapeutique appropriée ne donne absolument rien.

TRAITEMENT DES TUMEURS DU FOIE. — DE LA RÉSECTION DU FOIE

Avant d'aborder la technique chirurgicale de l'intervention dans les tumeurs du foie, établissons d'abord les conditions dans lesquelles, nous pouvons intervenir pour un néoplasme de cet organe.

Le chirurgien peut se trouver dans les deux situations que voici :

1) Il a reconnu un néoplasme du foie et, de propos délibéré, il en entreprend l'extirpation.

2) Il fait une laparotomie exploratrice; au cours de celle-ci, il trouve une tumeur du foie : il profite de ce que le ventre est ouvert pour l'enlever si l'indication se présente : il referme s'il n'en est pas ainsi, ne faisant qu'une laparotomie exploratrice pure.

Ce n'est qu'exceptionnellement que l'indication se présentera dans la première condition que nous avons exposée. Si le néoplasme est bénin, à marche lente, ne provoque aucun accident, l'on devra y regarder à deux fois avant d'entreprendre son ablation ; celle-ci comme nous le verrons, même faite dans de bonnes conditions reste toujours une opération grave, aléatoire. Elle doit être réservée aux cas où une indication vitale ou autre s'impose ; douleurs très vives, phénomènes de compression, etc.

S'il s'agit d'un cancer, d'une tumeur à évolution maligne, presque toujours les lésions seront déjà bien étendues quand le malade sera soumis à l'observation du chirurgien ; en admettant qu'elle soit relativement localisée ou du moins qu'elle le paraisse, il faudra songer à l'éventualité si fréquente du cancer secondaire ; ce n'est que lorsqu'on pourra admettre qu'il s'agit d'un cancer primitif, peu étendu, encore circonscrit, que l'on aura le droit d'en tenter l'extirpation, si la laparotomie montre qu'elle est possible et faisable largement.

Cet énoncé nous indique aussitôt combien seront rares les cas vraiment favorables. La nécrologie des opérations d'extirpation des tumeurs du foie, doit nous rendre très circonspects et réservés et nous préserver d'un enthousiasme exagéré devant les succès obtenus, succès purement opératoires, presque toujours le temps n'ayant pu encore consacrer la solidité des quelques guérisons obtenues.

Avant l'ère opératoire actuelle, il nous faut insister sur la période presque purement expérimentale qui l'a précédée.

S'il est vrai que quelques tentatives aient été faites chez l'homme, au point de vue de la résection de parties plus ou moins étendues du foie, celles-ci ne se sont vraiment produites que depuis une dizaine d'années, alors que des expériences sur les animaux avaient montré la possibilité de supprimer du foie une portion plus ou moins grande, et le mode de réparation de la plaie ainsi produite.

D'après Cecherelli (cité par Langenbuch), Zambeccari aurait fait le premier dès 1680, une résection expérimentale du foie avec la vésicule biliaire sans tuer l'animal en expérience.

En 1688, Blanchard enleva avec succès une hernie traumatique du foie ; cette opération fut renouvelée en 1846 par Mac Pherson, sur un vieil Hindou qui guérit.

J. Muller, Kunde, Moleschott, Minkowski firent des résections sur les animaux.

En 1879, Tillmanns pratiqua des expériences sur des lapins pour se rendre compte de l'hémorragie dans les résections et de la réparation des plaies ainsi produites.

En 1883, Gluck entreprit une série de recherches, qui malheureusement ont dépassé le but, en ce sens que les résections étaient trop étendues et compliquées pour être compatibles avec l'existence. Puis Cecherelli, sur des chiens, des lapins, arriva à enlever le tiers du foie sans amener la mort ; de plus, il remarqua qu'au bout de huit mois, il y avait une restauration *ad integrum* de la glande en ce sens que le foie opéré était aussi gros que celui d'un chien de contrôle analogue.

Lixs en 1886, fit la première ablation chirurgicale d'un néoplasme hépatique qui était un adénome pédiculé. Malgré la constriction avec une chaîne d'écraseur et des tentatives de suture du moignon à la paroi, la femme âgée de soixante-sept ans, succomba six heures après l'opération à une hémorragie intrapéritonéale.

C'est à Langenbuch (*loc. cit.*, 18 janvier 1887) que revient l'honneur d'avoir guéri le premier son opéré. Il fit l'ablation d'un lobe flottant du foie de 370 grammes ; une hémorragie intrapéritonéale post-opératoire fut heureusement combattue par une laparotomie.

Ponfick en 1889, reprit les expériences de Gluck et de Cecherelli : il choisit le lapin dont le foie est quadrilobé pour l'enlever partie par partie. Il le mobilisa en sectionnant les ligaments qui le suspendent au diaphragme, lia le pédicule au catgut et le recouvrit d'épiploon. Chez le lapin, on peut, d'après lui, enlever la moitié du foie, sans tuer l'animal ; 3 lapins sur 70, auxquels il enleva les trois quarts de la glande survécurent à la mutilation. Il confirma la régénération annoncée par Cecherelli et montra qu'il s'agissait, d'une véritable hypertrophie compensatrice, tout en mettant en garde contre des conclusions trop hâtives de l'animal à l'homme.

Malgré tout, la chirurgie des tumeurs du foie restait en mauvaise posture et Kuznezow et Penski (V. Congrès des Chirurgiens russes, 1894) montraient que cela tenait surtout aux 3 ordres de causes que voici :

1° Incertitude du diagnostic des tumeurs solides du foie ;

2° Limites étroites et incertaines des indications du traitement opératoire ;

3° Peu de sécurité de l'hémostase des différentes méthodes de résection employées.

L'on peut dire que c'est surtout la question de l'hémostase qui est la pierre d'achopement de la chirurgie des tumeurs hépatiques. C'est elle que vont viser dorénavant tous ceux qui s'occupent de cette intéressante question.

Kuznezow et Penski entreprennent des recherches sur les animaux au point de vue de la technique de l'hémostase, de celle de la meilleure réunion des plaies, de l'action des ligatures et des sutures.

Ils imaginent un mode de suture à fil continu sur lequel nous reviendrons : ils montrent que les ligatures serrées bien et lentement, amènent l'occlusion des vaisseaux ; ils conseillent l'usage pour les sutures de grandes aiguilles courbes à bout mousse. D'après eux, le traitement extrapéritonéal du moignon suturé reste la méthode de choix, lorsqu'elle est possible.

Terrier et Auvray (*loc. cit.*), dans une étude expérimentale sur la résection du foie chez l'homme et les animaux, confirment les principaux résultats obtenus par Kuznezow et Pensky et imaginent une suture à fil continu un peu différente de celle décrite déjà.

Puis paraît un mémoire d'ensemble sur la question par les mêmes auteurs (les Tumeurs du foie au point de vue chirurgical, Étude sur la résection du foie, *Revue de Chirurgie*, *loc. cit.*), où elle est traitée de façon magistrale au point de vue clinique et opératoire.

Nous y trouvons toujours, malgré tout ce qui a été tenté dans cette voie, cette grande préoccupation de l'hémostase et l'exposé des procédés hémostatiques depuis la ligature simple, la suture, le tamponnement, la thermo-cautérisation jusqu'à l'arrêt du sang par la vapeur d'eau et l'air chaud (HOLLANDER, SNEGUIREFF).

Toutes les tentatives faites pour amener l'assèchement de la plaie de résection, sa réunion, sont dirigées dans le sens d'une réduction intrapéritonéale du foyer opératoire qui est évidemment l'idéal vers lequel il faut tendre : et cependant, que d'aléas encore, que de déboires qui feront que toutes les fois que la tumeur s'y prêtera par sa pédiculisation, il sera bien plus sûr de traiter le moignon par la méthode extrapéritonéale.

Il serait injuste dans ce rapide aperçu de l'histoire de la chirurgie des tumeurs du foie de ne pas citer les noms de TRICOMI, de MICHELI, de LANNELONGUE : de TRICOMI pour ses études expérimentales sur la mobilisation du foie, de MICHELI et de LANNELONGUE pour leurs procédés de mise à découvert de la glande hépatique, enfin ceux tout récents de PALACIO et de W. MEYER.

Tout dernièrement PANTALONI a consacré un chapitre important à l'hépatectomie ; l'on y trouvera de nombreux détails sur les procédés opératoires et sur la médecine opératoire proprement dite.

L'indication d'opérer une tumeur du foie peut se présenter d'urgence par suite de complications graves amenées par elle, telle que la compression des conduits vecteurs de la bile, une infection par stase biliaire. Quoique la tumeur soit reconnue de nature maligne et inopérable, le chirurgien peut être amené à faire une opération palliative pour prolonger la vie en parant aux accidents immédiats. C'est ainsi que JOWADYNSKI, TUFFIER ont pratiqué des cholécystostomies pour dériver le cours de la bile. Ce sont là des interventions simplement palliatives que nous devions signaler.

La plupart du temps, c'est comme nous l'avons dit, au cours d'une laparotomie exploratrice, ou bien d'emblée sachant ce qu'il doit trouver que le chirurgien intervient. Nous allons voir comment doit être conduite l'opération dans l'un et l'autre cas.

DE L'ABLATION DES TUMEURS DU FOIE

Laparotomie exploratrice. Le chirurgien a fait la laparotomie, c'est-à-dire l'ouverture de l'abdomen, soit médiane, soit latérale, suivant le siège de la tumeur à enlever. Il devra se rendre compte s'il s'agit d'une tumeur unique ou multiple si elle siège en un point facilement accessible où si elle est entourée de tous côtés par le tissu hépatique ; si elle est ou non pédiculée et dans ce dernier cas où s'insère le pédicule, quelle est son épaisseur ; enfin il recherchera si elle adhère aux organes voisins ou à la paroi, quelle est la résistance et le siège exact des adhérences. Si l'incision médiane ou latérale, verticale ou oblique parallèle aux côtes, est insuffisante pour se rendre exactement compte de tous ces détails, il ne faudra pas hésiter, surtout s'il y a des troubles graves qui rendent l'intervention urgente sous peine de mort à bref délai, à ouvrir plus largement et à faire les incisions que nous indiquerons plus loin, pour arriver à extérioriser le néoplasme, à le délimiter, Si par contre les conditions sont mauvaises, il n'y aura qu'à refermer le ventre par des plans de sutures et il n'y aura en général aucun dommage, si la laparotomie a été aseptique.

Opération de propos délibéré. — Cela veut dire que le diagnostic a été porté ; la laparotomie le vérifie et permet de se renseigner sur les différents points cités plus haut. Outre les incisions médiane et latérale, droite ou oblique, rectiligne ou en S, on a proposé divers tracés destinés à donner un grand jour à l'opérateur et à rendre accessible la face convexe ou diaphragmatique de l'organe. Notons d'abord l'incision que LEJARS signale dans son traité de chirurgie d'urgence. Elle consiste à tailler aux dépens de la paroi abdominale un large lambeau rasant les côtes à droite, le bord externe du droit antérieur ou même empiétant sur lui vers la ligne médiane ; on le rabat comme un volet et on découvre de la sorte facilement la face convexe du foie et son bord antérieur, (LEJARS,

Traité de chirurgie d'urgence, p. 296, fig. 219, 1900.) MICHELI
a proposé récemment de faire deux incisions verticales

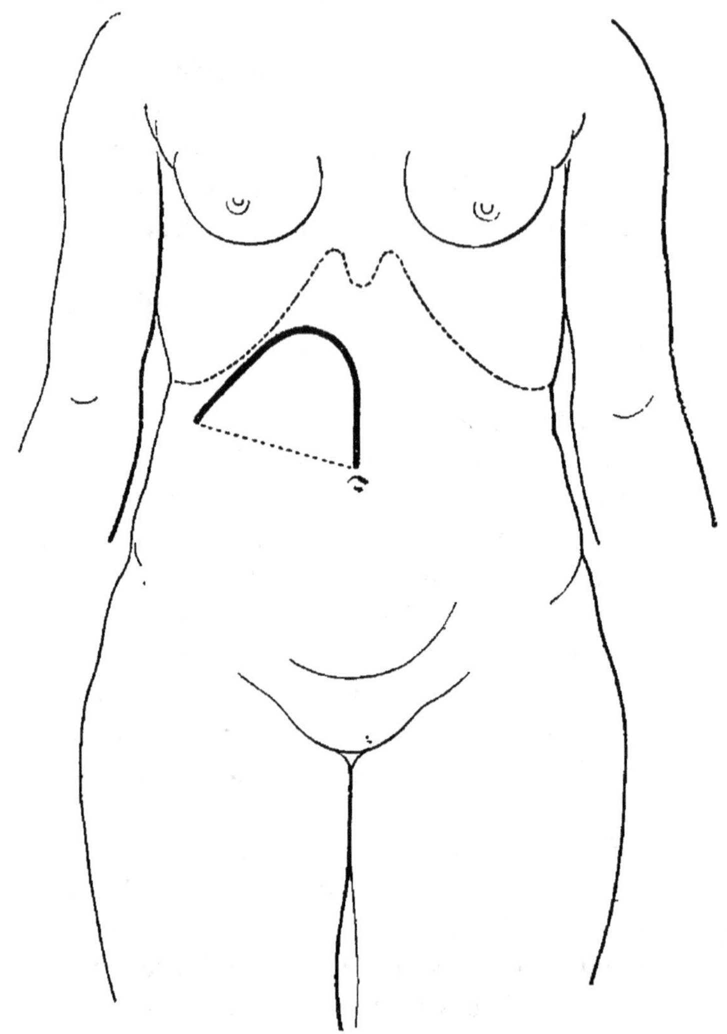

Fig. 22.

Incision à lambeau (plaies et tumeurs du foie, tracé de l'incision).

commençant à la hauteur de la cinquième côte et se réunissant à deux travers de doigt au-dessous du gril costal par
une troisième incision transversale, de façon à obtenir un
véritable volet, comprenant les parties molles et les côtes

sectionnées, sans ouvrir la plèvre qu'on peut rabattre en haut.

Nous rappellerons que LANNELONGUE a préconisé la résection

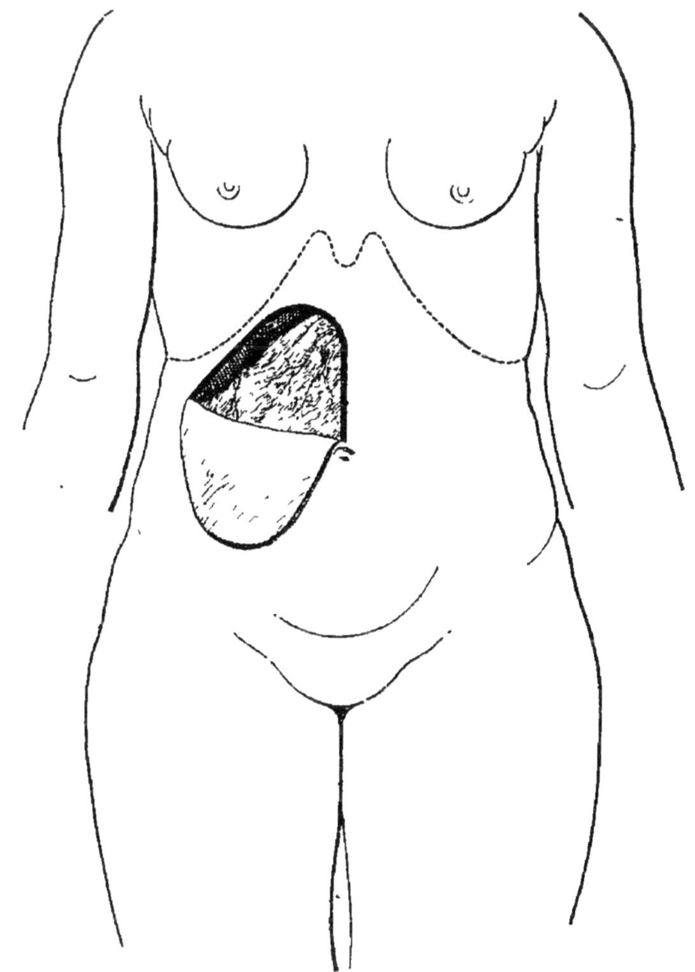

Fig. 23.

Incision à lambeau, lambeau rabattu (plaies et tumeurs du foie).

de la partie inférieure du thorax, sans ouverture de la plèvre.
Grâce à cette résection l'on pourra aborder la face sous-dia-
phragmatique et même le bord postérieur et supérieur du foie.
Pour mobiliser le foie et permettre de l'attirer le plus possible

dans la plaie, Tricomi a proposé et pratiqué la section des ligaments coronaire et triangulaire gauche. On pourra l'imiter en se rappelant le voisinage de la plèvre et du péricarde en rapport avec la face supérieure du diaphragme.

La tumeur bien découverte, amenée en face et dans la plaie de la laparotomie, des compresses aseptiques garnissent tout le pourtour pour empêcher l'entrée du sang dans le ventre. Il faut maintenant attaquer le foie. C'est le temps le plus redoutable à cause de l'hémorragie. Mais les conditions sont toutes différentes suivant que la tumeur est pédiculée ou pédiculisable, suivant qu'elle est sessile ou même intrahépatique.

La tumeur est pédiculée ou pédiculisable. — Lorsque le pédicule est petit et facilement abordable, une bonne ligature autour de lui à la soie forte ou au gros catgut permettra le détachement du néoplasme d'un coup de bistouri ou de thermocautère. Le meilleur nœud est celui de Lawson-Tait qui avec un fil fait une ligature double traversant le pédicule au milieu et s'amarrant sur lui. Si le pédicule quoique mince est difficilement accessible, on mettra une pince clamp qu'on laissera à demeure après l'avoir entourée de bandes de gaz stérilisée. C'est la conduite que nous avons été obligé de suivre dans un cas de kyste pédiculé attenant au lobule de Spigel. Les pinces seront ramenées en dehors dans l'angle inférieur de la plaie abdominale et retirées au bout de quarante-huit heures. Lorsque le pédicule est plus volumineux, il vaut mieux mettre autour de lui une ligature élastique qu'on extériorisera le plus possible ; il sera très prudent de suturer le pédicule lié à la paroi, on abrasera la tumeur immédiatement ou on la détachera les jours suivants, alors que les adhérences seront déjà solides. Telle a été la conduite des premiers chirurgiens qui ont eu affaire à des tumeurs hépatiques pédiculées, celle de Wagner, de Langenbuch, de Lücke, de Terrillon, de Rosenthal. Pour éviter le glissement de la ligature du pédicule non réduit il sera prudent de l'amarrer au pédicule lui-même par 2 ou 3 points de suture. Ce glissement a été cause en effet d'hémorragies secondaires qui ont amené dans quelques faits la mort des opérés. La ligature élastique avec pédicule externe n'est évidemment pas un procédé de choix ; c'est un procédé de nécessité, un pis aller qu'on n'emploiera que si la réduction du pédicule lié ou pincé semble impossible ou dangereuse. Si la résection cunéiforme était faisable, avec suture préventive ou consécutive de la plaie ainsi produite, il est évident que c'est à elle qu'il faudrait recourir.

La tumeur n'est pas pédiculisable. Lorsque cette disposition existe on peut ou exciser la tumeur en coin et faire l'hémostase secondaire, ou bien on peut placer des sutures ou ligatures entourant toute la partie à enlever qu'on n'excisera que secondairement.

Ce n'est que rarement qu'on usera de la résection cunéiforme sans ligatures préliminaires, cela si la tumeur est petite, située au niveau du bord tranchant du foie, peu profonde et facilement abordable. Il faut s'attendre à une forte hémorragie, faire comprimer le foie au niveau de la partie à enlever, tamponner énergiquement. Si les surfaces se rapprochent facilement, une suture profonde à points coupés peut suffire à amener la réunion et l'hémostase en même temps. Il faut serrer lentement et progressivement les catguts n°s 3 et 4 qu'on emploiera et se servir d'une aiguille à bout mousse et bien recourbée en piquant à un centimètre environ des bords de la plaie.

La section au thermocautère ne donne guère plus de sécurité hémostatique que celle au bistouri ou aux ciseaux.

Si le coin à enlever est plus considérable, l'hémorragie peut être très forte et difficilement arrêtée par les moyens ordinaires, ligatures, sutures profondes, voire le tamponnement qui pour ELLIOT est encore le meilleur moyen hémostatique. C'est pour y obvier que BIANCHI et CECHERELLI, d'abord, puis KOUZNEZOFF et PENSKY, enfin AUVRAY et TERRIER ont imaginé leur mode de ligatures profondes du foie placées préventivement et destinées à circonscrire la zone sur laquelle va agir l'instrument d'exérèse.

· Voici la description du procédé exposé en janvier 1897 à la

Société de Chirurgie par Auvray. On saisit le lobe du foie porteur de la tumeur et on le circonscrit par une série de ligatures
dont nous allons indiquer la disposition en empruntant à
Auvray lui-même sa description. Nous pensons en effet que

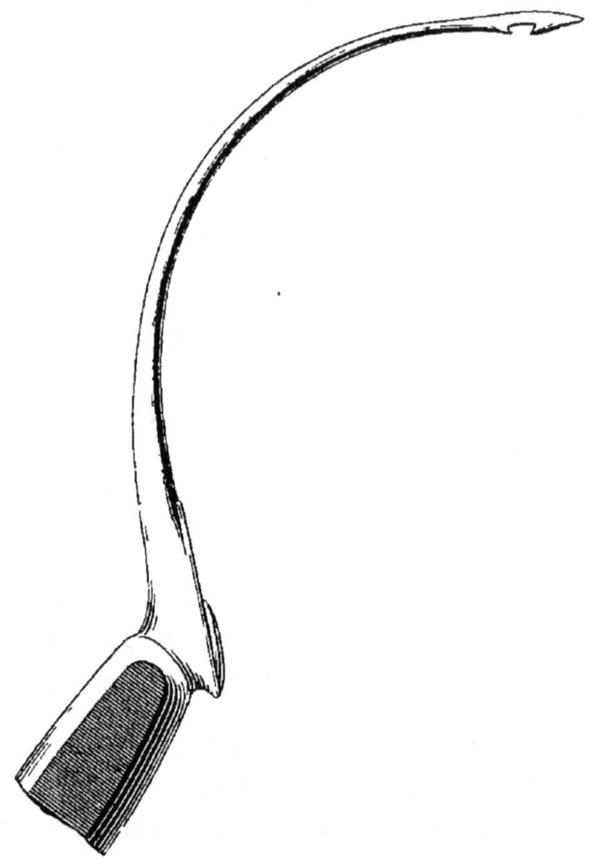

Fig. 24.
Aiguille pour suture du foie.

c'est à cette manière de faire qu'il faut se rattacher plutôt qu'à
celle de Kouznezoff et Pensky dont les ligatures ne sont pas
enchaînées et risquent par cela même de déchirer le tissu
hépatique intermédiaire.

« On passe à travers le lobe à peu près à égale distance de

ses deux bords latéraux de sa face inférieure à sa face supérieure, deux fils de forte soie plate n° 5 qui doivent être placés
en contact l'un de l'autre et longs de 25 à 30 centimètres. On
se sert d'une aiguille courbe montée à bec de Reverdin avec
un chas mousse (fig. 24). On s'arrange de façon à ce que la partie
moyenne de chaque fil réponde au parenchyme hépatique et
on en forme deux anses qui regardent l'une à droite, l'autre à
gauche. Il faut entre-croiser les deux anses, les rendre soli-

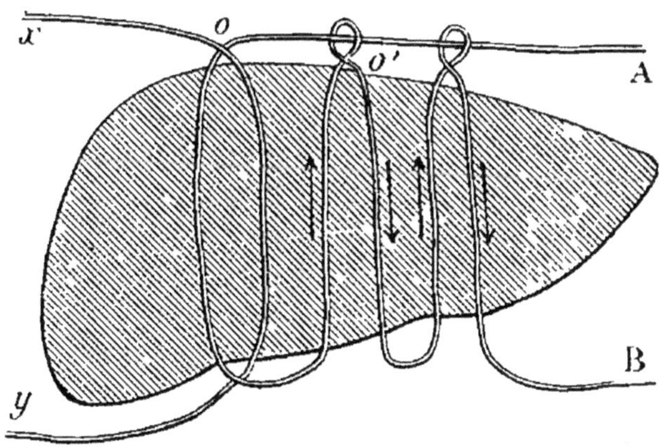

Fig. 25.
Suture du foie. (AUVRAY et TERRIER).

daires pour empêcher qu'au moment où l'on serre les fils,
elles ne s'écartent l'une de l'autre en déchirant le tissu hépatique intermédiaire qu'elles entraîneraient chacune de leur
côté (fig. 25).

Les deux fils XY et AB sont mis en place et enchaînés l'un
à l'autre : que vont devenir les chefs supérieur et inférieur de
chacun d'eux ? Nous ne suivrons dans son trajet à travers le
foie que le fil AB et même que le chef B de ce fil, car il est le
seul à voyager dans le tissu du foie qu'il va traverser alternati-
vement dans un sens et dans l'autre, le chef A restant toujours
à la face supérieure du lobe hépatique.

Nous transperçons le lobe hépatique de sa face supérieure à
sa face inférieure en plongeant l'aiguille à un centimètre environ du point O où ont passé primitivement les deux fils ; le

chef B est accroché à l'aiguille et entraîné de bas en haut vers la face supérieure du foie dans le sens indiqué par la flèche : on noue alors avec un nœud simple les deux chefs A et B ensemble et on exerce sur chacun d'eux en serrant une traction lente et continue pour qu'ils sectionnent le tissu hépatique compris dans l'anneau qu'ils forment. Les vaisseaux seuls sont pincés, résistent à la ligature et sont rassemblés par elle ; la déchirure hépatique ne saigne pas. On ne cesse d'exercer une traction sur les deux chefs que lorsque la résistance qu'on éprouve avertit que le tissu du foie est tout entier divisé, que l'anse est complètement serrée ; on assure alors la fixité de la ligature par un second nœud. Pendant tout le temps qu'a duré cette première ligature un aide a exercé une traction douce sur les deux extrémités du fil XY pour les immobiliser.

Les deux chefs A et B se trouvent maintenant à la face supérieure du lobe hépatique : insinuant alors l'aiguille de la face inférieure vers la face supérieure dans la déchirure produite en serrant la première anse, on va chercher le chef B pour le ramener vers la face inférieure. On répète alors ce qu'on a déjà fait pour former la première anse, c'est-à-dire que plongeant l'aiguille à un centimètre en dehors du point O, on va à la recherche du chef B pour le ramener de la face inférieure à la face supérieure ; on le noue au chef A et en serrant lentement et d'une façon continue on sectionne tout le tissu compris dans l'anse, assurant la fixité de la ligature par un double nœud.

On agit avec le fil XY comme avec le fil AB, formant autant d'anses qu'il est nécessaire pour assurer une hémostase rigoureuse. Quand celle-ci est terminée on sectionne la portion du foie qu'on veut enlever, en coupant près des ligatures, au bistouri, aux ciseaux, au thermocautère. »

« Comme il peut être nécessaire de placer des ligatures sur une grande étendue et que d'autre part les anses doivent être assez rapprochées pour qu'aucun vaisseau n'échappe, il faut circonscrire la tumeur ou la partie qu'on veut enlever par un nombre assez grand de groupes de deux fils en les rapprochant suffisamment pour que chacun d'eux n'ait pas à saisir un trop grand nombre de vaisseaux ; de préférence ils seront placés de telle sorte que la surface de section après ablation de la tumeur, ait la forme d'un coin.

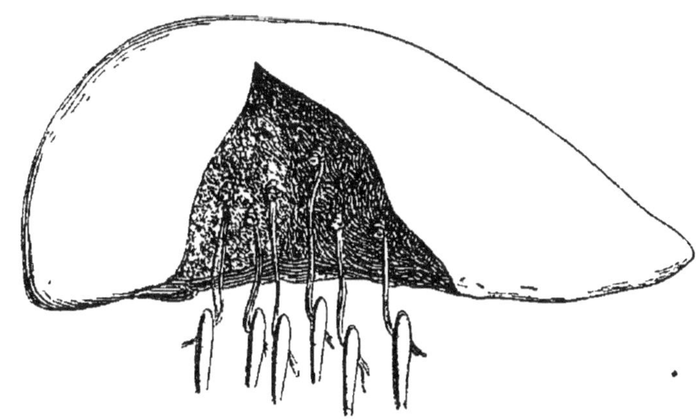

Fig. 26.
Pédicules vasculaires.

« Lorsqu'on a pratiqué l'ablation de la portion ainsi cernée, on voit sur la surface un certain nombre de pédicules vascu-

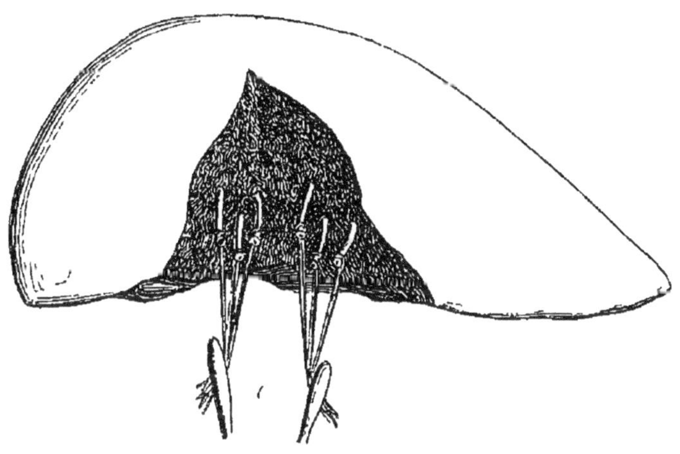

Fig. 27.
Pédicules vasculaires réunies.

laires, d'autant plus nombreux que les groupes de fils ont été placés en plus grand nombre (fig. 26 et 27). »

Les expériences d'Auvray ont été faites sur des chiens, puis sur des foies de cadavres aussi frais que possible.

L'ablation en coin est faite pour pouvoir adosser les deux surfaces à l'aide de quelques sutures profondes progressivement serrées, si elles suintaient (fig. 28). Si l'hémorragie était plus notable, on pourrait encore pratiquer le tamponnement de la surface réséquée à la gaze stérilisée, recourir d'après les conseils de Sneguiref à la vapocautérisation, à la cautérisation par l'air chaud d'après Hollander, ou encore aux badigeonnages avec du sérum gélatineux.

Auvray et Terrier rapportent à l'appui de leur procédé de ligature appliquée chez l'homme une observation d'extirpation d'un cancer primitif de 270 grammes. La tumeur fut cernée par les ligatures, détachée ensuite au thermocautère. Sur la surface de résection, il s'était produit en un point un très léger écoulement de sang en nappe qui céda à un attouchement superficiel au thermocautère ; ailleurs un seul vaisseau donnait un jet de sang assez volumineux ; on laissa une pince à forcipressure à demeure après avoir

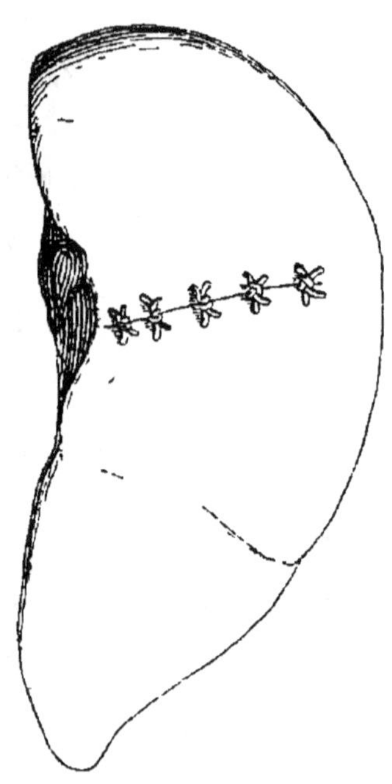

Fig. 28.
Sutures de la résection cunéiforme.

vainement tenté la ligature. On appliqua sur la surface réséquée de la gaze aseptique : puis la pince, la gaze, et les chefs des anses de soie furent amenés hors du ventre, constituant ainsi un drainage et en même temps une voie d'accès, si la moindre hémorragie venait à se produire. Auvray vit tomber les fils en deux groupes, ce qui montrait que leur enchaînement n'avait pas été complet et explique l'hémorrhagie par le gros vaisseau pincé plus tard. L'opéré guérit.

En somme les ligatures en chaîne d'Auvray nous paraissent

bonnes, mais d'une application délicate et difficile comme le
montre la faute commise par l'auteur lui-même, lors de
l'application de son procédé à l'homme. Nous n'hésiterions
pas à nous en servir le cas échéant, réservant toutefois les
simples sutures profondes et à distance avec accolement des
surfaces aux cas moins graves de tumeurs du bord tranchant,
où la résection cunéiforme est aisée et l'hémorrhagie relativement facile à arrêter.

Peut-être pourrait-on remplacer la soie par de gros catguts
et éviter ainsi la fistulisation prolongée de la paroi, par suite
de la chute des anses de soie ?

Quoi qu'il en soit, l'observation d'Auvray et Terrier est
encore la preuve qu'il faut savoir combiner dans certains cas
plusieur moyens hémostatiques pour arriver à un bon résultat.
Le tamponnement est et restera toujours un excellent expé-
dient. Il assurera souvent en même temps que l'hémostase le
drainage des surfaces traumatisées.

Nous ne ferons que rappeler la proposition de Langenbuch
qui avait songé à faire la constriction temporaire de la veine
porte et de l'artère hépatique, ou bien encore à comprimer et
à fermer temporairement les deux artères mésaraïques et en
particulier la supérieure pour amener moins de sang dans le
système porte.

Soins consécutifs. — Quoi qu'il en soit, l'ablation des
tumeurs du foie constitue toujours un traumatisme opératoire
grave et il faut tout avoir sous la main pour parer rapidement
au shok (injections sous-cutanées de sérum artificiel, d'éther,
de caféine, d'huile camphrée). Lorsque le foie aura pu être
réduit, il sera bon, pour plus de sécurité, de tamponner mollement par-dessus les sutures ou les ligatures, pour permettre
l'écoulement facile au dehors des sécrétions, ou bien s'aper-
cevoir aussitôt d'une hémorragie secondaire. Lorsqu'il y aura
un pédicule fixé à la paroi, la tumeur aura été enlevée au
préalable, et la surface rôtie au thermocautère et tamponnée.

Le tamponnement sera enlevé le 3ᵉ ou 4ᵉ jour dans les cas
de réduction. Il faudra se rappeler que le foie opéré contracte

assez souvent des adhérences pathologiques avec les organes voisins, la paroi abdominale, le gros intestin, le duodénum, d'où l'explication de douleurs qu'on a observées consécutivement.

Nous n'insisterons pas longuement sur les accidents qui peuvent traverser la guérison ; le plus redoutable est l'hémorragie secondaire qui peut forcer à une nouvelle laparotomie (LANGENBUCH) ; HOCHENEGG a signalé un fait d'embolies gazeuses par introduction de l'air dans le système des veines sus-hépatiques.

Résultats opératoires. — Les résultats opératoires de l'extirpation et de la résection des tumeurs du foie se sont certainement améliorés dans ces dernières années. Ils varient suivant qu'il s'agit de tumeurs bénignes ou de tumeurs malignes.

Parmi les tumeurs bénignes, les syphilomes ont pris un rang à part par la multiplicité et le bon résultat des interventions. Nous avons déjà dit notre pensée à l'égard de l'indication de les opérer. Nous n'admettons l'ablation des syphilomes que s'ils sont le point de départ de douleurs, de phénomèmes de compression, après échec de la médication spécifique bien appliquée. Souvent d'ailleurs on les a enlevés croyant avoir affaire à une tumeur de toute autre nature, à une tumeur maligne : et même le microscope n'a pu que difficilement, dans certains faits, élucider leur nature. C'est WAGNER qui fit la première ablation en 1890. Elle fut suivie de mort. Puis TILLMANNS, CZERNY, HOCHENEGG, ALBERT, SCHMIDT, BASTIANELLI, TRICOMI, DENNIS, MICKULICZ, ABBE, PETERSEN eurent des succès tandis que LAUENSTEIN publiait encore un cas malheureux. Tout récemment SPENCER fit une véritable énucléation d'un syphilome du foie et tamponna la cavité au lieu de pratiquer une résection typique.

Les kystes hydatiques ont donné lieu à des résections sur lesquelles nous n'insisterons pas ici, la question étant traitée au chapitre des kystes du foie.

Des angiomes ont été opérés par EISELSBERG, KEEN, ROSENTHAL. Tous ont guéri sans accidents. HANKS dans un cas unique, fit la laparotomie exploratrice, reconnut la nature de la tumeur et la traita ensuite par l'électrolyse qui amena la rétraction du néoplasme (cité par Auvray et Terrier). Keen a publié l'observation d'une femme de cinquante-trois ans chez laquelle il enleva un angiome par résection cunéiforme en entourant la partie adhérente d'un lien élastique. Guérison au bout de cinquante-deux jours. Il rassembla en même temps cinquante-neuf cas d'opérations pour tumeurs du foie.

Les adénomes constituent une variété intermédiaire entre les tumeurs malignes et les tumeurs bénignes. La première tumeur du foie opérée en 1886 par Lins était un adénome. L'opéré succomba à l'hémorragie. Kœnig, Müller, Schmidt, Von Bergmann, Tricomi, Grube de Karkof en ont réséqué avec succès. Tricomi en a enlevé un de 930 grammes : la récidive survint trois ans et demi après sous forme d'adénocarcinome du foie. Le cas de Grube récidiva au bout de onze mois. Par contre une femme opérée par Müller d'un adénome kystique et guérie, vivait encore sept ans après.

Des sarcomes ont été enlevés : la première observation est due à Skliffassowsky. Il s'agissait d'un fibromyome lipomatodes sarcomatodes qui guérit. Bardfleben, Israel, Elliot, Petersen ont eu les premiers des succès opératoires, le dernier deux décès par hémorragie sur trois cas opérés. Les cas d'Israel et d'Elliot récidivèrent rapidement.

Les opérations pour cancers du foie se divisent en interventions pour cancers primitifs et cancers secondaires. Nous réprouvons absolument ces dernières qui ne nous paraissent pas admissibles. Les résections du foie pour cancers primitifs ont été inaugurées par Lücke en 1891. L'opéré guérit, mais les suites montrèrent qu'il s'agissait non d'un cancer, mais d'un syphilome ainsi que l'indique une communication ultérieure de Madelung.

Schrœder a rapporté l'histoire d'une femme de trente ans à laquelle on fit une résection cunéiforme pour un cancer. Elle guérit et vivait encore sept ans après : la femme avait été opérée en 1890. C'est un des premiers cas, sinon le premier ; il est remarquable par la survie, étant donné que l'examen microscopique vérifia le diagnostic de carcinome.

Par contre d'Urso perdit d'épuisement en douze jours un gros cancer pédiculé pour lequel il fit la ligature du pédicule et le traitement extrapéritonéal.

Tout récemment Krause a rapporté au Congrès allemand des chirurgiens (Berlin 1898), trois faits de résection cunéiforme du foie dont deux pour cancers avec suture profonde et tamponnement terminés par la guérison.

Nous avons rapporté en étudiant la ligature en chaîne d'Auvray le fait de Terrier terminé par la guérison. En résumé les résultats opératoires s'améliorent et il est certain que, grâce à l'hémostase plus perfectionnée, ils iront encore en s'améliorant. Par contre, il nous est encore actuellement difficile, pour les tumeurs malignes, adénomes, sarcomes, carcinomes, de parler de résultats thérapeutiques. Presque toutes les guérisons sont trop récentes pour permettre une appréciation un peu exacte à cet égard, et il nous faut attendre pour savoir jusqu'à quel point les cancers du foie sont curables. Toutefois rappelons-nous ces faits que nous avons signalés et où la récidive est survenue quelques années après : rappelons-nous que dans le cas de Schrœder l'opéré était encore en vie au bout de sept ans. Avec toutes les réserves que nous avons faites, que ce soit pour nous un encouragement pour l'avenir.

BIBLIOGRAPHIE

Ahlenstiel. Tumeur du foie. *Archiv. f. Klin. Chirurgie*, t. LII, Hft. IV, p. 902.

Auvray. Etude expérimentale sur la résection du foie chez l'homme et chez les animaux. *Rev. de Chirurgie*, p. 319, 1897.

Broca. Cancer du foie. *Soc. Chir.*, janvier 1897.

Bramwell. Sarcome primitif du foie. Incision. *Centlbl. für Chir.*, p. 336. 1897

Bongartz. Inaugural Dissertation. *Wurtzburg*, 1892.

Canniot. De la résection du bord inférieur du thorax. Thèse Paris, 1891.

Eiselsberg (von). Abtragung eines Cavernoms der Leber. *Wiener Klinische Wochens.*, n° 1, 1893.

ELLIOT. Surgical treatment of tumor of the liver, with the report
of a case. *Annals of Surgery*, juillet 1897, *Centlbl.*, n° 14, p. 399.
1898.

ELLIOT (Boston). Surgical treatment of tumor of the liver. Trau-
saction of the American Surg. associat. Philadelph., 1897. *Centlbl.
für Chir.*, p. 415, 1898.

GIORDANO. Myxosarcome du foie. Laparot. explorat. *Centlbl. für
Chir.*, n° 18, p. 787, 1899.

GILBERT et CLAUDE. *Archives de médecine*, mai 1895.

HOLLANDER. *Centlbl. für Chir.*, p. 134, 1898.

HEBERLEIN. Operation eines Colon carcinoms mit partieller. Leberresection. *Centlbl. für Chir.*, n° 5, p. 142, 1898.

HALL (A.). Primäres Carcinom der Gallenblase. *Centlbl. für Chir.*.
n° 23, p. 613, 1898.

HANSEMANN. Berl., *Klinische Wochenschrift*, n° 16, 1890.

HANOT et GILBERT. Traité des maladies du foie.

HUETER. Inaugural Dissertation Gœttingen, 1887.

KRAUSE. Carcinom der Leber. Extirpation. *Cong. chir. allem.*,
XXVII, 1898.

KUSNETZOW. De la résection des tumeurs du foie. *V° Congrès de chirurgie russe*, 1894.

KUSNETZOFF et PENSKY. De la résection particlle du foie. *Rev. Chir.*,
p. 52 et 954, 1896.

KEEN. Removal of an angioma of the liver by elastic constriction
to the abdominal cavity with a table of 59 cases of operation for
hepatic tumors. *Pensylv. Med. Journ.*, october 1897.

LINS. *Gaz. della clinische*, vol. XXIII, n° 15, 1886.

LÜCKE. Entfernung des Krebsigen linken Leber lapens. *Centlbl, für
Chir.*, p. 115, 1891, p. 844, 1892.

MADELUNG. Nachtrag zur Lücke's Mittheilung Entfer nung des Linken Krebsigen Leber lappens. *Mittheilung aus den Grenzgebieten der
Medizin und der Chirurgie*. Bd III, n°° 3 et 4, p. 574.

MEYER. Resection of the liver. *Am. Surg. Philadelph.*, XXIX, 364.
1899.

MICHAUX. Cancer du foie. *Bul. Soc. Chir.*, janvier 1897.

MICHELI. Congrès des chirurgiens italiens, 1897.

MÜLLER. Carcimon der Leber. *Centlbl. für Chir.*, p. 118. 1897. In
Verhand lungen der Deutsche Geselschaft f. chirurgic., XXVI. Cou-
grès. Berlin.

PALACCIO. Extirpation del lobulo interne del higado. La Habana,
n° 8, p. 23, 1898.

PANTALONI. Chirurgie du foie et des voies biliaires, p. 161, 1899.

PETERSEN. Congrès de chirurgie allemand, p. 150, 1898, in *Centlbl.
für Chir.*, 1898.

PRODROWSEK. *Wiener, med. Wochens.*, n°° 32-33. 1888.

QUENU. Cancer du foie. *Bul. Soc. Chirurg.*, janvier 1897.

Roux. Cancer du foie. Ablation. *Arch. méd. de la Suisse, Rom.*, n° 2. 1897.

Routier. Cancer du foie. *Bul. Soc. Chir.*, janvier 1897.

Ricard. Cancer du foie. *Bul. Soc. Chir.*, janvier 1897.

Roberti. Cystoadenom der Leber. *Centlbl. für Chir.*, p. 118, 1897.

Rosenthal. Extirpation einer Leber Geschwulst. *Deutsch. med. Woch.*, n° 4. 1897.

Schroeder. Ein Fall v. extirp. einer Leber Geschwulst. *Centlbl für Chir.*, 926. 1897.

Second. Tumeur du foie. Ablation. *Bul. Soc. Chir.*, 1896.

Schwarz. Sarcoma mesocoli; excisio sarcomati et resectio flexuræ hepatica coli et cystidio fellera ad sarcoma acreta. *Centlbl. für Chir.*, n° 5, p. 142, 1898.

Terrier et Auvray. Les tumeurs du foie au point de vue chirurgical. Etude sur la résection du foie. *Rev. Chir.* Paris, p. 403. 706, p. 831, 1898.

Terrier. Cancer du foie. *Bul. Soc. Chir.*, 1897.

Terrillon. Chirurgie du foie. *Bullet. Soc. Chir.*, p. 835, 1890.

Tillmanns. *Deutsche Med. Wochenschrift*, n° 49, 1895.

Urso (d'). Cancer primitif du foie. *Centlbl. für Chir.*, n° 13, p. 397. 1897.

Ulmann. *Wien. med. Wochensch.*, n° 47, 97, 1895.

Emerich Ulmann. De la résection du foie. *Revue de gynécologie et de chirurgie abdominale*, p. 1077. 1897.

Witthauer. *Centlbl. für Gynæcologie*, n° 5, p. 129, t. XIX, 1895.

VI

TUMEURS DES VOIES BILIAIRES

Elles comprennent les tumeurs des voies biliaires principales : canaux cholédoque, hépatique, cystique ; celles de la vésicule biliaire.

Nous les étudierons successivement et appellerons surtout l'attention sur un mémoire tout récent de TERRIER et AUVRAY.

TUMEURS DES VOIES BILIAIRES PRINCIPALES

Elles ne présentent qu'un intérêt très secondaire au point de vue chirurgical, puisqu'elles ne sont ni justiciables d'un diagnostic précis, ni d'un traitement opératoire efficace ; tout au plus, peut-on parler d'un traitement palliatif qui ne donne généralement pas une survie très longue.

Les vraies tumeurs des voies biliaires sont intrinsèques, développées dans les parois mêmes des canaux ou aux dépens d'eux. Les tumeurs extrinsèques développées dans leur voisinage, les compriment puis les obstruent secondairement soit par pression, soit par envahissement.

Presque toujours les tumeurs des voies biliaires essentielles ont été des trouvailles anatomiques.

ALBERS a représenté un fibroïde du cholédoque gros comme une noisette. SCHÜPPEL observa un fibrosarcome des voies biliaires chez une femme de quarante-quatre ans atteinte de sarcomatose secondaire des organes génitaux ; derrière l'obstacle des troncs hépatiques, il y avait des dilatations ampullaires des voies biliaires. MURCHINSON a observé des noyaux métastatiques. RŒSCH a observé un cancer du canal cystique, KORCZINSKI un cancer primitif du canal hépatique, GILBERT et CLAUDE une tumeur carcinomateuse du cholédoque et du hile du foie (cités par LANGENBUCH).

SCHREIBER a vu un noyau cancéreux à l'union du cystique et de l'hépatique. Le cystique était manifestement envahi et la petite tumeur était logée comme dans un nid creusé dans le foie sans l'infiltrer.

Nous avons pu observer un carcinome du cholédoque et de l'hépatique avec ictère et ascite ; noyaux multiples secondaires disséminés sur le péritoine et l'épiploon. L'opéré succomba rapidement après la laparotomie exploratrice.

JORDAN (Heidelberg) a montré au XXVIII° Congrès des chirurgiens allemands une pièce de carcinome primitif du cholédoque très intéressante comme histoire clinique. C'était un carcinome papillaire à cellules cylindriques ayant débuté par le tiers moyen du cholédoque ; il y avait un noyau métastatique à l'embouchure du cystique et de l'hépatique, déterminant une occlusion complète du cystique. La maladie s'était traduite par une hydropisie de la vésicule et un ictère chronique chez une femme de soixante-cinq ans. On fit une cholécystostomie, puis cinq semaines plus tard, à cause de l'énorme quantité de bile perdue par la fistule, une cholécystentérostomie avec le bouton de Murphy. Lors de la libération du processus linguiforme d'avec la vésicule, on ouvrit un canalicule biliaire très dilaté, d'où une nouvelle fistule. Par celle-ci s'évacuaient tantôt de la bile, tantôt des matières fécales liquides, pendant que les selles restaient décolorées. Le noyau cancéreux du cystique empêchait la bile de couler dans la vésicule et par elle dans l'intestin, mais permettait le passage en retour des matières fécales liquides qui arrivaient par le canal hépatique jusque dans le canal biliaire dilaté et ouvert. On essaya de l'anastomoser avec l'intestin, mais l'opérée fut enlevée par une péritonite.

Strabel avait publié, en 1897, à la Société libre des chirurgiens de Berlin, un cas de carcinome du canal cholédoque.

Il s'agissait d'un homme de cinquante ans présentant des symptômes de cholélithiase avec angiocholite, accès de fièvre avec frissons, ictère prononcé, douleurs vives. Il fut opéré pour des phénomènes de péritonite menaçante. La vésicule était dilatée au maximum; on ne trouva ni calcul ni autre obstacle, et on fit la cholécystostomie. Les jours suivants, une quantité énorme de bile s'écoula, la fièvre tomba et avec elle l'ictère; l'état s'améliora, mais promptement l'opéré succomba à des abcès métastatiques des reins et de la prostate; au lieu des calculs, on trouva un petit carcinome du cholédoque à son embouchure dans le duodénum.

Ce sont encore des carcinomes primitifs du cholédoque que Brenner a décrits dans deux observations.

Dans l'un, il s'agit d'une femme de soixante-quatre ans chez laquelle on fit le diagnostic de lithiase avec obstruction du cholédoque datant de quatre mois. La malade fut opérée. On trouva une vésicule très dilatée avec 73 calculs. Au niveau du duodénum, existait une petite tumeur qui fut énucléée et reconnue pour un lymphocarcinome; il y avait d'autres tumeurs semblables au niveau du pylore et de l'épiploon. On fit la cholécystostomie, puis la cholécystentérostomie. Mort au bout de trois mois. A l'autopsie, on trouva un carcinome du cholédoque avec métastases dans le foie et les ganglions lymphatiques du mésentère.

Dans un second fait, où l'on avait posé le diagnostic de cancer du foie avec lithiase, la cholécystentérostomie fut pratiquée. L'opérée mourut. Il existait un cancer primitif du cholédoque avec noyaux dans le foie et les ganglions mésentériques.

Nous citerons en terminant un cas de dilatation kystique, énorme de l'hépatique et du cholédoque dû à Nicolaysen.

Il s'agit d'une fillette de huit ans prise, il y a un an, d'ictère qui dura trois mois. La santé se rétablit assez pour qu'elle ait pu fréquenter l'école jusque trois jours avant son admission dans la clinique. On constata à son entrée une vive douleur, de la tension sus-ombilicale, de l'ictère avec démangeaisons et l'existence d'une tumeur oblongue de 17 centimètres de longueur sur 15 centimètres de largeur, fluctuante.

L'opération eut lieu en deux séances. Dans une première, on fit la laparotomie et le tamponnement. Dans une seconde, les adhérences établies, on évacua par la ponction un litre et demi de liquide vert noirâtre transparent, puis on sutura la poche ouverte à la paroi abdominale. L'opérée succomba au bout de vingt-quatre heures. L'autopsie montra que la vésicule biliaire communiquait avec la partie supérieure du kyste qui communiquait aussi par un petit orifice avec le duodénum. Absence totale de calculs et de tumeur.

Il ne pouvait s'agir que d'un kyste congénital et il existe des cas semblables de MAYO ROBSON, SWAN, ROSTOWZEW.

Comme nous l'avons dit déjà, les tumeurs extrinsèques produisent assez souvent soit par envahissement, soit par compression, des sténoses des voies biliaires ; elles peuvent siéger depuis l'ampoule de Vater au niveau de l'orifice duodénal du canal cholédoque, tout le long de celui-ci pendant son trajet dans le premier, ou encore au niveau du hile du foie, et peuvent être alors des ganglions dégénérés secondairement. Le cancer de l'ampoule de Vater, si bien étudié par HANOT, par BUSSON (Thèse de Paris, 1896), est un de ceux qui amènent le plus souvent la stase biliaire et un ictère chronique par rétention avec dilatation de la vésicule.

Les ectasies du canal de Wirsung (WYSS), les pancréatites interstitielles fibreuses, les pancréatites suppurées (cas de FRISON) peuvent amener les mêmes résultats.

Les tumeurs des canaux biliaires se traduisent par de l'ictère chronique, l'ictère vert olive ou bronzé par rétention ; peu à peu se montrent la cachexie, de l'ascite, les signes d'insuffisance hépatique, et le malade succombe.

Les seules interventions possibles sont la cholécystostomie ou la cholécystentérostomie purement palliatives, permettant l'écoulement de la bile soit au dehors, soit dans l'intestin ; il n'est pas rare de voir se produire des phénomènes infectieux d'angiocholite, d'angiocholécystite qui emportent les patients avant même le stade de cachexie avérée.

Peut-être pratiquera-t-on un jour ou l'autre, lors d'une laparotomie exploratrice précoce, une cholédocectomie; mais je ne sache pas que cela ait été fait jusqu'ici.

TERRIER et AUVRAY ont pu réunir huit observations d'interventions concernant les tumeurs siégeant sur le cholédoque.

On a pratiqué 2 cholécystostomies, 5 cholécystentérostomies, 1 cholédocoentérostomie.

Les 2 cholécystostomies ont été suivies de mort et celle-ci paraît due non à des accidents septiques, mais à la profonde cachexie des opérés.

Des 5 cholécystentérostomies. 3 ont été faites pour des cancers de la partie moyenne du cholédoque, 2 pour des cancers de l'ampoule de Vater. Les 3 premières ont donné 1 survie et 2 morts opératoires. Chez la malade qui guérit, les douleurs et l'ictère disparurent rapidement et l'état général devint bon et se maintenait tel encore six mois après l'intervention.

Les 2 cholécystentérostomies pour cancer ampullaire ont donné une mort et une survie prolongée. La survie prolongée, pendant quatorze mois, concerne un cas de TERRIER.

Le seul cas de cholédocoentérostomie a été mortel au bout de quatorze jours. Le sujet succomba à l'évolution progressive de la maladie et l'ictère ne diminua pas après l'opération.

Les deux cas de BRENNER, qui ont échappé aux auteurs, ne changent en rien leurs conclusions qui sont aussi les nôtres.

Malgré les échecs, malgré les revers, il faut marcher résolument dans la voie de ces opérations nouvelles qui, si elles ne guérissent pas, permettent, dans quelques cas, de remédier aux accidents de la rétention biliaire et de l'infection. Il ne faudra pas attendre, pour les entreprendre, que la cachexie soit telle qu'il n'y ait pour ainsi dire plus de résistance de la part du malade.

TUMEURS DE LA VÉSICULE BILIAIRE

Les tumeurs de la vésicule sont mieux connues que celles des voies biliaires principales. On en trouve déjà une bonne esquisse dans le travail de Denucé (Thèse agrégat., Paris, 1886). La thèse de Cadéac (Paris, 1891) a surtout en vue l'étude du cancer primitif de la vésicule biliaire, de même que le travail de Zenker.

Langenbuch dans son excellente monographie n'a pas manqué d'y consacrer quelques pages documentées. Riedel, Kehr, Loebker, enfin Terrier et Auvray, dans un mémoire tout récent, ont fourni de nouveaux documents pour l'histoire des tumeurs des voies biliaires et en particulier le cancer vésiculaire.

Les tumeurs bénignes de la vésicule sont peu connues ; elles constituent des trouvailles d'anatomie pathologique. Tels les polypes muqueux qu'on découvre dans les cas de cholécysto tomies, de cholécystectomies, d'autopsies et qui n'ont donné lieu à aucun signe pendant la vie. D'après Langenbuch, Wiedemann aurait trouvé dans la vésicule biliaire d'une femme de trente ans une tumeur glandulaire, Albers un fibrome sous-muqueux.

Schuppel a décrit un cas de myxome villeux prenant insertion large sur une paroi épaissie, dure et irrégulière qui fait songer plutôt à une tumeur maligne. Lancereaux a montré une vésicule tuberculeuse à parois détruites adjacente à un gros foyer caséeux. Enfin Chiari a publié un fait d'anévrysme de l'artère cystique ouvert dans la vésicule qui communiquait elle-même avec le duodénum ; le malade succomba à une hémorragie foudroyante dans l'intestin. Ce n'était pas une tumeur vésiculaire proprement dite.

Les *tumeurs malignes* sont des sarcomes et des cancers proprement dits et parmi eux le cancer primitif de la vésicule.

Les *sarcomes* de la vésicule biliaire sont très rares.

Langenbuch n'en a trouvé que 3 cas : ceux de Czerny, de Riedel et Destrée. Il s'agissait dans les trois de tumeurs volumineuses ayant envahi la paroi abdominale dans le cas de Czerny.

Schwarz a publié récemment un cas de sarcome qui semble avoir eu pour point de départ le mésocôlon et qui a envahi secondairement la vésicule. On fit l'extirpation du sarcome du gros intestin, on réséqua la vésicule : le moignon fut suturé au péritoine pariétal, puis fermé par des sutures. (Cholécystotomie idéale de Kümmel.) L'opérée guérit tout en ayant une fistule biliaire qui fut fermée par la suite avec un plein succès.

Griffon et Segal ont publié un fait de sarcome à cellules fusiformes ayant débuté par le fond de la vésicule et propagé au foie. On ne fit pas d'opération. Il s'agissait d'une femme de soixante-quinze ans, scoliotique, se plaignant depuis quelque temps de ressentir de la pesanteur dans le flanc droit, qui est prise de coliques violentes qui durent quelques jours avec propagation à l'épigastre et au côté droit du cou ; pas d'ictère. La région de la vésicule est douloureuse et s'empâte les jours suivants avec élévation de température. Rien d'anormal dans les urines. Rapidement surviennent de l'œdème généralisé, mais beaucoup plus accentué au membre supérieur droit, pâleur, amaigrissement, sécheresse de la peau. La tumeur vésiculaire augmente nettement de volume. La malade meurt. L'autopsie permit de trouver une tumeur du fond de la vésicule englobant dans une masse squirrheuse, l'angle droit du côlon, le duodénum et la paroi abdominale antérieure. Il y avait deux gros calculs dans la vésicule ; les canaux étaient perméables. Le foie présentait à sa surface une foule de petits noyaux blancs ou jaunes et du fond de la vésicule partaient dans le parenchyme hépatique des travées blanchâtres, triangulaires sur une coupe, à base répondant à la vésicule. Ganglion du volume d'un haricot, squirrheux à la coupe, au niveau du hile.

L'examen histologique démontra qu'il s'agissait d'un sarcome fasciculé à cellules fusiformes ; la tumeur avait pris naissance dans la paroi de la vésicule biliaire au niveau de son fond, puis s'était propagée au parenchyme hépatique.

Beaucoup plus fréquent est le cancer proprement dit de la vésicule.

ÉPITHÉLIOME ET CARCINOME. —Tantôt primitif, tantôt par envahissement d'un cancer du voisinage.

DURAND FARDEL a donné le premier une bonne description du cancer primitif de la vésicule biliaire ; après être resté dans

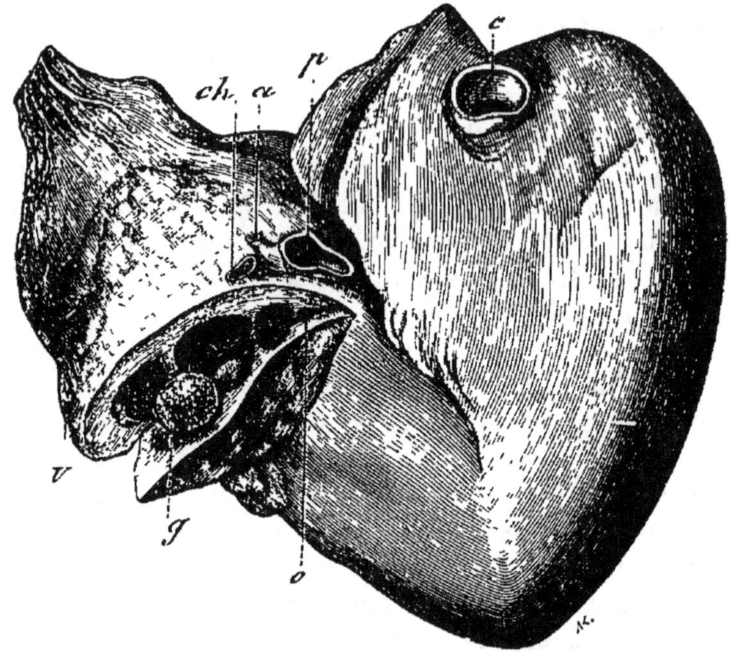

Fig. 29.

Epithélioma glandulaire de la vésicule biliaire en propagation au lobe gauche. Lithiase concomitante (LANCEREAUX).

le domaine des tumeurs inopérables, des noli me tangere, comme tout ce qui touchait au foie, il est devenu lui aussi, comme les tumeurs du foie, le point de mire de la chirurgie malheureusement avec des résultats très médiocres.

Le cancer primitif vésiculaire paraît se développer beaucoup plus fréquemment chez la femme que chez l'homme 5 fois

plus : STILLER sur 5 cas de cancers primitifs avérés a trouvé
5 femmes : HEDDÆUS sur 23 cas de cancers de la vésicule a
trouvé 19 femmes et 4 hommes. Il paraît presque toujours
développé sur des vésicules lithiasiques en même temps. Dans
presque toutes les observations, il est dit qu'il y avait des
calculs en plus ou moins grand nombre ; de plus, il paraît en
les étudiant de près que la lithiase ait précédé le cancer dans
un grand nombre de faits. TIEDEMANN trouva 80 p. 100 de calculs dans 74 cas de cancer de la vésicule examinés à ce point
de vue. SCHRŒDER établissant un rapport de cause à effet qu'il
faudrait démontrer plus rigoureusement, n'hésite pas à affirmer
que 14 p. 100 des lithiasiques sont atteints de cancers de la
vésicule, proportion véritablement exagérée, quand on songe
au nombre considérable des sujets atteints de lithiase biliaire,
et au petit nombre de cancers de la vésicule qu'on a l'occasion
d'observer.

Il est toutefois hors de doute que LITHIASE et CANCER coexistent souvent et avec CZERNY, LANGENBUCH et la plupart des
auteurs nous pensons que la lithiase par les irritations de la
muqueuse, dispose le terrain pour la production du cancer, à
moins qu'il n'y ait là une prédisposition générale qui favorise
simultanément l'éclosion des deux affections. Peut-être aussi
la lithiase n'est-elle dans certains cas que secondaire à des
altérations cancéreuses des parois favorisant la stagnation
biliaire, s'opposant à l'évacuation facile du réservoir de la bile.

Le cancer de la vésicule est rarement secondaire ; mais celle-
ci peut être envahie par des tumeurs cancéreuses du voisinage, du côlon, du foie.

COURVOISIER sur 33 cas de tumeurs a observé 4 fois le cancer
villeux, 5 fois l'encéphaloïde, 6 fois le colloïde, 17 fois le squirrhe.
RINGEL a publié un fait de papillome épithélial de la vésicule
avec dégénérescence cancéreuse de la paroi. Il s'agissait d'une
femme de quarante-sept ans, atteinte depuis dix-sept ans de
coliques hépathiques. Depuis sept ans, elle remarqua sous les
fausses côtes l'apparition d'une tumeur kystique qui atteint
peu à peu le volume d'un œuf d'autruche. La laparotomie
montra qu'il s'agissait d'une énorme vésicule calculeuse dont

la muqueuse était recouverte de productions papillomateuses en forme de choux-fleurs surtout au niveau du fond : la paroi est infiltrée d'épithélioma, la séreuse est intacte. L'extirpation totale fut faite, l'opérée guérit. Ce cas montre encore les relations de la lithiase et du cancer de la vésicule.

Le siège de prédilection des cancers primitifs est le fond de la vésicule puis le col ; Heidenhain en a rapporté une observa-

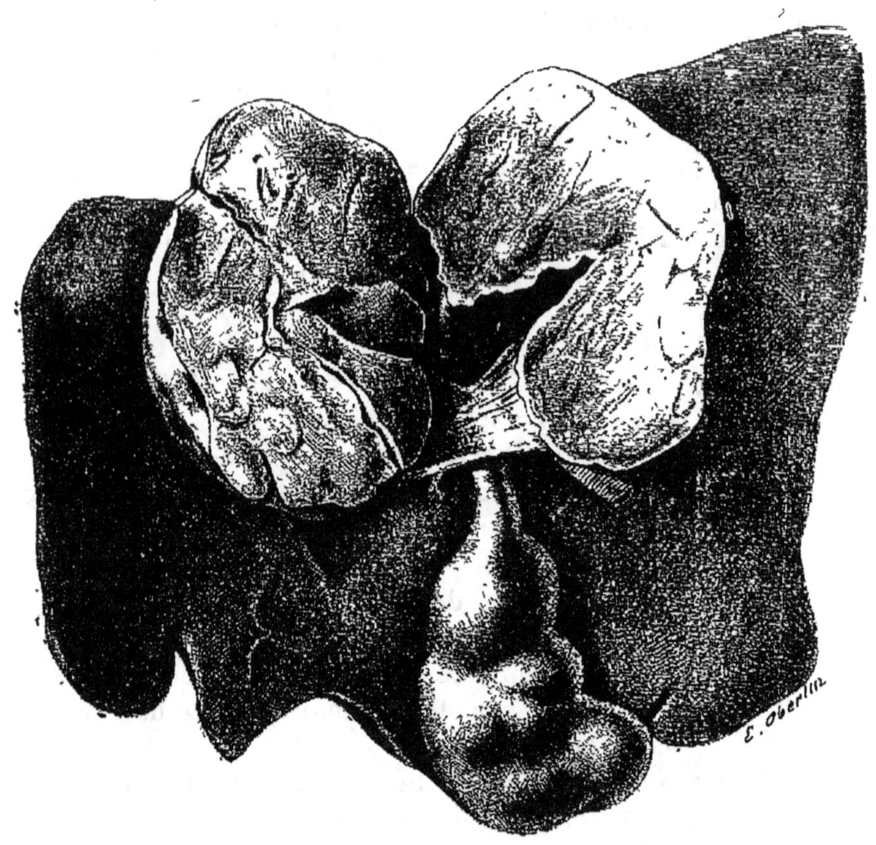

Fig. 30.

La vésicule biliaire surmontée de saillies épithéliomateuses avec une masse cancéreuse de la face inférieure du foie (Lancereaux).

tion ; il y avait un cancer gros comme un noyau de cerise qui fut trouvé au cours d'une opération pour cholécystite suppurée. Bien que le foie parût absolument normal, l'opéré mourut au bout de trois mois d'un cancer manifeste de la glande.

Tantôt le cancer semble débuter par les culs-de-sac glandulaires et aller de dedans en dehors en envahissant la paroi de la vésicule, en atrésiant sa cavité et en s'enfonçant dans la substance du foie ; tantôt il paraît débuter par l'épithélium de revêtement de la vésicule ; alors il n'a pas de tendance à se propager dans le foie, mais à pousser des bourgeons épithéliaux qui font saillie dans la cavité du réservoir biliaire.

Lejonne et Milanoff ont observé un épithéliome cylindrique formé aux dépens des culs-de-sac glandulaires, avec complication d'angiocholite et abcès miliaires sans ictère pendant la vie et sans poussée de fièvre, si ce n'est tout à fait à la fin de la maladie.

Le cancer de la vésicule envahit par propagation le foie, les organes voisins, le péritoine. Socin fut obligé d'enlever avec elle un morceau du côlon. Duret a publié une observation très intéressante de cancer de la vésicule avec lithiase et propagation au foie. Il put enlever la masse cancéreuse adhérente au colon et à l'estomac, réséqua un large coin du foie avec la ésicule, fit des ligatures et sutures, puis tamponna. Son opérée guérit. C'est un très bel exemple d'une ablation large avec hémostase hépatique relativement facile.

Lorsque les lésions sont avancées, il peut se faire des perforations dans l'estomac, l'intestin. Il n'est pas rare de voir se greffer sur le cancer des lésions infectieuses : cholécystite, angiocholite ; il peut se former, quand la vésicule adhère à la paroi, des foyers infectieux sous la paroi abdominale qui font saillie au dehors et en imposent pour des abcès de la paroi, jusqu'au moment où leur ouverture ou leur incision donne issue à du pus mélangé de calculs, de boue biliaire, de bile. Nous avons pu observer un cas de cette nature chez une femme de cinquante-deux ans qui succomba à l'évolution de son cancer ouvert à l'épigastre, au bout de trois mois.

On trouve quelquefois, mais pas toujours, les ganglions du hile envahis, ou bien encore ce sont les ganglions mésentériques ; l'ascite peut exister par compression de la veine porte

ou de ses gros affluents, quand il n'y a pas en même temps
une péritonite cancéreuse.

Les métastases du cancer primitif de la vésicule sont rares.

Les symptômes du cancer de la vésicule biliaire sont très
obscurs tant qu'il n'y a pas une tumeur nettement délimitée
et perceptible et encore faut-il qu'elle débute par le fond, ou
qu'elle soit située de telle façon qu'elle distende par rétention
la vésicule. Dans un cas de HALLE, le cancer de la vésicule était
resté ignoré et la malade succomba en trois semaines à des
hémorragies intestinales répétées ; à l'autopsie, la vésicule
était grosse comme un œuf d'oie, solidement adhérente au
côlon et à l'estomac; elle était cancéreuse et contenait un
calcul volumineux

Le diagnostic est le plus souvent hésitant : on penche souvent
pour une affection lithiasique et ce n'est que la laparotomie
dirigée contre cette dernière qui donne la clef du diagnostic.
Lorsque le cancer est avancé, le diagnostic est moins difficile et nous avons pu dans le cas signalé plus haut retirer par le
curettage des fragments du cancer : malheureusement alors, il
est trop tard pour instituer un traitement qui ait quelques
chances de succès. Il semble que même dans les cas où la
laparotomie et l'extirpation possible ont été précoces, la récidive se fasse très rapidement.

LANGENBUCH a rapporté 5 cas d'extirpation d'un cancer de
la vésicule biliaire; 1 de BARDENHEUER terminé par la mort, il y
avait 70 calculs dans le réservoir; 1 de HOCHENEGG qui d'après
une communication au XVIIe Congrès de la Société allemande
de chirurgie, resta guéri trois ans : au bout de ce temps seulement survint une récidive; 1 cas de SOCIN avec guérison, 1 cas
de HEIDENHAIN, la vésicule contenait 8 calculs petits et un gros
comme une noix; on enleva avec elle un fragment du foie: un
autre de MIKULICZ.

Nous avons cité celui de RINGEL, celui de SCHWARZ, le cancer
du col de HEIDENHAIN, nous y ajouterons ceux de ULMANN de
HOLLANDER. Dans le cas de ULMANN, le cancer atteignait la vésicule calculeuse, le foie et se propageait sur le cystique et l'hépatique. On enleva le tout et on fit une fistule biliaire qu'on

voulut plus tard aboucher dans le duodénum par une hépaticoduodénostomie ; la malade succomba avant. Hollander extirpa la vésicule avec un morceau du foie et employa pour l'hémostase, l'air surchauffé. Il y eut guérison opératoire.

Hedd.eus a rapporté 9 cas où Czerny est intervenu. 3 fois il fit une laparotomie exploratrice et referma le ventre. 3 fois il fit des opérations palliatives, 1 fois une gastroentérostomie, 2 fois une cholécystostomie. Le premier opéré mourut, des deux autres un succomba, l'autre survécut un an ; sur 3 extirpations totales, il eut 2 morts et une guérison opératoire. Il ne put enlever chez le dernier opéré des ganglions dégénérés.

Kehr, Riedel, dans de récentes communications sur la lithiase biliaire, à propos de laquelle ils discutent et rapportent des cas de carcinomes de la vésicule très probablement secondaires à elle, ont insisté sur la gravité du pronostic, sur la récidive presque constante, lorsque le malade ne succombe pas immédiatement à l'opération.

Lœbker a observé 17 carcinomes des voies biliaires compliqués de lithiase biliaire : 2 chez l'homme, 15 chez la femme : 8 laparotomies exploratrices ont donné deux morts opératoires. 4 fois il fit la laparotomie, puis la cholécystostomie qui permit de soulager les patients en évacuant de la vésicule du pus et des calculs. 5 fois il pratiqua l'extirpation du réservoir de la bile avec une portion attenante du foie. Un des opérés mourut, les autres guérirent, mais la récidive survenait dans un délai de trois mois et les emportait rapidement.

La présence de l'ascite lorsque le diagnostic est hésitant entre une lithiase simple ou un cancer compliqué de lithiase, est d'un grand poids pour établir l'existence du cancer.

Terrier et Auvray, dans leur mémoire déjà cité, ont pu réunir 52 opérations pratiquées pour des tumeurs de la vésicule biliaire.

Ces 52 opérations se décomposent en 36 opérations radicales, et 16 opérations palliatives.

Les 36 opérations radicales ont été 19 fois une cholécystostomie simple, 17 fois une cholécystostomie avec résection du foie.

La cholécystostomie simple a été pratiquée 3 fois pour des tumeurs bénignes (ADLER, RICARD, ROUTIER), 16 fois pour des tumeurs malignes. Les 3 premières ont donné un bon résultat : les résultats des 16 autres sont connus dans 14 cas seulement ; 5 fois la mort a été le résultat de l'intervention (septicémie) ; 9 fois les opérés ont guéri, mais la récidive est survenue rapidement trois à six mois après l'opération ; la plus longue survie a été de sept mois. En somme, résultats médiocres de l'opération soi-disant radicale toutes les fois qu'il y a cancer et presque certitude de récidive rapide.

Les cas de cholécystostomie avec résection d'une portion du foie n'ont donné que deux morts opératoires : 15 fois il y eut guérison, mais la récidive n'a pas été longue à venir ou bien l'on a observé des signes de généralisation ; le fait de HOCHENEGG fait exception, l'opéré survécut trois ans à l'opération et jouit pendant deux ans d'une bonne santé.

Les opérations palliatives pour cancer de la vésicule ont été faites 16 fois ; 15 fois on a pratiqué la cholécystostomie et une fois une gastroentérostomie pour un cancer de la vésicule qui simulait un cancer du pylore.

Les 15 cholécytostomies ont donné 4 morts rapides par septicémie ou choc, 11 guérisons opératoires, et dans plusieurs observations, on a noté, disent TERRIER et AUVRAY, l'amélioration de l'état général, la cessation des douleurs, la disparition des accès fébriles par infection, la diminution de l'ictère. Malheureusement tout cela ne dura pas longtemps, une seule opérée aurait survécu un an.

Il faut évidemment avoir la main forcée par des symptômes graves et menaçants pour cholécystostomiser une vésicule cancéreuse.

En résumé, les résultats obtenus jusqu'ici ne sont pas brillants ; certes les résultats opératoires paraissent assez bons ; la cholécystectomie totale ou partielle, mais plutôt totale, peut se terminer lorsqu'elle n'est pas compliquée par une résection du foie, par une guérison opératoire, dans de bonnes conditions : les faits de HOLLANDER, de ULMANN, ceux de SOCIN, de SCHWARZ, montrent que même avec une résection du foie, du côlon, on peut obtenir la guérison de l'opération ; tout cela est affaire de technique, d'habileté chirurgicale, de résistance aussi de la part de l'opéré. Mais il certain que les résultats thérapeutiques, quand on a pu nous donner des nouvelles des opérés, sont là comme pour le cancer en général, peu encourageants.

Que dire du cas d'HEIDENHAIN où trois mois après une cholécystectomie totale et large pour un petit cancer du col de la vésicule, le foie est envahi par une récidive ?

En somme, gravité opératoire notable, résultats thérapeutiques très aléatoires.

Cela ne doit pas nous décourager et ici comme pour tout cancer, ce sera dans un diagnostic précoce, fait par une laparotomie exploratrice qui pourra d'emblée devenir curative, d'autant mieux que les lésions seront moins avancées, qu'il faudra chercher les conditions les meilleures, tant que nous n'aurons pas autre chose à offrir pour le traitement du cancer.

BIBLIOGRAPHIE

BRENNER. Ueber das primäre Carcinom des ductus Choledocus. *Virchow. s Archiv.*, vol. CLVIII, p. 253, 1899.

BUSSON. Cancer de l'ampoule de Vater. Thèse Paris, 1896.

CADÉAC. Cancer de la vésicule biliaire. Thèse Paris, 1891.

DENUCÉ. Tumeurs et calculs de la vésicule biliaire. Thèse d'agrégation. Paris, 1886.

DURET. Cancer de la vésicule biliaire et résection du foie. *Congrès français de Chirurgie*, p. 363, 1898.

GRIFFON et SEGALL. Sarcome de la vésicule biliaire. *Bullet. Soc. Anatomique*, fasc. 14, p. 586, 1897.

HALLE. *North Western Lancet*, 1er décembre 1897.

HEDDÆUS. Beiträge für Klinische Chirurgie, Hft 2, Bd XII (*Sem. médicale*, p. 251, 1895).

HEIDENHAIN, Extirpation einer Krebsigen Gallenblase *Deutsche Med. Wochens.*, n° 4. in *Centlbl. für Chir.*, p. 928, 1897.

HEIDENHAIN. Deutsche Gesellschaft für Chirurgie XXVII Congress. 1808. *Centlbl., für Chir.*, 1898.

JORDAN (Heidelberg). Carcinom des Choledocus. *Deustche Gesellschaft für Chirurgie*, XXVIII Congress. Berlin, 1899. *Centlbl., für Chir.*, 1899.

Lejonne et Milanoff. Cancer primitif de la vésicule biliaire. *Bullet. Soc. Anatomique*, p. 133, 1900.

Nicolaysen. Tumor cysticus ductus hepatici et choledochi dilatati Nord. Medic. Arkiv., Bd X, n° 16. *Centlbl. für Chir.*, p. 1264, 1899.

Ringel (Hamburg). Ueber Papillom der Gallenblase. *Verhandlungen des Deustchen Geselsschaft für Chirurgie*, XXVIII Congress. Berlin, p. 129. 1899 (in *Centlbl. für Chir.*, 1899).

Schwarz. Sarcome de la vésicule biliaire. *Centlbl. für Chir.*, p. 162, n° 5, 1898.

Strabel. Demonstration eines Carcinoms des ductus Choledocus. *Centlbl. für Chir.*, p. 1211, n° 46, 1897.

Terrier et Auvray. Tumeurs des voies biliaires. *Revue de Chirurgie*, p. 141, 1900.

Zenker. *Archiv. f. Klinische Medizin.* Bd XLIV, Hft 2, p. 3, 1891.

VII

KYSTES HYDATIQUES

On donne le nom de kystes hydatiques ou d'échinocoques à des tumeurs liquides caractérisées essentiellement, sauf modifications, régressions ou complications, par la limpidité de leur contenu, cliniquement comparé à de l'eau de roche ; ces tumeurs résultent de la pénétration, de l'arrêt et du développement, dans les tissus de l'homme, de l'embryon d'un ver plathelminthe, le ténia échinocoque, hôte habituel de l'intestin du chien.

Le foie est de beaucoup le siège le plus fréquent des kystes hydatiques. Dans un tableau de Frey, réunissant 780 cas de ces tumeurs, celles du foie figurent pour 47 p. 100 ; en seconde ligne vient le poumon, qui ne compte que pour 12 p. 100. Il nous semble, sans avoir réuni de statistique que, du moins dans nos pays, la proportion des kystes hydatiques du foie à ceux des autres organes, est encore plus considérable.

Les échinocoques se présentent le plus souvent sous forme d'une poche unique, non cloisonnée : ce sont des kystes uniloculaires. Mais on observe aussi, d'une façon tout à fait exceptionnelle dans nos pays, des tumeurs multiloculaires qui semblent devoir être rapportées au même parasite, mais qui diffèrent beaucoup, à de nombreux points de vue, des précédentes. Pour la clarté de l'exposition, il nous semble préférable de consacrer à ces kystes dits multiloculaires ou aréolaires un chapitre spécial.

HISTORIQUE

Les kystes hydatiques ont été observés depuis la plus haute antiquité. HIPPOCRATE, GALIEN et ARETÆÜS signalent des faits incontestables de kystes hydatiques. HIPPOCRATE indique la possibilité de leur ouverture dans la cavité abdominale, et parle d'une opération destinée à provoquer leur ouverture en déterminant leur adhérence à la paroi abdominale par des moxas.

Mais ce ne fut que dix siècles plus tard que la nature parasitaire des kystes hydatiques fut reconnue. Il n'y a pas lieu de passer en revue les hypothèses multiples invoquées jadis pour expliquer ces tumeurs.

C'est au xviii° siècle seulement que JULIUS, VOGEL et DOERING, d'après LANGENBUCH, reconnurent les premiers l'origine des kystes hydatiques et les firent provenir des œufs du ténia. PALLAS, en 1760, considère comme probable que les hydatides soient des parasites animaux appartenant aux vers vésiculés.

Mais la démonstration rigoureuse de la nature de ces kystes ne date que du commencement de ce siècle, avec SIEBOLD, KUCHENMEISTER, VAN BENEDEN, DAVAINE, LEUCKHARDT qui montrèrent les relations entre le kyste hydatique et le ténia échinocoque, et les métamorphoses que subit la larve de ce ténia dans l'organisme humain.

Bien que les essais thérapeutiques, comme nous l'avons déjà vu, soient anciens, l'histoire de leur traitement chirurgical ne date réellement que de la période antiseptique moderne.

DÉVELOPPEMENT ET TRANSFORMATIONS DU TÉNIA ÉCHINOCOQUE

L'embryon du ténia échinocoque introduit dans l'intestin de l'homme, puis parvenu, par un mécanisme que nous étudierons, en un point quelconque du corps, s'y fixe, s'y développe, subit des transformations très complètes, et devient l'hydatide ou kyste hydatique. Dans l'hydatide elle-même se forment des larves de ténia, qui, si le hasard les amène ultérieurement dans l'intestin d'un animal approprié reproduiront un ténia adulte, duquel naîtront des œufs ; l'embryon que contient chacun de ceux-ci peut parcourir lui-même le cycle complet de ces métamorphoses.

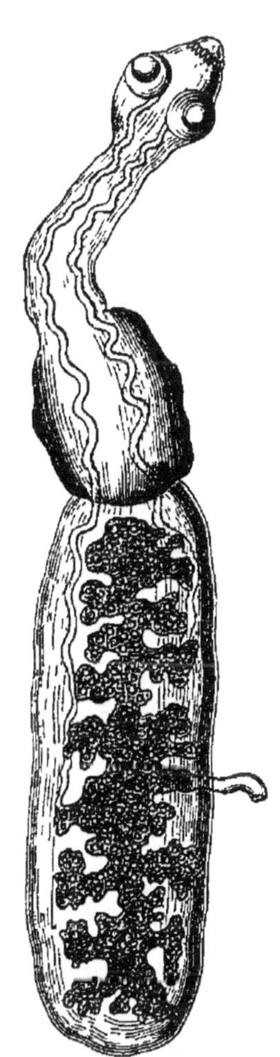

Fig. 31.
Ténia échinocoque.
(LANCEREAUX.)

TÉNIA ÉCHINOCOQUE

Ce parasite est un hôte habituel de l'intestin grêle des chiens; il faut signaler, mais sans y insister, qu'on l'aurait trouvé chez d'autres animaux, notamment le renard, le loup, le chacal, le singe, et KUCHENMEISTER prétend qu'il pourrait se trouver dans l'intestin de l'homme. Nous décrirons brièvement ce ténia.

C'est un ver extrêmement petit ne dépassant pas $0\mu5$, de longueur, possédant une tête et 3 à 4 anneaux au maximum (fig. 31). Sa tête est ovoïde, et présente à son extrémité libre une saillie mamelonnée, le rostellum, munie à sa base d'une double couronne de crochets (30 à 40 en tout), et de 4 ventouses au niveau de son équateur.

Le premier anneau, que l'on trouve immédiatement après la tête, est très petit, le dernier est beaucoup plus volumineux, sa longueur dépassant au moment de sa maturité celle de tout le reste du corps. Chaque anneau est sexué, androgyne, et peut être regardé comme un animal complet tout au moins au point de vue des appareils excréteurs et de reproduction, le système nerveux par contre,

étant commun à la totalité de l'animâl. Ce ver ne possède pas
d'appareil digestif, la nutrition se faisant par osmose.

Le dernier anneau, à son état de développement parfait,
renferme un utérus sinueux, occupant presque toute sa cavité,
et dans lequel se forment des œufs. Parvenu à l'état de maturité cet anneau se détache, est expulsé de l'intestin du chien :
il se désagrège, et les œufs qu'il contient deviennent libres.

OEufs du ténia échinocoque. — Ces œufs peuvent atteindre
le nombre de 500 à 4 000 pour un seul ténia. Leur diamètre
est de 0µ065. Leur enveloppe est formée de deux couches,
l'une externe, anhyste, l'autre interne, striée perpendiculairement à la surface. Leur processus de division qui débute déjà
dans l'intestin, aboutit à la formation d'un embryon hexacanthe.

Embryon hexacanthe. — Cet embryon, dit hexacanthe, en
raison des six crochets que porte un de ses pôles, devient
libre par suite de la désagrégation de la membrane de l'œuf
sous l'influence des sucs gastrique et intestinal. C'est alors
une petite masse gélatineuse, courte, inarticulée, avec une
paroi anhyste, présentant deux crochets médians dirigés en
avant, et quatre latéraux dirigés perpendiculairement aux
premiers.

Formation de l'hydatide. — Parvenu dans un organe quel
qu'il soit, l'embryon hexacanthe se fixe et subit les modifications suivantes : il perd ses crochets, s'entoure d'une capsule
conjonctive, vasculaire, formée aux dépens de l'organe dans
lequel il s'est fixé. Petit à petit il se transforme alors en une
masse kystique munie d'une membrane propre.

Cette membrane propre est formée de deux couches :

1° Une couche externe ou cuticule ; elle est formée de plusieurs lamelles de substance amorphe, d'un blanc mat et
translucide, ressemblant à du blanc d'œuf cuit, présentant
une stratification caractéristique. Si l'on détache un fragment
de la cuticule, on constate que ses bords présentent une ten-

dance remarquable à s'enrouler en dedans. Cette couche se laisse facilement traverser par les liquides.

2° Une couche interne, membrane parenchymateuse ou germinative de constitution cellulaire.

L'hydatide peut rester indéfiniment telle quelle, c'est-à-dire sous forme d'une cavité remplie d'un liquide dont nous étudierons plus tard les caractères, cavité circonscrite par une capsule dans laquelle nous pouvons reconnaître, en allant du dedans au dehors, les trois couches étudiées ci-dessus : la couche cellulaire, membrane germinative : une couche anhyste, la cuticule ; enfin une couche ou enveloppe conjonctive.

Mais, le plus souvent, le développement se poursuit, et nous voyons se développer aux dépens de la membrane germinative : 1° des vésicules secondaires ; 2° des têtes de ténia.

Vésicules secondaires, vésicules filles ou petites-filles. — La couche germinative se hérisse de bourgeons, plus ou moins réguliers, sortes de manchons granuleux, qui grandissent peu à peu, se pédiculisent, se creusent d'une cavité centrale et finalement deviennent de petites sphères présentant la même structure que la vésicule mère, renfermant le même liquide, possédant comme elle une cuticule et une membrane germinative et qui finissent par être libres dans sa cavité par rupture de leur pédicule. Par un processus absolument identique, dans l'intérieur de ces vésicules filles peuvent naître des vésicules petites-filles semblables aux précédentes.

Lorsque là s'arrête le processus de transformation de l'embryon hexacanthe on a sous les yeux, ce que LAENNEC, croyant avoir affaire à un kyste parasitaire spécial, dénommait l'acéphalocyste.

Mais le plus souvent on voit se former un bourgeonnement particulier de la membrane germinative aboutissant à la formation des têtes de ténias.

Vésicules proligères. Têtes de ténias ou scolex (fig. 32). — Sur la face interne de la membrane germinale de la vésicule mère ou des vésicules secondaires, filles ou petites-filles, naissent des saillies granuleuses qui grandissent peu à peu et se

creusent d'une cavité ; au fond de celle-ci apparaît une
saillie arrondie, qui se garnit de crochets, puis de ventouses
et représente finalement une tête de ténia, très analogue à
celle de l'organisme complètement développé. Ces têtes de
ténia, pouvant se trouver au nombre de 5 à 20 sur la même
vésicule, sont en réalité les larves du parasite ; absorbées par
le chien et parvenues dans l'intestin
de cet animal, elles y atteindront
l'état de développement complet.

Les vésicules sur lesquelles on voit
se produire ce développement des
têtes sont les vésicules proligères.

Si les têtes de ténia développées
dans l'intérieur de la vésicule pro-
ligère restent sur place, leur vie est
limitée : elles finissent par se détacher de la paroi du kyste, elles
tombent dans sa cavité et meurent.

On voit que ce processus de
reproduction aboutit à la forma-

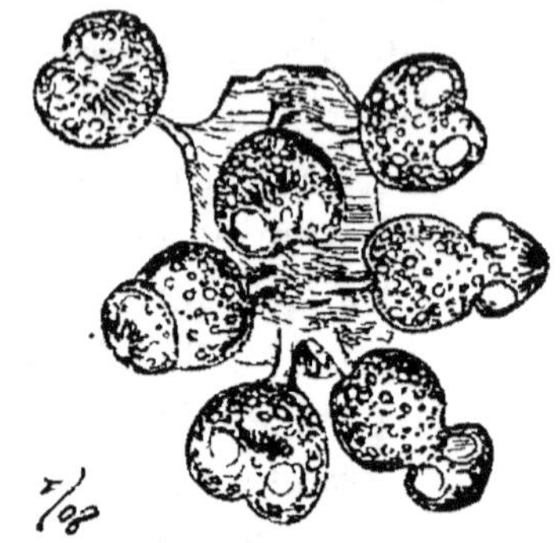

Fig. 32.
Vésicules proligères. Têtes
de ténias ou scolex.
(LANCEREAUX.)

tion de vésicules sur la face interne desquelles se développent des têtes de ténia, susceptibles, à un moment donné, si
elles se trouvent dans un milieu favorable, c'est-à-dire dans
l'intestin du chien, de reproduire le ténia échinocoque.

Le processus de germination peut se continuer indéfiniment
dans l'intérieur du kyste. Mais il peut aussi s'arrêter par suite
de la mort du parasite : cette mort semble due à un défaut
ou à des troubles de nutrition, ou bien à une intoxication :
troubles de nutrition produits par l'évacuation du liquide
contenu dans le kyste, l'épaississement de sa capsule conjonctive, son induration, sa calcification, toutes conditions
qui déterminent soit une diminution dans l'apport des
matériaux nutritifs, soit une compression du contenu du
kyste ; ou intoxications, dont la réalité est prouvée par les
nombreux cas de guérison de kystes hydatiques par pénétration de la bile dans leur intérieur, prouvée également par
les succès basés sur certaines méthodes thérapeutiques dans

lesquelles on cherche à arrêter l'évolution du parasite par l'injection de substances toxiques dans le kyste. La suppuration du kyste peut être considérée comme déterminant la mort du parasite, soit par un trouble de nutrition, soit par une intoxication.

Les stades successifs de l'évolution du parasite sont donc bien nets : ténia échinocoque vivant dans l'intestin du chien, œufs absorbés par l'homme, embryon hexacanthe pénétrant dans les tissus, s'y fixant et se transformant en hydatide. Celle-ci est stérile ou fertile : fertile, elle donne naissance à des têtes ou larves de ténia, qui, parvenues dans l'intestin du chien, deviennent le parasite adulte, sexué, et capable de se reproduire.

Le kyste hydatique fertile contient donc dans son intérieur des éléments capables, après une série de métamorphoses, de donner lieu, chez un autre individu, à un nouveau kyste hydatique. On s'est demandé s'il ne pouvait pas se faire que, par suite de la greffe d'un de ces éléments sur l'individu porteur de l'échinocoque primitif, il se reproduisît un nouveau kyste.

Un certain nombre de faits semblent démontrer la possibilité de cette auto-inoculation. Les kystes hydatiques du foie peuvent se rompre, spontanément ou par suite d'un traumatisme, dans la cavité abdominale; d'autre part, on connaît de nombreux cas de concomitance d'un kyste du foie et du rein avec des kystes multiples du péritoine. On devait se demander si, dans ces cas, il n'y avait pas eu une infection péritonéale par rupture de l'hydatide hépatique ou rénale.

Des cas de RENDU, de KRAUSE, de VERNEUIL, dans lesquels le kyste hydatique du foie s'était manifestement rompu antérieurement, semblent assez démonstratifs à cet égard ; et si certaines recherches expérimentales (A. LEBEDEW et ANDREEW, STADNITSKY, PEIPER, BELOGORODSKY) ne sont pas absolument décisives, un travail très consciencieux de von ALEXINSKY et les mémoires de GARRE et de RIEMANN permettent à ces auteurs de conclure que la doctrine du développement des échinocoques multiples de la cavité abdominale par l'issue du contenu d'un kyste du foie doit être considérée comme démontrée, et que ces kystes multiples se développent non seulement aux dépens des vésicules filles tombées du kyste primitif, mais aussi aux dépens des vésicules proligères et des scolex. Dans une récente discussion de la Société de chirurgie, ROUTIER, QUÉNU, TUFFIER sont venus apporter, contrairement à l'opinion de POTHERAT, des faits probants à l'appui de cette thèse. Nous admettrons donc, et nous en tirerons plus tard d'importantes conclusions pratiques, la possibilité de la greffe et du développement à distance, sur le même individu, d'éléments secondaires de l'échinocoque.

MODE DE PÉNÉTRATION DE L'EMBRYON HEXACANTHE DANS LES TISSUS

L'œuf du ténia arrivé dans l'estomac, puis dans l'intestin, subit l'action des liquides digestifs ; ceux-ci exercent certainement sur lui le plus souvent une action destructive, car, étant donnés le grand nombre d'œufs que contient un anneau de ténia (500 à 4000), la multitude d'animaux qui les disséminent autour de nous, le kyste hydatique devrait être une maladie très commune : il faut admettre que quelques embryons seulement résistent à cette action destructive. Comment, de l'intestin grêle, l'embryon arrive-t-il dans le foie ? Quatre voies sont possibles : 1° directement à travers les tissus, l'embryon se frayant un chemin entre les cellules, se glissant dans leurs interstices jusqu'au foie ; 2° il est beaucou plus logique d'admettre que, ne tardant pas à traverser un capillaire sanguin, il y pénètre, et, suivant ce chemin tout tracé, il arrive ainsi dans un espace interlobulaire où il s'arrête ; 3° on peut admettre encore la pénétration dans les chylifères, et le retour au foie par le long trajet de la circulation générale, après passage à travers le poumon ; c'est évidemment ainsi que les choses se passent lorsque l'embryon se fixe, par exemple, dans les os, dans les reins ; 4° enfin, on peut se demander si l'embryon pénétrant dans l'ampoule de Vater ne peut remonter les voies biliaires pour s'arrêter finalement dans un canalicule biliaire.

La pénétration par effraction n'est pas inadmissible ; pourtant, même en admettant, comme le veulent Van Beneden et Leuckart, que l'embryon possède une certaine mobilité propre, le trajet qu'il devrait accomplir dans l'intimité des tissus est bien long et semble bien compliqué, et l'on ne s'expliquerait guère, ce processus admis, la rareté des kystes du péritoine, de la rate, des reins, relativement à ceux du foie. La voie de la grande circulation explique, comme nous l'avons dit, la pathogénie des kystes du poumon, des os, etc., mais pour le foie elle est peu vraisemblable. Quelques considérations suffisent à écarter également la voie biliaire : action nocive de la bile sur l'embryon, nécessité pour celui-ci de remonter le courant de la bile, enfin difficulté d'expliquer pourquoi l'embryon choisirait, dans l'ampoule de Vater, pour ainsi dire toujours le cholédoque, et ne s'égarerait jamais dans le canal de Wirsung.

Pour expliquer la fréquence des kystes hydatiques du foie, il faut absolument admettre que les embryons parviennent plus facilement dans ce viscère que partout ailleurs, et seule l'hypothèse de la voie porte donne la solution du problème. Évidemment, si l'embryon arrive si facilement dans le foie, c'est grâce à la veine porte dont les innombrables ramuscules sont tout prêts à le recevoir.

Étiologie. — Le chien, comme nous l'avons vu, est le porteur habituel du ténia échinocoque.

La vie du parasite étant courte (deux mois, d'après Siebold) les animaux tœnifères dans lesquels on trouve d'une façon constante le parasite, doivent se réinfecter à tout instant. Comment s'infectent-ils ? Par l'ingestion de débris d'animaux, mouton, veau, porc, porteurs de kystes hydatiques.

Les œufs de ténia disséminés de tous côtés avec les excréments du chien sont absorbés par l'homme, soit avec l'eau, soit avec des fruits, tels que les fraises, avec des légumes mal lavés et non bouillis, des salades en particulier, avec la glace provenant des prairies, en un mot avec tous les aliments solides ou liquides recueillis sur le sol et qui ne sont pas traités par la cuisson.

A côté de l'infection par les aliments, on peut admettre une infection directe : on a coutume d'incriminer les mœurs du chien, qui, à tout instant, peut recueillir avec sa langue les œufs attachés à ses poils ou à ceux de ses congénères, et, dans ses démonstrations caressantes, les transporter sur les mains ou le visage de son maître.

Quel que soit le mode d'introduction des œufs dans le tube digestif de l'homme, l'existence de l'animal tœnifère étant une condition nécessaire à l'existence de ces œufs, d'autre part le chien étant de tous les animaux tœnifères le plus répandu dans la société de l'homme, on peut admettre *a priori* que l'on doit trouver d'autant plus de kystes hydatiques qu'il y a plus de chiens ; ainsi les pays peu civilisés, où l'homme vit avec ses chiens, partage avec eux son logis et ses repas, sont-ils vraiment des pays à échinocoques ? L'Islande réalise, paraît-il, au plus haut degré ces conditions : c'est aussi le pays où l'on voit le plus de kystes hydatiques (la maladie a été décrite sous le nom de maladie des Islandais). Dans ce pays, d'ailleurs, l'affection ne se développe que rarement chez les gens dont le genre de vie est plus conforme aux exigences de la vie moderne.

D'après Schleissner (Langenbuch) 10-15 p. 100 de la population islandaise totale serait atteinte de cette maladie (1849). Elle est encore fréquente chez les bergers d'Australie, à la Nouvelle-Hollande, au Cap, chez les Cosaques ; dans certaines contrées de l'Australie, un tiers des décès serait dû aux kystes hydatiques ; et nous retrouvons ici les mêmes causes, population vivant sous des tentes en promiscuité avec des chiens et dans la saleté la plus grande.

En Europe, on trouve le kyste hydatique un peu partout ; en France, il est relativement rare. Langenbuch nous donne des chiffres intéressants et qui semblent démontrer une assez grande fréquence de la maladie en Allemagne. C'est ainsi que Neisser, réunissant 17528 autopsies provenant de différents grands hôpitaux, trouva 102 cas d'échinocoques, soit 0,58 p. 100. A Rostock, Madelung sur 1 026 autopsies trouva 25 kystes hydatiques, soit 2,43 p. 100.

En Russie, en Norvège, par contre, l'échinocoque serait extrêmement rare.

Les différentes statistiques démontrent une fréquence notablement plus grande chez les femmes, dans la proportion de 2 à 3.

Au point de vue de l'âge, on observe l'affection très rarement chez les enfants (nous devons signaler avec beaucoup de scepticisme les observations de kystes hydatiques trouvés chez les nouveau-nés), rarement aussi chez les vieillards.

Les traumatismes ont été considérés par quelques auteurs comme pouvant jouer un certain rôle dans le développement des kystes hydatiques. Boxcour, Schwartz admettent que le traumatisme détermine la pénétration dans les tissus des embryons circulant dans les vaisseaux, par suite de l'extravasation sanguine qui en est la conséquence. Danlos insinue même que le corset jouerait peut-être un rôle dans la fréquence plus grande des kystes hydatiques chez la femme. Kirmisson cite trois observations qui semblent démontrer une relation entre le traumatisme et le développement d'un kyste hydatique, mais il pense que la trauma a déterminé l'accroissement d'un kyste hydatique existant antérieurement ; enfin Bramann rapporte un cas de kyste hydatique qui a paru six ans après un traumatisme.

Il n'est pas inadmissible qu'un traumatisme puisse mettre en liberté, à la faveur d'une rupture vasculaire, des échinocoques circulant dans le sang. D'autre part, il est manifeste que, dans un certain nombre de cas, le traumatisme a simplement agi comme cause d'accroissement, ou comme révélateur d'un kyste existant antérieurement et jusque-là latent. En tout cas, la majorité des porteurs de kystes hydatiques n'ont pas le moindre traumatisme à invoquer et la tumeur est apparue sans cause occasionnelle.

Anatomie pathologique. — Dans la majorité des cas, le kyste est unique, mais il n'est pas rare d'en trouver plusieurs réunis ; chez un même individu on en a trouvé jusqu'à 18 (Bousquet). Sur environ 1000 cas, Neisser a trouvé 45 fois des kystes multiples ; Weithoff sur 76 cas a vu 9 kystes multiples.

Les kystes multiples peuvent être disséminés dans la totalité du foie, mais le plus souvent ils sont assez rapprochés les uns des autres et siègent tous dans le même segment de la glande.

Plus fréquemment que dés kystes hydatiques multiples, on observe, avec un seul kyste du foie, des kystes péritonéaux généralement très nombreux ; quelquefois il y a un véritable semis kystique à la surface du péritoine.

Situation du kyste dans le foie. — Les kystes peuvent siéger dans toutes les parties du foie, mais on les trouve le plus souvent dans le lobe droit ou au voisinage du centre. Ceci s'explique facilement par la pénétration plus facile des germes dans la branche droite de la veine porte, plus volumineuse.

Au point de vue chirurgical, on peut, avec Trelat et Segond, distinguer d'après le siège un certain nombre de variétés : kystes antéro-supérieurs, antéro-inférieurs, postéro-supérieurs et postéro-inférieurs (fig. 33 à 36). On pourrait ajouter à cette description les kystes centraux, c'est-à-dire ceux qui, augmentant le volume du foie, restent inclus dans son épaisseur et ne proéminent ni d'un côté ni de l'autre. Mais cette variété s'observe rarement, tout au moins pour les kystes d'un certain volume, car lorsque le kyste est volumineux, il proémine généralement d'un côté ou de l'autre.

Les kystes sont ordinairement sessiles, la plus grande partie de leur masse restant enfouie dans le foie ; mais certains kystes, se développant dès le début tout près de la surface, et en particulier au niveau du bord tranchant. peuvent finalement n'être plus rattachés à la glande que par leur pédicule, quelquefois très mince et très long. Dans un cas de Broca, un kyste muni d'un très long pédicule descendait presque en avant de la vessie, et simulait une tumeur de la cavité de Retzius. Schwartz a opéré par extirpation un kyste pédiculé du lobule de Spigel.

Volume du kyste. — Le volume des kystes est très variable ; d'une façon générale, on peut admettre qu'un kyste dans

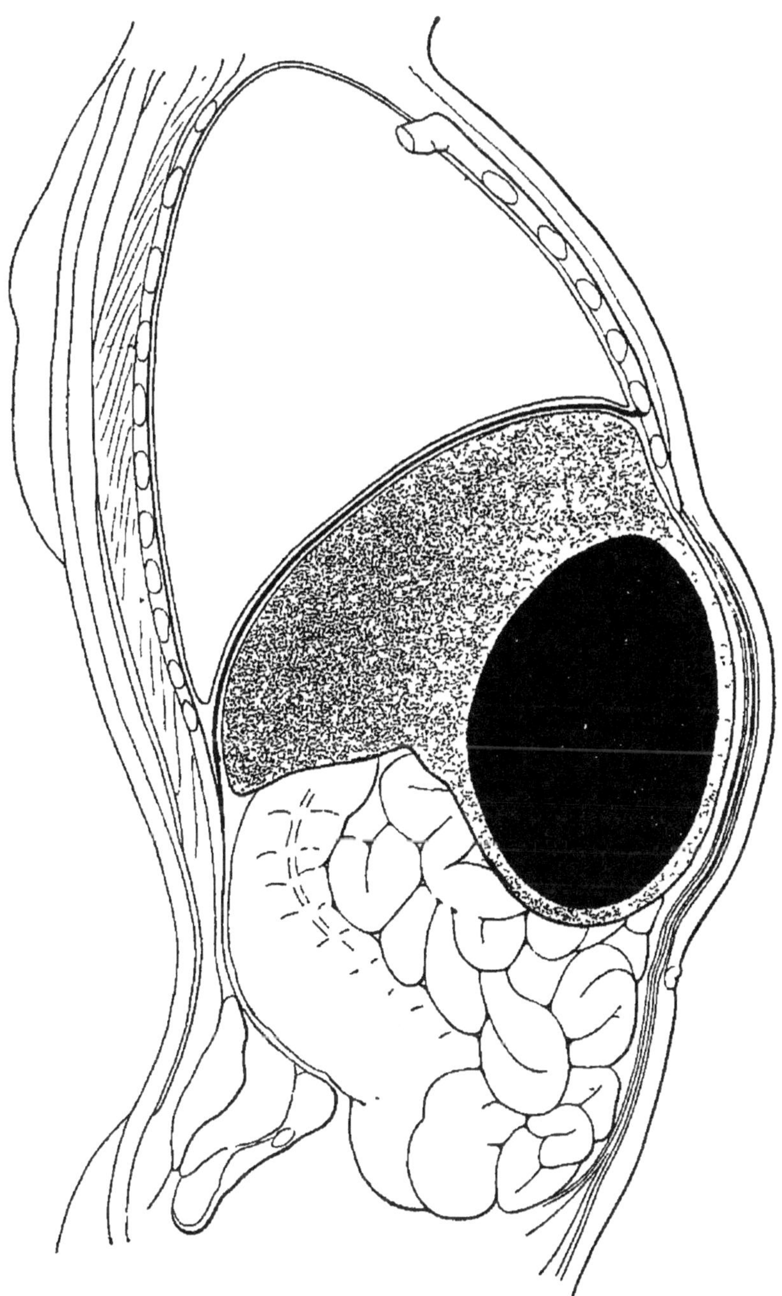

Fig. 33.

Kyste antéro-inférieur. Coupe antéro-postérieure (Schéma).

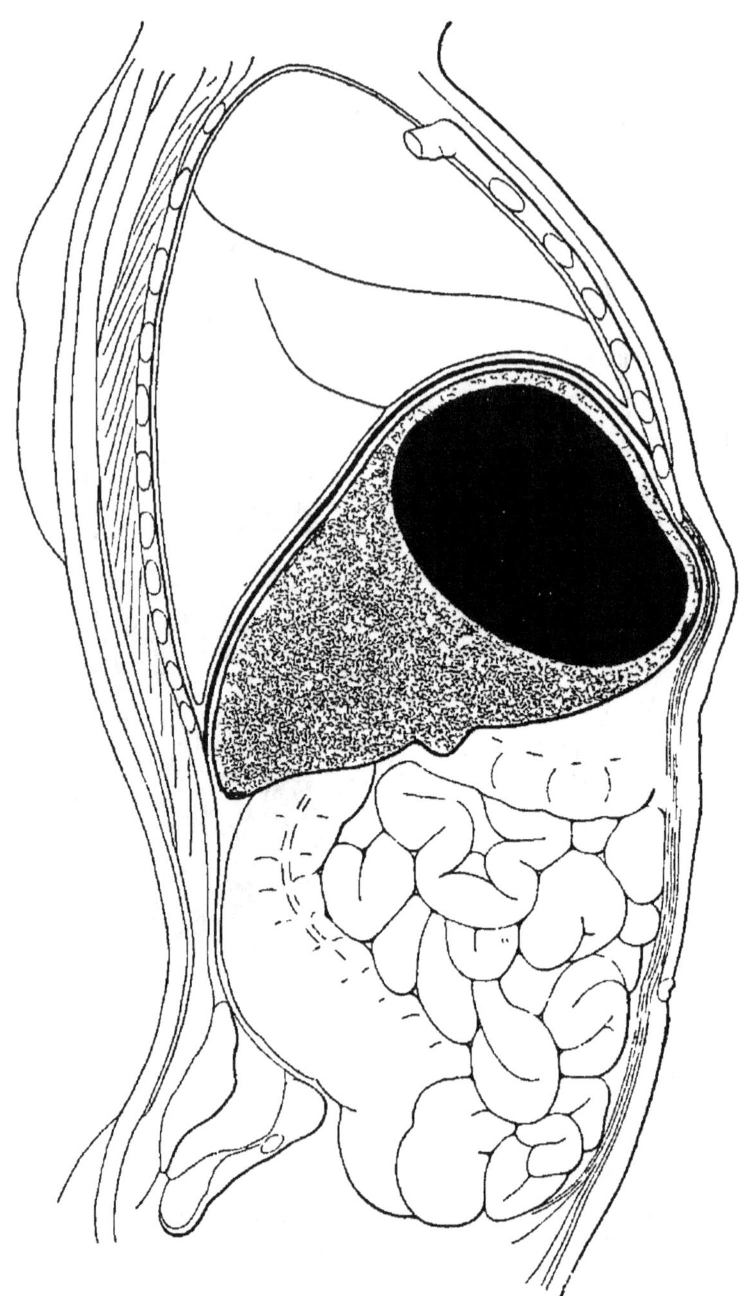

Fig. 34.

Kyste antéro-supérieur. Coupe antéro-postérieure (Schéma).

17.

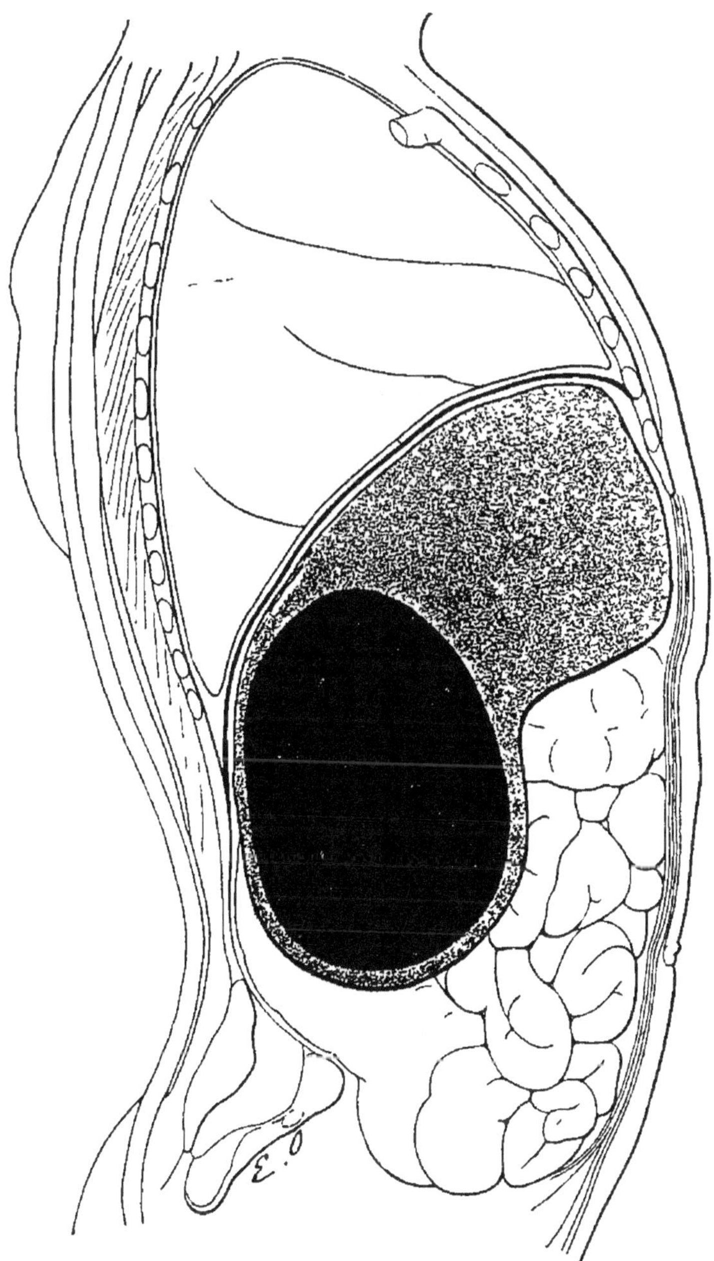

Fig. 35.

Kyste hydatique postéro-inférieur. Coupe antéro-postérieure
(Schématique).

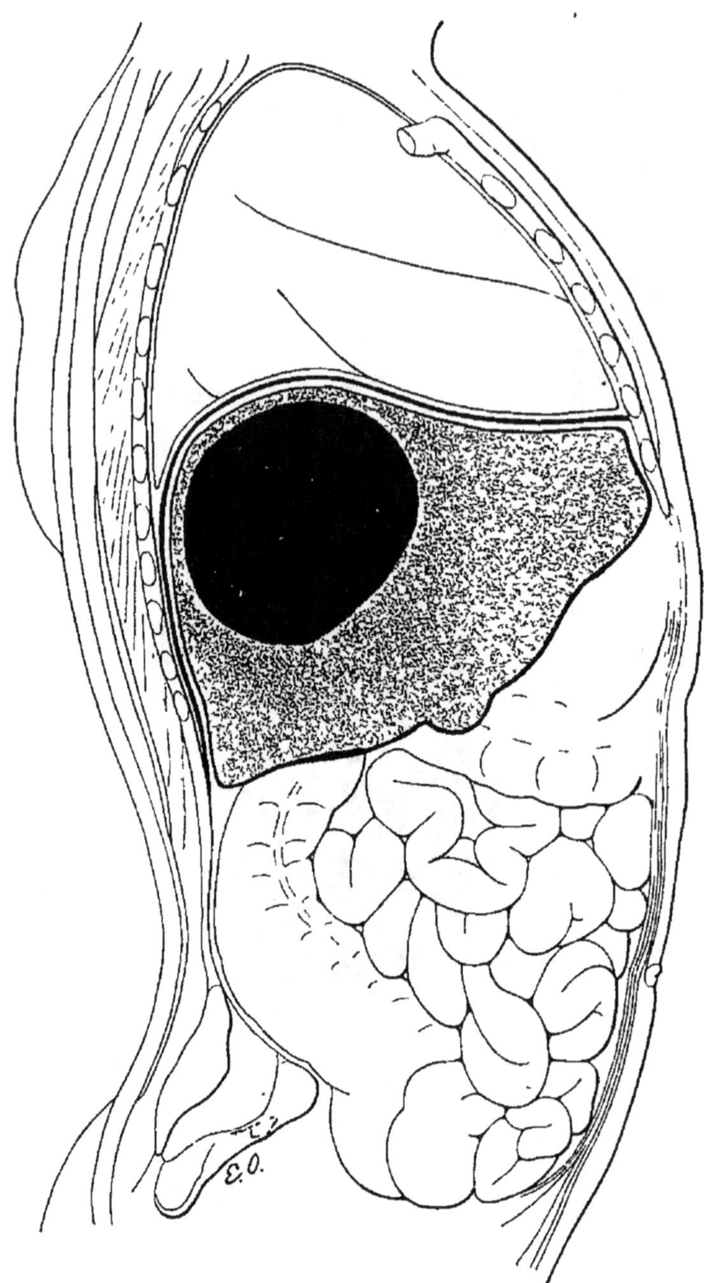

Fig. 36.

Kyste hydatique postéro-supérieur. Coupe antéro-postérieure
(Schématique).

lequel l'échinocoque est vivant augmenterait progressivement et indéfiniment de volume jusqu'à ce que cet accroissement soit arrêté par une cause mécanique ou biologique. Rien ne nous permet, d'ailleurs, de fixer les limites de cet accroissement, et tout kyste hydatique du foie a passé par une période de latence comprise entre son début et le moment où il se traduit par des manifestations symptomatiques. La durée de cette période de latence doit dépendre d'un certain nombre de circonstances, notamment de la rapidité de l'accroissement du parasite et de son siège primitif amenant plus ou moins rapidement son retentissement sur les organes voisins; d'autre part, certaines transformations du kyste comme l'infection, pourront le rendre cliniquement appréciable, alors qu'il est encore de petit volume. Parler du volume du kyste hydatique, c'est dire quel il était au moment où la tumeur a été découverte; si l'on n'observe guère de kyste du foie contenant moins de 200 à 300 grammes de liquide, on en a vu qui atteignaient plusieurs litres. Certains kystes pédiculés, appendus à la face inférieure du foie, peuvent remplir toute la cavité abdominale et simuler l'ascite. J. W. SSUDAKOFF rapporte un cas où l'on retira d'un kyste du foie 48 livres de liquide (Wratsch, 1897).

La forme des kystes varie; si le kyste central et encore peu volumineux est à peu près sphérique, celui qui proémine en haut et rencontre la résistance du diaphragme s'aplatit plus ou moins, tandis que celui qui se développe du côté de la cavité abdominale pourra être modifié dans sa forme par la pression de la paroi ou par celle des viscères abdominaux.

Nous avons déjà étudié la *paroi du kyste* et nous avons vu comment elle est formée d'une membrane propre constituant la vésicule mère elle-même, translucide, peu épaisse et peu adhérente et d'une capsule conjonctive développée lors de l'enkystement de l'échinocoque dans le foie. Cette dernière présente une épaisseur variable d'une fraction de millimètre à plusieurs millimètres. Sa vascularisation est quelquefois assez riche, mais il est rare qu'on y trouve de très gros vaisseaux. A côté des vaisseaux sanguins, on y trouve des ramuscules biliaires quelquefois d'un certain volume, parfois ectasiés et formant de petites dilatations à parois très minces dont la rupture est possible.

Quant au *contenu du kyste*, il est variable suivant que l'hydatide est vivante ou morte. Dans le premier cas on trouve un liquide clair comme de l'eau de roche, et qui, au point de vue chimique, se caractérise par l'absence d'albumine, par sa faible densité (1010), sa richesse en chlorures ; le microscope y révèle la présence des crochets caractéristiques ; normalement il ne contient pas de microbes. Il est très important de noter que ce liquide est toxique. Nous reviendrons sur les accidents qui peuvent résulter de sa pénétration dans les vaisseaux. Notons seulement que Moursson et Schladenhaufen, Brieger et Bonnet auraient pu en isoler une substance chimique de la catégorie des ptomaïnes qui déterminerait chez les animaux des phénomènes d'intoxication analogues à ceux qu'on observe chez l'homme. D'après ces mêmes recherches, il semblerait que la formation de ces ptomaïnes soit en rapport avec la prolifération de l'échinocoque ; elles diminueraient notablement avec l'arrêt de la faculté de reproduction du parasite.

Le kyste ne contient pas autre chose, dans certains cas ; mais nous avons vu que le plus souvent on voit se produire des vésicules secondaires, dont certaines, aptes à reproduire des têtes de ténias, sont les vésicules proligères. Certaines de ces vésicules sont encore appendues à la paroi du kyste, d'autres sont libres dans son intérieur. Elles se présentent sous forme de petites sphères, dont les unes sont presque microscopiques, tandis que d'autres peuvent atteindre le volume d'une mandarine. Leur paroi est extrêmement mince, translucide, peu tendue. Certaines de ces vésicules en contiennent d'autres ; ce sont les vésicules petites-filles.

On trouve en outre souvent dans l'intérieur du kyste une sorte de magma formé d'accumulation de crochets, de débris de vésicules secondaires, ou de têtes de ténias, détachées des vésicules proligères.

Mort du parasite. — Lorsque l'hydatide est morte, le liquide

peut disparaître par résorption et on ne trouve plus dans
l'intérieur de la cavité, progressivement rétractée, qu'un résidu
solide formé de débris de toute espèce, dans certains cas
une sorte de masse gélatineuse. Lorsque le liquide existe
encore, il est important de noter que ses caractères se modi-
fient ; il se trouble, et contient de l'albumine, parfois en
notable quantité. Le contenu de l'échinocoque mort ou peut-
être simplement malade, peut, par suite des décompositions
chimiques ou morphologiques qu'il subit, par suite de la
dégénérescence graisseuse de sa paroi et des vésicules filles
formant des débris plus ou moins ténus auxquels se mêlent
les éléments altérés du sang, les pigments biliaires, présenter
l'aspect microscopique du véritable pus, tout en restant tout à
fait stérile. Mais ce liquide contient toute sorte de combinaisons
organiques, telles que des acides gras libres, des toxines et
ptomaïnes en solution : aussi est-il possible d'admettre qu'il
puisse ne pas être tout à fait dénué d'action pathologique,
notamment sur les séreuses dans la cavité desquelles il vien-
drait à pénétrer.

Le kyste hydatique peut subir des transformations importantes. Ces transformations peuvent aller jusqu'à la guérison
complète par rétraction progressive de la capsule conjonctive,
et ne laisser finalement que des noyaux fibreux, quelquefois
crétacés ou cartilagineux, inclus dans le tissu hépatique.

La mort du parasite peut dépendre de différentes causes. En
dehors des cas où rien ne l'explique, nous savons déjà qu'elle
peut survenir à la suite d'une véritable intoxication due à la
pénétration de la bile dans le kyste ; la rupture du kyste et
son évacuation détermine parfois la rétraction de la poche ;
enfin la compression due soit au développement progressif de
l'échinocoque, soit à l'action d'une autre tumeur abdominale
(on aurait vu le kyste disparaître au cours d'une grossesse)
est également invoquée.

A côté des transformations du kyste, dues à la mort du parasite, on peut voir parfois des modifications par crétification de
la paroi ou la formation de tissu cartilagineux dans son épais
seur.

Parmi les transformations possibles c'est surtout l'infection
qui doit nous arrêter ; elle peut, d'une façon générale, reconnaître différentes causes ; les microbes peuvent être amenés
soit par la voie sanguine, soit par la voie biliaire, soit enfin
par suite de la communication du kyste avec un viscère avoisinant, ou avec l'extérieur (ponction septique). Le liquide se
trouble et peut finir par se transformer en pus véritable. On a
trouvé différents microbes dans ce pus, notamment du streptocoque, du colibacille, du pneumocoque (GALLIARD). Dans un
cas, QUÉNU a obtenu des cultures de bacterium coli par l'en-
semencement d'un liquide clair, retiré par incision d'un kyste.
après la ponction faite la veille ; il attribue la présence de ce
microbe à la rupture des voies biliaires dans le kyste, consécutivement à son évacuation par le trocart. L'infection peut se
traduire sans suppuration du kyste lui-même, par des abcès
siégeant, en dehors de sa paroi, dans le tissu hépatique avoisinant. On peut admettre que dans ces cas la présence du
kyste a diminué la résistance des tissus avoisinants à l'infection ; celle-ci a pu se développer par suite de l'apport des
microbes par la voie sanguine ou biliaire.

État du tissu hépatique. — Autour du kyste on trouve toujours des modifications du tissu hépatique ; les examens histologiques révèlent d'habitude l'existence d'une zone de cirrhose
plus ou moins étendue en dehors de la capsule conjonctive.

Il peut y avoir, en même temps, de l'atrophie du foie, grâce
à laquelle un kyste primitivement central devient à la longue
sous-péritonéal.

Le kyste en se développant peut se mettre en rapport avec
les différents organes du voisinage et déterminer des phénomènes divers de compression, d'adhérence, de perforation
d'organes creux voisins.

On observe rarement la compression de vaisseaux sanguins
ou de voies biliaires intrahépatiques importants ; néanmoins
on a vu des kystes hydatiques s'accompagner d'ictère et d'ascite
par compression. Mais il n'est pas rare par contre de voir des
kystes comprimer les vaisseaux sanguins extrahépatiques ; la

veine cave a été aplatie et même complètement oblitérée par
suite de cette compression. On a vu également l'aorte athéromateuse et fusionnée avec la paroi du kyste. Enfin on cite des
cas d'oblitération de la veine porte. On a observé consécutivement à la communication du kyste avec une branche de cette
veine, des foyers nécrosiques dans le foie, de la pyléphlébite
et des abcès hépatiques. On a signalé l'ouverture dans une
branche de la veine hépatique : avec thrombose de l'artère pulmonaire et pyohémie mortelle de nombreux cas de rupture
dans la veine cave inférieure avec pénétration de vésicules filles
dans sa cavité et mort par embolie (dans un cas d'IGNATIEFF
cette embolie se produisit au moment de l'opération). L'ulcération de l'artère hépatique a été signalée : plus fréquente est
l'ouverture du kyste dans les voies biliaires extrahépatiques
ou dans le vésicule ; on a observé consécutivement soit la
pénétration de la bile dans le kyste avec des conséquences
diverses, soit l'évacuation du contenu du kyste dans les voies
biliaires et leur obstruction. Dans un cas de FRERICHS on
trouva dans le kyste un ver intestinal qui y était parvenu par
le cholédoque. Toutes les complications que nous venons de
signaler sont rares, et l'on voit plus fréquemment se produire
l'ouverture du kyste soit dans les viscères avoisinants, soit
dans les cavités séreuses, soit à la peau.

L'ouverture dans les viscères est toujours précédée de la
formation d'adhérences les unissant à la surface du kyste.
Les communications avec les viscères creux, estomac, première
portion du duodénum, côlon transverse, s'observent assez
rarement. A la suite de ces communications on peut voir le
kyste se vider et la guérison survenir. Mais plus fréquemment l'infection du kyste est la conséquence de la pénétration
dans sa cavité des microbes du tube digestif.

On a noté un certain nombre de fois la communication
entre le kyste et les uretères ; il y a aussi quelques faits, d'ailleurs douteux, d'ouverture dans la vessie.

La rupture du kyste dans le péritoine est relativement fréquente ; les conséquences de cet accident diffèrent suivant
que le contenu du kyste est simplement toxique, ou qu'il

contient des germes vivants, susceptibles de se greffer dans le péritoine.

L'ouverture spontanée à la paroi abdominale se produit soit par suite de la suppuration du kyste, c'est alors un abcès qui s'ouvre au dehors, soit consécutivement à la formation d'un abcès dans la paroi établissant secondairement une communication entre le kyste et l'extérieur.

Les kystes supérieurs, les échinocoques sous-phréniques peuvent adhérer au diaphragme, entièrement fusionné à leur paroi : dans ces cas le kyste peut s'ouvrir soit dans la plèvre, soit dans les poumons, suivant que la cavité pleurale est restée libre, ou qu'il s'est produit des adhérences entre les feuillets pariétal et viscéral : pleurésie sèche et adhésive, pleurésie séreuse ou suppurée, kyste de la plèvre, fistule bronchique, telles sont les éventualités possibles. On signale un seul cas d'ouverture dans le péricarde. Les ruptures des kystes hépatiques sont d'ailleurs rares, lorsque le kyste n'est pas infecté.

L'ouverture du kyste dans le péritoine, s'il n'y a pas d'accident d'intoxication ou d'infection rapidement mortelle, peut amener la guérison par évacuation du kyste. Il en est de même de l'ouverture dans la plèvre ou dans les bronches. Mais dans ces cas d'ouverture dans les cavités séreuses, on doit toujours redouter l'infection hydatique de ces cavités : nous avons récemment observé dans le service du professeur BERGER une femme qui, quinze ans auparavant, avait évacué par vomique, un kyste hydatique du foie, et qui présentait un kyste de la plèvre droite lequel fut traité par l'incision large. Il s'agissait ici vraisemblablement d'une greffe hydatique.

Symptomatologie. — Les symptômes des kystes hydatiques du foie sont essentiellement variables suivant le volume du kyste, sa situation, la nature de son contenu, ses rapports avec les organes voisins.

Un kyste central et peu volumineux ne déterminera point de troubles ; un kyste placé de telle façon qu'il comprime des organes importants pourra, même de petite taille, se traduire par des phénomènes de compression, par exemple vasculaires. Un kyste, se développant du côté de la cavité abdominale, se présentera avec des caractères tout différents de ceux d'un échinocoque développé du côté du thorax ; un kyste, même petit, s'il est infecté, se présentera avec les caractères d'un abcès du foie. Enfin, parfois, les premiers symptômes seront ceux de l'ouverture de la collection dans une cavité séreuse, un viscère creux du voisinage.

L'échinocoque du foie ne présente donc pour ainsi dire pas de symptômes fonctionnels qui lui soient propres : on pourrait dire qu'il ne se révèle que par ses complications.

Aussi certains kystes peuvent-ils évoluer sans se signaler par aucun symptôme.

Il pourrait sembler qu'un kyste volumineux ayant forcément déterminé, par son développement, une atrophie notable du parenchyme glandulaire, devrait se traduire, à un moment donné, par des symptômes d'insuffisance hépatique. Il n'en est rien, et DURIG, ayant examiné 17 cas à ce point de vue, a toujours trouvé une hyperplasie vicariante qui, d'après lui, ramène la parenchyme hépatique à sa quantité normale.

Pourtant, il est certains cas où le kyste se révèle par des signes propres traduisant soit l'existence d'une tumeur intra-hépatique, soit des phénomènes d'intoxication par résorption de produits toxiques élaborés dans le kyste : c'est ainsi que le kyste altérerait régulièrement la fonction urogène et déterminerait l'apparition, en dehors de tout ictère, de pigments et d'acides biliaires dans l'urine (POTHERAT). NASSE signale des psychoses diverses qui pourraient également être considérées comme toxiques.

Il faut encore signaler l'urticaire qui est très fréquente, et qui est certainement une éruption toxique due à la résorption de produits élaborés dans le kyste. Cette résorption ne se traduit parfois que par de fortes démangeaisons, une transpiration abondante.

La répugnance pour les aliments gras serait fréquente, d'après DIEULAFOY, dans les échinocoques du foie; de la diarrhée observée par BOUILLY, immédiatement après chaque repas est peut-être un phénomène indépendant de toute compression. La douleur hépatique s'observe rarement et n'a rien de pathognonomique.

Quand nous aurons signalé des douleurs irradiées du côté de l'épaule et de l'omoplate droite, quelquefois du côté des lombes, symptômes dus sans doute à la tension de la capsule hépatique, de même que des hémorragies muqueuses de diverses natures, nous aurons indiqué à peu près tous les signes subjectifs dus à l'échinocoque non comprimant et non compliqué.

Les compressions de vaisseaux biliaires un peu importants sont extrêmement rares : aussi l'ictère n'est-il pas un signe habituel d'échinocoque du foie ; pourtant on peut observer un ictère, pas compression, du cholédoque ou du canal hépatique.

KÖRTE, sur 16 cas, a observé huit fois l'ictère ; mais cette proportion est exceptionnellement considérable ; sur 380 cas, NEISSER ne l'a observé que vingt fois.

N'insistons pas sur la compression des gros vaisseaux, en particulier de la veine cave et de la veine porte.

Elle se traduit par de l'ascite avec développement de la circulation sous-cutanée ; mais, comme celui de l'ictère, ce tableau clinique est rare.

L'apparition lente d'un ictère avec ascite et augmentation de volume de la rate s'observe très rarement, et devrait être attribuée, d'après LANGENBUCH, à une cirrhose hépatique, analogue à celles qui se produisent dans les compressions chroniques du cholédoque.

Comme symptômes de compression du côté de l'estomac et de l'intestin, dans les kystes volumineux développés du côté de la cavité abdominale, il faut signaler de la tendance aux vomissements ou à la constipation.

Les kystes se développant du côté du thorax, en refoulant le diaphragme, détermineraient dans certains cas une atrophie de la partie correspondante de ce muscle et des phénomènes thoraciques en rapport avec le refoulement du poumon qu présente une cavité respiratoire amoindrie.

Tels sont les seuls signes fonctionnels que nous pouvons signaler dans les kystes non compliqués.

Les symptômes physiques révèlent essentiellement l'existence d'une tumeur dépendant du foie, augmentant le volume de celui-ci, ou le déplaçant; les cas de kystes pédiculés qui, en réalité, sont presque indépendants de ce viscère, se traduisent par les caractères d'une tumeur abdominale dont il est quelquefois difficile et même impossible de reconnaître les connexions avec la glande hépatique.

En général, on constatera donc, par la palpation, et la percussion, quelquefois aussi par l'inspection, l'existence d'une tumeur abdominale ou thoracique, suivant les cas, mate, et parfois fluctuante.

Avant d'insister sur ces signes, que nous étudierons de plus près, avec les différentes variétés que le siège du kyste permet de distinguer, arrêtons-nous un instant à l'étude d'un symptôme dont on a voulu faire le signe pathognomonique des échinocoques, le frémissement hydatique.

Ce signe, qui a donné lieu à de nombreuses recherches et à de longues discussions, consiste en une sensation spéciale obtenue par la percussion de la tumeur. Pour bien le percevoir, il faut placer un doigt de la main gauche, modérément appuyé, sur la surface du kyste, et percuter sur ce doigt d'un petit coup sec avec le médius de la main droite.

On a alors une sensation qu'on ne peut mieux comparer qu'à celle obtenue, en faisant la même expérience sur un sommier à ressort ; c'est une succession de petites vibrations, faibles et très rapprochées. D'après Rollet, en auscultant pendant la percussion, on perçoit un bruit musical analogue à celui d'une corde à violon que l'on fait vibrer.

Malheureusement, ce frémissement s'observe rarement, et, s'il est plus fréquent dans les kystes hydatiques, il peut s'observer dans d'autres tumeurs liquides. Pour donner une idée de sa rareté, nous dirons que Finsen, sur 235 malades, ne l'aurait jamais observé. Néanmoins, en se mettant dans de bonnes conditions de recherches, on le trouve assez souvent dans les kystes hydatiques.

Ce frémissement a été tout d'abord attribué à la présence des vésicules filles, soit qu'il fut produit par des collisions (Cruveilhier), soit qu'il fut dû à la situation de la paroi maintenue en tension par les hydatides; mais les expériences de Davaine notamment, d'une part, des faits cliniques de l'autre, ont montré que le frémissement pouvait exister dans les kystes sans vésicules filles, ainsi que le montre encore un cas récent de Rollet.

Kuster ayant trouvé le frémissement hydatique très nèt dans un cas de kyste hydatique du foie, diagnostiqua la présence de vésicules filles. Il constata par l'opération leur absence, mais la présence d'un second kyste à côté du premier. Il pensa pouvoir attribuer le frémissement à la présence de ce second kyste, et conclut qu'en l'absence des vésicules filles dans un kyste ayant produit le frémissement hydatique, il faut chercher un kyste voisin. Cette conclusion est infirmée par d'autres observations.

Le frémissement hydatique a été constaté par beaucoup d'auteurs dans d'autres tumeurs liquides, dans des kystes de l'ovaire, du mésentère, dans l'hydronéphrose, dans l'ascite.

Il faut conclure de tous ces faits que le frémissement hydatique peut s'observer dans différentes tumeurs liquides, présentant des conditions spéciales de fluidité du contenu, de tension et d'élasticité de la paroi, conditions qui se rencontrent plus fréquemment dans l'échinocoque du foie, mais que ce signe n'a pas la valeur pathognomonique que l'on a cru devoir lui attribuer.

A côté du frémissement, il faut indiquer une sensation perçue parfois à la palpation de la région correspondante au kyste, d'après Löbel et, consistant en une sorte de frottement déterminé par tout déplacement imprimé à la paroi, perçu également dans les mouvements respiratoires, il devrait être rapporté au kyste lui-même rempli de nombreuses vésicules; dans les cas de Lobel, il n'existait pas de lésion péritonéale, de telle sorte que ce frottement spécial ne pouvait être considéré comme produit par le frottement de feuillets séreux dépolis.

Les signes physiques se présentent tout différemment suivant le siège du kyste. Les kystes antéro-inférieurs, qui sont les plus fréquents, se présentent avec les caractères d'une

tumeur attenant au foie. A l'inspection, on constate quelquefois une déformation de l'abdomen qui bombe au niveau de
l'hypochondre droit ou de la région épigastrique. La palpation
permet, lorsque la paroi n'est pas trop épaisse, de reconnaître
les limites de la tumeur qui fait plus ou moins saillie, refoulant l'estomac et l'intestin, et par conséquent prolongeant, en
bas et à droite, la matité hépatique. On peut constater nettement que la tumeur s'abaisse dans les mouvements d'inspiration, et remonte dans l'expiration. Toutes ces explorations
dans les kystes non suppurés sont généralement indolores.
La fluctuation est quelquefois perçue très facilement à travers
la paroi abdominale soulevée, mais le plus souvent elle est
assez obscure.

Les kystes postéro-inférieurs se développent également du
côté de l'abdomen, mais, de par leur situation, ils se rapprochent davantage, tout au moins au début, de la région lombaire, et présentent des connexions un peu différentes. On
peut les percevoir en contact avec la paroi abdominale dans
l'échancrure costo-iliaque, et ils donnent lieu à des sensations
analogues à celles que procurent les tumeurs rénales, c'est-à-
dire que, soulevés par la main placée en arrière, entre les
fausses côtes et la crête iliaque, ils peuvent venir frapper la
paroi antérieure en donnant lieu à une sensation analogue à
celle du ballottement rénal, signe d'ailleurs rarement perçu,
car ces kystes sessiles, ne présentent généralement pas la
facilité de déplacement nécessaire à la production du ballottement. Par suite de leur siège postérieur, ces kystes peuvent
être recouverts, en avant, par le paquet intestinal, et leur
surface antérieure peut être sonore, ce qui rend le diagnosti:
assez difficile.

Nous avons vu que les kystes se développent, le plus souvent, au niveau du lobe droit. Lorsqu'ils siègent à gauche,
leurs connexions avec le foie sont beaucoup plus difficiles
à constater ; ils suivent moins nettement les mouvements du
diaphragme, leur matité ne se continue pas nettement avec
celle de la glande hépatique, et, par leurs caractères, ils se
rapprochent beaucoup des kystes pédiculés que nous allons

étudier maintenant. Très rares, comme nous l'avons dit, ces derniers se présentent avec des caractères tels que le plus souvent leur véritable nature est méconnue, ou ne peut être que soupçonnée ; aussi ne méritent-ils pas une longue description : tumeurs semblant indépendantes du foie, lisses, régulières et arrondies, en contact avec la paroi ou recouverte par l'intestin, occupant dans certains cas la majeure partie de la cavité abdominale, et se présentant, quand elles sont grosses, avec les caractères de toutes les tumeurs liquides intraabdominales, dans lesquelles le pédicule, facilement extensible, ne rattache plus la tumeur d'une façon manifeste à tel ou tel appareil.

Dans les cas de kystes centraux, surtout s'ils sont multiples, les caractères sont ceux d'un foie gros, et plus ou moins déformé ; matité hépatique augmentée, soit par en haut, soit par en bas, dans ce dernier cas le foie dépassant le rebord thoracique, avec voussure de celui-ci ; en un mot tableau symptomatique se rapprochant, plus ou moins de celui que nous venons d'étudier, ou de celui que nous allons envisager maintenant.

Les échinocoques qui se développent par en haut, antéro-supérieurs, ou postéro-supérieurs, empiètent non plus sur l'abdomen, mais sur la cavité thoracique, en refoulant le diaphragme, en même temps qu'ils repoussent, dans certains cas, le foie par en bas. Ce sont les kystes sous-phréniques.

Ces kystes s'accompagnent de quelques phénomènes fonctionnels spéciaux. C'est ainsi qu'ils semblent déterminer plus particulièrement des douleurs du côté de la base de la poitrine, s'irradiant à l'épaule et au bras, en même temps que, par suite de la gêne du diaphragme et du refoulement du poumon, ils occasionnent parfois une dyspnée très accusée et augmentant progressivement.

A l'inspection, on constate une déformation du thorax, surtout accusée au niveau de son rebord inférieur qui se laisse refouler en dehors, en forme de cloche, tandis que la partie supérieure n'est que peu ou pas du tout déformée. Les espaces intercostaux ne bombent généralement pas ; le foie est refoulé

par en bas lorsque le kyste est volumineux, mais, suivant la
situation du kyste par rapport au foie, au lieu d'être déplacé
en masse, celui-ci peut présenter une véritable version, de
telle sorte que son bord antérieur devienne par exemple supérieur, que l'une ou l'autre de ses extrémités s'abaisse par
rapport à l'autre. Dans les kystes volumineux le diaphragme
étant refoulé, distendu, et finalement atrophié ne fonctionne
plus, aussi les contractions inspiratoires deviennent-elles
impossibles, la portion droite de ce muscle se soulève à l'inspiration ; à l'expiration, elle est refoulée par en haut, par suite
de la pression abdominale de telle sorte que le foie reste à
peu près immobile dans les mouvements respiratoires ou que
le rythme respiratoire est inversé. La matité se présente avec
des caractères très variables. FRERICHS et DAVAINE ont montré
que sa limite forme souvent un angle dont le sommet correspond à la ligne postéro-axillaire, et dont les côtés descendent
en avant, et en arrière vers la ligne médiane. Dans les kystes
qui se développent du côté du médiastin, la matité présentera
naturellement une forme différente remontant plus haut au
voisinage du plan médian, et descendant sur le côté. (LAN-
GENBUCH.)

A l'auscultation, le murmure vésiculaire manque totalement
dans la partie du thorax qui correspond à l'échinocoque.

Le médiastin et le cœur ne sont généralement pas refoulés.
C'était cependant le cas dans une observation de LANCEREAUX.
La figure ci-contre montre ces dispositions anatomiques (fig. 37).

Tels sont les signes par lesquels se traduit l'échinocoque
non compliqué. Sa marche, son développement, sont extrêmement lents. Il est impossible de préciser la durée d'un échinocoque du foie.

La guérison spontanée est possible par mort du parasite,
résorption du liquide, et rétraction de la poche.

Mais le plus souvent le kyste se révèle, à un moment donné,
par des signes nouveaux qui viennent traduire une complication ; nous avons déjà signalé ces complications en étudiant
l'anatomie du kyste et ses transformations.

La plus fréquente est l'infection, survenue quelquefois spontanément, le plus souvent par suite de la communication de

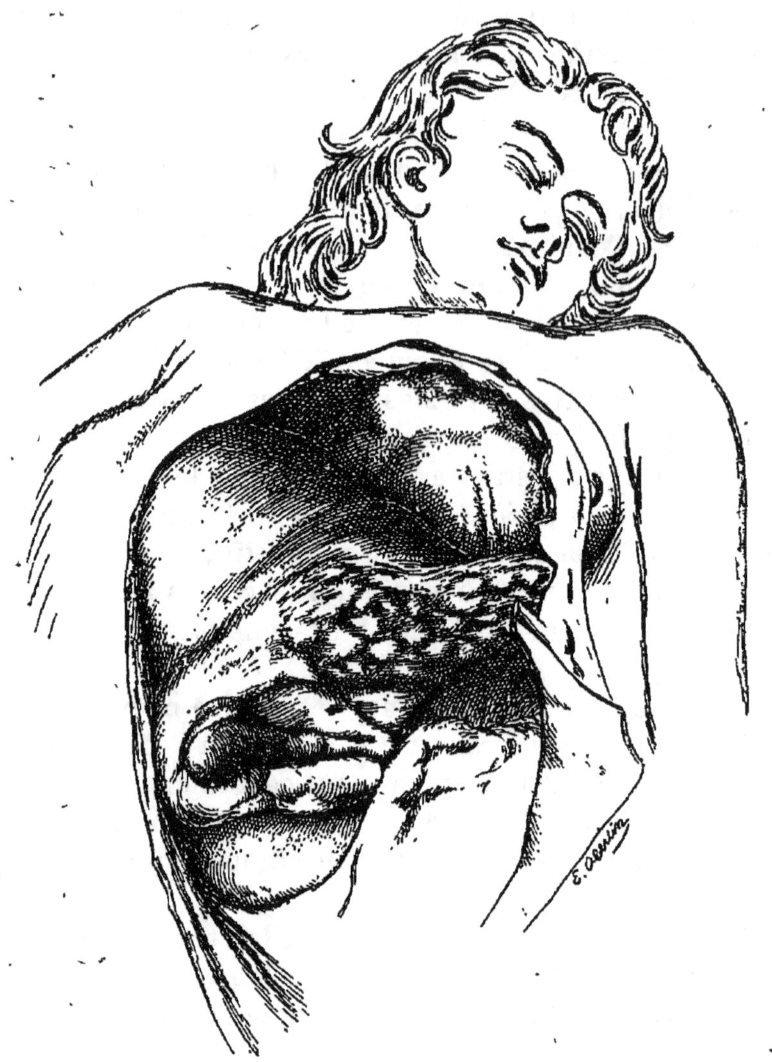

Fig. 37.
Kyste postéro-supérieur du foie. Refoulement du cœur et du
péricarde. (LANCEREAUX.)

la poche, soit avec les voies biliaires, soit avec le tube digestif,
ou par suite d'une ponction septique. On se trouve alors en

présence d'un véritable abcès du foie : l'augmentation de volume de la tumeur : dans certains cas, les douleurs, la fièvre, généralement continue, quelquefois à type rémittent ou intermittent, avec son cortège des phénomènes généraux, traduisent cette transformation. Abandonnée à elle-même, cette complication amène la mort par hecticité, ou par suite de l'infection d'une cavité séreuse. Rarement la guérison survient par ouverture spontanée de la collection à l'extérieur, ou dans un viscère.

Toutes les autres complications tiennent à l'ouverture du kyste dans une séreuse, dans un viscère, dans un vaisseau.

L'ouverture dans la plèvre est relativement fréquente ; elle se traduit par une douleur thoracique extrêmement violente avec dyspnée intense, et est suivie quelquefois de mort rapide ; le plus souvent on observe une violente pleurésie qui peut également entraîner la terminaison fatale. Rarement le contenu de la plèvre s'évacue ultérieurement par les bronches, et on observe le développement d'un pyopneumothorax. Dans quelques cas des adhérences pleurales empêchent la pénétration du liquide dans la cavité, et le kyste s'évacue directement par vomique. Le liquide expectoré peut présenter des caractères pathognomoniques, s'il est clair comme de l'eau de roche, et contient des hydatides ou des crochets. Nous avons signalé un cas de guérison par ce processus.

Nous avons indiqué en même temps la possibilité de la greffe des vésicules dans la plèvre, et le développement d'échinocoques secondaires.

Parfois l'évacuation du kyste dans les bronches détermine leur oblitération et la mort subite.

La terminaison fatale peut survenir à plus ou moins longue échéance par suite de l'infection du kyste.

Nous n'insistons pas sur l'ouverture dans le péricarde qui doit se traduire par la mort immédiate.

L'ouverture dans le péritoine se traduit par des phénomènes de choc qui peuvent se terminer rapidement par la mort; mais généralement le malade sort de cette première période, et l'on voit alors se produire différentes éventualités : si le

kyste est suppuré c'est la péritonite généralisée par perforation ; il en est de même si les voies biliaires plus ou moins
infectées sont en communicatiôn avec le kyste.

Dans d'autres cas, ce sont de véritables phénomènes d'intoxication qui surviennent, se traduisant par un violent urticaire, et parfois du collapsus cardiaque rapidement mortel.
Les phénomènes consécutifs à la rupture dans le péritoine
peuvent d'ailleurs être très atténués, lorsque des adhérences
antérieures limitent l'épanchement : celui-ci se traduit alors
par les signes d'une péritonite enkystée.

Nous avons déjà discuté, et cru pouvoir résoudre par l'affir-
mative, la possibilité du développement de kystes secondaires
dans le péritoine à la suite de la rupture : si les cas de ce
genre sont rares, on en cite cependant des exemples qui,
appuyés par l'expérimentation, semblent démonstratifs. Si
donc les accidents immédiats manquent, si le liquide épanché
dans le péritoine se résorbe, et si le kyste se rétracte et
guérit, le malade ne nous semble pas définitivement sauf.

Nous avons déjà noté à plusieurs reprises la communication
avec les voies biliaires intrahépatiques :·guérison du kyste
par intoxication biliaire de l'échinocoque, infection du
kyste, etc. Le contenu du kyste est alors coloré par la bile et
présente les réactions chimiques caractéristiques de ce liquide.
Les débris de membranes, les hydatides sont également colorées et, d'après EICHHORST, le liquide repandrait une odeur
analogue à celle de la marmelade de prunes.

Lorsque le kyste s'ouvre dans les grosses voies biliaires ou
dans la vésicule, son contenu se vide dans l'intestin, et cette
évacuation s'accompagne de symptômes de coliques hépatiques (on peut alors constater cette ouverture par l'examen des
selles), ou bien on observe des signes d'obstruction complète
du cholédoque avec ictère, sans coliques, et pouvant persister à l'état chronique ; enfin il faut admettre, étant donnée la
genèse bien connue des calculs, que cette ouverture peut
être le point de départ de lithiase biliaire.

L'ouverture du kyste dans l'estomac ou dans l'intestin est le
plus souvent précédée de symptômes de péritonite localisée,

douleurs, etc., de phénomènes dyspeptiques, puis enfin l'ouverture se traduit par des vomissements ou des selles diarrhéiques se produisant brusquement, et dans lesquels les éléments du kyste sont reconnaissables.

L'évacuation peut d'ailleurs être très incomplète lorsque l'ouverture est étroite; la communication est alors le plus souvent suivie de l'infection du kyste.

On signale quelques cas d'ouverture dans les voies urinaires; l'évacuation dans la vessie serait suivie généralement chez l'homme de rétention d'urine par obstruction de l'urèthre.

Enfin l'ouverture à la paroi abdominale peut se faire dans les cas de suppuration d'un kyste adhérent à la paroi. Un abcès s'ouvre, ou est ouvert, au niveau de l'hypochondre ou de l'épigastre, et donne lieu à une fistule.

Si l'évacuation se fait bien, la guérison peut survenir, mais parfois aussi la suppuration se prolonge et le malade meurt d'hecticité.

On peut observer enfin l'ouverture simultanée du kyste de deux côtés à la fois ; c'est ainsi qu'on a signalé des cas d'ouverture dans le poumon et l'estomac, dans la plèvre et les voies biliaires.

Nous ne revenons pas sur l'ouverture dans les gros vaisseaux, rare, et pouvant se traduire par des phénomènes de nécrose du parenchyme hépatique, d'embolie cardiaque ou pulmonaire, ou tout simplement d'hémorragie dans le kyste, suivant qu'il s'agit de la veine porte, de la veine hépatique ou de la veine cave, ou d'un vaisseau intra-hépatique.

Aujourd'hui, grâce au traitement, ces complications sont devenues plus rares, les kystes reconnus étant généralement soumis à la thérapeutique chirurgicale.

L'ouverture du kyste présente une gravité très différente suivant l'organe où elle se fait. Le tableau de Cyr nous donne les indications suivantes :

Péritoine . . . Mort 90 p. 100	Estomac . . . . Mort 40 p. 100
Plèvre. . . . . — 80 —	Instestins. . . . — 16 —
Voies biliaires . — 70 —	Paroi abdominale — 10 —
Bronches . . . — 57 —	

Ajoutons que, d'après Madelung, sur 88 cas d'échinocoques du foie non opérés, 39 sont morts, 17 du fait de l'échinocoque ou de ses complications, 6 de cause inconnue, 16 de maladies indépendantes, 10 n'ont pas guéri, et que 22 malades seulement purent être considérés comme guéris de leur parasite. L'amélioration ou la guérison a été due à l'ouverture spontanée 9 fois à la paroi abdominale, 10 fois dans l'estomac ou l'intestin, 2 fois dans les bronches.

Diagnostic. — Le diagnostic des échinoques du foie se présente dans les conditions très différentes, suivant les connexions que la tumeur présente avec le foie, c'est-à-dire suivant le siège de la tumeur par rapport à la glande, suivant qu'il s'agit d'un kyste simple ou d'un kyste compliqué (par complications, nous entendons l'infection du kyste, ou son ouverture dans différents viscères).

ÉCHINOCOQUES NON COMPLIQUÉS

Le diagnostic du kyste hydatique du foie ne se pose guère en pratique, en dehors des cas compliqués, tant que l'échinocoque ne se manifeste pas par l'existence d'une tumeur.

Nous avons vu que les symptômes fonctionnels, tout au moins jusqu'à ce que la tumeur ait acquis des dimensions suffisantes pour déterminer des phénomènes de compression, n'existent pas, ou sont trop vagues pour qu'on puisse leur attribuer une certaine valeur diagnostique ; tout au plus, devons-nous retenir l'urticaire, quelques troubles dyspeptiques, une douleur sourde localisée dans l'hypocondre droit, ou la douleur irradiée du côté de l'épaule, qui font songer à une affection du foie. Les autres symptômes hépatiques, ictère, ascite, dilatation des veines sous-cutanées sont très rares dans le kyste hydatique, et font plutôt songer à une autre affection du foie.

C'est donc en réalité l'existence d'une tumeur qui est le fait important, et, cette tumeur reconnue, le problème se pose dans les conditions suivantes : 1° la tumeur dépend-elle du foie ? 2° si oui, s'agit-il d'un kyste hydatique ?

La tumeur dépend-elle du foie?

La solution de cette question se présente dans des conditions tout à fait différentes suivant qu'il s'agit d'un kyste pédiculé, cas très rare, ou bien d'un kyste sessile, ou inclus dans le foie, cas habituel.

Au sujet du kyste pédiculé, nous serons extrêmement bref. En effet, dans le plus grand nombre des cas, le diagnostic repose seulement sur des probabilités. Si le pédicule est large et court, que la tumeur soit encore manifestement appendue à la face inférieure ou au bord antérieur du foie, le problème à résoudre se présente à peu près dans les mêmes conditions que pour les cas que nous étudierons tout à l'heure. Mais lorsque la tumeur est en apparence tout à fait indépendante du foie, on peut songer à une foule d'affections différentes : kyste de l'ovaire, hydronéphrose, kyste de l'épiploon, du mésentère, de la rate, ascite, etc. ; chacune de ces affections se reconnaîtra par ses signes propres, mais, en l'absence de symptômes nets, toutes les erreurs de diagnostic sont possibles; et, pour n'en citer qu'une seule, personnelle, nous rapporterons un cas de kyste hydatique du foie que nous avons observé a Cochin chez une jeune femme, et que tous ceux qui avaient été amenés à l'examiner, comme nous-mêmes, avaient, sans hésitation, pris pour un fibrome de la paroi.

Lorsqu'il s'agit d'un kyste sessile, il est, dans un certain nombre de cas, facile de constater, et d'affirmer que la tumeur appartient bien au foie; la palpation, la percussion feront nettement constater que la tumeur se continue avec le foie, qu'elle est mobile avec lui, et que la mobilité hépatique est accrue et ne s'arrête qu'aux limites de la tumeur. Dans les cas douteux, le phonendoscope rendra les plus grands services; pour peu qu'on ait l'habitude de se servir de cet instrument, il permettra de se prononcer avec certitude.

Dans certains cas, le diagnostic pourra toutefois rester en suspens ; une tumeur d'un autre organe abdominal peut se mettre en contact avec le foie, refouler l'intestin, et confondre sa matité avec celle du foie; d'autre part, un kyste postéro-inférieur peut présenter en avant de la sonorité, de telle sorte que l'un des caractères essentiels du kyste fasse défaut. Enfin il faut compter avec les difficultés particulières du diagnostic des tumeurs abdominales, chez les individus gras, dont la paroi abdominale, chargée d'une épaisse couche adipeuse et fortement musclée, ne permet de percevoir que des sensations extrêmement vagues.

Les tumeurs des organes abdominaux pouvant simuler un kyste du foie sont surtout celles du rein, de l'estomac, du mésentère, de l'épiploon, de la rate.

Les tumeurs du rein peuvent comme nous l'avons vu, prêter à des difficultés de diagnostic avec les kystes postéro-inférieurs. Elles se développent en arrière au contact de la fosse lombaire, présentant en avant de la sonorité due à la présence du côlon. Lorsqu'elles acquièrent un volume considérable, celles du côté droit peuvent refouler le côlon ascendant et l'angle colique gauche en dedans, de telle sorte que leur face antérieure soit mate dans une grande partie de son étendue, et que cette matité se continue en haut et en dehors avec celle du foie. Mais, habituellement, ces tumeurs présentent un contact avec la paroi lombaire qui, joint à la sensation de ballottement, joint, d'autre part, à ce fait que la tumeur ne se déplace pas dans les mouvements respiratoires, permet habituellement le diagnostic. Nous ne parlons pas des signes propres à ces tumeurs, par exemple des hématuries dans les néoplasmes, des crises de rétention rénales dans les hydronéphroses ouvertes, ou dans les pyonéphroses, de la pyurie, qui, lorsqu'ils existent, ne laissent pas de doute sur l'origine rénale de la tumeur. Dans certains cas douteux, la cystoscopie et le cathétérisme des uretères donneront des renseignements précieux, et nous insistons encore sur l'utilité de la phonendoscopie.

Les tumeurs de l'estomac se présentent d'habitude avec des symptômes tels que le diagnostic ne peut être hésitant; nous en dirons autant des *tumeurs du côlon*. Lorsque, pour les unes comme pour les autres, les symptômes fonctionnels manquent, on trouve généralement une indépendance de la tumeur d'avec le foie, une certaine mobilité dans le sens vertical et transversal, une modification dans les caractères physiques perçus dans la réplétion spontanée ou artificielle des viscères.

Les tumeurs, de l'épiploon présentent une mobilité dans le sens transversal et vertical, une indépendance du foie manifestée par la présence d'une zone de sonorité entre elles et ce viscère, et par l'absence de déplacement dans les mouvements respiratoires.

Les tumeurs du mésentère sont plus mobiles dans le sens transversal que dans le sens vertical, et surtout sont sonores sur toute leur face antérieure.

Les tumeurs de la rate, qui pourraient être confondues avec les tumeurs du lobe gauche du foie, se reconnaissent par leur situation tout à fait à gauche de l'hypocondre correspondant, par leur matité qui s'étend de ce point reculant les limites de la sonorité thoracique, de celle de l'estomac et de l'intestin, surtout par l'existence, en avant, d'un bord tranchant facile à reconnaître et qui est caractéristique.

Les tumeurs de la paroi abdominale sont très superficielles à la palpation ; au lieu d'être masquées par la contraction des muscles abdominaux, elles restent perceptibles à la palpation ; mais, très mobilisables quand les muscles sont relâchés, elles se fixent lorsque ceux-ci se contractent. Cependant SCHWARTZ a eu l'occasion d'opérer un kyste hydatique pédiculé qui présentait tous les signes d'une tumeur de la paroi ; il était immobilisé, comme embrassé, par la contraction musculaire.

Je signalerai encore les péritonites enkystées, les abcès intraabdominaux, les anévrysmes de l'aorte descendante, les tumeurs ganglionnaires, qui, par suite de leur siège, peuvent présenter des connexions avec le foie ; mais leur évolution, leurs signes propres, permettront de les reconnaître.

En réalité, dans tous les cas que nous venons d'énumérer, le diagnostic n'est vraiment difficile, lorsque la tumeur est nettement perçue, que lorsque celle-ci ne s'accompagne d'aucun signe subjectif, et, quand les difficultés de diagnostic sont telles que l'on reste encore hésitant, après avoir passé en revue toutes les hypothèses, il y a plus de chances, croyons-nous, pour qu'il s'agisse d'un kyste hydatique du foie que d'autre chose.

Pour les kystes supérieurs, le diagnostic est, sinon plus facile, du moins beaucoup plus limité : on peut songer à un abcès sous-phrénique, à une collection pleurale, à une tumeur de la plèvre ou du poumon.

L'abcès sous-phrénique, qui peut se présenter tout à fait, comme siège, avec les caractères de l'échinocoque, ne sera à étudier qu'avec les kystes suppurés.

Un épanchement pleural, sans parler des signes généraux qui l'accompagnent, des signes fonctionnels, se traduit par une voussure régulière de la moitié du thorax, tandis que nous avons vu que, lorsqu'il s'agit d'un kyste du foie, la voussure siège surtout à la partie inférieure. Les espaces intercostaux sont refoulés en dehors, tandis qu'ils sont intacts ou seulement effacés dans le kyste du foie. Le foie est refoulé par en bas lorsqu'il y a un épanchement pleural abondant ; nous avons vu que son orientation peut être modifiée dans les cas d'échinoque.

Enfin dans les épanchements pleuraux abondants le médiastin et le cœur sont refoulés du côté sain. Le niveau supérieur de la matité ne se présente pas, habituellement, avec les formes diverses que nous avons décrites pour les kystes du foie ; enfin la bronchophonie et l'égophonie manquent, comme nous l'avons vu, dans l'échinocoque.

Le diagnostic de l'échinocoque de la plèvre peut être très difficile ; en général, on trouve une tumeur présentant les caractères d'un épanchement pleural, mais limitée, et dont les limites ne se déplacent pas dans les changements de décubitus. Si l'échinocoque se développe dans la partie inférieure de la cavité pleurale, il peut ressembler beaucoup à un échinocoque du foie, refouler ce viscère par en bas, et présenter une matité se continuant avec la sienne, et nous ne voyons alors, comme éléments de diagnostic, que ce caractère peut-être un peu théorique, indiqué par LANGENBUCH, à savoir que le foie se déplacera plus facilement avec les mouvements respiratoires dans l'échinocoque de la plèvre ; ceci tiendrait à ce fait que dans ce dernier cas le diaphragme est abaissé, mais qu'il n'est pas distendu comme dans le kyste sous-phrénique, que, par conséquent, il ne s'atrophie pas, et continue à fonctionner.

On pourrait développer des considérations analogues au sujet des kystes du poumon, ou des épanchements enkystés de la plèvre se développant dans la partie inférieure du thorax.

L'analyse minutieuse des caractères de la tumeur permet, dans la majorité des cas, d'affirmer qu'elle appartient au foie. Il reste alors à résoudre le problème suivant : s'agit-il d'un kyste hydatique ?

Ce problème sera particulièrement difficile à résoudre quand la tumeur, ne proéminant pas, ou proéminant peu, reste centrale, et qu'il s'agit simplement d'un gros foie, plus ou moins déformé.

Nous passerons rapidement sur les éléments du diagnostic différentiel, renvoyant aux différents chapitres de cet ouvrage qui traitent des affections du foie que nous allons énumérer. Rappelons que les principaux caractères de la tumeur hydatique sont la tension et la régularité de sa paroi, la fluctuation, le frémissement, et surtout l'indolence à la palpation, l'absence habituelle des phénomènes fonctionnels et généraux.

S'il y a une tumeur faisant saillie à la face inférieure du foie, on pourra se demander s'il s'agit d'une vésicule biliaire distendue, d'un lobe flottant du foie, ou enfin d'une néoplasie.

La distension de la vésicule ne s'observe guère sans qu'on trouve des antécédents nets de lithiase, ou d'obstruction du cholédoque, le plus souvent non calculeuse.

Les lobes flottants du foie sont extrêmement rares, et dans certaines conditions ils peuvent être absolument impossibles à diagnostiquer.

Les néoplasmes hépatiques, formant une tumeur appréciable à l'examen, s'accompagnent généralement de bosselures multiples de cet organe, et ne vont pas sans des phénomènes de compression et des symptômes généraux aptes à les faire reconnaître.

Lorsque le kyste, plus ou moins central, augmente simplement le volume de la glande, lorsqu'il s'agit d'un gros foie, sans tumeur bien distincte, on peut songer encore au néoplasme, à la cirrhose hypertrophique biliaire, à la tuberculose et à la syphilis hépatique, aux abcès.

Nous passons sur les premiers diagnostics pour nous arrêter seulement aux abcès, étant donné qu'ils peuvent se présenter avec des phénomènes inflammatoires si peu marqués que le diagnostic peut se poser, même avec des kystes non suppurés. Mais alors on se trouve, si nous laissons de côté les suppurations diffuses de l'angiocholite ou de la pyléphlébite dont le diagnostic ne mérite pas d'être discuté, en présence d'un malade ayant vécu dans lés pays chauds, présentant des antécédents de paludisme, et surtout de dysenterie, chez lequel les phénomènes fonctionnels, les symptômes hépatiques, et les phénomènes généraux ne font jamais complètement défaut, et c'est dans des cas tout à fait exceptionnels que le diagnostic pourra rester hésitant.

Nous avons laissé, jusqu'à présent, de côté, un moyen de diagnostic, pourtant très utile, — la ponction exploratrice. Ce moyen, journellement employé, peut donner dans les cas douteux des renseignements indiscutables. Si l'on retire un liquide clair comme de l'eau de roche, contenant des crochets, le diagnostic est certain. Mais si l'on n'en retire pas, on ne peut éliminer, d'une façon certaine, le kyste, car l'aiguille a pu ne pas pénétrer dans son intérieur, ou bien il est possible qu'elle ait été obturée par le contenu solide de la tumeur. En outre, on admet que l'extrémité de l'aiguille peut s'être arrêtée dans l'intérieur d'une vésicule fille qui, très petite, ne contient que quelques gouttes de liquide.

Bien que l'on ne puisse interdire absolument à l'heure actuelle la ponction, il ne faut pas considérer cette intervention comme absolument inoffensive ; il est évident que l'on peut toujours le faire dans des conditions d'asepsie opératoire parfaite, mais si l'on traverse une cavité séreuse libre d'adhérences, on peut avoir à redouter, si l'on n'est pas absolument certain que le kyste hydatique ne soit pas suppuré, l'infection du péritoine ou de la plèvre. On trouve dans les observations anciennes de mort à la suite de la ponction, un certain nombre de cas qui relèvent certainement de l'infection du péritoine.

En outre, nous avons vu que le liquide est toxique, et les craintes d'intoxication, à la suite de la ponction, ne sont pas absolument chimériques. Chauffard a vu un malade mourir en vingt-cinq minutes à la suite de la ponction exploratrice d'un échinocoque du foie. Achard a réuni huit cas analogues. Et si cet accident terrible est tout à fait exceptionnel, on trouve néanmoins de nombreux exemples d'accidents graves survenus dans des conditions semblables.

C'est ainsi que l'urticaire est assez fréquemment mentionné à la suite de la ponction ; cet exanthème peut ne s'accompagner que d'un léger malaise, mais on peut voir aussi une plus ou moins longue perte de connaissance, de la dyspnée, du refroidissement des extrémités, du collapsus. Plusieurs observateurs ont remarqué que, après une poussée d'urticaire déterminée par la ponction, une ponction suivante n'était plus suivie des mêmes accidents. N'insistons pas sur l'explication de ce fait pourtant intéressant : on a invoqué des modifications du liquide, le développement d'adhérences, enfin une sorte d'immunisation du malade. Cette immunité ne serait que temporaire, et disparaîtrait au bout de quelques mois (Jacoud et Chachereau).

Si nous ajoutons la possibilité de laisser pénétrer dans la cavité séreuse par l'orifice de la ponction des scolex ou des vésicules filles susceptibles de s'y greffer, nous voyons que, sans pouvoir absolument rejeter la ponction exploratrice, il ne faut pas la considérer comme un moyen de diagnostic absolument inoffensif, et nous serions très tentés de ne la conseiller que dans les cas où elle semble indispensable. Quoi qu'il en soit, elle rend des services indiscutables, en permettant de reconnaître l'existence et la nature du liquide. Ajoutons que jusqu'à un certain point elle pourrait renseigner sur le siège de l'épanchement sus ou sous-diaphragmatique. C'est ainsi que, la ponction étant faite au moyen d'un trocart sans aspirateur, l'exsudat pleural coulerait plus lentement pendant l'inspiration que pendant l'expiration ; l'inverse se produirait dans l'exsudat sous-phrénique.

Si l'on se décide à pratiquer la ponction exploratrice, et on ne le fera que si l'on se croit absolument sûr que le kyste n'est pas infecté, il faudra toujours, sans parler des précautions d'asepsie, observer les prescriptions suivantes : employer la plus fine aiguille possible, en même temps que l'on enfonce celle-ci pratiquer l'aspiration, de manière à pouvoir s'arrêter dès qu'on pénètre dans la cavité du kyste, enfin, laisser le malade au repos absolu pendant au moins vingt-quatre heures après la ponction. On s'abstiendra de toute palpation du kyste, et l'on ne fera pas de compression de la région ; ces manœuvres ne pourraient que faciliter l'issue du liquide kystique à travers le petit orifice laissé par l'aiguille.

Il faut encore noter, quelque rares qu'elles soient, la possibilité d'hémorragies à la suite de la ponction. Schwartz en a signalé tout récemment à la Société de Chirurgie un cas. Après une laparotomie pour un kyste du foie profondément situé, il fit une ponction à ciel ouvert avec le trois-quart moyen de Potain : l'hémorragie après le retrait du trois quart fut telle qu'il craignit d'avoir blessé un gros vaisseau. Elle s'arrêta heureusement par un tamponnement du trajet et de la surface du foie, et l'opéré guérit. Que serait-il advenu si l'on eût fait la ponction d'emblée sans ouvrir le ventre ?

ÉCHINOCOQUES COMPLIQUÉS

Le diagnostic de certaines *complications* des kystes hydatiques du foie est assez simple, et ne nous arrêtera pas longtemps. La rupture dans le péritoine par exemple, qu'elle soit spontanée ou traumatique, se traduit par des phénomènes abdominaux extrêmement intenses, pouvant amener rapidement la mort, ou s'amendant pour être suivis de phénomènes de péritonite dans les conditions que nous avons étudiées, ou bien, après la disparition de ces phénomènes bruyants, ne présentent exceptionnellement aucune autre suite. Le diagnostic dans ces cas sera forcément simple ou au contraire presque impossible suivant que le kyste aura été antérieurement reconnu ou non.

Nous pourrions passer en revue, en nous livrant à des considérations analogues, les phénomènes qui marquent l'ouverture du kyste, soit dans d'autres séreuses, soit dans des viscères avoisinants, soit dans les vaisseaux.

La seule complication qui mérite dans ce chapitre de retenir notre attention est la suppuration du kyste. Nous avons vu dans quelles circonstances elle peut survenir et comment on peut expliquer la pénétration des microbes dans la poche kystique. Elle se traduit par des modifications importantes de la symptomatologie ; l'augmentation de volume de la tumeur, les douleurs spontanées dont elle devient le siège et sa sensibilité à la pression, surtout la fièvre, dont nous avons indiqué les différents types, indiquent cette transformation. Dans certains cas il n'y a pas de doute possible, par exemple si un malade chez lequel un kyste hydatique a été diagnostiqué antérieurement présente ces phénomènes à la suite d'une ponction exploratrice.

Mais lorsque l'examen physique révèle l'existence d'une tumeur hépatique ou parahépatique, s'il y a en même temps des phénomènes généraux indiquant que cette tumeur est le siège de phénomènes inflammatoires, sans que le kyste hydatique ait été reconnu antérieurement, les difficultés du diagnostic sont beaucoup plus grandes. Trois cas peuvent se présenter : la tumeur est manifestement hépatique, ou bien voisine du foie, elle occupe la cavité abdominale sans qu'il soit possible d'affirmer que son point de départ est hépatique : enfin, il s'agit d'une tumeur développée du côté de la face supérieure du foie, et susceptible d'être confondue soit avec des suppurations sous-phréniques, soit avec des collections suppuratives du thorax.

Dans le premier cas on peut être amené à se demander s'il ne s'agit pas d'un abcès du foie ; nous avons déjà indiqué les principaux éléments du diagnostic, et, en réalité, ce sont surtout la marche, les antécédents qui permettront d'affirmer la nature de l'affection ; car le kyste hydatique suppuré n'est autre chose qu'un abcès du foie. D'ailleurs l'erreur n'aurait aucune importance, car la thérapeutique est la même.

Si la tumeur suppurée se développe du côté de la cavité abdominale, le diagnostic se pose avec les suppurations de la vésicule, ou avec les suppurations extrahépatiques telles qu'une péritonite enkystée, une pyonéphrose. Le diagnostic avec les suppurations de la vésicule ne comporte généralement pas de difficultés, et l'on trouve d'habitude dans les antécédents une histoire de lithiase ou d'obstruction du cholédoque.

La péritonite enkystée se traduit par des phénomènes inflammatoires, par des connexions moins nettes avec le foie, des limites plus diffuses. La pyonéphrose présente les signes d'une tumeur rénale, tant physiques que fonctionnels. Malgré tout le diagnostic est quelquefois très scabreux.

Lorsque la tumeur s'est développée du côté de la face supérieure du foie, nous avons à étudier le diagnostic avec une suppuration pleurale, ou avec un abcès sous-phrénique. Je n'insiste pas sur le diagnostic d'une suppuration pleurale, renvoyant aux chapitres des épanchements de la plèvre non suppurés.

Dans les échinocoques sous-phréniques on trouve, dans l'histoire de la maladie, des signes indiquant une inflammation abdominale ; il n'y a ni toux ni expectoration ; le déplacement du cœur est faible ou nul ; il y a peu ou pas de voussure du thorax ; les espaces intercostaux ne sont pas soulevés ; enfin, le murmure vésiculaire est normal dans les parties supérieures du thorax et disparaît brusquement en un point donné ; dans les inspirations profondes le murmure vésiculaire empiète beaucoup sur la .zone silencieuse. Ces signes, qui ne sont d'ailleurs pas absolus, permettent de reconnaître l'abcès sous-phrénique d'une suppuration pleurale. Quelques signes spéciaux tels que l'existence de gaz dans la cavité, des symptômes gastro-intestinaux antérieurs, permettront de reconnaître l'abcès sous-phrénique proprement dit, à évolution d'ailleurs plus rapide, à limites moins nettes, ne se présentant pas comme une tumeur circonscrite et de le distinguer de l'échinocoque sous-phrénique suppuré.

La présence d'échinocoques multiples dans le foie pourrait
être soupçonnée si l'on percevait plusieurs tumeurs isolables
par la palpation ou la percussion. Cette multiplicité des échinocoques est une éventualité à laquelle il faut songer mais
qui, sauf dans des cas exceptionnels, nous semble devoir être
d'un diagnostic bien difficile. Plus facile serait le diagnostic
d'échinocoques multiples du péritoine ou de la plèvre
consécutifs à un échinocoque du foie. Si l'on songe à la possibilité de ces faits, le diagnostic pourrait être posé dans les cas
où soit l'examen physique, soit l'histoire clinique antérieure,
révèlerait l'existence d'un échinocoque du foie, et où l'on
trouverait une ou plusieurs tumeurs de la plèvre ou du péritoine pouvant être considérées comme des hydatides secondaires de ces cavités séreuses.

Traitement. — Les kystes hydatiques du foie peuvent guérir
spontanément par suite de la mort de l'échinocoque se produisant dans les circonstances que nous avons étudiées. Il est
même possible que ce ne soit pas là une éventualité rare, et
que dans un nombre assez grand de cas cette guérison spontanée soit survenue dans des kystes restés latents, faute de
signes.

Mais cette guérison spontanée est une éventualité sur laquelle
il ne faut jamais compter; par contre, tout kyste hydatique
expose le malade qui en est porteur à des accidents graves, en
première ligne desquels nous placerons les conséquences de
son infection. Aussi tout échinocoque du foie doit-il être traité.

Aucun traitement médical ne permettant d'agir sur le parasite, la chirurgie seule donne les moyens de guérir les malades
qui en sont porteurs.

L'histoire de la thérapeutique chirurgicale de l'échinocoque peut se résumer brièvement. Tout d'abord on a cherché
à agir sur les kystes hydatiques par des méthodes diverses :
période d'hésitation et de tâtonnements à la suite de laquelle
trois grandes méthodes avec de nombreux procédés se sont
partagé la faveur des chirurgiens : ponction simple, ponction suivie d'injection médicamenteuse, ouverture en deux

temps, le premier temps ayant pour but la formation d'adhérences péritonéales au niveau desquelles devait être pratiquée. ultérieurement, l'ouverture. Ces méthodes étaient toutes
basées sur la crainte justifiée qu'inspirait l'ouverture du péritoine.

Dans une troisième période, toute moderne, avec les progrès que l'antisepsie a permis de réaliser dans le domaine de
la chirurgie abdominale, toutes les méthodes en deux temps
ont été abandonnées. Si la ponction subsiste encore, en raison de sa grande simplicité, nous ne pouvons plus ranger à
côté d'elle que des opérations consistant à ouvrir d'emblée la
cavité abdominale et à traiter directement le kyste sans
chercher par des procédés lents à obtenir l'adhérence des séreuses.

Nous contentant de signaler rapidement les méthodes qui
n'ont plus aujourd'hui qu'un intérêt historique, nous nous
occuperons uniquement de celles qui peuvent et doivent être
employées aujourd'hui.

Tout d'abord quelques mots du traitement médical, auquel
nous croyons ne devoir attribuer aucune espèce d'importance.
On a employé les vomitifs, dont la seule action possible était
de déterminer la rupture du kyste dans un viscère, moyen
thérapeutique qui devait échouer le plus souvent. et sur les
dangers duquel il est inutile d'insister.

On a considéré le calomel à haute dose comme pouvant
exercer une action toxique sur le parasite. L'iodure de potassium a été également préconisé.

Aujourd'hui aucun de ces moyens ne mérite d'être tiré de
l'oubli où ils semblent être tous laissés.

Le traitement chirurgical comprend des méthodes générales
dont nous avons déjà signalé les grandes lignes, et qui visent
la destruction du parasite ou l'évacuation de son contenu. A côté
de ces méthodes générales, il y a des méthodes d'exception
qui ne sont applicables qu'à certaines variétés de kystes : l'ablation totale du kyste avec sa capsule conjonctive ne pourra être
pratiquée que dans les cas de kystes pédiculés ; quant à la
résection partielle du foie, elle ne s'adresserait qu'à des cas

très peu nombreux, et nous laisserons cette méthode de côté pour y revenir surtout à propos des kystes multiloculaires.

Nous allons nous occuper d'abord de la description des méthodes générales, puis nous étudierons leur application particulière aux différents cas, suivant que le kyste est suppuré ou non, et suivant son siège. Je n'insiste pas sur l'électropuncture qui a été employée dans un certain nombre de faits, mais qui ne nous semble pas devoir présenter à côté de ses dangers beaucoup de garanties de succès.

PONCTION. — La *ponction* est un moyen des plus simples et qui ne diffère, comme technique, de la ponction exploratrice, que par ce fait qu'il faut employer des aiguilles plus volumineuses, ou mieux des trocarts, et que le kyste sera évacué complètement par aspiration. Cette méthode est peut-être moins dangereuse que la ponction exploratrice faite au moyen d'une seringue de Pravaz, en ce sens que l'évacuation complète du kyste semble devoir éliminer plus sûrement les dangers d'intoxication, d'infection du péritoine, et de greffe dans la cavité péritonéale. De fait, bien que cette méthode soit très peu employée aujourd'hui, du moins par les chirurgiens, il semble qu'elle ait donné lieu à peu d'accidents et qu'elle ait procuré des succès. DIEULAFOY rapporte 8 observations personnelles où le succès fut complet; s'il a trouvé 4 observations de mort rapide à la suite de la ponction, il estime que les accidents graves ne s'observent que lorsque la ponction a été incomplète, laissant du liquide sous pression dans l'intérieur du kyste, comme cela a lieu dans la simple ponction exploratrice.

Néanmoins cette méthode présente tous les dangers de la ponction exploratrice, et, si elle ne peut être proscrite absolument, si l'on ne peut en interdire l'application sur des malades auxquels il est impossible de proposer une chirurgie plus radicale, comme par exemple à la campagne, loin des centres chirurgicaux, nous ne croyons pas devoir nous y arrêter davantage.

On a fait suivre la ponction d'*injections toxiques* destinées à déterminer plus sûrement la mort du parasite. D'une façon générale ce procédé consiste dans l'évacuation plus ou moins complète du kyste, suivie d'une injection dans sa cavité d'une certaine quantité d'un liquide médicamenteux.

On a proposé la teinture d'iode, l'alcool, le sulfate de cuivre, le naphtol β, la bile de bœuf (ce dernier liquide a été utilisé par des médecins qui avaient observé la mort du parasite à la suite de pénétration spontanée de bile dans l'intérieur du kyste. Mais c'est le sublimé qui a été le plus souvent employé, et, semble-t-il, avec d'excellents résultats. Il peut être introduit dans la cavité du kyste à des doses relativement considérables sans danger pour le malade, probablement parce que la surface intérieure du kyste est le siège de phénomènes de résorption très peu accusés, et aussi peut-être, comme le fait observer Langenbuch, parce que le liquide de l'échinocoque riche en chlorure de sodium, et ne contenant pas d'albumine, ne forme pas avec le sublimé de combinaisons albumineuses propres à se diffuser et d'une résorption facile. Le sublimé a été employé de différentes façons. Bacelli retirait du kyste environ 20 centimètres cubes de liquide qu'il remplaçait pour une quantité égale de solution au 1 000.

Debove évacue complètement le kyste, le lave avec la solution de van Swieten, qu'il retire au bout de quelques minutes. Dans la méthode de Hanot, on vide complètement le kyste, et on injecte ensuite dans son intérieur une quantité minime de sublimé, renfermant de 1 à 2 centigrammes du sel que l'on abandonne dans le kyste.

Ces procédés ont donné, et peuvent évidemment donner des résultats dans certains cas ; l'action parasiticide du sublimé sur l'échinocoque a été bien prouvée par les nombreuses applications qui en ont été faites ; et cette méthode, à la portée de tous les médecins, nous semble applicable dans les mêmes conditions que la ponction simple, et de préférence à elle. Rappelons toutefois l'accident arrivé à Felizet, qui a observé dans ces conditions une mort rapide par intoxication chez un enfant.

Nous arrivons maintenant à une autre méthode destinée à

assurer l'évacuation permanente du contenu kystique, à détermi,ner des *adhérences péritonéales*, et à permettre de pratiquer des lavages dans l'intérieur du kyste. Cette méthode était considérée comme devant être appliquée aux kystes suppurés. Elle fut employée par Boinet, par Verneuil, notamment, dans les conditions suivantes : après la ponction le trocart était laissé en place; au bout de quelques jours, on lui substituait un drain en caoutchouc, dont le calibre pouvait être ultérieurement augmenté.

Avec cette méthode, nous arrivons aux procédés modernes; elle n'a été qu'un timide essai d'évacuation permanente du kyste maintenu ouvert jusqu'à ce que son contenu fût complètement éliminé et que la poche fût revenue sur elle-même.

Dans les procédés que nous allons décrire, on chercha à faire les choses un peu plus largement. Par la *méthode des caustiques* connue en France surtout sous le nom de méthode de Récamier, on n'arrive sur le kyste que très lentement, très progressivement, en ne traversant les parties molles qui le recouvrent qu'après avoir obtenu, par un processus de péritonite adhésive localisée, la fusion des deux feuillets péritonéaux. Ce but était atteint par l'application des caustiques, le plus souvent de pâte de Vienne, soit directement sur la peau, soit au fond d'une incision ne traversant que les parties molles extrapéritonéales susjacentes au kyste.

La même idée directrice, crainte du péritoine et nécessité d'obtenir une ouverture large, se retrouve dans le procédé de la *double ponction* de Trousseau, Simon, Boinet, Verneuil. Elle consistait essentiellement à ponctionner le kyste en deux points assez rapprochés, en laissant le trocart en place un certain temps (quelques-uns ont fait des ponctions multipliées); lorsque des adhérences étendues avaient été ainsi produites, on incisait plus ou moins largement.

Toutes ces méthodes n'ont plus guère qu'un intérêt historique; pourtant, au début de la période antiseptique moderne, nous voyons employée par de nombreux opérateurs une méthode en deux temps qui ne diffère que peu dans son principe de celle de Récamier. Celui-ci d'ailleurs avait été un précurseur et n'était arrivé à sa méthode caustique qu'après avoir employé un procédé analogue à celui de VOLKMANN. Ce chirurgien pratiqua l'incision aseptique en deux temps ; il incisait le péritoine jusqu'au kyste, établissait un tamponnement à la gaze de Lister, et au bout de sept jours, incisait dans la zone circonscrite par les adhérences,

Avec les progrès de la chirurgie abdominale, on ne devait pas tarder à arriver aux méthodes plus rapides ; nous allons décrire maintenant les *méthodes en un temps* seules employées aujourd'hui.

La méthode de Lindemann-Laudau consiste à inciser largement la paroi abdominale jusques et y compris le péritoine pariétal au niveau du point culminant du kyste. Celui-ci est alors traité de façon un peu différente suivant les cas, et suivant les auteurs. Les uns unissent la paroi kystique à la paroi abdominale sur une certaine étendue par une couronne de fils, circonscrivant exactement une certaine étendue de cette paroi, puis le kyste est ouvert et vidé. Dans d'autres cas, le kyste peut être préalablement vidé par la ponction ; on en attire au dehors ce que l'on peut, et on fixe, après une résection aussi étendue que possible, les lèvres de l'incision kystique à celles de la plaie cutanée.

Je n'insiste pas sur la description des multiples variantes de ce procédé, qui a donné et donne, même dans les cas de kyste suppuré des résultats excellents, et n'est pas dangereux entre les mains d'un chirurgien exercé. C'est somme toute un procédé de marsupialisation qui ne diffère absolument en rien de ceux que l'on applique à tous les kystes abdominaux qui ne peuvent être extirpés.

Cette méthode a subi de nombreuses modifications qui sont décrites tout au long par LANGENBUCH, mais qui ne diffèrent en rien dans leurs grandes lignes du procédé primitif. Laissons-les donc tout à fait de côté. Signalons seulement les procédés de THORNTON et de BILLROTH qui, après avoir évacué complètement le kyste par une grande incision, le refermèrent en laissant seulement un orifice suffisant pour le passage d'un drain.

Somme toute, la méthode en un temps a fait aujourd'hui ses preuves. Nous pourrions citer des chiffres et des statistiques, mais ceux-ci ne prouveraient qu'une seule chose, ce sont les progrès incessants qu'a faits en ces dernières années la chirurgie abdominale ; l'on pourrait évidemment signaler un certain nombre de morts par infection, consécutives à des interventions de ce genre, mais d'autre part on trouverait les statistiques de certains chirurgiens ne comprenant que des cas de guérison.

Les inconvénients de la méthode de Lindemann-Landau consistent dans la lenteur de la guérison. La cavité marsupialisée doit se combler par bourgeonnement, et ce processus demande parfois de nombreuses semaines; même, dans quelques cas, les malades ont présenté une fistule persistante (Delbet). Chez quelques-uns on a vu une éventration se former. Enfin il faut signaler une complication assez rare, mais mentionnée par quelques auteurs, c'est la cholérragie primitive ou secondaire, qui semble due à la rupture de rameaux biliaires amincis et dilatés rampant dans la paroi de la poche. König a réuni 40 cas de ces écoulements biliaires prolongés. Un de ces malades, de même qu'un opéré de L. Tait, est mort par suite de cette déperdition biliaire. Körte a vu un malade mourir secondairement d'angiocholite suppurée attribuable à l'ouverture des voies biliaires dans le kyste.

Enfin, comme complications indirectes de l'ouverture, rares d'ailleurs, et qui peuvent semble-t-il aussi bien s'observer à la suite de la simple ponction, il faut signaler les hémorragies par rupture de vaisseaux ectasiés de la paroi. Körte (*loc. cit.*) a perdu un malade de cette complication ; il signale un cas analogue de Lissjanski. On a donc cherché à diminuer l'étendue de cette cavité en réséquant comme nous l'avons déjà vu, toute la partie du kyste extérieure au foie. On a même cherché à poursuivre l'énucléation partielle du kyste avec sa paroi fibreuse, de façon à en attirer une grande partie au dehors (Terrier) : dans le même but Segond a attiré au dehors le fond de la poche kystique, déterminant ainsi la production d'un pli qui fut fixé par quelques points de suture.

Enfin Pierre DELBET a beaucoup vanté une méthode qui lui est personnelle, et par laquelle il cherche à supprimer complètement la cavité du kyste, au moyen d'un véritable capitonnage en acollant les parois. La technique de cette méthode est assez simple ; le kyste est largement fendu, après avoir été évacué complètement ou partiellement par une ponction : on enlève la vésicule mère, généralement très facilement, car elle adhère peu ; il reste une cavité limitée par une membrane conjonctive qui ne saigne pas ; c'est dans l'épaisseur de celle-ci que l'on place, en commençant par la profondeur, une série de gros catguts qui sont passés au moyen d'une aiguille courbe d'abord d'un côté, puis de l'autre ; on arriverait ainsi, sans hémorragie, sans aucune difficulté à fermer complètement le kyste. BARADUC, qui a étudié dans sa thèse la méthode de DELBET, la vante beaucoup, et donne une statistique parfaite, non seulement au point de vue des résultats définitifs, mais à celui de la rapidité de la guérison.

Nous avons dit que la paroi conjonctive du kyste, débarrassée de la vésicule mère, ne saigne pas, ce qui nous explique la possibilité d'une opération que nous allons maintenant décrire, et qui, adoptée par de nombreux chirurgiens, semble donner, comme la méthode précédente, des guérisons sûres et rapides, tout en présentant plus de simplicité. BOBROW, à la suite de VOLKMANN, eut, en 1895, l'idée d'introduire dans le sac conjonctif, après ablation de l'échinocoque, une émulsion d'iodoforme dans la glycérine et de fermer complètement la cavité par des sutures. Des accidents d'intoxication iodoformée qui survinrent engagèrent l'auteur à substituer à la glycérine iodoformée, une solution physiologique de chlorure de sodium. On comprend facilement quel raisonnement avait amené BOBROW à agir ainsi. Dans le kyste hydatique, la seule partie active est la vésicule mère qui s'enlève facilement ; mais on ne peut supprimer la cavité qui reste après son ablation, celle-ci ne s'affaissant pas, par suite de la rigidité du foie. Suturer purement et simplement l'incision donnant accès dans cette cavité exposerait à une transsudation de sérosité dans son intérieur, à une distension des voies biliaires, susceptibles de se rompre. Au contraire, en remplissant le kyste de liquide, la pression ne se trouve que peu diminuée dans son intérieur, et les inconvénients signalés ne sont plus à craindre.

Bobrow a pu constater ultérieurement l'inanité de ses craintes, et il en est arrivé, après avoir enlevé l'échinocoque,

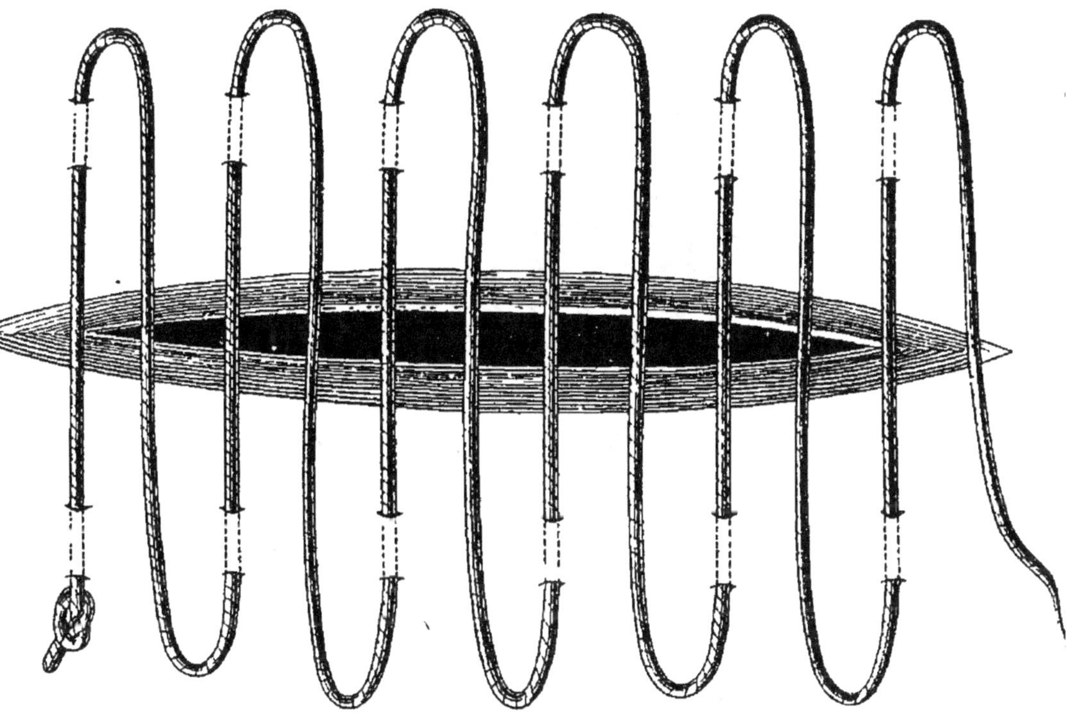

Fig. 38.

Suture d'un kyste hydatique (poche fibreuse). Marche du fil.

à refermer purement et simplement le sac fibreux par un plan de sutures soignées sans le remplir d'aucune espèce de liquide (fig. 38 et 39). Posadas aurait dès 1895 décrit un procédé analogue qu'il avait appliqué plusieurs fois. Bobrow a appliqué dans un certain nombre de cas son procédé avec le succès le plus complet, et Posadas publie 24 cas avec une seule mort attribuable à l'opération. La pratique semble donc démontrer que les vues théoriques, qui avaient suggéré à Delbet et, au

début, à Bobrow leurs procédés respectifs, sont fausses, et que
la cavité, persistant après l'ablation de la vésicule mère, peut
être sans inconvénient négligée. Néanmoins, d'après Garré,

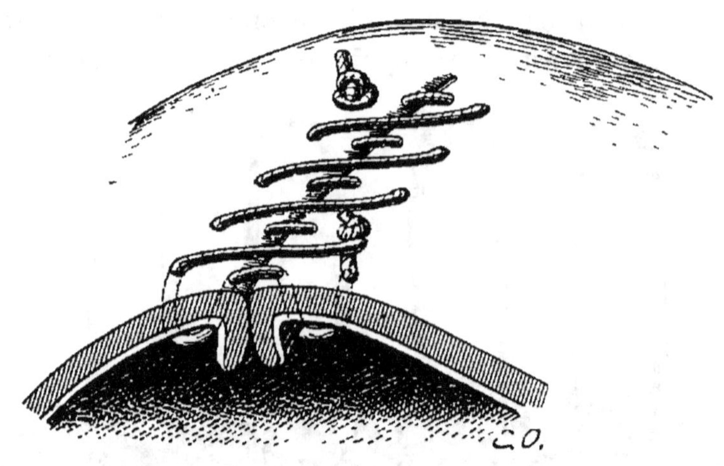

Fig. 39.
Suture d'un kyste hydatique (Bobrow).

la cavité se remplit de liquide transudé qui se résorbe secondairement à mesure qu'elle revient sur elle-même.

Ni la méthode de Delbet, ni celle de Bobrow n'est applicable
aux kystes à parois calcifiées ou suppurés.

Ces deux méthodes, partant du même principe, soulèvent
chacune des objections tout au moins théoriques. En voici tout
d'abord une qui leur est commune, et qui est la plus importante : Tuffier, Körte, Garré font remarquer combien souvent
on voit, des semaines après l'incision suivie de drainage d'un
kyste dont on a cru évacuer d'une façon complète le contenu,
des vésicules filles, s'échapper de la poche. Körte l'a observé
nettement dans 6 cas.

Des vésicules filles ou des scolex restant ainsi dans l'intérieur
de la poche conjonctive peuvent théoriquement donner lieu à
une récidive en se greffant dans le foie comme ils peuvent se
greffer dans le péritoine.

D'autre part, si la méthode de Bobrow peut donner quelques

incertitudes, par la présence d'une cavité que DELBET supprime, d'autre part on peut, dit POSADAS, estimer que, tout au moins dans les kystes profonds, la méthode de Delbet est un peu aveugle, et expose au danger de blesser des vaisseaux importants contenus dans la paroi conjonctive ou des vaisseaux voisins adhérents.

Telles sont les grandes méthodes de traitement des kystes hydatiques du foie. Nous devons étudier maintenant les procédés qui sont applicables aux kystes hydatiques siégeant en différents points du viscère, ou, plus exactement, les méthodes restant les mêmes, nous occuper des voies d'accès.

Pour les échinocoques qui sont en rapport avec la paroi abdominale antérieure, ces voies d'accès sont soit l'incision de laparotomie médiane sus-ombilicale, si le kyste est volumineux, s'il siège dans le voisinage du lobe gauche ou au niveau de celui ci : soit l'incision latérale, sur le bord externe du droit, ou parallèle au rebord costal, suivant que celle-ci rend le kyste plus accessible.

Les échinocoques de la face supérieure du foie se développant sous le diaphragme ne sont plus accessibles par la même voie. Pourtant certains cas d'échinocoques haut situés seraient encore justiciables d'une opération abdominale s'ils se rapprochaient du bord antérieur du foie ; on pourrait alors, en faisant basculer cet organe, comme l'a indiqué LANDAU, rendre accessible par l'abdomen un kyste hydatique primitivement sous-diaphragmatique. Dans les cas de ce genre nous avons d'ailleurs à notre disposition la résection du rebord thoracique, LANNELONGUE a, en effet, proposé de réséquer l'extrémité antérieure des huitième, neuvième, dixième, onzième cartilages costaux, après les avoir séparés, par décollement, de la plèvre. On peut ainsi agrandir notablement le champ d'action par l'abdomen, et, par le refoulement de la plèvre, accéder à des kystes en rapport avec le cul-de-sac pleural sans léser la séreuse (OBSEN et MONOD).

Mais en dehors d'un petit nombre de cas où ces procédés sont applicables, on est obligé, lorsque l'échinocoque est véritablement sous-phrénique, de traverser la plèvre pour l'atteindre.

Israel le premier, bientôt suivi de Volkmann, employa l'incision transpleurale ; depuis la méthode a été suivie par un certain nombre d'auteurs, entre autres Maunoury, Segond, Boeckel, etc.

Lorsque des adhérences n'existent pas entre les feuillets séreux, on a évidemment à traverser deux cavités séreuses séparées par le diaphragme avant d'arriver au kyste ; parfois des adhérences existent soit au niveau de l'une, soit au niveau de l'autre, et les conditions se trouvent simplifiées. Voici comme on a procédé en général : après incision de l'espace intercostal semblant le plus proche du kyste, on résèque une ou deux côtes ; la plèvre étant ouverte, on a soit limité sa cavité en la suturant à la plèvre diaphragmatique, soit cherché à attirer le diaphragme au niveau de la plaie cutanée après l'avoir saisi avec des pinces, ce qui est généralement facile, étant donné que ce muscle est atrophié et refoulé. Ce muscle incisé, on arrive sur le kyste qui est ponctionné, saisi et attiré dans le plaie thoracique, ensuite ouvert largement et finalement suturé à la paroi. On a ainsi guéri dans de très bonnes conditions un certain nombre de kystes sous-phréniques.

S'il s'agissait d'un kyste postérieur, proéminant dans la région lombaire, il est évident que l'incision lombaire serait tout à fait indiquée, et l'on agirait alors comme pour une tumeur du rein (Observ. Rochard et Schwartz); notons en passant qu'il pourrait se faire, quoique nous n'en trouvions pas de cas à signaler, que le kyste fût extrapéritonéal, s'il s'était développé primitivement entre les deux feuillets du ligament coronaire et les avait écartés. Mais le plus souvent l'opération par la voie lombaire conduirait sur une tumeur intrapéritonéale, et obligerait, par conséquent, à traverser le péritoine, à moins qu'une inflammation péritonéale n'ait produit l'adhérence des deux feuillets.

La voie lombaire ne donne, il faut bien le reconnaître, pas un accès bien facile pour les tumeurs intrapéritonéales. L'espace entre la dernière côte et la crête iliaque est peu considérable. On peut, il est vrai, l'agrandir par la résection de la dernière côte (Récamier), mais la paroi lombaire est toujours épaisse à ce niveau : aussi ne s'agit-il pas d'une opération de choix, mais d'une opération que l'on n'admettra que lorsque le kyste se trouve en rapport très intime avec cette paroi.

Qu'il s'agisse de la voie lombaire ou de la voie transpleurale, on peut, bien entendu, une fois qu'on est arrivé sur le kyste, employer l'une ou l'autre des méthodes de traitement que nous avons signalées.

Quelles sont à l'heure actuelle les indications de ces différentes méthodes ?

Ces indications varient beaucoup suivant qu'il s'agit de kystes non suppurés, ou d'échinocoques infectés.

Pour les kystes non suppurés, il nous semble que la question se pose aujourd'hui d'une façon assez nette. Des anciennes méthodes, nous ne conservons que la ponction suivie ou non d'injection médicamenteuse. Nous croyons qu'il faut abandonner complètement la ponction suivie de drainage qui ne permet qu'une évacuation insuffisante du kyste et toutes les méthodes de double ponction, d'incision en deux temps destinées à produire des adhérences péritonéales préalables. Les méthodes d'incision en un temps que nous avons indiquées sont parfaitement conciliables avec la protection de la cavité péritonéale.

Nous avons donc retenu, ainsi que nous l'avons dit, la ponction, parce que c'est une intervention simple, à la portée de tous et dont, il faut bien le reconnaître, les suites fâcheuses, signalées plus haut, sont rares, qu'il s'agisse de ponction simple, ou de ponction suivie d'injection médicamenteuse. Des procédés de Bacelli, de Debove et de Hanot, le premier semble, théoriquement tout au moins, plus dangereux, puisqu'il ne comporte pas l'évacuation complète du kyste, et qu'il laisse la possibilité de l'écoulement d'une partie de son contenu encore sous pression par l'orifice créé par l'aiguille.

Néanmoins, les progrès de la chirurgie abdominale nous permettent de penser que la ponction, méthode toujours aveugle, et non exempte de dangers, sera de plus en plus

abandonnée au profit des méthodes donnant un large accès
sur le kyste. Nous nous trouvons ici en présence de trois méthodes principales :

La méthode de Lindemann-Landau est applicable à tous les
cas. Ses seuls inconvénients sont la lenteur de la guérison, la
persistance souvent très longue d'une fistule, parfois des
suppurations interminables pouvant altérer profondément la
santé des malades, enfin des risques d'éventration consécutive.

Il serait évidemment beaucoup plus avantageux de pouvoir
se passer de cette marsupialisation ; si cela est facile dans les
cas de kystes pédiculés ou à implantation peu large, cela
devient beaucoup plus difficile dans les cas de kyste plus ou
moins inclus dans le foie. Nous avons vu que l'extirpation
totale de la poche conjonctive ne peut être possible que dans
les cas de kystes petits, et, qu'en réalité, elle n'est guère applicable que moyennant une résection du foie : c'est dire qu'elle
le sera rarement. Restent alors les méthodes de Delbet et de
Bobrow. Cette dernière est bien tentante ; elle a été pratiquée
assez souvent pour que nous puissions espérer que les succès
qu'elle a donnés à son auteur et à quelques autres opérateurs
se renouvellent sans que la série en soit interrompue par de
nombreux revers. D'autre part, la méthode de Delbet, réali-
sant l'accolement des parois du kyste, et supprimant sa cavité,
donne, semble-t-il, plus de garanties. Pour les kystes petits,
qu'ils soient profondément situés ou non, nous croyons que
l'on peut essayer de la méthode de Bobrow. Des kystes plus
volumineux, dans lesquels les parois peuvent être facilement
amenées au contact, seront avantageusement traités par la
méthode de Delbet ; il faut seulement se demander si le place-
ment des fils profonds, destinés à accoler les parois, est toujours possible dans les kystes volumineux, et c'est pourquoi,
nous croyons qu'on sera souvent obligé de s'en tenir à la
marsupialisation précédée d'une résection aussi étendue que
possible de la paroi du kyste.

Les kystes postéro-supérieurs ne sont pas jusqu'ici justiciables de la méthode du capitonnage ou semble-t-il de celle
de Bobrow ; malgré la durée de leur guérison qui peut aller

jusqu'à trois ans (cas de Schwartz), la marsupialisation avec
drainage est le seul traitement applicable, étant donnée la difficulté et l'incertitude de l'évacuation de toute la membrane
fertile.

Pour les kystes suppurés, il nous semble qu'il faut rejeter
la ponction, en raison des dangers d'effusion du contenu du
kyste dans la cavité péritonéale : non seulement un peu de
pus resté dans le kyste peut pénétrer dans la séreuse par
l'orifice créé par l'aiguille, mais dans ces cas on a vu la paroi
si friable que de longues fissures étaient déterminées par
l'introduction de l'instrument.

Les procédés de Delbet et de Bobrow ne nous semblent pas
applicables aux kystes suppurés, bien que le dernier de ces
auteurs veuille l'étendre même à ces derniers cas; par conséquent, nous en arrivons, en dernière analyse, aux procédés
d'ouverture large avec suture de la poche kystique à la peau
et drainage consécutif. Il est évident que, dans les cas de ce
genre, les précautions les plus minutieuses sont à prendre
pour éviter la contamination du péritoine. Le kyste étant
découvert. il sera bon de refermer la cavité péritonéale par
une couronne de sutures unissant les deux feuillets péritonéaux, soit avant, soit plutôt après une ponction évacuatrice
faite au moyen de l'appareil de Potain.

A côté de la suppuration, il faut placer deux autres contre-
indications aux procédés de Delbet et de Bobrow : l'existence,
rare d'ailleurs, d'un suintement sanguin en nappe au niveau
de la paroi du kyste, impossible à arrêter par la suture ; (nous
avons vu d'ailleurs combien rarement saignait la paroi conjonctive lorsqu'on s'abstient de grattage ou de manœuvres
un peu brutales destinées à enlever l'échinocoque ; celui-ci
se détache généralement avec la plus grande facilité). En
deuxième lieu l'existence, plus fréquente, d'un écoulement
biliaire dans la cavité du kyste, à moins qu'on ne puisse, ainsi
que Delbet est arrivé à le faire, lier le vaisseau biliaire par
lequel s'écoule la bile.

Je n'insiste pas sur le traitement des complications autres
que la suppuration ; la rupture du kyste dans le péritoine

expose à des dangers considérables d'intoxication dans tous les cas, d'infection s'il s'agit d'un kyste suppuré. Aussi, bien qu'on ait vu cette éventualité n'être suivie d'aucun accident et même déterminer la guérison, faut-il faire immédiatement lorsque la chose est possible, une laparotomie destinée à évacuer la cavité péritonéale, à traiter le kyste par l'incision, la résection ou tout autre procédé. Dans les cas de kystes infectés on pratiquera bien entendu, le drainage tel qu'il est usité dans les circonstances analogues. Si l'échinocoque s'est ouvert spontanément, soit dans la plèvre et le poumon, soit dans l'estomac ou l'intestin, on pourra être amené à intervenir lorsque l'évacuation se fait mal, et que des phénomènes d'infection se produisent. Si la conduite à tenir ne peut être fixée d'une façon générale, dans la majorité des cas on procédera à l'ouverture large avec fixation et drainage.

ÉCHINOCOQUES MULTILOCULAIRES

L'échinocoque multiloculaire, surtout étudié par VIERORDT est une forme particulière qui s'observe exceptionnellement dans nos pays. Aussi avons-nous cru devoir le négliger dans notre description générale, d'autant plus qu'il se présente au point de vue anatomique, clinique et thérapeutique dans des conditions tout à fait différentes. C'est une tumeur qui peut être considérée comme formée d'une infinité de petits kystes, séparés par des cloisons conjonctives, de telle sorte que la surface de coupe présente un aspect aréolaire. La tumeur peut acquérir un volume très considérable, atteignant celui de la tête d'un adulte : généralement incluse dans le foie, elle modifie dans son ensemble la forme d'un des lobes, mais ne proémine que peu à la surface.

Le péritoine qui la recouvre est le plus souvent épaissi, et présente d'habitude des adhérences avec le péritoine pariétal ou avec d'autres viscères. A la coupe, on constate que les cavités, de forme irrégulière, les unes arrondies, d'autres plus ou moins aplaties ou présentant des prolongements, ont un volume très variable, de celui d'un pois à celui d'une orange et même davantage; elles forment généralement des alvéoles se groupant autour d'une cavité centrale plus grande. Les cloisons qui séparent ces alvéoles sont très épaisses et forment en certains points des masses fibreuses très volumineuses.

Le contenu des alvéoles ne ressemble en rien à celui des kystes hydatiques ordinaires. C'est une masse molle d'aspect colloïde, se laissant difficilement séparer des cavités qui la contiennent, ou bien c'est un liquide filant, jaunâtre, quelquefois d'aspect purulent, surtout dans la cavité centrale. Il contient des résidus de désagrégation des tissus, des pigments sanguins et biliaires et des vésicules d'échinocoques seulement dans un certain nombre de cas.

Généralement la tumeur présente des limites assez irrégulières et n'est pas séparée du tissu hépatique par une capsule propre. Souvent les vaisseaux artériels et biliaires sont englobés dans la tumeur; ils semblent quelquefois pénétrés par des bourgeons de celle-ci; assez souvent on trouve des tumeurs multiples.

Il s'agit donc d'une affection qui, macroscopiquement, ressemble beaucoup plus au cancer qu'aux variétés d'échinocoques que nous avons étudiées jusqu'à présent; et l'analogie sera encore plus frappante si nous ajoutons que l'on voit parfois la tumeur pousser des prolongements à travers le diaphragme et que l'on peut trouver des noyaux secondaires dans le poumon, la plèvre, le médiastin, etc.

Nous avons dit que ces tumeurs sont exceptionnelles en France, et chose curieuse, on les voit surtout dans les pays où l'échinocoque uniloculaire est très rare tandis qu'elles manquent presque complètement dans ceux où l'échinocoque uniloculaire est souvent observé, notamment en Islande. La plupart des cas connus proviennent de la Bavière, de la Suisse et du Würtemberg.

Virchow, le premier, soupçonna la nature parasitaire de ces tumeurs.

On a trouvé dans un certain nombre de cas des crochets et

des scolex : mais ceux-ci sont rares et manquaient dans un grand nombre d'observations.

Certains auteurs ont admis qu'il s'agissait d'un parasite spécial, et ont décrit un ténia, dont les larves, produisant l'échinocoque multiloculaire, se distinguaient par le volume et la disposition de ses crochets.

D'autres n'admettent pas cette distinction, et pensent que dans l'échinocoque multiloculaire, au lieu que le développement soit endogène et se fasse dans l'intérieur de la vésicule-mère, ici le développement est exogène, par bourgeonnement et segmentation. On trouverait la raison de ce développement exogène, d'après VIRCHOW, dans une infection par les voies lymphatiques, tandis que FRIEDREICH et SCHROEDER VAN DER KOLK admettent le point de départ dans les voies biliaires.

Aujourd'hui la question du dualisme parasitaire des deux formes d'échinocoques est à peu près résolue par la négative (KLEMM, VIERORDT, WILMS). WILMS a observé chez un malade un échinocoque multiloculaire développé dans le canal rachidien, et a constaté au voisinage du canal de grands kystes, répondant absolument à la forme habituelle de l'échinocoque ; il admet que ce sont les conditions spéciales du terrain qui déterminent la végétation exogène ou endogène La coexistence chez un même sujet de kystes uniloculaires et de kystes alvéolaires semble donc pouvoir s'observer ; BOUSQUET a rapporté une observation dans ce sens.

Il n'en reste pas moins, quelques hypothèses qu'on admette pour expliquer le développement de cette forme si spéciale, le fait curieux de sa localisation dans certains pays.

Nous n'insistons point sur les caractères cliniques de l'échinocoque multiloculaire, les données nous faisant défaut pour en tracer un tableau symptomatique précis.

Nous devons surtout faire ressortir l'augmentation de volume d'un lobe du foie, souvent accompagnée d'ictère, l'existence possible de noyaux multiples, tous caractères qui nous semblent insuffisants pour distinguer ces tumeurs des néoplasies proprement dites du foie.

Au point de vue du traitement, les notions anatomiques que

nous possédons sur cette forme nous démontrent l'impossibilité de les traiter par la ponction ou les différentes méthodes
que nous avons signalées pour l'échinocoque uniloculaire.

Nous trouvons dans la littérature quelques observations que
nous citons comme exemple de ce qui peut être tenté. Brünner,
dans un cas, incisa la tumeur par la voie transpleurale, en
enleva une partie à la curette, et cautérisa largement le reste
au thermo.

Terrillon plaça une ligature élastique sur le lobe gauche
du foie, siège de la tumeur, le fixa à la paroi, et enleva au bout
de sept jours la portion sphacélée.

Bruns fit l'extirpation totale de la tumeur; après avoir libéré
la vésicule biliaire qui lui adhérait dans toute son étendue, il fit
une excision angulaire comprenant la tumeur et le tissu hépatique avoisinant. L'hémorragie, d'ailleurs modérée, fut arrêtée
par la ligature de quelques artères et par des sutures profondes. La plaie fut complètement réunie et la guérison fut
parfaite.

Lorsqu'elle est possible, c'est évidemment à cette dernière
méthode qu'on s'adressera pour le traitement des échinocoques multiloculaires du foie.

BIBLIOGRAPHIE

Achard (C.). De l'intoxication hydatique. *Arch. gén. de méd.*
Paris, II, 410, 572, 1888.

Alexinsky (Van). Experimentelle Untersuchungen uber die verimpfung des multiplen Echinococcus in der Bauchhohle. *Arch. f.
Klin. Chir.* Berlin, LVI, 4, 796.

Bacelli. Traitement des kystes hydatiques par les injections de
sublimé. *Riforma med.* Napoli, 11 juin et 30 août 1887.

Baraduc (F.). Traitement des kystes hydatiques abdominaux.
Th. de Doct. Paris, n° 397, 1897-98.

Belogorodsky. Greffe des échinocoques. *Société russe de Chirurgie,*
1897.

Beneden (Van). Article : Tœnias. *Zoologie médicale.* Paris, 1859.

Blanchard (R.). Article : Tœnias, in *Traité de zoologie médicale.*
Paris, I, 1889.

Bobrow (A.). (Un nouveau procédé opératoire pour la cure de l'échinocoque du foie et d'autres organes parenchymateux.) *Arch. f. Klin. Chir.* Berlin, LVI,- 819-826.

Bœckel (E.). Des kystes hydatiques supérieurs du foie. *Gaz. hebd. de méd.* Paris, 2ᵉ s., XXVI, 1889-91.

Boinet. Du traitement des tumeurs hydatiques du foie par les ponctions capillaires et par les ponctions suivies d'injections iodées. *Rev. de thérap. méd. chir.* Paris, XXVII, 59, 89, 115, 143, 175, 200, 1859.

Bonnet. Fistule biliaire cutanée. *France méd.* Paris, 1897, XLIV, 228 et *Lyon méd.*, LXXXV, 45-47, 1897.

Bousquet. Deux observations de kyste hydatique du foie. *Congrès français de Chir.* Paris, octobre 1898.

Bousquet. Formes anormales d'échinocoques du foie au point de vue zoologique. *Congrès français de chirurgie.* Paris, octobre, 1898.

Bramann. (Influence du traumatisme sur le développement des kystes hydatiques.) *Deutsche med. Wochenschrift.*, 1888.

Broca (A.). Kystes kydatiques multiples du foie ; formation d'une poche volumineuse suppurée, au-devant de la vessie ; sonde à demeure ; mort. *Progrès méd.* Paris, 2ᵒ s., III, 10, 1886.

Bruns (P.). Leberresection bei multiloculärem Echinococcus. *Beitr. z. Klin. Chir.* Thübingen, XVII, 1, 1896.

Bucalossi (A.). (Recherches bactériologiques au sujet d'un empyème de la cavité pleurale et d'un kyste hydatique suppuré du foie.) *Policlincio.* Rome, juin 1, 1897.

Chauffard (A.). Kystes hydatiques du foie. *Journal de médecine.* Paris, XVI, 53-56, 1889.

Chauffard (A.). Un cas de mort rapide après ponction exploratrice d'un kyste hydatique du foie. *Sem. méd.* Paris, XVI, 268, 1896.

Chauffard (A.) et Widal (F.). Recherches expérimentales sur les processus infectieux et dialytiques dans les kystes hydatiques du foie. *Bull. et mém. soc. méd. d. Hôp. de Paris*, 3ᵒ s., VIII, 168-175, 1891.

Cruveilher. Kystes hydatiques du foie. Deux applications de caustiques ; ponction; vésicatoire ; suppuration ; sortie des hydatides ; mort. *Gaz. des Hôp.* Paris, 2ᵒ s., IV, 317, 1842.

Cyr. [Rupture des kystes hydatiques du foie.] *London Gaz.*, 1844.

Danlos (J.). De l'influence du traumatisme accidentel considéré comme cause occasionnelle des kystes hydatiques en général. Thèse de Paris, nᵒ 440, 1879.

Davaine (C.). Recherches sur les hydatides, les échinocoques et le cœnure, et sur leur développement. Paris, 1856.

Debove (M.). Recherches sur le traitement des kystes hydatiques du foie. *Bull. et Mém. Soc. méd. d. hôp. de Paris*, 3ᵉ s., V, 423, 431, 1888.

Delbet (P.). Kyste hydatique du foie traité par le capitonnage et la suture sans drainage. *Bull. et Mém, Soc. de Chir. de Paris*, 1889, n. s., XXV, 4, 41, 87, 104 et *Leçons cliniques*, Paris, 1898.

DEPAGE. Kyste hydatique du foie. *Soc. roy. d. Sc. méd. et nat. de Brux. Bull.*, LV, 137-147, 1897.

DIEULAFOY. Le traitement des kystes hydatiques du foie par la ponction. *Bull. Acad. méd.* Paris. 1899.

EICHHORST. Diagnose des durchbrechenden Leberechinococcus. *Zeitschrift. f. Klin. Med.* Berlin, XVIII, 27, 1890.

FAURE (J.-L.). Kystes hydatiques du foie. In LE DENTU et DELBET. *Traité de chirurgie*, VIII, 295-342, 1899.

FREY. (Distribution des kystes hydatiques.) Thèse de Berlin, 1882.

GALLIARD (L.). De l'irruption de la bile dans les kystes hydatiques du foie ponctionnés. *Bull. et Mém. soc. méd. d. Hôp. de Paris*, 3° s., IX, 871, 1892.

GARRÉ. Ueber neuere Operations methoden des Echinococcus. *Beitr. z Klin. Chir.* Tübingen, XXIV, 1, 1899.

GARRÉ. Ueber erfolgreiche intraperitoneale Verimpfung von Echinococcus an Thiere. *Arch. f. Klin. Chir.* Berlin. 2, 392, LIX.

KIRMISSON. Kyste hydatique du foie apparu brusquement à la suite d'un violent coup de pied de cheval. Ponction aspiratrice ; ouverture du kyste dans l'intestin ; guérison. *Arch. gén. de méd* Paris, 7° s., XII, 516-520. 1883.

KOENIG. (Kyste hydatique de l'abdomen.) *Deutsche Zeitschritf. f. Chir.* Bd. XXXI, Heft. 1 et 2.

KÖRTE. Compression des voies biliaires par les échinocoques. *Beit. z. Klin. Chir.* Tübingen.

KRAUS. (Greffe d'hydatides.) *Samml. Klin. Vorträge*, n° 325, XXIII, 2.

KÜCHENMEISTER. Die Parasiten des Menschen. Berlin.

KUSTER. Ein Fall von geheilten Leberechinococcus. *Deutsche med. Wochenschr.*, 1880, VI, 6.

LANDAU. (Traitement des kystes hydatiques du foie.) *Berlin. Klin. Wochensch.*, 1880.

LANGENBUCH. *Deutsche Chirurgie* (Foie), 1897.

LEBEDEW et ANDREEW. (Greffe des échinocoques). *Wratsch.* Pétersbourg; n° 12, 1889.

LEUCKART. Echinococcus hepatis. *Corresp. Bl. f. d. Aertze u. Apoth. d. Grosshey-Oldenburg*, 1862-63, II, 207-212 et *Die Parasiten des Menschen.* Berlin, 1881.

LISSJANSKI (W.-J.). Zur Kasuistik der Echinococcen Krankheit. *Ann. d. russisch. Chir.*. 5, 1897.

LÖBEL. Echinococcus hepatis. *Ber. d. K. K. Krankenanstalt Rudolf stiftung in Wien.*, 90, 1869-1870.

LUCAS-CHAMPIONNIÈRE. Kyste hydatique du bord antérieur du foie. Extirpation totale. Guérison. *Bull. et Mém. Soc. de Chir. de Paris*, n. s., XI, 548, 1885.

MAUNOURY (G.). Ouverture des kystes hydatiques du foie par la voie pleurale. *Congr. fran. de Chir*. Paris, III, 538-543, 1888.

MINOSSI. (Contribution au traitement des kystes hydatiques.) *Policlinico.*, 15 juillet 1896.

MONOD (G). Kystes hydatiques du foie. *Gaz. Hebd. de méd*. Paris, 2ᵉ s., IX, 470-473, 1872.

MONOD (Ch.). Du traitement des kystes hydatiques du foie. *Gaz. méd. de Paris*, 10ᵘ s., I, 160, 1897.

MONOD (Ch.). Kyste hydatique postéro-supérieur du foie ; résection du bord inférieur de la cage thoracique ; incision large ; guérison. *Bull. et Mém. Soc. Chir. de Paris*, 1897, n. s., XXIII, 227.

MONOD (Ch.). De la résection du rebord costal pour la cure chirurgicale des collections sus-hépatiques. *Revue de Gyn. et de Chir. abd*. Paris, I, 499-526, 1897.

MOST. Ein. Beitrag. z. Lehre von der Echinococcen Geschwülsten der abdominal Höhle. *Deutsche Zeitsch. f. Chir*. Leipzig, XLVIII, 156, 1898.

MOURSON et SCHLAGDENHAUFEN. Nouvelles recherches chimiques et physiologiques sur quelques liquides organiques. *Comptes rendus de l'Acad. d. Sc*. Paris, 30 oct. 791, 1882.

NASSE. *Zeitschrift f. Psychologie*, 1863.

NEISSER. Die Echinococcen-Krankheit. Berlin, 1877.

PEIPER (E.). Die Verbreitung der Echinococcen-Krankheit in Vorpommen. Stuttgart, Enke, 53, 1894.

POSADAS (A.). Traitement des kystes hydatiques. *Circulo med. Argentino*, 1898 et *Revue de Chir*. Paris, XIX, 374, 1899.

POTHERAT. Contribution au diagnostic et au traitement chirurgical des hystes hydatiques du foie. Thèse de Doctorat. Paris, n° 148, 1889.

POTHERAT. Kystes hydatiques du foie. *Bull. et. Mém. Soc. de Chir. de Paris*, XXVI, 287, 1900. Discussion : RICARD et POTHERAT, 288 ; POTHERAT, 317.

QUÉNU. Kystes hydatiques du foie. *Bull. et Mém. Soc. de Chir. de Paris*, XXVI, 314-316, 1900.

QUÉNU. Kystes hydatiques du foie. *Bull. et Mém. Soc. de Chir. de Paris*, 22 janvier, 1896.

RECLUS. Kystes kydatiques du foie. *Gaz. hebdomad*. Paris, 1886, 237 et *Cliniques chirurgicales de la Pitié*, 268, 283, 1894.

RECAMIER. Traitement des kystes du foie. *Revue de médecine*. Paris. 1825,

REICHOLD. Ein Fall von Ileus, bedingt durch Echinecoccus der Leber. *München. med. Wochensch*., XLIV, 441, 1897.

RENDU. Kyste hydatique du foie ouvert dans le poumon et les voies biliaires, gangrène du poumon. *Bull. de la Soc. anat*. Paris, 1874, 482 et *Dictionnaire encycl. des Sc. méd*. Art. : Foie.

RICHELOT (L.-G.). Sur le traitement des kystes hydatiques du foie.

Bull. et Mém. Soc. de Chir. de Paris, 1885, n. s., XI, 795-807 et *Union méd.* Paris, 3° s., XLI, 169-177, 1886.

Riemann. Uber die Keimzerstreuung des Echinococcus im Peritoneum ; Klinische und experimentelle Untersuchungen. *Beiträge z. Klin. Chir.* Tübingen. XXIV, I, 187.

Rollet (Et.). Frémissement hydatique dans les kystes du foie (rap. : Picqué). *Bull. et Mém. Soc. de Chir. de Paris*, n° 3, 1896.

Routier. Discussion sur les kystes hydatiques du foie. *Bull. et Mém. Soc. de Chir. de Paris*, XXVI, 316, 1900.

Schwartz (Ed.). Traumatisme et kyste hydatique. *Arch. gén. de méd.* Paris, I, 606-610, 1884.

Schwartz (Ed.). Note sur un cas de kyste hydatique pédiculé du foie ayant simulé une tumeur de la paroi abdominale ; extirpation ; guérison. *Bull. et Mém. Soc. de Chir. de Paris*, n. s., XVIII, 363-365, 1892.

Schwartz (Ed.). Traitement des kystes hydatiques du foie. *Bull. et Mém. Soc. de Chir. de Paris*, 196-197, 1900.

Segond et Landouzy. Kyste hydatique de la face convexe du foie, traité et guéri par l'ouverture large avec excision partielle de ses parois. *Bull. et Mém. Soc. de Chir. de Paris*, n. s., XIII, 236-245, 1887.

Segond (P.). Kystes hydatiques du foie. In *Traité de Chirurgie* de Duplay et Reclus, VI, 1023-1065, 1898.

Segond (P.). Du traitement chirurgical des kystes du foie. *Congr. franç. de chirurgie.* Paris, III, 529-538, 1888.

Simon (G.). Heilung zweier sehr grosser Echinococcus geschwülste in der Unterleibs Höhe durch Incision nach Doppelponction. *Deutsche Klinik.* Berlin, XVIII, 388, 404, 416, 1866.

Ssudakow (J.-W.). (Onze cas d'échinocoques.) *Wratsch.* Saint-Pétersbourg, n° 44, 1897.

Stadnitzky. (De la greffe des échinocoques). Thèse de Doct. Saint-Pétersbourg, 1890.

Steiner. Vorstellung eines operativ geheilten Falles von doppelseitigen Lungenechinococcus mit Leberechinococcus. *Centlbl. für Chir.* Leipzig, XXV, 23, 1898.

Terrier. Kyste hydatique de la face inférieure du foie ; laparotomie ; extirpation incomplète du kyste ; guérison. *Bull. et Mém. Soc. de Chir. de Paris*, n. s., XI, 364-372, 1885.

Terrillon. Chirurgie du foie. *Bull. et Mém. Soc. de Chir. de Paris*, 1890, n. s., XVI, 835-852 et *Bull. gén. de thérap.* Paris, CXX, 108-131, 1891.

Tillaux. Traitement des kystes hydatiques suppurés. *Tribune méd.* Paris, 8 juillet, 1894.

Trousseau. Des kystes hydatiques du foie. *Gaz. d. hôp.* Paris, XXXV, 593, 1862, et *Cliniques médicales.*

Tuffier. Kystes hydatiques du foie (Disc.). *Bull. et Mém. Soc. de Chir. de Paris*, XXVI, 317, 1900.

Verneuil. Mode de traitement des kystes hydatiques. *J. de Méd. et Chir. pratique.* Paris, 1885, LVI, 156 et *Gaz. d. hôp.* Paris, LVIII, 34, 1885.

Vierordt. (Echinocoques multiloculaires.) *Münchn. med. Wochensch.*, 1887.

Vigneron (P.). De l'énucléation des kystes hydatiques du foie. Th. de Doct. Paris, n° 378, 1894-95.

Virchow. Die multiloculäre, ulcerirende, Echinococcen geschwülste der Leber. *Verhandl. der phys. med. Gesselsch. in Würtzburg*, 56, VI, 84 1855.

Volkmann. (Traitement des kystes hydatiques par l'incision en deux temps.) *6° Congrès de Chir. all.* Berlin, 1877.

Weilhoff. (Kystes hydatiques multiples) *Deutsche med. Wochensch.* Berlin, 1892.

Wilms (M.). Echinococcus multicolaris der Wirbelsaüle und das Verhältniss des multiloculären Echinococcus zum Echinococcus hydatidosus. *Beitr. z. Klin. Chir.* Tübingen, XXI, 1, 151-172, 1898.

VIII

LOBES FLOTTANTS DU FOIE

On donne le nom de lobes flottants ou mobiles du foie, d'hépatoptose partielle, de foie partiellement mobile à une affection qui consiste dans la présence d'une masse de tissu hépatique distincte de l'organe principal, auquel elle est rattachée par un pédicule plus ou moins épais, et qui forme dans l'abdomen une tumeur dont les connexions avec le foie sont quelquefois difficiles à préciser.

Cette affection, très rare d'ailleurs, ne donne souvent lieu à aucune espèce de symptômes ; aussi, n'y a-t-il pas lieu de s'étonner que, parmi les cas peu nombreux qui en ont été publiés, le plus grand nombre soient des trouvailles d'autopsie, ou aient été constatés au cours d'une laparotomie entreprise sans que le diagnostic de l'affection qui nous occupe ait été porté.

Cette affection est essentiellement différente de celle qui sera étudiée dans le chapitre suivant : dans l'hépatoptose totale, dans le foie mobile proprement dit, la glande toute entière présente des modifications dans sa situation, dans sa fixité ; dans l'affection, mal dénommée hépatoptose partielle, le foie reste en place, présentant seulement un lobe pédiculé et mobile.

Les lobes flottants du foie se présentent sous des aspects assez différents. Ils forment des tumeurs d'un volume qui peut être considérable : celui des deux poings (Terrier et Baudoin),

20 centimètres de long sur 10 de large (Pichevin), 16 centimètres sur 17 (Letulle).

La forme de la tumeur est de même assez variable : ovoïde et nettement pédiculée dans quelques cas, de forme quadrilatère (Pichevin), sous forme de languette arrondie et à bords tranchants, parfois formant une masse sessile se continuant avec la surface du foie sans ligne de démarcation nette, ou bien en étant séparée, au point de son implantation, par un sillon plus ou moins profond.

Le lobe flottant se détache le plus souvent du foie au niveau du bord antérieur du lobe droit, à droite de la vésicule biliaire ; dans certaines variétés de lobes flottants, liées, comme nous le verrons, à de la cholécystite, le prolongement hépatique anormal du foie, en forme de languette. recouvre la vésicule biliaire ou se trouve situé immédiatement à côté d'elle. On signale très peu de cas de lobes mobiles dépendant du segment gauche du foie; Langenbuch en a opéré un cas. La consistance du lobe hépatique est également très variable ; on signale dans un certain nombre d'observations que le tissu qui le formait était dur, comme sclérosé (Terrier et Baudoin, Langenbuch, Tscherning).

La surface de la tumeur est généralement lisse, rarement irrégulièrement lobulée, bosselée (von Hacker).

La mobilité dans l'abdomen n'est pas très grande en général. On signale souvent un peu de mobilité transversale et de la mobilité dans le sens antéro-postérieur, rarement de bas en haut (il est arrivé de prendre la tumeur pour un rein mobile).

Dans un certain nombre d'observations, on signale que la tumeur suivait les mouvements respiratoires.

La situation de la tumeur dans l'abdomen est variable ; généralement elle est située en arrière de la paroi descendant vers l'ombilic et la fosse iliaque droite ; dans d'autres cas la tumeur se porte immédiatement en arrière et se met en contact avec la paroi lombaire et la fosse iliaque. Dans les cas de tumeur siégeant à gauche de la vésicule, on peut la voir occuper la région épigastrique.

20.

Comme lésion concomitante, nous devons citer les lésions calculeuses de la vésicule, le rein droit mobile et l'entéroptose.

Langenbuch signale comme représentant les degrés les plus élémentaires des lobes flottants les sillons d'étranglement, uniques ou multiples, qui peuvent se produire à la surface du foie, et déterminent un commencement de lobulation : 1° les sillons costaux correspondant à l'empreinte du bord inférieur du thorax; 2° des sillons verticaux par plicature du foie, le lobe droit formant avec le lobe gauche un angle à sinus ouvert en bas ; 3° les sillons diaphragmatiques qui siègent sur la face supérieure du foie.

Ces sillons reconnaissent des causes diverses. Les premiers se produisent chez les personnes dont la taille est habituellement serrée par les vêtements, de telle sorte que le rebord thoracique refoulé en dedans appuie sur le foie. Au niveau des points de pression, il se produit une sorte de sclérose, et dans le voisinage une hypertrophie du tissu hépatique, pouvant aboutir à une véritable lobulation. Par un mécanisme analogue on peut expliquer les sillons verticaux par plicature, l'espace réservé au foie se trouvant insuffisant dans le sens transversal, de telle sorte que l'organe bascule complètement de façon à diriger son grand axe longitudinalement, ou bien se plie transversalement.

Les sillons diaphragmatiques reconnaîtraient comme cause des modifications hypertrophiques du diaphragme, consécutives à des troubles chroniques de la respiration, comme par exemple à l'emphysème. Dans ces conditions les insertions digitiformes du diaphragme aux côtes se transforment et s'épaississent et peuvent par les pressions répétées qu'elles exercent dans l'inspiration sur le foie, creuser des sillons, d'autant plus profonds que l'hypertrophie compensatrice des portions intermédiaires est plus considérable.

Ces différents faits prouvent évidemment la possibilité d'une véritable lobulation du foie, par suite des causes mécaniques; mais il faut reconnaître que l'on trouve rarement signalées dans les observations des circonstances permettant d'incriminer ces causes mécaniques dans la genèse des lobes flottants.

Si le fait de se serrer la taille d'une façon excessive ou de présenter des troubles de l'appareil respiratoire peut produire la lobulation hépatique, il faut admettre que ce n'est que dans des cas bien exceptionnels, étant donnée la rareté de l'affection qui nous occupe.

Toute une catégorie de lobes flottants reconnaissent une cause manifeste et sont liés aux lésions lithiasiques de la védicule biliaire. Ces faits ont été bien observés par HEISTER, RIECEL ; ce sont des languettes de tissu hépatique adjacentes à une vésicule lithiasique et que l'on trouve signalées dans un bon nombre de cas.

En dehors de la lithiase, il n'y a donc que fort peu de choses à signaler au point de vue de l'étiologie, et tout ce que l'on peut dire, c'est que l'affection s'observe surtout chez les femmes et à l'âge adulte. Peut être un certain nombre de lobes flottants sont-ils des déformations congénitales?

L'affection ne se traduit par des symptômes un peu marqués que lorsque le lobe flottant se pédiculise, de telle sorte que volumineux et en même temps mobile, il puisse par ses déplacements agir sur les organes avoisinants, en même temps que certains symptômes sont, comme l'indique LANGENBUCH, déterminés par des phénomènes de stase sanguine ou biliaire due au tiraillement des vaisseaux contenus dans lepédicule.

Nous avons vu que, dans un grand nombre de cas, les lobes flottants sont des trouvailles d'autopsie.

Dans un certain nombre d'observations, on trouve signalés des troubles fonctionnels variés : des vomissements accompagnés de douleurs gastriques, une sensation continuelle de faim, des douleurs abdominales et même du côté des membres inférieurs.

Dans certains cas, les douleurs sont plus marquées dans le décubitus que dans la station debout ; dans d'autres, au contraire, elles disparaissent presque complètement par le repos au lit ; on a vu la douleur disparaître lorsque la malade était étendue sur le ventre. On a signalé des accès de fièvre, des palpitations, des bouffées de chaleur du côté de la tête, des sensations d'angoisse et d'anxiété.

D'après LANGENBUCH, ces troubles sont généralement moins marqués dans les lobes flottants situés à droite; ceux-ci ne comprimeraient aucun organe très sensible, le lobe se moulant plus ou moins sur les viscères avoisinants. L'intensité des phénomènes fonctionnels dépendrait en partie de la consistance de la production anormale amenant des phénomènes de compression avec d'autant plus d'intensité que son tissu est plus dur. Dans le cas de LANGENBUCH, où la tumeur était très résistante et dépendait du lobe gauche, les troubles existaient à un très haut degré. TERRIER et AUVRAY n'admettent pas que les lobes hépatiques droits exposent moins que ceux du côté opposé, aux troubles fonctionnels variés que nous avons signalés.

Enfin, dans certains cas, l'apparition du lobe flottant est accompagnée ou a été précédée de phénomènes de lithiase biliaire qui rendent encore plus facile le diagnostic, si l'on connaît la coexistence fréquente des deux affections.

Les signes physiques de ces tumeurs sont essentiellement variables, ainsi qu'il est facile de le présumer. On trouve, dans le flanc droit le plus souvent, une tumeur de consistance ferme paraissant se continuer avec le bord antérieur du foie, mate à la percussion, et dont la matité se continue en haut sans ligne de démarcation avec celle du foie. On peut imprimer à la tumeur un mouvement de latéralité et la palpation bimanuelle fait constater un ballottement plus ou moins net. On peut constater que la tumeur s'abaisse et remonte comme le foie dans les mouvements respiratoires. La phonendoscopie peut permettre encore mieux de constater les connexions de la tumeur avec le foie.

Mais les signes physiques sont souvent bien loin d'être aussi nets. Aussi le diagnostic est-il souvent très difficile à préciser. Lorsque le pédicule de la tumeur s'amincit et s'allonge, elle s'isole de plus en plus du foie, et il peut être presque impossibles, en l'absence de signes fonctionnels particuliers, de déterminer d'une façon certaine sa nature et son point de départ. On peut songer à une tumeur de la paroi abdominale, à une tumeur intestinale, épiploïque ou mésentérique, enfin et surtout à un kyste hydatique pédiculé du foie ou à une tumeur rénale. Nous renvoyons aux autres chapitres de cet ouvrage, notamment au diagnostic des kystes hydatiques pour l'indication des caractères qui peuvent permettre le diagnostic. Il ressort, d'ailleurs, très clairement de la lecture des observations publiées que ce diagnostic restera forcément hésitant dans un très grand nombre des cas et que la laparotomie exploratrice seule permettra de l'affirmer.

Le traitement des lobes flottants du foie comporte un certain nombre de moyens thérapeutiques destinés soit à maintenir ce lobe et à l'empêcher, par ses déplacements dans l'abdomen, de déterminer des phénomènes de compression ou des tiraillements douloureux, soit à faire disparaître ce lobe lui-même, ou enfin à agir indirectement sur lui par le traitement des lésions lithiasiques qui en sont fréquemment la cause.

Parmi les premiers moyens, il faut signaler l'emploi des bandages sur lesquels nous insisterons peu.

Nous ne connaissons pas d'observations dans lesquelles on ait cherché par des moyens simplement orthopédiques à pallier aux inconvénients de la tumeur. Une sangle de GLÉNARD avec pelotte appropriée à la forme et au siège de la tumeur contribuerait sans doute à la rendre moins mobile ; mais dans les cas où les troubles fonctionnels sont un peu accusés ce moyen thérapeutique serait vraisemblablement tout à fait insuffisant.

L'*immobilisation* d'un lobe mobile du foie a été réalisée par une intervention opératoire. Nous trouvons dans le mémoire de TERRIER et AUVRAY trois observations d'hépatopexie partielle (BILLROTH, TCHERNING et LANGENBUCH). Dans ces trois cas la tumeur fut fixée à la paroi abdominale par un ou plusieurs fils. TCHERNING dans son cas ajouta, à la suture, un tamponnement à la Mikulicz destiné à produire des adhérences plus larges. Dans les trois observations publiées, l'incision fut faite latéralement au niveau du point culminant de la tumeur. Dans tous ces cas le résultat fut excellent, mais on peut se demander avec LANGENBUCH si l'on peut compter sur sa durée, lorsqu'on songe aux mouvements respiratoires et aux déplacements de toute espèce qui tendent continuellement à écarter le lobe de la paroi.

L'extirpation d'un lobe flottant du foie a été pratiquée également un petit nombre de fois ; les seules observations que nous connaissions sont celles de Langenbuch et Bastianelli. Langenbuch divisa le pédicule et plaça sur lui plusieurs ligatures ; Bastianelli fit une ligature élastique du pédicule tout entier ; dans les deux cas la guérison fut complète, malgré une hémorragie qui obligea de rouvrir le ventre dans le cas de Langenbuch.

Enfin nous devons signaler l'heureuse action des opérations sur les voies biliaires dans un certain nombre de cas de lobes flottants. Les opérations pratiquées ont été des cholécystotomies ou des cholécystostomies ; nous n'insistons pas sur le traitement de cette variété de lobes flottants, renvoyant le lecteur au traitement des complications de la lithiase biliaire. Nous les signalons seulement en faisant remarquer que parfois elles constituent un mode d'hépatopexie partielle indirecte.

BIBLIOGRAPHIE

Bastianelli. (Diagnostic et traitement chirurgical du lobe du foie flottant.) *Policlinico*. Roma, avril, 1, 1895.

Delagénière. Cirrhose du foie et hépatoptose. Hépatopéxie et cholécystotomie. Guérison. *Arch. Prov. de Chir.* Paris, 1897, VI, 310-316 et *Bull. et Mém. Soc. de Chir.* Paris, n. s., XXIII, 232-237, 1897.

Duvernoy. Le foie mobile. Th. de Doct. Paris, n° 484, 1898.

Faure (J.-L.). L'appareil suspenseur du foie; l'hépatoptose et l'hépatopéxie. Paris. Th. de Doct., n° 124, 1892.

Hacker (Van). Operative Fixirung eines beweglichen abgeschnurten Leberlappens mit Bemerkungen uber operative Eingriffe am Leberparenchym. *Wien. med. Wochenschr.*, XXXVI, 485 et 529, 1886.

Landau. Ueber Dislocation der Leber. *Deutsch. med. Wochenschr.* Berlin, XI, 754-756, 1885.

Langenbuch. Ein Fall von Resection eines Linkseitigen Schnür lappens der Leber. *Berliner Klin. Wochensch.*, 1888, XXV, 37 et Chir. der. Leber in *Deutsche Chir.* Berlin, 1897.

Letulle. Obs. in. Duvernoy. Th. de Doct. Paris, n° 484, 1898.

Pantaloni. Hépatopéxie partielle, in *Chir. du foie et des voies biliaires*. Paris, 1899, 189-193.

Peters. A case of displaced liver diagnosticated and operated on as a case of hydronephrosis, displacement of all the abdominal viscera. *Med. Gaz.* N.-Y., IX, 412-414, 1882.

Pichevin. Coïncidence d'un lobe flottant du foie et d'un rein mobile. *Progrès méd.* Paris, 2ᵉ s., VIII, 253, 1888.

Riedel. Ueber den zungen förmigen Fortsatz des rechten Leber-lappens und seine pathognostische Bedeutung für die Erkrankung der Gallenblase, etc. *Berl. Klin. Wochensch.*, XXV, 577, 602, 1888.

Terrier. Lobe du foie flottant; calcul de la vésicule biliaire : laparotomie exploratrice et cholécystotomie : guérison. *Progrès méd.* Paris, 2ᵉ s., VIII, 121-123, 1888.

Terrier et Auvray. Le foie mobile et son traitement chirurgical. I. Foie totalement mobile (hépatoptose totale). II. Foie partiellement mobile ; lobes flottants (hépatoptose partielle). *Rev. de Chirurgie.* Paris, 621-645, 729-756, 1897.

Trèves. On ptosis of the liver and the floating lobe. *Lancet.* London, I, 1339-1344, 1900.

Tscherning. Beweglicher Schnürlappen der Leber durch Laparotomie fixirt. *Centlbl. für Chir.* Leipzig, 426, 1888.

IX

FOIE MOBILE

Le foie mobile, hépatoptose totale, foie ambulant, que nous distinguons nettement de l'affection étudiée précédemment sous le nom de lobe flottant du foie, est caractérisé par la situation anormale de la glande hépatique; celle-ci a perdu sa fixité sous la coupole diaphragmatique, et peut s'éloigner, plus ou moins de sa situation normale, occupant dans l'abdomen des points beaucoup plus déclives et présentant en même temps, dans la plupart des cas, des changements de direction de ses différents diamètres. Dans cette affection il y a donc d'habitude, en même temps qu'un prolapsus du foie, une version de cet organe. Le déplacement du foie, généralement réductible, peut cesser de l'être par suite de la production d'adhérences immobilisant celui-ci dans sa situation nouvelle.

Nous n'étudierons pas dans ce chapitre les cas dans lesquels le foie, tout en conservant ses rapports avec la coupole diaphragmatique, est déplacé par une tumeur du voisinage abdominale ou intrathoracique. Il en sera de même pour les cas, où par suite d'un arrêt de développement, le foie occupe une situation anormale, comme dans les hernies ombilicales congénitales dans lesquelles une portion plus ou moins grande de ce viscère est contenue dans le sac.

Depuis la première description de CANTANI (1865) un certain nombre de travaux ont été consacrés à cette affection; parmi

les plus importants, il faut citer la thèse de FAURE, un article
de LANGENBUCH, et le mémoire de TERRIER et AUVRAY.

Pour comprendre quelles sont les causes de la mobilité
hépatique, il faut avoir présentes à l'esprit quelques notions
sur les moyens de fixité du foie. Celui-ci est fixé à la paroi
abdominale par un certain nombre de replis péritonéaux. Au
niveau de son bord postérieur se trouve le ligament coronaire,
continué à ses deux extrémités par les ligaments triangulaires
droit et gauche; en haut se trouve le ligament suspenseur ou
falciforme.

A côté de ces ligaments, il faut signaler l'adhérence du foie
à la veine cave. Cette veine adhère au diaphragme et au
rachis, et reçoit les gros troncs sushépatiques qui fixent directement le foie à la paroi de ce gros vaisseau.

Le foie est en outre en quelque sorte suspendu par le ligament
ombilical, et est fixé par en bas, à l'estomac et au duodénum
par l'épiploon gastro-hépatique : mais ce ligament ne peut
jouer qu'un rôle secondaire dans la fixité de l'organe. Il faut
encore signaler, en y insistant, le rôle de tous les viscères
abdominaux qui emplissant la cavité abdominale, soutiennent
le foie par en bas, et l'action de la pression négative intrathoracique qui applique la surface convexe du foie à la concavité du diaphragme.

De tous ces moyens de soutien, le dernier ne semble avoir
qu'un rôle assez restreint. Les viscères intra-abdominaux ne
joueraient pas, d'après FAURE, le rôle de coussinet élastique
soutenant le foie, qu'on avait voulu leur attribuer. Le plus
important des moyens de fixation est la veine cave inférieure.
qui, jointe à l'ensemble des ligaments unissant le foie au diaphragme, constitue un appareil extrêmement puissant, capable
de supporter, en moyenne un poids de 35 à 40 kilos. Les expériences de FAURE montrent donc bien de quel côté il faut
chercher les causes de l'hépatoptose et nous expliquent la
rareté relative du foie mobile malgré la fréquence du relâchement de la paroi abdominale qui, les viscères creux intra-
abdominaux étant moins bien soutenus, devrait être une des
principales causes de cette affection si le coussinet formé par

organes était, comme le veut LANDAU, un des principaux moyens de fixité du foie.

Normalement, le foie présente une certaine mobilité physiologique : fixé au diaphragme, il s'abaisse légèrement dans les profondes inspirations, et descend de 1 centimètre à 1 centimètre et demi.

Anatomie pathologique. — Les lésions qu'on a constatées dans le foie mobile portent soit sur les ligaments suspenseurs, soit sur le foie lui-même.

Du côté des ligaments, on a pu noter des anomalies considérables, telles que, dans le cas de LONGUET, cité par FAURE, « le foie n'adhérait aux parois de l'abdomen, et aux organes contenus dans la cavité abdominale que par le ligament suspenseur falciforme, et par une sorte de pédicule, constitué par la veine porte, l'artère hépatique et le canal cholédoque. lequel pédicule, était entouré de toute part par le péritoine unissant le foie au duodénum. Tout l'organe se trouvait tapissé par le péritoine, de telle façon que le ligament coronaire, et les ligaments latéraux n'existaient pas ».

Avec ce cas, un autre de KIRMISSON qui constata l'absence d'un ligament coronaire, et un autre de LANNELONGUE, de Bordeaux, où le ligament suspenseur manquait, sont les seuls dans lesquels on ait constaté l'absence d'une partie de l'appareil ligamenteux.

Dans les rares observations avec autopsie, on a noté avec assez peu de précision l'état des ligaments ; ceux-ci sont d'habitude flasques, allongés. Cet allongement des ligaments est dû à une disposition congénitale, d'après certains auteurs, et MEISSNER parle d'un mésohépar constitué par le ligament coronaire allongé.

DÉLAGENIÈRE a signalé l'hypertrophie et l'aspect œdémateux du ligament suspenseur.

L'état de la veine cave a été noté dans un petit nombre des cas, en particulier par FAURE qui l'a vue — extraordinairement lâche et comme allongée, se laissant écarter, sans peine du plan de la colonne vertébrale ; quand on imprime au foie des mouvements divers, elle les suit sans difficulté, en formant, au niveau de son adhérence hépatique un coude prononcé, grâce auquel elle s'écarte de la colonne lombaire, au point qu'il est facile, en rompant à peine quelques fibres conjonctives, de passer le doigt entre la face postérieure de la veine cave et les vertèbres sous-jacentes.

Dans ce cas, où le foie était très mobile, les ligaments étaient absolument normaux, bien que la surface d'insertion du ligament coronaire sur le foie fût un peu moins large qu'à l'ordinaire.

La situation du foie est très variable : il peut descendre dans l'abdomen jusqu'au niveau du détroit supérieur, et même plonger par une de ses extrémités dans le petit bassin. En même temps, il subit une véritable version qui porte sa face convexe en avant ou à droite, de telle sorte que son grand diamètre devient plus ou moins vertical. On a vu la vésicule occuper la partie supérieure de la tumeur, ou bien comme dans le cas de Kirmisson, celle-ci présenter en avant son bord épais, tandis que son bord antérieur était situé en arrière, dans la concavité du diaphragme. Kirmisson admet que, dans ce cas, il s'agissait d'un foie transposé qui avait subi ultérieurement un mouvement de rotation, le plaçant, avec cette orientation anormale, dans l'hypochondre droit.

Il faut noter que l'on a vu des cas de foies mobiles transposés, dans lesquels le foie était à gauche et la rate à droite Poli, Salomon, Marino, Fraser). Potherat (Th. Duvernoy) a également vu un foie situé à gauche de l'abdomen, sans qu'il y eut transposition d'autres viscères.

Parfois le foie présentait, dans sa situation anormale, des adhérences pariétales ou viscérales qui l'immobilisaient.

On a vu, dans un certain nombre de cas, le foie mobile ne présentant plus ses caractères normaux, déformé, augmenté de volume, congestionné, ce qui peut s'expliquer par des troubles circulatoires dus à l'allongement des vaisseaux ; quelquefois il présentait d'autres lésions et principalement des lésions de lithiase.

Les lésions concomitantes du côté de la cavité abdominale,

sont surtout des ptoses viscérales ; on trouve très fréquemment le rein droit mobile, quelquefois aussi le gauche, de l'entéroptose, de la dilatation de l'estomac, de la mobilité de la rate.

Le foie mobile s'observe surtout chez des femmes présentant un relâchement considérable de la paroi abdominale avec écartement des muscles droits et atonie musculaire telle que la paroi, distendue par les viscères intra-abdominaux, tombe plus ou moins bas sur les cuisses, formant ces « ventres pendants » auxquels LANDAU, faisant jouer le rôle principal dans la fixité du foie au coussinet intestinal, attribue la genèse de l'hépatoptose.

LANGENBUCH signale, comme lésions consécutives, l'ascite, l'anasarque, les hémorrhoïdes, les varices.

Le foie mobile est une affection de l'âge adulte, et plus particulièrement de la femme. On l'observe surtout chez des femmes ayant eu plusieurs enfants : on l'a aussi observé chez l'homme. D'après GLÉNARD, cette affection serait même plus fréquente chez l'homme que chez la femme.

Considérée comme rare, parce qu'on la connaît mal et qu'on ne la recherche pas, elle serait au contraire, d'après le même auteur, assez fréquente, du moins à ses degrés peu accusés.

Dans un certain nombre de cas, on a pu invoquer comme cause l'action de la constriction de la taille, en particulier par le corset ou par des liens trop serrés, sans que des observations bien convaincantes aient été produites. On a invoqué également la cyphose dorso-lombaire produisant des modifications dans la capacité et dans la forme de l'abdomen, les lésions cardiaques, l'emphysème pulmonaire, agissant par l'intermédiaire des troubles circulatoires qui déterminent le relâchement des ligaments et l'augmentation de volume du foie, principalement lorsqu'il s'agit de congestions intermittentes.

On a pu, dans certains cas, incriminer les traumatismes, qu'il s'agisse de chocs, de chutes, d'exercices violents, tels que les sauts, l'équitation, d'efforts, accès de toux répétés (coqueluche, vomissement, constipation) ; LANDAU a incriminé les éternuements dans un cas de fièvre de foin.

Ces causes déterminantes, étant donnée leur banalité, ne peuvent évidemment agir que lorsque des causes prédisposantes rendent moins solide la fixation du foie à la paroi abdominale.

Nous avons vu que dans certains cas on constate des anomalies congénitales de l'appareil ligamenteux (consistant dans l'absence d'une partie de ces ligaments) et permettant d'admettre que, dans certains cas la mobilité hépatique est congénitale, le foie étant, dès le début de la vie extra-utérine, moins bien fixé. Certains auteurs admettent, en outre, une disposition particulière du ligament coronaire formant un mésohepar, susceptible de s'allonger ultérieurement.

Neugebauer admet des anomalies de développement de la veine ombilicale et du ligament qui la contient. D'après cet auteur, si la veine ombilicale et la veine omphalo-mésentérique se réunissent plus tôt que d'habitude, le foie serait en quelque sorte attiré par en bas ; cette disposition serait liée à une situation anormale du duodénum plus rapproché de l'ombilic.

La distension de la paroi abdominale, qu'il s'agisse d'une grossesse, de l'ascite ou d'un amaigrissement rapide, prédispose à l'hépatoptose, d'après les auteurs qui admettent l'importance de l'éventration, par la ptose intestinale consécutive et l'abaissement du coussinet élastique qui soutient le foie par en bas.

D'après les recherches de Landau, dans l'éventration, alors que la partie inférieure du ventre pend, et fait saillie en avant dans la station debout, l'ombilic se déplace peu, ce qui tiendrait à ce fait qu'il est fixé par le ligament de la veine ombilicale. Ce serait donc, en dernière analyse, le foie qui maintiendrait l'ombilic.

Lorsque les ligaments suspenseurs du foie sont insuffisants pour résister à la traction, la glande se déplacerait et deviendrait mobile.

Il faut attacher une grande importance dans la pathogénie de l'hépatoptose aux troubles généraux de la nutrition qui déterminent ces lésions diverses, semblant toutes tenir à un affaiblissement du tissu conjonctif et qui se traduisent par les ptoses viscérales, les hernies, les troubles trophiques des membres inférieurs. L'on peut admettre, avec beaucoup d'auteurs, que l'hépatoptose, comme l'entéro ou la néphroptose, relève de ces causes générales et reconnaît comme condition essentielle de sa production un affaiblissement primitif des ligaments, altérés dans leur résistance et dans leur élasticité. Pour certains auteurs (ALBARRAN), la néphroptose est un stigmate de dégénérescence; il en serait de même de l'hépatoptose.

Symptômes. — Les symptômes du foie mobile sont très variables. Le début est quelquefois brusque : on a vu l'affection se révéler tout à coup, à la suite d'un choc, d'une chute, d'un effort violent, par une sensation soudaine de déchirure (foie décroché) du côté de l'hypocondre droit, accompagnée de troubles généraux divers, malaise, syncope, dypsnée s'accentuant sous l'influence du changement de position, des mouvements du malade, et amenant à examiner l'abdomen au niveau duquel on constate facilement, si le déplacement est un peu accentué, les caractères objectifs de l'hépatoptose.

Mais le plus souvent le déplacement est lent, graduel, et ce n'est qu'après une longue période de troubles variés que le diagnostic est affirmé par la constatation du déplacement et de la mobilité hépatique.

Ces troubles fonctionnels sont d'ailleurs quelquefois nuls, et c'est à l'occasion d'un examen motivé par des phénomènes indépendants de l'hépatoptose qu'on est amené à constater celle-ci.

La plupart des malades accusent une sensation de pesanteur et de plénitude, de traction dans la station debout, avec des douleurs irradiées du côté du dos, du cou et des épaules, quelquefois vers le sacrum. Ces douleurs ne se manifestent quelquefois qu'à l'occasion de mouvements violents, d'efforts, de troubles digestifs, de constipation. Quelques malades ne peuvent plus supporter la pression du corset. Certains phénomènes reconnaissent pour cause un retentissement de l'affection sur les organes avoisinants. On peut voir de véritables coliques hépatiques sans lithiase, dues à l'allongement ou à la coudure des voies biliaires extra-hépatiques, accompagnées de vomissements, d'ictère léger et passager, et sans doute comparables de tout point aux crises douloureuses du rein mobile. On n'a pourtant point signalé de syndrome analogue à celui de l'hydronéphrose intermittente. On a vu également se produire des phénomènes de dilatation de l'estomac, par suite de coudures du duodénum et des coliques intestinales par compression ou déviation de l'intestin.

L'ascite, l'anasarque, les hémorrhoïdes, les varices ont été observées et s'expliquent facilement par les modifications de direction, les coudures, même les compressions de la veine porte ou de la veine cave.

A côté de ces troubles dépendant directement du foie mobile, on en observe d'autres liés à l'état dystrophique général, aux autres ptoses viscérales, à l'état neurasthénique du sujet. Il y a des troubles respiratoires chez certains malades, de l'emphysème, de l'essoufflement ; il est inutile d'insister sur les troubles gynécologiques, leucorrhée, ménorrhagies, douleurs liés aux déviations utérines, sur l'entérite muco-membraneuse, les troubles dépendant du rein mobile.

Certains malades ont des sensations de malaise général, de la céphalagie, des vertiges, des palpitations, des troubles visuels et beaucoup présentent les phénomènes de la neurasthénie la plus caractérisée, ou même des manifestations d'hystérie franche ; leur état, d'ailleurs, est souvent accentué par les fatigues, tandis que le repos dans le décubitus amène plus ou moins rapidement une diminution ou même une disparition de tous ces symptômes.

Les troubles liés à l'hépatoptose elle-même font partie d'une si nombreuse association pathologique que seuls les signes objectifs présentent quelque netteté.

On trouve souvent, à l'examen du ventre, les signes d'un prolapsus génito-viscéral plus ou moins accentué : le ventre est pendant dans la station debout, couvert de vergetures. Lorsque le malade contracte ses muscles abdominaux on constate, principalement dans la région sus-ombilicale, un écartement quelquefois énorme des muscles droits. L'ombilic est souvent, d'après GLÉNARD, enfoncé par en bas, formant une sorte d'entonnoir dont la base est tournée en avant et en haut, ce qui tiendrait aux tractions que la veine ombilicale exerce sur l'anneau. La paroi abdominale présente quelquefois une circulation veineuse sous-cutanée qui, avec l'ascite, l'œdème malléolaire, témoigne de la gêne apportée au retour du sang veineux par la veine cave inférieure.

A la palpation on sent dans l'abdomen une tumeur volumineuse dont il est impossible de décrire la situation, car elle varie avec chaque malade, avec la position que celui-ci occupe, et même au cours de l'examen, les pressions déterminant parfois avec la plus grande facilité des déplacements et même la réduction complète du foie.

La mobilité de la tumeur est, avec sa forme, un des principaux éléments du diagnostic. Lorsqu'on pourra sentir le bord tranchant du foie, avec son incisure interlobaire, sa consistance ferme : que l'on constatera d'autre part, par la percussion, l'absence de la matité hépatique normale, quelles que soient les limites de la tumeur, on songera immédiatement au foie mobile.

L'exploration est le plus souvent bien supportée par le malade, mais il arrive que la palpation détermine des douleurs très vives.

Il est inutile d'insister sur les complications et sur la marche de l'hépatoptose. Un foie déplacé peut être atteint de lésions diverses. D'autre part, par le seul fait de son déplacement, il peut déterminer des phénomènes de compression variés qui peuvent être le point de départ de diverses complications.

Le diagnostic de foie mobile s'impose dans les cas où la symptomatologie présente dans toute leur netteté les principaux caractères objectifs : absence de la matité hépatique normale, présence dans l'abdomen, d'une tumeur mobile ayant la forme du foie, reconnaissable à sa consistance, à son volume, à son bord tranchant, etc.

On ne confondra pas avec l'hépatoptose totale un foie augmenté de volume par cirrhose, cancer, kyste hydatique : la percussion montrera que la matité hépatique atteint en haut sa limite normale. Dans les cas douteux la phonendoscopie est un précieux moyen d'investigation auquel il ne faut pas négliger de recourir.

Les lobes flottants du foie se distinguent encore plus facilement de l'hépatoptose totale, de même que les tumeurs de la vésicule ou les kystes hydatiques pédiculés de la face inférieure du foie, par la constatation de la situation normale de la glande à la face inférieure de laquelle la tumeur se trouve rattachée d'une façon plus ou moins nette.

Pas plus qu'un foie augmenté de volume, un foie déplacé par en bas ne pourra être confondu avec un foie mobile. Dans ces déplacements, qu'ils soient dus à un épanchement pleural ou à une collection sous-phrénique, la percussion révélant la continuité par en haut de la matité hépatique avec une zone mate occupant les limites de sa loge d'une part, l'absence de mobilité de la tumeur d'autre part, seront suffisamment caractéristiques.

Il semble théoriquement que les déplacements du rein, de la rate, que les tumeurs de l'épiploon ou d'autres tumeurs intra-abdominales puissent être facilement distinguées de l'hépatoptose. Et pourtant des erreurs ont été fréquemment commises ; elles sont particulièrement admissibles lorsque le foie déplacé a été immobilisé par des adhérences. Dans son cas, RICHELOT crut à l'existence d'une typhlite tuberculeuse, et reconnut au cours de l'intervention qu'il s'agissait d'un foie fixé dans la fosse iliaque par des adhérences. LANELONGUE (de Bordeaux) avait diagnostiqué dans un cas une tumeur de l'épiploon. CROLY opéra, non sans peine, une tumeur qu'il croyait être un kyste de l'ovaire : il s'agissait d'un foie déplacé et adhérent. Le diagnostic peut être d'ailleurs rendu très difficile par la coexistence d'une autre tumeur ; la fréquence des déplacements viscéraux concomitants doit toujours faire songer à la simultanéité possible de l'hépatoptose et de la néphroptose.

La nature de la tumeur ayant été reconnue, il est important de préciser le diagnostic ; lorsque le foie n'est pas immobilisé par des adhérences, il est facile de lui faire réintégrer sa situation normale dans le décubitus dorsal; il est facile, d'autre part, de modifier sa situation par des pressions en différents sens. Au contraire un foie déplacé et adhérent ne présente qu'une réductibilité limitée; quoi que l'on fasse, on n'arrivera pas à faire reprendre à la matité hépatique ses limites normales.

Traitement. — Le traitement du foie mobile a pour but soit de remédier aux troubles de nutrition qui ont pour conséquence l'hépatoptose, soit de maintenir le foie, après réduction, dans sa situation normale.

Les moyens thérapeutiques qui répondent à la première indication sont d'ordre médical, mais ne doivent pas être négligés pour cela. On s'efforcera par conséquent de remonter l'état général du malade, en même temps que l'on remédiera, dans la mesure du possible, aux troubles qu'il présente du côté des différents appareils, par une médication appropriée. Il est inutile d'insister sur le régime spécial qu'il faudra prescrire aux dyspeptiques avec dilatation de l'estomac, sur le traitement de l'entérocolite, de la neurasthénie, etc.

GLÉNARD, considérant le foie mobile comme une manifestation d'une maladie de la nutrition, liée principalement à un fonctionnement chimique défectueux du foie, voit, dans les lésions histologiques de cet organe lui-même, une des causes de l'hépatoptose. Nous avons vu, d'autre part, qu'elle s'accompagne fréquemment du syndrome de la colique hépatique et d'ictère passager. Aussi peut-on admettre avec TERRIER et AUVRAY, que le traitement hydro-minéral, les cures à Vichy, en particulier, puissent donner de bons résultats.

Le traitement chirurgical cherche à empêcher la mobilité hépatique, et à maintenir en place le foie, réintégré dans sa situation normale.

Mais avant d'étudier les moyens dont nous disposons, signalons pour mémoire une méthode que LANGEBUCH propose en quelque sorte à titre prophylactique : c'est la section de la faux de la veine ombilicale; cet auteur se base sur des considérations théoriques, tirées des constatations de Landau, pour admettre que chez les sujets présentant une prédisposition aux ventres pendants, on pourrait éviter une ptose hépatique en pratiquant la section de ce ligament.

Si l'affaiblissement de la paroi abdominale n'est pas le principal facteur de la production de l'hépatoptose, il joue néanmoins un rôle important; les ligaments du foie étant affaiblis et relâchés, une paroi normale, maintenant en place les autres viscères abdominaux, pourrait jusqu'à un certain point, suppléer à l'insuffisance de moyens de fixation directs. Nous ne possédons pas de documents probants au sujet de l'action des moyens thérapeutiques susceptibles de rendre à la paroi sa tonicité; néanmoins, l'heureuse action de l'électrisation et du massage dans la chute d'autres organes, doivent faire admettre leur action dans le traitement, tout au moins palliatif, de l'hépatoptose.

Comme pour les autres ptoses viscérales de l'abdomen, on a utilisé dans l'hépatoptose l'action des bandages. Ceux-ci peuvent consister soit en bandages spéciaux, soit en simples ceintures abdominales bien faites, agissant indirectement sur le foie, en soutenant la paroi abdominale. Dans un cas d'hépatoptose avec entéro et néphroptose double, Potherat fit faire à la malade une sorte de maillot en tissu élastique très serré, prenant le ventre et la partie inférieure du thorax, lacé en avant et fixé en bas par des sous-cuisses (Duvernoy). On a pu retirer du port de ces appareils simples de très bons résultats. Terrier et Auvray conseillent d'insinuer sous la ceinture un tampon de ouate agissant plus directement sur le foie.

On a prescrit des bandages avec pelotes, soutenant directement la glande; mais l'emploi de ces bandages est fréquemment rendu impossible par la sensibilité du foie à la pression; bien supportés par les malades qui ne souffrent pas de leur foie mobile, ils seront, le plus souvent, intolérables dans les cas où le foie a le plus besoin d'être soutenu.

Aussi sera-t-on souvent amené, à l'heure actuelle, à songer à un traitement plus actif; ce traitement est l'hépatopexie, aussi rationnelle dans son principe que la néphropexie, mais évidemment d'une réalisation beaucoup plus difficile, étant donnés le volume et le poids de la glande hépatique.

Cette opération a été pratiquée, pour la première fois en France, par GÉRARD-MARCHANT, en 1891; depuis TERRIER et AUVRAY, PANTALONI ont pu en réunir une vingtaine d'observations.

TERRIER et AUVRAY reconnaissent trois procédés principaux : 1° l'hépatopexie simple ou typique; 2° l'hépatopexie par formation d'une cloison séreuse artificielle, 3° l'hépatopéxie avec laparoptastie. (Comme le fait justement remarquer PANTALONI, les deux derniers procédés ne constituent pas, à proprement parler de véritables hépatopéxies.)

Dans l'hépatopéxie proprement dite, on cherche à fixer le foie à la paroi abdominale, après l'avoir réduit. C'est ce procédé qu'employa GÉRARD-MARCHANT. Après la laparotomie médiane sur le bord externe du muscle droit, ou parallèle au rebord costal, on réduit le foie dans sa situation normale; dans quelques cas, il faut commencer par libérer des adhérences, unissant la glande soit aux parois de l'abdomen, soit aux organes voisins. Pour rendre plus facile la production des adhérences qui devront immobiliser ultérieurement le foie, on a proposé de dénuder une partie de sa surface de son revêtement péritonéal (FAURE). Dans le même but on a cautérisé au fer rouge la surface du foie, on a labouré sa surface avec la pointe d'une aiguille. LANGENBUCH conseille de toucher les surfaces à acoller avec un tampon imbibé de chloroforme, après les avoir exposées à la chaleur rayonnante du thermocautère, sans contact de l'instrument.

La fixation est faite au moyen de gros fils de soie ou de catgut, placés en nombre variable et noués ensuite à la paroi abdominale. Les fils sont passés soit à travers toute l'épaisseur du foie, soit dans une étendue plus ou moins grande de sa face convexe, et l'on peut, suivant les procédés employés, distinguer d'après PANTALONI l'hépatopéxie marginale avec transfixion complète (GÉRARD-MARCHANT), l'hépatopéxie marginale avec transfixion partielle (FAURE et DEFONTAINE), l'hépatopexie totale avec transfixion partielle (DELAGENIÈRE), enfin l'hépatopexie totale avec transfixion complète (Bobrow, Legueu). Ces procédés se définissent par leur titre : dans l'hépatopexie totale la fixation porte sur toute la face convexe, ou du moins sur une grande étendue de celle-ci, tandis que dans l'hépatopexie marginale on ne cherche qu'à fixer le bord antérieur.

La transfixion partielle consiste à placer les fils, en prenant seulement une partie de la face convexe, tandis que dans l'hépatopexie avec transfixion complète, les fils traversent toute l'épaisseur du foie d'une face à l'autre.

Dans ces différents procédés, la fixation se fait soit à la paroi abdominale latérale, péritoine et muscles, soit autour ou à travers les côtes ou les cartilages costaux. Péan dans son procédé passait les fils à travers les muscles et le périoste des côtes inférieures.

Dans l'hépatopexie par formation d'une cloison séreuse artificielle, ou péritonéoplastie sous-hépatique (Péan) on cherche à former, sous le foie remis en place, une cloison transversale qui le soutient, formant le plancher d'une loge dont le plafond est représenté par le diaphragme. Péan a cru atteindre ce but soit en pinçant le péritoine pariétal postérieur, et en formant avec lui un pli amené au contact du péritoine antérieur, soit en incisant le péritoine postérieur et en mobilisant les deux lambeaux séreux suturés séparément.

L'hépatopexie avec laparoplastie, ou reconstitution de la paroi abdominale par la laparectomie (procédé de Depage) est une méthode de fixation indirecte agissant par l'intermédiaire des ligaments hépatiques que l'on raccourcit en même temps que l'on cherche à remédier au relâchement de la paroi abdominale. Il y a donc dans l'opération deux temps combinés de la façon suivante : on resèque un lambeau de la paroi, limité en haut par une ligne transversale réunissant les extrémités antérieures des cinquièmes côtes. Cette ligne forme le grand côté d'un trapèze, dont le petit côté passe par l'ombilic et dont les côtés latéraux ont une longueur égale à la moitié de la première incision. Des extrémités inférieures des deux incisions latérales partent deux incisions courbes qui forment les trois quarts inférieurs d'un losange terminé par une pointe inférieure.

Le lambeau cutané étant disséqué, on resèque les plans aponévrotiques et le péritoine jusqu'aux bords des muscles droits, comme dans la cure des éventrations. On attire la faux de la veine ombilicale, l'extrémité inférieure du ligament suspenseur et on les fixe dans l'angle supérieur de la plaie abdominale, en les raccourcissant fortement. Puis on suture la paroi plan par plan.

Depage fait ainsi jusqu'à sept plans de suture. La suture cutanée, une fois terminée, représente un T dont le côté horizontal est supérieur.

Les suites de ces opérations sont généralement bénignes. Sur plus de 25 cas réunis par Pantaloni, on ne trouve que 3 décès dus à l'infection. En dehors de ce danger, l'opération ne présente aucune gravité si les sutures hépatiques sont placées de façon à ne pas couper le tissu du foie et à ne pas déterminer d'hémorragie.

Plusieurs auteurs ont noté le maintien de la guérison ; mais ces opérations ne sont pas encore suffisamment entrées dans la pratique pour qu'on puisse porter sur elles un jugement définitif.

Leurs indications sont assez faciles à préciser d'une façon générale ; à l'heure actuelle, on doit, les tenter lorsque l'hépatoptose semble, par elle-même, déterminer des troubles fonctionnels de quelque importance, contre lesquels les moyens orthopédiques sont impuissants, et lorsque l'état général du malade permet de tenter une opération sur l'abdomen.

On s'adressera, de préférence, nous semble-t-il, à l'opération de Depage lorsque à l'hépatoptose sera associé un affaiblissement considérable de la paroi ; le procédé de Péan n'a été exécuté, à notre connaissance, que par son auteur, et l'on peut se demander si la cloison séreuse qu'il a pour but d'établir au-dessous du foie est vraiment capable de maintenir en place un organe aussi pesant. Aussi la fixation directe du foie à la paroi, sur une étendue plus ou moins grande, suivant le degré de mobilité, nous semble-t-elle offrir des garanties bien plus sérieuses de succès.

BIBLIOGRAPHIE

Blanc. Observation d'hépatopéxie pour hépatoptose totale. *Loire méd.* Saint-Étienne, XVI, 317-323, 1897.

Couturier. Contribution à l'étude de l'hépathopéxie. Th. de Doct. Bordeaux, n° 98, 1893.

Delagénière. Cirrhose du foie et hépatoptose. Hepatopéxie et cholécystotomie. Guérison. *Arch. Prov. de Chir.* Paris. VI, 310-316, 1897.

Depage. De l'intervention chirurgicale dans la splanchnoptose. *Ann. Soc. belge de Chirurgie.* Bruxelles, 1893.

Desguin. Foie mobile ; laparotomie. *Ann. Soc. de méd.* Anvers, LIV. 205, 1892.

Duvernoy. Le foie mobile. Th. de Doctorat. Paris. n° 484, 1898.

Faure. L'appareil suspenseur du foie ; hépatoptose et hépatopexie. Paris. Thèse de Doct., n° 124. 1892.

Franke. Zur Technik der Hepatopexie. *Centlbl. für Chir.* Leipzig, XXIII, 775-779, 1896.

Gérard-Marchant. Un cas de foie flottant et de rein mobile. *Gaz. d. Hôp.* Paris, 1891, LXIV, 878 et *Bull. de l'Acad. de méd.*, 1891.

Glénard. De l'entéroptose. *Lyon médical*, 1885.

Glénard. De la palpation du foie et du foie mobile. *Rev. de mal. de la nutrition.* Paris, IV, 449-471, 1896-97.

Jones (H.-M). Precurrent hœmatemesis due to complete hepatoptosis discovered by laparotomy. *Med. Press, a. Circ.* London, n. s., LXV, 507, 1898.

Kirmisson (E.). Singulière anomalie du foie, qu'on pourrait appeler double déplacement par interversion et rotation autour d'un axe vertical. *Progrès méd.* Paris, VIII, 720, 1880.

Landau. Ueber Dislocation der Leber. *Deut. med. Wochensch.* Berlin, XI, 754-756. 1885.

Lannelongue. Hépatoptose totale ; foie cirrhotique ; hépatopexie. *Gaz. hebd. des Sc. méd. de Bordeaux*, XVI, 411, 1895.

Lannelongue et Faguet. Hépatoptose totale ; foie cirrhotique, hépatopexie. *Ass. franc. p. l'avanct. d. Sc.*, 1895. Bordeaux, 24° session. Paris. 809-810, 1896.

Lennander. Foie mobile et cholécystite calculeuse ; cholécystotomie et hépatopexie. *Gaz. d. Hôp.* Paris, LXXIII, 545 546. 1900.

Longuet. Absence congénitale des ligaments du foie. *Bull. Soc. Anat.* Paris, 186, 1874.

Massé (P. Robin). Du traitement chirurgical de l'hépatoptose totale (procédé de Péan). Th. de Doct. Paris, n° 439, 1898.

Meissner. Die wandernde Leber in ihren Beziehungen zur Schwangerschaft, Geburt u. Wochenbett. *Schmidt's Jahrbüch.* Leipzig, 107-114, 1869.

Pantaloni. Hépatopexie, in *Chirurgie du foie et des voies biliaires.* Paris, 194-210, 1899.

Pean. La luxation du foie et du rein. Son traitement par un procédé spécial (nephropexie et hépatopexie simultanees). *10e Congrès français de Chirurgie.* Proc. Verb., etc. Paris, 490-498, 1896.

Peters (G.-S.). A case of displaced liver diagnosticated and ope rated on as a case of hydromphrosis, displacement of all the abdominal viscera. *Med. Gaz.* New-York, 412-414, 1882.

Potherat. Obs. in Duvernoy. Th. de Doct. Paris, n° 484, 1898.

Ramsay (F.-W.). Fixation of liver and both Kidneys in a case of Glenard's disease. *Brit. M. J.* London, 1, 1152, 1897.

Richelot (L.-G.). Fixation du foie déplacé. *France méd.* Paris, 1893. XL, 449 et *Union méd.* Paris, 3e s., LVI, 169-172, 1893.

Terrier et Auvray. Le foie mobile et son traitement chirurgical. I. Foie totalement mobile (hépatoptose totale). II. Foie partiellement mobile : lobes flottants (hépatoptose partielle). *Rev. de Chir.* Paris, 621-645, 729-756, 1897.

X

LA LITHIASE BILIAIRE

De toutes les affections du foie, la lithiase est devenue pour le chirurgien la source des indications les plus fréquentes et les plus utiles.

Attaquant d'abord les voies biliaires accessoires, plus accessibles, la chirurgie n'a laissé inexplorée, depuis la mise en œuvre de l'antisepsie, aucune des portions profondes de l'arbre biliaire, depuis ses branches jusqu'à son tronc terminal, le cholédoque.

Si les premières tentatives datent déjà de loin, ce n'est vraiment que depuis une vingtaine d'années que la chirurgie des voies biliaires a pris une extension remarquable sous l'impulsion des travaux de Sims, Lawson Tait, Langenbuch, Courvoisier, Riedel, Kehr, Terrier, etc.

Jean-Louis Petit, avec son intuition géniale, avait déjà tracé les règles premières du traitement de la lithiase.

Dans les *Mémoires de l'Académie royale de chirurgie* et, plus tard, dans le recueil posthume de ses œuvres, nous trouvons sous le titre de « Remarques sur les tumeurs formées par la bile retenue dans la vésicule du fiel et qu'on a souvent prises pour des abcès du foie » toute une série d'observations de cholécystites calculeuses, de tumeurs biliaires. « Si, dit-il, l'on peut connaître l'adhérence de la vésicule du fiel avec le péritoine, on pourra ouvrir sans danger les tumeurs qui se présentent en cette partie et alors on enrichira la chirurgie de deux nouvelles opérations. » Il veut parler de la ponction et de l'incision de la vésicule avec extraction des pierres, s'il y en a; en un mot de la cholécystotomie.

Si pendant le xviii° et les premiers trois quarts du xix° siècle, la chirurgie des voies biliaires n'a guère progressé, il ne faut cependant pas oublier quelques noms, tels que ceux de MORAND (1756), d'HERLIN (1767), qui montrent la possibilité de la cholécystectomie; de RICHTER, qui propose de créer des adhérences entre la vésicule et la paroi en y enfonçant et laissant en place un gros trois-quart; celui de CAMPAIGNAC (1827) qui fait de remarquables expériences; mais surtout le nom de THUDICUM (1859).

Jusqu'à cette dernière date, sous l'influence des travaux de FAUCONNEAU-DUFRESNE (1847), c'est avec les caustiques qu'on conseille d'ouvrir les tumeurs biliaires, cherchant ainsi à provoquer d'abord des adhérences avec le péritoine péritonéal. THUDICUM, le premier, pose les indications et propose une technique déjà analogue à celle adoptée de nos jours.

Il décrit la cholécystotomie en deux temps : le premier consistant à suturer la vésicule biliaire à la paroi; le second, à l'inciser pour en extraire les calculs.

Toutefois, ce n'est qu'en 1867 que l'américain BOBBS, à Indianapolis, fait la cholécystotomie en un temps, sans se douter de la nature de la tumeur avant l'ouverture du ventre.

La chirurgie des voies biliaires ne pouvait prendre son essor qu'avec la découverte de l'antisepsie.

C'est en 1878 que MARION SIMS propose et exécute de parti pris la première cholécystotomie, à laquelle il donna son nom. L'opéré mourut. C'était néanmoins un bon point pour la méthode listérienne, l'autopsie ayant démontré l'absence de péritonite.

C'est encore en 1878 que KOCHER pratiqua l'incision d'un énorme empyème de la vésicule avec succès, après avoir provoqué des adhérences par le tamponnement à la gaze de Lister.

En 1879, viennent les faits publiés par KEEN et LAWSON TAIT.

KÖNIG, reprenant en 1882 le plan opératoire dressé par THUDICUM, exécute le premier la cholécystostomie en deux temps, suturant dans un premier temps la vésicule à la paroi, l'ouvrant dans le second.

En 1882, LANGENBUCH, se basant sur l'expérimentation et le raisonnement, propose l'extirpation totale de la vésicule biliaire, sous le nom de cholécystectomie, en lui donnant comme indications l'hydropisie et l'empyème par obstruction du canal cystique, la tumeur calculeuse et la cholélithiase rebelle. L'occlusion complète du cholédoque en est une contre-indication formelle.

La même année, Von WINIWARTER, dans un cas d'obstruction du canal cholédoque, après avoir pratiqué la cholécystotomie, a l'idée de rétablir le cours normal de la bile en créant une fistule entre l'intestin et la vésicule biliaire ; il créa la cholécystentérostomie.

Jusqu'ici c'est sur les voies biliaires accessibles que le chirurgien intervient ; la chirurgie des voies biliaires profondes hépatique et cholédoque ne date que de quelques années plus tard. LANGENBUCH paraît en avoir eu le premier la conception.

KÜMMEL a fait la première cholédocotomie combinée avec une cholécystectomie, le 9 février 1884.

K. THORNTON a fait la première opération simple le 9 mai 1889. Depuis, elles se sont succédé en s'améliorant constamment comme statistique, et tout récemment H. KEHR, l'un des chirurgiens ayant le matériel le plus imposant d'affections des voies biliaires pouvait réunir à lui seul 46 cholédocotomies avec 4 morts.

L'hépaticotomie a été pratiquée par KOCHER, le 8 novembre 1889. Il est vrai qu'il ne l'avait pas entreprise avec un diagnostic précis ; une fois arrivé sur le canal hépatique considérablement dilaté, il crut se trouver sur la vésicule et l'incisa. L'opéré succomba après un épanchement considérable de bile dans le ventre et une seconde laparotomie.

C'est par milliers qu'on peut, sans crainte, chiffrer les interventions sur les voies biliaires alors qu'il y a vingt ans à peine tout était presque nouveau dans ce domaine.

Parmi les promoteurs de ce grand mouvement, nous devons de toute justice citer, en Allemagne, LANGENBUCH, RIEDEL et surtout Kehr; en Angleterre, M. Sims et Tait ; en France, Terrier.

Tout récemment, la chirurgie du foie vient encore, outre tous les traités et monographies, de s'enrichir d'une œuvre de médecine opératoire pure, par Pantaloni, où celle des voies biliaires est complètement traitée, sans compter les excellentes monographies de Langenbuch, de Segond, de J.-L. Faure.

Langenbuch. *Deutsche Chirurgie. Chirurgie der Leber, Gallenblase und Gallenwegen.* II *Theil.* 1897.

P. Segond. *Traité de Chirurgie* (Duplay et Reclus). Tome VI. *Maladies chirurgicales des voies biliaires.* 2 Édit. 1899.

J.-L. Faure. *Traité de chirurgie clinique et opératoire* (Delbet et Ledentu). Tome VIII. *Maladies chirurgicales des voies biliaires,* 1899.

Pantaloni. *Chirurgie du foie et des voies biliaires.* Institut biblio graphique, 1899.

ÉTUDE CHIRURGICALE DE LA LITHIASE BILIAIRE

La chirurgie n'a à intervenir dans la lithiase biliaire que lorsqu'elle est irrégulière, quand elle se complique.

C'est aux traités de médecine qu'incombe l'étude de la lithiase biliaire régulière se traduisant par la formation et l'élimination naturelle des concrétions formées, avec accès de coliques hépatiques plus ou moins fréquentes.

Nous étudierons dans cette partie déjà assez étendue les irrégularités, les complications qui nécessitent l'intervention chirurgicale.

Toutefois, nous pensons qu'il est bon, au point de vue de l'ensemble de la question, de donner ici quelques notions sur les calculs biliaires, sur leur pathogénie telle que la démontrent les travaux les plus récents pour aborder ensuite l'affection calculeuse de la vésicule et des grands conduits excréteurs du foie, cystique, hépatique et cholédoque.

DES CALCULS BILIAIRES

Courvoisier s'est livré à de nombreuses recherches, après bien d'autres déjà, mais cela surtout dans un but chirurgical.

Les calculs sont de couleur, de forme, de dimensions, de nombre, de consistance, de composition chimique variables.

La couleur des calculs biliaires est très variable; lorsqu'on les retire, ils sont généralement noir-jaune, jaune-verdâtre ou encore blancs; tantôt ils sont comme vernis et translucides, tantôt tout à fait opaques; nous venons d'en extraire un qui était d'un beau vert de pistache et constitué par de la biliverdine pure sous forme d'une pâte, d'une gangue englobant une multitude de petits graviers ne dépassant pas le volume d'une grosse tête d'épingle et jaunes. Lorsque les calculs se dessèchent, la couleur primitive s'altère assez souvent, le luisant disparaît, et presque toujours, elle devient plus foncée.

La forme des calculs est très souvent en relation avec leurs dimensions et leur nombre. Lorsqu'il y a peu de calculs dans une vésicule par exemple; pour les prendre dans leur lieu d'élection, ils sont généralement de forme régulière sphérique ou ovoïde ou encore polyédrique tirant vers la sphère ; lorsqu'ils sont nombreux, agglomérés, ils ont la forme polyédrique à facettes ; on peut hardiment affirmer qu'un calcul à facettes est ou a été accompagné de plusieurs autres calculs; cela n'est pas d'une

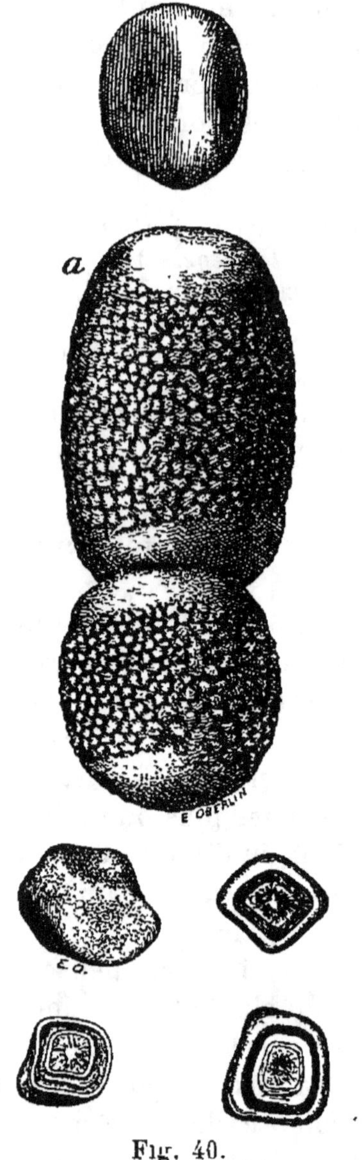

Fig. 40.

Types de calculs biliaires.
(Lancereaux.)

maigre importance dans les opérations sur les voies biliaires
(fig. 40).

Certains calculs biliaires ont une forme absolument irrégulière, une surface hérissée d'aspérités comme celles des
calculs muraux de la vessie.

Lorsqu'on examine les calculs trouvés à plusieurs dans une

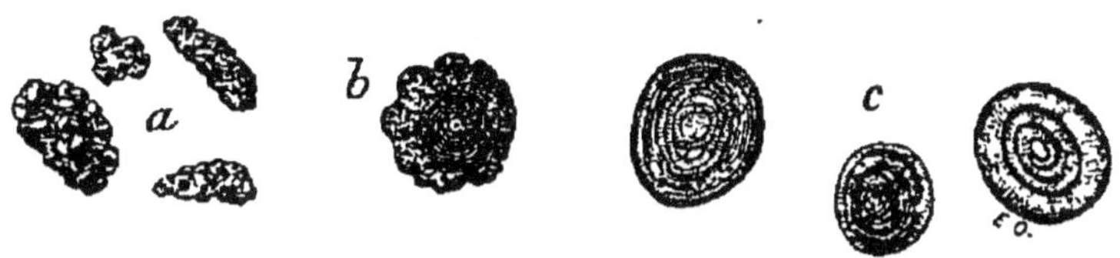

Fig. 41.

Calculs formés de pigments biliaires. (LANCEREAUX.)

même vésicule, on constate qu'ils sont à peu près toujours
construits sur le même type; ils sont tous certainement du
même âge et, dans la grande majorité des cas, paraissent le
résultat d'un processus passager et unique.

Lorsqu'il s'agit de gravelle, de boue biliaire, il est impossible
d'assigner une forme quelconque aux multiples concrétions
qui constituent gravelle et boue. Nous voyons assez souvent de
la boue s'évacuer après des rétentions biliaires prolongées par
oblitération du canal cholédoque.

Au point de vue du volume, COURVOISIER a trouvé que dans les
deux tiers des cas, les calculs ont le volume de pois ou de
haricots; douze fois seulement sur cent ils atteignent le volume
d'un œuf de pigeon, d'une grosse noix.

Tout à fait exceptionnel est le calcul qu'a décrit MECKEL, qui
avait quinze centimètres de longueur sur treize centimètres de
circonférence.

Lorsque les calculs sont volumineux, ils peuvent à eux seuls
remplir presque la vésicule, car c'est là qu'on les trouve
surtout, quoiqu'on en ait aussi trouvé au niveau du cholédoque : ou bien alors il existe autour d'eux un espace rempli
par un liquide ressemblant encore de loin à la bile ou un
liquide pathologique, ou la paroi vésiculaire l'embrasse inti-

mement en se moulant sur lui. Nous avons fait la cholécystectomie pour une vésicule atteinte de cholécystite chronique et
contenant dans son intérieur deux énormes calculs dont on
sentait les frottements l'un contre l'autre. La vésicule, une fois
desséchée, pesait encore 42 grammes ; elle était comme injectée.
Chacun des deux cholélithes avait bien le volume d'un petit
œuf de poule.

Il peut y avoir, en même temps que de volumineux calculs,
des calculs plus petits. Il n'y a là aucune règle, et en même
temps qu'eux des graviers et de la boue.

En tout cas, le nombre est en raison inverse du volume des
cholélithes.

Nous transcrivons ici, d'après Langenbuch, les chiffres qui
ont été donnés par certains auteurs.

Frerichs, chez une femme de 61 ans, en a trouvé.	1 950
Dupanloup, chez une femme de 94 ans	2 011
Morgagni en avait déjà compté.	3 000
Hoffmann	3 646
Langenbuch.	4 000
Naunyn	5 000
Ootto, dans sa collection, en a compté dans un cas	7 802

Ce sont là des nombres extrêmes, vraies trouvailles exceptionnelles.

Par contre, on trouve assez souvent de cinq à dix calculs
dans une vésicule.

La consistance des calculs biliaires est très variable. Tantôt,
ils sont constitués par une pâte molle comme de la cire : généralement plus durs, ils se laissent néanmoins facilement
écraser ; ce n'est que rarement qu'ils sont assez durs pour
résister à l'écrasement des doigts, au moins quand ils sont à
l'état frais : car séchés, ils durcissent.

Les calculs durs sont l'exception ; les calculs mous sont la
règle. Cette mollesse, cette friabilité expliquent comment un
grand nombre de calculs biliaires passent inaperçus, réduits
qu'ils sont en bouillie dans leur passage à travers l'intestin,
quand la migration est normale.

Quand on fait une section de calcul biliaire, on le trouve constitué par une masse uniforme ou bien par des couches successives superposées, stratifiées, ayant souvent comme

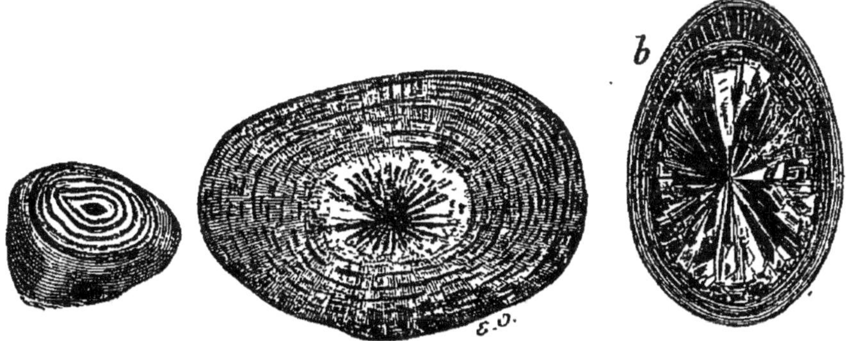

Fig. 42.
Calcul biliaire. Couches successives autour d'un noyau.
Coupe de calculs. (Lancereaux.)

centre un noyau (fig. 42). Assez fréquemment, le centre est plus mou, quelquefois renferme une masse de liquide.

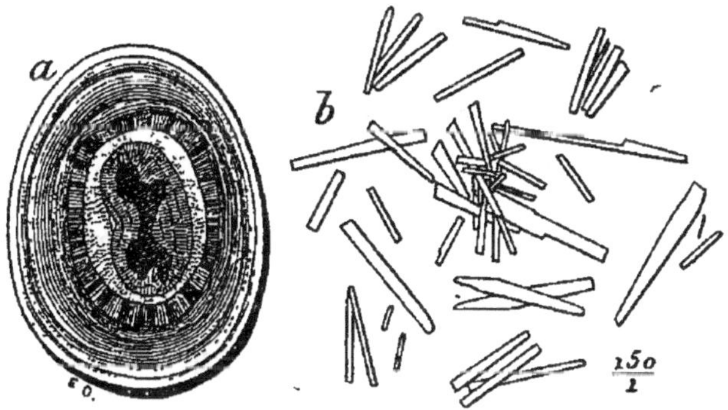

Fig. 43.
Calcul de cholate de chaux. Cavité centrale. Aiguilles de cholate de chaux. (Lancereaux.)

Le noyau est souvent constitué, à l'examen microscopique par du mucus et des cellules épithéliales de la vésicule plus ou moins ratatinées. On y trouve aussi des microbes et en particulier le colibacille.

Charcot, dans ses admirables leçons sur la lithiase biliaire, avait déjà pensé qu'il était vraisemblable que les amas épithéliaux et les grumeaux de mucus concret jouent quelquefois le rôle de centre de formation des calculs biliaires. « Et l'on comprend par là que le catarrhe des voies biliaires et en particulier celui de la vésicule puisse contribuer d'une façon plus ou moins directe au développement de la lithiase biliaire. »

Certains calculs ont un noyau très nettement formé par un corps étranger, amas de globules de sang, distome, fragment de lombric, œuf de distome hœmatobia, petit fragment d'aiguille, petite boule de mercure chez un syphilitique, nœud de fil de soie tombé dans la vésicule après cystostomie (Kehr). Fuchs et Frerichs auraient trouvé un calcul développé autour d'un noyau de prune.

La partie moyenne du calcul est souvent formée de stries radiées de cholestérine mélangée ou non de matières colorantes ; les stratifications s'observent surtout quand on a affaire à des calculs volumineux et anciens.

L'écorce même du calcul, quand elle existe, est d'épaisseur variable ; elle est formée assez souvent de sels calcaires et de pigments biliaires.

Comme composition chimique, c'est la cholestérine qui domine de beaucoup ; les calculs de cholestérine pure sont fréquents (fig. 44) ; les calculs formés de cholestérine pure mélangée de bilirubinate de chaux sont nombreux aussi ; la cholestérine et les pigments entrent en proportion variable dans la composition des calculs.

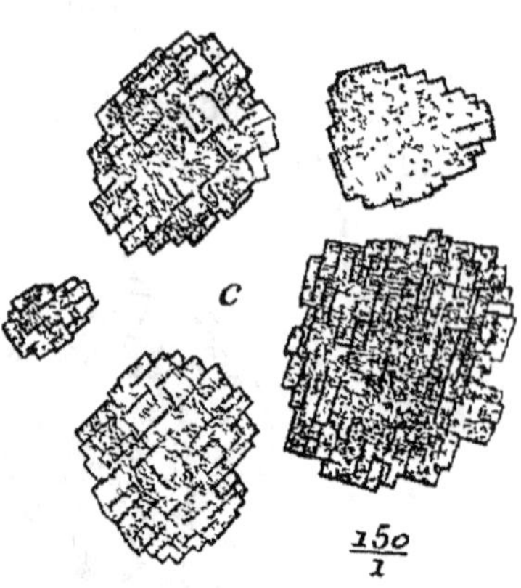

Fig. 44.
Cristaux de cholestérine.
(Lancereaux.)

La composition et la structure des calculs biliaires varient suivant qu'ils sont vésiculaires, tronculaires ou canaliculaires

Les calculs de la vésicule et du cystique sont ordinairement constitués par de la cholestérine et du bilirubinate de chaux, les solitaires de cholestérine ne sont pas rares. Les calculs de

gros canaux, comme le cholédoque, se présentent avec la
même composition.

Les calculs canaliculaires intrahépatiques sont surtout pigmentaires composés de bilirubine ou d'un de ses produits
d'oxydation combiné à la chaux.

Ils sont généralement petits, de la grosseur d'un grain de
sable à un pois, les plus gros étant formés par plusieurs petits
enrobés dans une gangue; séchés, ils tombent en poussière.
Quelquefois ce sont de petites masses noires gris d'acier
formant un tout solide et dur; il n'entre pas de cholestérine
dans leur composition.

Lorsque les calculs biliaires traversent par migration normale les voies digestives et y séjournent, ils peuvent se recou-
vrir, ainsi que l'avait déjà montré RUBINI de Vérone (cité par
THUDICUM), de substances étrangères à leur composition primitive, à savoir du phosphate de chaux et de magnésie et du car-
bonate de chaux. Il est probable qu'il faut un séjour assez prolongé du calcul dans l'intestin pour que ces substances lui
forment une nouvelle écorce.

Lorsqu'ils perforent les voies urinaires, on peut découvrir à
leur surface une couche d'acide urique. GUTERBOCK a rapporté
un fait de ce genre qui paraît incontestable; c'est celui d'une
femme qui rendit par l'urèthre des fragments de calculs
biliaires à disposition radiée, cristalline, constitués par de la
cholestérine, des sels calcaires et des pigments biliaires
encroûtés à leur surface d'acide urique.

ÉTIOLOGIE ET PATHOGÉNIE DE LA LITHIASE BILIAIRE

La lithiase biliaire est le résultat d'une infection atténuée
de la bile et des voies biliaires qui la contiennent. C'est là une
vérité qui paraît bien démontrée aujourd'hui et qui ne souffre
plus guère de restriction ; la cause efficiente de la lithiase est un
microbe ; toutes les autres causes mises en avant ne sont que
des causes adjuvantes, favorisant plus ou moins la lithogénie.

Cette théorie infectieuse de la lithogénie biliaire ne date pas de loin ; et il y a peu d'années encore que le professeur Bou-chard écrivait que ce qui domine et commande dans la patho-génie de la lithiase biliaire, c'est l'état spécial de l'organisme que caractérisent la lenteur et la difficulté des combustions, le retard des échanges nutritifs.

En somme, la lithiase relevait du ralentissement de la nutri-tion, de la bradytrophie, comme la goutte, le diabète, le rhumatisme, si souvent constatés chez le même individu.

Un des premiers qui éleva des critiques contre la théorie humorale plus ou moins généralement admise, fut Naunyn au congrès de Wiesbaden en 1891. Le premier il eut la con-ception du rôle de l'infection dans la pathogénie de la lithiase ; la cholestérine et la chaux prenaient leur origine aux dépens de la muqueuse enflammée ; c'étaient les microorganismes qui produisaient l'inflammation ; la stase biliaire était l'un des facteurs étiologiques les plus importants, le plus important étant l'angiocholécystite lithogène.

Langenbuch dit avoir songé, dès 1880, aux rapports de la lithiase et de la cholécystite. Mais c'est en 1886 que Galippe émit le premier l'idée générale de l'origine microbienne des calculs salivaires et biliaires.

Naunyn trouva le colibacille dans la bile et dès lors émit l'opinion que nous avons énoncée plus haut. Mais il fallait trouver les microbes dans les calculs, puis fabriquer expéri-mentalement des calculs biliaires en infectant les voies biliaires. C'est peu à peu que chaque pierre est arrivée à l'édi-fice actuellement solide de la lithogénie infectieuse.

Gilbert et Dominici en 1894 signalent la présence de microbes dans l'intérieur des calculs.

Hanot et Letienne font les mêmes constatations.

Louis Fournier reprend les recherches et arrive aux mêmes résultats qu'il expose dans une remarquable thèse sur l'origine microbienne de la lithiase.

Hanot un des premiers montre que le colibacille n'est pas le seul coupable de la lithiase ; le bacille d'Eberth a été trouvé aussi. Hanot a trouvé le bacille d'Eberth au centre des calculs dans une vésicule atteinte de cholécystite typhique.

Tout récemment, Rokitsky rapportait l'observation d'une femme de vingt-trois ans qui, à la fin de la troisième semaine d'une fièvre typhoïde, présenta tous les symptômes d'une, cholécystite suppurée. L'ouverture de la vésicule fut faite six jours après. Elle adhérait à l'épiploon et contenait 58 calculs de cholestérine. Sur la coupe les calculs étaient de structure radiée et paraissaient de date toute récente. Il y avait des bacilles d'Eberth dans le pus et dans le centre des calculs. La température baissa seulement dix-sept jours après l'intervention ; vingt jours après, le sérodiagnostic de Vidal était encore positif. Rokitsky admet la formation des calculs sous l'influence de l'infection typhique ; il n'avait trouvé chez cette malade aucun signe pouvant faire soupçonner la lithiase avant la fièvre typhoïde.

Le premier qui ait produit expérimentalement des calculs est Mignot ; Gilbert et Fournier l'ont suivi dans cette voie avec succès.

Dans un rapport très documenté sur les recherches expérimentales faites par Mignot sur la formation des calculs biliaires présenté à la Société de Chirurgie, Hartmann a d'abord rapporté un certain nombre de données sur l'analyse bactériologique de calculs faite dans le service de Terrier. Dans 5 cas il a eu 2 cas de bile et de calculs stériles, 1 cas de colibacille dans la bile et dans le calcul, 1 cas de colibacille dans le calcul et la bile et du streptocoque dans la bile, 1 cas de bile stérile avec coli-bacille dans le calcul.

Le nombre des calculs actuellement analysés au point de vue bactéolorigique est considérable et nombreux sont les résultats positifs. Tout récemment encore, Michaux présentait à la Société de Chirurgie des calculs dans le centre desquels on avait trouvé du colibacille. (*Bullet. Soc. Chirurgie*, 17 janvier 1900).

C'est généralement au niveau du noyau, au centre même du calcul, que l'on trouve les agents infectieux qui paraissent avoir été le point de départ de la formation des concrétions biliaires. On trouve là aussi du mucus et des cellules épithéliales plus ou moins modifiées.

La preuve expérimentale de la lithiase biliaire déterminée

par l'infection a été faite la première fois par Mignot le 19 mai 1897.

Il faut pour réussir : 1° une infection atténuée ; 2° une inertie relative de la vésicule. Les expériences de Mignot furent faites sur des cobayes ; l'agent infectieux était le colibacille. Puis Gilbert et Fournier ont produit des calculs avec le bacille d'Eberth.

Cependant on pouvait objecter à la théorie infectieuse de la lithogénie biliaire les cas où on ne trouve aucun microbe au centre des calculs qui ont été examinés, ceux encore où une infection grave existe sans qu'il y ait de calculs. Mais, à bien observer, les calculs stériles sont presque toujours anciens, et les microbes peuvent avoir disparu ; par contre, presque toujours existent alors des traces non équivoques de la cholécystite ou de l'angiocholite, témoins d'une infection, et dans les cas d'infection aiguë, la lithiase n'a pas eu le temps d'évoluer.

Il résulte de tout cela que la théorie infectieuse n'a plus guère d'adversaires et que, par contre, la théorie du ralentissement de la nutrition considérée comme cause unique de la lithiase, encore soutenue par Chauffard en 1897, trouve de moins en moins de défenseurs, ce qui ne veut nullement dire que les causes invoquées soient d'importance accessoire, mais elles sont occasionnelles, adjuvantes, la seule cause efficiente étant l'infection.

Si nous insistons surtout sur cette question, c'est qu'elle nous paraît de première importance au point de vue chirurgical.

Von Mieczkowski a pu dans le service de Mikulicz étudier au point de vue bactériologique la bile humaine chez vingt-trois individus atteints de lithiase biliaire ; il s'agissait dix-sept fois de femmes, six fois d'hommes.

Dans cinq cas il ne put trouver aucun microbe dans la bile, par contre, dix-huit fois le résultat fut positif ; quinze fois le colibacille existait à l'état de pureté, trois fois il était associé au streptocoque, au staphylocoque doré et au staphylocoque blanc.

Dans une observation le calcul situé dans le canal cystique avait déterminé une hydropisie de la vésicule; le liquide en était stérile tandis que de l'autre côté du calcul, la bile était infectée.

L'aspect des liquides retirés de la vésicule ne signifie pas grand chose au point de vue de leur stérilité et de leur infection, puisque l'auteur n'a pu trouver de microbes dans des liquides purulents, alors qu'il en a trouvé en quantité dans d'autres à aspect séreux ou muqueux.

De toutes façons, la bile est si souvent infectée dans la cholélithiase, que le chirurgien doit la regarder comme telle dans tous les cas et conduire en conséquence l'intervention entreprise sur les voies biliaires.

De tout cela résulte qu'il ne nous est pas indifférent à nous chirurgiens, de savoir que la bile chez le lithiasique est une bile infectée, à infection souvent atténuée quand il n'y a pas d'accidents. Il est bon de ne pas laisser souiller le péritoine, qu'il s'agisse d'une plaie accidentelle ou d'une opération chirurgicale et de ne pas trop se fier à la phagocytose.

La vésicule est le vrai laboratoire où se fabriquent les calculs biliaires. C'est là un point déjà connu par les anciens, et sur lequel a surtout insisté LANGENBUCH pour défendre la cholécystectomie. C'est que la bile y trouve toutes les conditions favorables à la culture et à la production des calculs : immobilité relative du liquide, soit dans la vésicule, soit dans les anfractuosités qui constituent les culs-de-sacs glandulaires, soit dans celles plus grandes et qui sont développées aux dépens du col de la vésicule; ce n'est qu'à certains moments, sous l'influence du passage du chyme au niveau de l'ampoule de Vater qu'un réflexe détermine la chasse biliaire, destinée à déverser une certaine quantité du liquide vésiculaire dans l'intestin par l'intermédiaire du cystique et du cholédoque. Ajoutons à cela que la bile vésiculaire subit une véritable concentration par suite d'un travail d'osmose qui aboutit à la résorption d'une certaine quantité d'eau et à l'épaississement du contenu de la vésicule.

Mais si c'est la vésicule qui est en effet le siège d'élection de production des cholélithes, il n'est pas moins vrai que ceux-ci peuvent aussi se produire dans les canalicules et les canaux eux-mêmes et alors nous avons presque toujours affaire aux petits calculs brun noirâtre ou gris d'acier de bilirubinate de chaux, calculs pigmentaires, tandis que ceux de cholestérine pure ou combinée se trouvent avant tout dans la vésicule et le cystique.

Dans les canaux et gros conduits biliaires, hépatique et cholédoque, la bile poussée constamment par la vis a tergo coule aussi d'une façon constante et ne subit pas cette stase si préjudiciable pour peu qu'un agent infectieux l'envahisse et s'y cultive.

Quoi qu'il en soit, les conditions que doit réunir le microbe infectant dépendent de la résistance de l'individu, de l'état spécial des voies biliaires, de la facilité de l'écoulement de la bile et en tout cas l'infection lithogène est une infection très atténuée.

Recherchons quelles sont ces conditions, c'est-à-dire l'étiologie de la lithiase.

Étiologie. — *Age.* — C'est chez les adultes et les vieillards que l'on trouve le plus fréquemment la lithiase. V. RECKLINGHAUSEN a dressé un tableau comparatif des âges, du nombre de fois où des calculs ont été trouvés à l'autopsie.

Tableau statistique de v. Recklinghausen (Strasbourg).

Age.	Autopsies.	Calculs.	P. 100.
0 à 20 ans. .	82	2 fois	2,4
21 à 30 ans. .	188	6 —	3,2
31 à 40 ans. .	209	24 —	11,5
41 à 50 ans. .	232	28 —	11,1
51 à 60 ans. .	161	16 —	9,9
61 ans et plus.	258	65 —	25,2

Sexe. — Les femmes fournissent une proportion de malades beaucoup plus forte que les hommes. Il y a 5 femmes lithiasiques pour 1 homme seulement. Sur 174 opérés, H. KEHR compte 23 hommes et 151 femmes.

Chez les femmes existent en effet deux facteurs très importants qui influent beaucoup : la grossesse et le corset. D'après Schrœder, sur 115 femmes lithiasiques 99 avaient été enceintes.

La grossesse intervient de plusieurs façons en modifiant la composition du sang, les conditions de la vie de la femme, en amenant par le développement de l'utérus dans l'abdomen tous les effets d'une tumeur de l'abdomen, pouvant produire des coudures, des rétrécissements des gros canaux excréteurs aboutissant à la stagnation biliaire et à une infection plus facile.

La menstruation, la lactation, la ménopause influent de même. Cornillon a insisté dans un travail sur la relation des coliques hépatiques avec la menstruation, tandis que pendant la grossesse les coliques hépatiques cessent par suite de la congestion continue qui existe alors et qui favorise la formation mais non l'expulsion des calculs. Dieulafoy a récemment encore dans ses cliniques, insisté sur le rôle de la grossesse dans la lithiase biliaire.

Le corset a été justement accusé ; lorsque la compression est exagérée il peut produire des foies lobés, des coudures des conduits vecteurs. Sur 100 foies lobés Schrœder a trouvé 59 foies calculeux.

Roux de Lausanne a incriminé le rein droit mobile, pouvant amener des tiraillements et une action mécanique provoquant la stase, de même que d'autres ont accusé la gastroptose et l'entéroptose.

Parmi les maladies infectieuses, la fièvre typhoïde, la tuberculose, la grippe, le paludisme, la pneumonie ont surtout été accusés.

Nous avons déjà à propos du cancer de la vésicule montré les relations qui existent entre les néoplasmes et la lithiase.

Enfin les états constitutionnels, tels que la goutte, le rhumatisme, le diabète ont été mis en avant, ainsi que les conditions hygiéniques mauvaises d'une vie sédentaire dans un milieu à air confiné dans les climats froids.

Toutes ces causes en y regardant de près agissent :

1° Par le trouble qu'elles peuvent apporter au fonctionnement mécanique de l'appareil excréteur de la bile.

2° En modifiant quantitativement et qualitativement le
liquide sécrété.

Les unes agissent par la stagnation biliaire qu'elles produi-

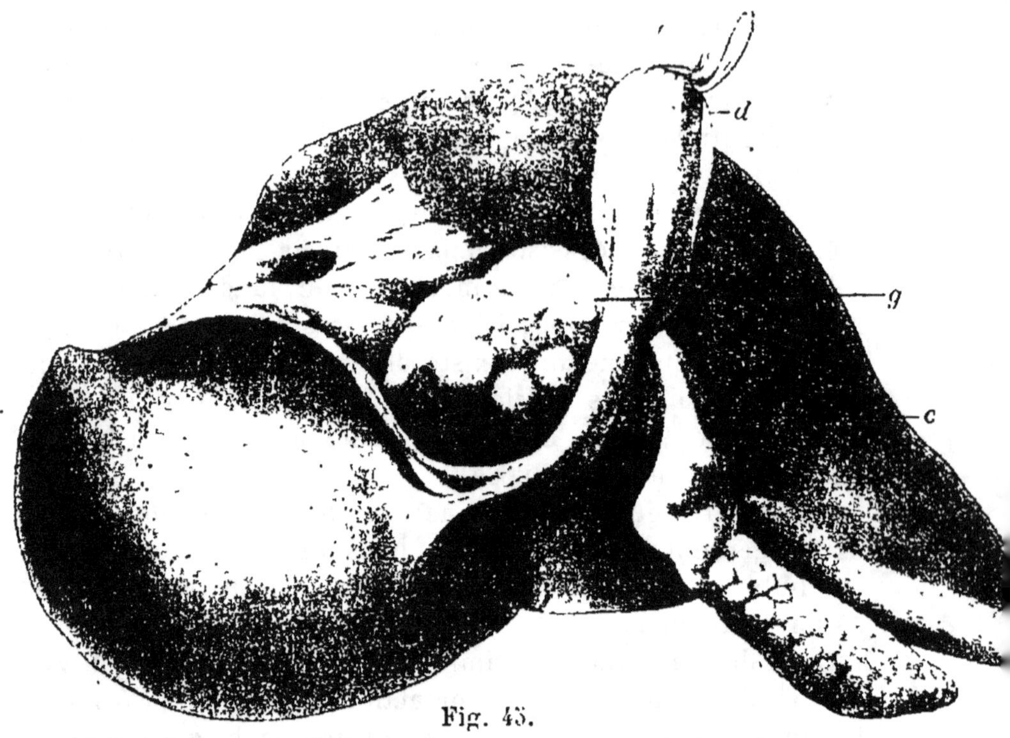

Fig. 45.

(c) Canal cystique obstrué par un calcul. Vésicule biliaire contenant
312 calculs. Compression des voies biliaires par des ganglions
hypertrophiés (g) (fibrome embryonnaire. LANCEREAUX).

sent soit en créant une atonie, une diminution de la force des
muscles excréteurs, soit en amenant un obstacle par coudure,
rétrécissement, compression des canaux vecteurs LANCEREAUX
a montré un fait de lithiase vésiculaire et cystique qui parait
avoir été produit par la compression du canal excréteur
(cystique) par une tumeur du hile du foie (fig. 45).

Les autres, comme les maladies infectieuses par exemple,
entraînent une diminution de la quantité de bile sécrétée,

une diminution des matériaux fixes (sels biliaires, matières colorantes), une augmentation du mucus.

Très souvent, une des causes indiquées a une action complexe, telle la grossesse par exemple qui influe sur la sécrétion biliaire même et sur l'appareil sécréteur, telles encore les maladies infectieuses qui amènent un affaiblissement du tonus musculaire des muscles vésiculaires, en même temps qu'un changement dans la composition de la bile.

Mais au-dessus de tout planc l'agent infectieux qui, amené par le duodénum et l'ampoule de Vater, ou par le sang ou par une plaie extérieure, agit et est le point de départ de la formation du calcul.

Peut-être y a-t-il à côté des lithiases d'origine microbienne, des lithiases d'origine toxique ; les recherches de Claude ont démontré que les toxines du bacille pyocyanique sont susceptibles de provoquer des lésions vasculaires de la paroi de la vésicule biliaire pouvant aboutir à des épanchements sanguins, à la formation de caillots qui peuvent eux-mêmes être le point de départ d'une lithiase. Bouisson a trouvé un calcul formé autour d'un petit caillot de sang.

La lithiase biliaire est héréditaire ; cela est démontré par un grand nombre de faits observés : l'hérédité peut tenir à une prédisposition individuelle du chimisme biliaire pouvant se transmettre, et encore à une disposition anatomique des voies biliaires principales favorisant l'ascension des microbes infectieux.

En résumé, l'origine infectieuse de la lithiase ne nous semble pas niable ; mais il n'est pas moins vrai que les conditions étiologiques jouent un rôle considérable et que l'arthritisme (goutte et rhumatisme) entre autres a à ce point de vue une importance capitale.

ANATOMIE ET PHYSIOLOGIE PATHOLOGIQUES
DE LA LITHIASE BILIAIRE IRRÉGULIÈRE

Lorsque les calculs biliaires formés dans la vésicule ou les conduits biliaires hépatiques, n'y séjournent pas, sont éliminés, sans qu'aucun processus infectieux n'intervienne pendant ou à cause de leur séjour dans la vésicule ou les canaux, la lithiase est dite régulière. Ils séjournent puis sont expulsés traversent les voies principales, enfin l'intestin, pour être éliminés définitivement par l'anus. Pendant leur séjour, pendant leur trajet tout le long des voies biliaires puis du tube digestif, ils peuvent dans certaines conditions donner lieu à des accidents légers ou graves qui compliquent la lithiase, la rendent irrégulière ou anormale. Ce sont ces accidents que la chirurgie est appelée à combattre et que nous allons passer en revue.

Nous étudierons successivement les lésions produites par les calculs sur la vésicule, sur les conduits biliaires principaux, sur le tube digestif, sur les organes avoisinant le foie et sur le foie lui-même.

DE LA LITHIASE VÉSICULAIRE

La vésicule est le principal laboratoire de la lithiase biliaire ; c'est là une vérité qui n'a plus besoin de démonstration aujourd'hui que des milliers d'interventions ont permis de la surprendre à toutes ses étapes. Les calculs, sous l'influence des différentes causes que nous avons énumérées, mais surtout par suite d'une infection atténuée de la bile déversée dans la vésicule, se forment en quantité plus ou moins grande et s'accroissent s'ils séjournent dans le réservoir de la bile, soit par apposition, soit par infiltration de cholestérine. Presque toujours, ou du moins dans le plus grand nombre des cas, avant que les calculs soient ou trop nombreux ou trop volumineux, ils sont expulsés par suite de la mise en jeu de la contractilité de l'appareil musculaire des voies biliaires accessoires et principales. Ils traversent le canal cystique, puis le cholédoque, puis l'intestin et sont expulsés par l'anus au moment de la défécation.

Il n'est pas toujours facile de les trouver dans les fèces : il faut laver ces dernières puis les passer au tamis et l'on

recueille alors le plus souvent des fragments de calcul biliaire
ou même des calculs entiers.

La lithiase vésiculaire, lorsque le calcul ou les calculs sont
expulsés de la vésicule, se manifeste par des coliques hépatiques, avec ictère plus ou moins accentué. Nous ne nous y
arrêterons pas actuellement. Lorsque les calculs ne traversent
pas les voies principales, restent dans la vésicule, la colique
hépatique peut se produire sans ictère aucun, dénotant ainsi
une lithiase de la vésicule sans migration des calculs. La vésicule biliaire peut rester plus ou moins longtemps sans présenter de lésions graves de sa muqueuse, de ses parois. Nous
avons opéré au moins 3 malades chez lesquelles la vésicule
paraissait absolument normale comme consistance, comme
épaisseur des parois; il semble qu'elle n'ait pas été encore
touchée par la cholécystite, et que l'infection ait été si atténuée que les dégâts sont nuls ou minimes. Peut-être l'examen
histologique aurait-il déjà montré des lésions plus sérieuses
que celles que l'on soupçonnait. Lorsque les calculs restent
dans la vésicule sans en être expulsés, il se produit, en effet,
sous l'influence des infections secondaires et successives, des
modifications de l'appareil biliaire accessoire et principal sur
lesquelles JANNOWSKI a bien insisté, que CHARCOT avait déjà bien
décrites et qui ont fait l'objet de travaux très nombreux.

LANGENBUCH les a magistralement exposées dans son traité
si remarquable des affections chirurgicales du foie.

D'après lui la première action de l'infection détermine un
œdème de la paroi de la vésicule, l'exsudation d'un liquide
inflammatoire qui se mêle à la bile vésiculaire; il y a de la
cholécystite en même temps que de l'angiocholite. La contractilité vésiculaire est diminuée par cela même, et par cela
même les calculs formés demeurent, se juxtaposent et se péné-
trent par pression réciproque.

JANNOWSKI a étudié sur 15 vésicules les modifications destructives de la cholécystite calculeuse. Elle se traduit par la chute
de l'épithélium, l'induration cicatricielle de la muqueuse liée
à la disparition des replis muqueux de la vésicule, l'hypertrophie de la musculature, l'induration de la couche conjonctive.

Puis la muqueuse s'atrophie et il se produit des ulcérations tant par la pression mécanique provoquée par les calculs que par une diminution de la nutrition de la paroi.

Le processus scléreux envahit la vésicule, puis se diffuse même en dehors d'elle produisant les lésions de la pericholécystite et de la périhépatite. Lorsque les ulcérations détruisent la paroi vésiculaire, elles aboutissent à des perforations qui peuvent être limitées par des adhérences plus ou moins solides ou étendues empêchant l'inoculation de la grande séreuse, d'où des paracholécystites, des parahépatites suppurées.

La cholécystite calculeuse peut se présenter tantôt sous forme d'une simple cholécystite catarrhale, avec peu de modifications de la paroi vésiculaire, qui est tout au plus un peu augmentée d'épaisseur, plus tomenteuse à sa surface. La bile qui y est contenue, en même temps que les calculs qui l'habitent, est infectée comme le montrent les cultures que l'on a fait. Presque toujours c'est le colibacille qui est le microbe infectant. Nous avons pu dans plusieurs cas de cette nature, enlever les calculs et faire une cholécystendyse c'est-à-dire une cholécystotomie idéale avec fermeture et réduction de la vésicule dans le ventre. Les accidents ont tous disparu et ne se sont pas reproduits.

Souvent l'inflammation calculeuse de la vésicule a abouti à des lésions de la paroi, épaississements, indurations fibreuses, qui transforment le réservoir de la bile en une poche épaisse et rigide qui lorsqu'on la sectionne ne revient nullement sur elle-même. La cavité ouverte reste béante. Il n'est pas possible que la bile plus ou moins altérée n'y stagne et cette bile est mélangée de débris épithéliaux, de mucus, de microbes. Malgré tout les calculs formés peuvent être poussés par un reste de contractilité et par le liquide accumulé vers le canal cystique qu'ils traverseront, ou contre lequel ils s'arrêteront en s'y enclavant, comme nous l'indiquerons plus loin ; d'autant plus que la muqueuse de ce dernier est souvent le siège d'une inflammation menant au gonflement et au rétrécissement.

Lorsque la vésicule se ferme, par obstruction de son canal

cystique et que la virulence des microbes n'est plus suffisante
pour y amener la suppuration, il se peut néanmoins qu'elle
détermine une hypersécrétion de liquide qui augmente peu à
peu de quantité en distendant le réservoir. Les pigments
biliaires sont peu à peu résorbés, les parois de la vésicule
cèdent de plus en plus et le processus aboutit à l'hydropisie de
la vésicule. Nous avons déjà montré en étudiant les infections
biliaires et en particulier les cholécystites, le volume considérable que peut atteindre une hydropisie vésiculaire.

FERGUSSON a observé deux fois un mécanisme d'occlusion de
la vésicule très rare puisqu'il n'a pas trouvé de cas semblables.
Il s'agissait de coudure de la vésicule ayant déterminé en
arrière d'elle une stase de la bile avec augmentation de volume
de la portion coudée. Dans les deux cas qui s'étaient mani-
festés par des coliques fréquentes, la tumeur biliaire et une
sensibilité à la pression, FERGUSSON put, après laparotomie,
amener l'évacuation du réservoir biliaire en le comprimant
après l'avoir redressé. Il n'y avait pas de calculs obstruant le
cystique ou le col. Dans un cas la cause de la coudure paraissait être le refoulement de la vésicule par un processus linguiforme comme ceux décrits par RIEDEL, dans l'autre une bride
allant du foie à la vésicule (fig. 46).

La cholécystite peut devenir purulente; il s'agit alors d'un
empyème de la vésicule qui se développe, tantôt très rapidement avec des signes d'infection aiguë, tantôt lentement. avec
peu de réaction sur l'état général. Lorsque la suppuration se
produit dans une vésicule encore ouverte, c'est-à-dire dont le
canal cystique est perméable, la bile mélangée au pus peut
s'écouler et on ne conçoit guère qu'il n'y ait pas en même
temps une angiocholite plus ou moins étendue. Lorsque le
canal cystique est oblitéré soit par un calcul qui l'obstrue, soit
par un rétrécissement cicatriciel, une coudure, une compression, l'empyème est fermé, la vésicule augmente de volume et
de consistance et constitue une variété de tumeur biliaire
avec accroissement rapide et réaction locale et générale plus
ou moins intense. Il semble y avoir deux variétés bien nettes
d'empyème vésiculaire; dans l'une, la vésicule est très grosse,

distendue et tellement amincie comme parois. que les tentatives faites pour la suturer avant de l'ouvrir, aboutissent
presque toujours à faire des points perforants qui laissent
écouler du liquide ; dans l'autre la vésicule est tendue mais

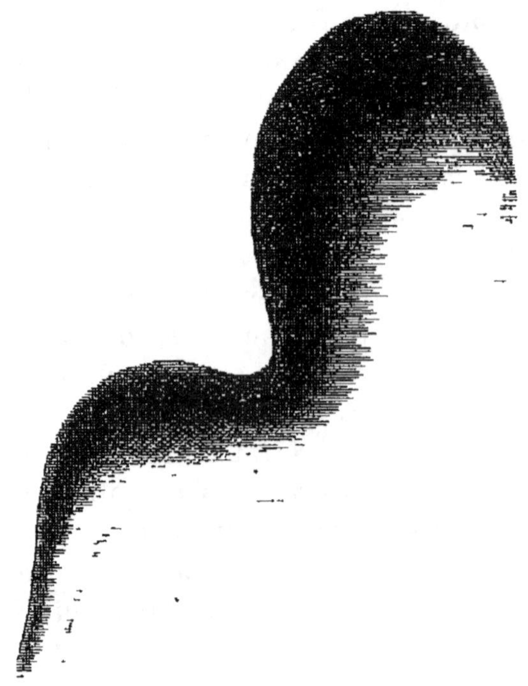

Fig. 46.
Vésicule avec coudure.

sa paroi est résistante et l'on est étonné de l'épaisseur que l'on
a à traverser pour l'ouvrir ; il n'est pas rare de voir la première forme lors d'accidents récents, alors que la deuxième se
présente avec une évolution beaucoup moins aiguë et généralement chronique.

Assez souvent lorsqu'il s'agit de lithiase de la vésicule, on
trouve les calculs disposés de certaine façon que RIEDEL a bien
indiquée. Un calcul plus ou moins volumineux dans le col de
la vésicule tout contre l'orifice du canal cystique qui peut être
ouvert, nullement rétréci ; derrière le gros calcul, un nombre
variable de cholélithes plus petits, nageant dans le liquide qui

remplit la vésicule et qui est soit de la bile altérée, de la sérosité, du séropus, même du pus.

WARDLE a par contre rapporté un fait de gros calcul unique qui avait pendant environ trente ans déterminé des troubles mais jamais d'ictère, long de 2 pouces et demi qui était dans toute son étendue adhérent à la vésicule. Il remplissait et élargissait la première partie du canal cystique. Malgré tout il n'y avait pas de stase biliaire.

Les calculs adhérents sont rares dans la vésicule biliaire ; ce n'est guère que lorsqu'ils sont diverticulaires, qu'on observe cette disposition. Il semble qu'il y ait dans ces cas comme un enchevêtrement entre les éléments superficiels de la muqueuse et les couches superficielles de la concrétion biliaire.

Nous venons de montrer la cholécystite calculeuse sous forme d'une vésicule dilatée pleine de pus ou de bile modifiée, ou encore de liquide plus ou moins muqueux ou séreux. Lorsque le processus lithiasique date de loin ; ce n'est pas ainsi que les choses se présentent ; presque toujours la cholécystite est accompagnée de recroquevillement, de ratatinement de la vésicule dont les parois scléreuses se rétractent sur les calculs qui peuvent encore y être contenus, les enserrant d'un véritable moule. Lorsqu'il n'y a pas de calculs dans la vésicule, qu'ils ont pu être encore expulsés, l'atrophie vésiculaire peut être telle que tout l'organe disparaît pour ainsi dire, qu'on ne le retrouve plus que sous forme d'une masse épaisse grosse comme une noix avec une petite cavité, ou même grosse comme un pois avec une oblitération complète. Nous avons pu observer 2 cas de ce genre, chez deux femmes auxquelles nous avons pratiqué une cholédocotomie et une cysticotomie. La vésicule était réduite au volume d'un gros bourgeon charnu. C'est COURVOISIER qui le premier a beaucoup insisté sur ce processus scléreux atrophique déterminé par la lithiase, processus d'autant plus remarquable que les voies biliaires principales sont souvent obstruées par un calcul qui détermine un ictère chronique par rétention.

Il est au contraire remarquable de constater que dans les compressions et obstructions non lithiasiques du cholédoque par des cancers, des tumeurs, la vésicule biliaire est dilatée, volumineuse constituant une tumeur biliaire bien nette coïncidant avec l'ictère olivâtre par rétention (fig. 47).

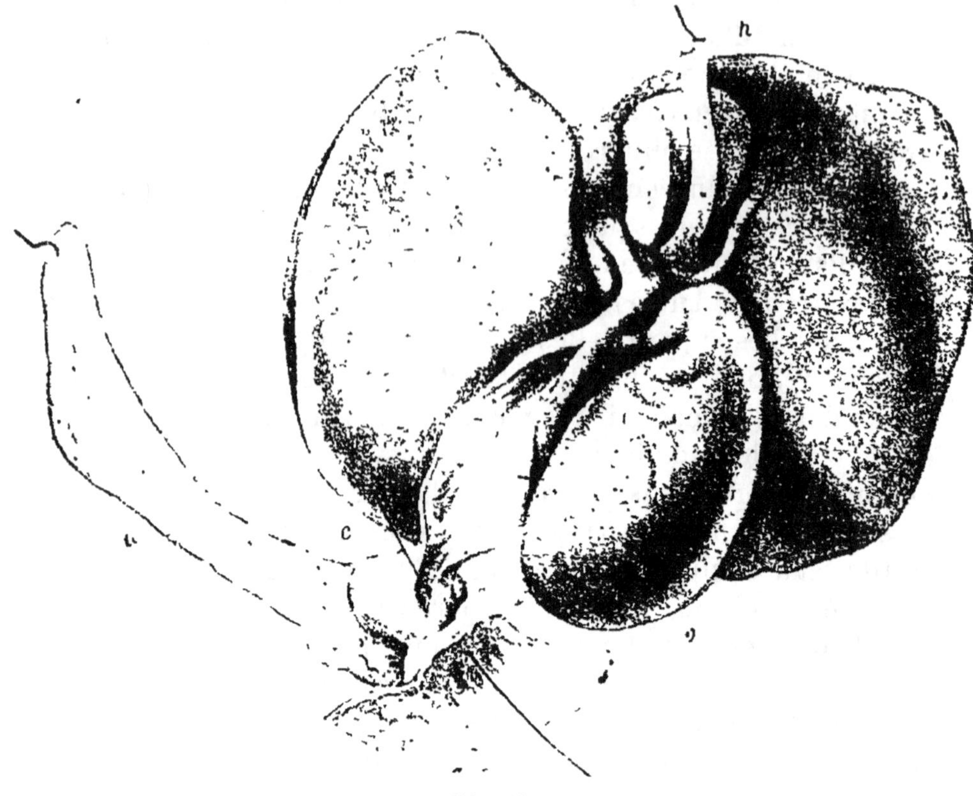

Fig. 47.

Cancer de la tête du pancréas rétrécissant l'orifice duodénal : dilatation du cholédoque et de la vésicule biliaire. (LANCEREAUX.)

TERRIER est revenu sur cette disposition anatomopathologique si intéressante et qui permet dans un certain nombre de cas de faire le diagnostic de la pathogénie des obstructions du cholédoque. Toutefois il ne faudrait pas accorder un caractère absolu à la loi de COURVOISIER-TERRIER : il y a des cas où la lithiase existe avec des vésicules tendues et pleines de liquide, mais il faut reconnaître que la règle est la sclérose avec atrophie.

Lorsque la vésicule contient encore des calculs, que le processus date de loin, elle a une tendance à former des diverticules qui contiennent les cholélithes : ces diverticules sont de vraies hernies de la muqueuse, sans musculature dans leur paroi, communiquant avec la cavité vésiculaire par des orifices plus ou moins larges.

Dans certains cas les diverticules contenant des calculs en quantité plus ou moins considérable sont privés de muqueuse, formés de tissu fibreux recouvert d'une séreuse plus ou moins altérée. Ces diverticules peuvent être eux-mêmes le siège d'ulcérations et de perforations plus ou moins étendues.

On a pu observer des calcifications plus ou moins étendues de la muqueuse de la vésicule, des parois de la vésicule. Remarquable à ce point de vue est le fait cité par Riedel. (*loc. cit.*, p. 25). La muqueuse vésiculaire était transformée en une membrane calcifiée d'une telle dureté qu'il fallut ciseau et maillet pour en venir à bout et l'enlever.

Par suite de la distribution et de l'évolution du processus scléreux la vésicule peut prendre des formes bizarres ; la vésicule en forme de sablier a été observée par Courvoisier, Sendler, Kehr (fig. 48).

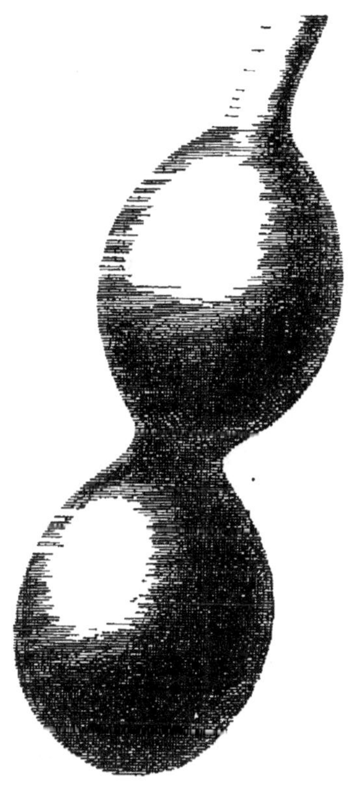

Fig. 48.

Vésicule en sablier.

Bien entendu toutes ces lésions de cholécystite chronique ne vont pas sans des modifications du côté du canal cystique, se traduisant par des coudures, des rétrécissements, des oblitérations de ce dernier.

Le processus scléreux chronique sur lequel nous venons de tant insister, produit du côté de la face inférieure du foie et des organes avoisinants des lésions de même nature qui se traduisent par de larges adhérences avec le côlon transverse, le duodénum, le pylore, les épiploons, etc. Ces adhérences plus ou moins épaisses tendues en lame, en véritables ligaments constituent dans certains cas comme une gangue fibreuse dans laquelle sont noyés tous les organes au niveau de la face inférieure du foie : elles donnent lieu à des difficultés opératoires considérables pour la recherche des lésions du cystique, du cholédoque, et souvent sont causes, comme dans les cas de KEHR, de QUENU, de KEEN, de perforations chirurgicales en cherchant à les libérer. KEHR dans un cas ouvrit ainsi le côlon transverse adhérent à la vésicule ; dans un autre cas QUENU ouvrit le duodénum, KEEN en fit autant. Les adhérences qui se constituent ainsi sont généralement très vasculaires et causes d'hémorragies graves surtout lorsqu'il s'agit d'individus atteints de stagnation biliaire et d'ictère par rétention. Ces adhérences peuvent par elles-mêmes provoquer des coudures, des tiraillements des conduits biliaires importants et compliquer encore le tableau. ROUTIER a communiqué une observation dans laquelle on pensait à un cancer de l'estomac. Il s'agissait d'une cholécystite calculeuse chronique avec adhérences à l'intestin et à l'estomac. Le pylore fut libéré, une gastroentérostomie fut faite, l'opéré guérit.

LITHIASE DU CANAL CYSTIQUE

Les calculs qui abandonnent la vésicule ou bien traversent le cystique ou bien peuvent y rester enclavés. Cette dernière éventualité est assez fréquente, et depuis que les interventions permettent journellement de vérifier le fait, il a été noté très souvent. LANGENBUCH et KEHR ont trouvé le cystique occupé dans un tiers des cas de lithiase qu'ils ont opérés : RIEDEL va plus loin et donne le chiffre de 66 p. 100, tandis que SCHLOTT se basant sur les autopsies faites à Bâle et à Erlangen admet la lithiase cystique dans 5,5 p. 100 des cas seulement (cité par

Langenbuch). Lorsqu'un calcul est logé dans le canal cystique, il peut se trouver soit au niveau de l'orifice du canal dans la vésicule, dans le vestibule, soit dans le cystique même, soit encore au niveau du point de jonction du canal cystique avec l'hépatique pour former le cholédoque. Le calcul peut être immédiatement fixé et immobile, ou bien se déplacer et ne se fixer que consécutivement à mesure qu'il chemine dans le canal.

Lorsque le calcul est à l'embouchure du canal cystique dans la vésicule il se peut comme Socin, Courvoisier l'on fait remarquer, que la bile puisse couler du foie dans la vésicule, tandis qu'il lui est impossible de refluer de la vésicule dans le cholédoque ; le calcul fait soupape, se laisse refouler par la bile hépatique qui coule autour de lui, mais se réapplique sur l'embouchure cystique dès que la bile vésiculaire veut passer par là. Nous avons pu observer une malade chez laquelle ce mécanisme devait certainement exister : la vésicule était devenue très volumineuse et surdistendue ; un calcul était appliqué sur le cystique mais non enclavé. Il peut se faire que dans ce cas, le calcul se délogeant complètement, la tumeur biliaire disparaisse, par suite de l'évacuation de la vésicule (Cyr).

Lorsque le ou les calculs occupent le trajet du cystique, ils sont généralement fixés. Souvent c'est un calcul solitaire et volumineux que l'on trouve enclavé. Nous avons pu observer un fait assez rare puisque nous ne l'avons pas trouvé signalé dans les nombreuses observations que nous avons parcourues, d'un calcul cystique contenu dans une sorte de dilatation du canal qui lui permettait de se glisser çà et là, comme les corps étrangers articulaires ; il fut assez difficile de le fixer dans l'espèce de poche cystique où il se trouvait logé et d'inciser directement sur lui la paroi ; la plaie fut laissée ouverte et drainée. Les calculs fixés dans le cystique peuvent laisser encore passer la bile ; ils peuvent encore lorsque les lésions ne sont pas trop avancées, être expulsés et poussés dans la vésicule ou le cholédoque, surtout dans ce dernier et Kehr insiste avec raison sur cette éventualité opératoire sérieuse. Quoi qu'il en soit, lorsque le canal cystique est définitivement oblitéré soit par la lithiase même, soit par des altérations (ulcérations et cicatrices, coudures) consécutives à la présence des calculs, la vésicule subit des altérations graves, et on peut observer soit l'hydropisie, soit l'atrophie du réservoir de la bile. L'hydropisie se produit quand la bile ne coulant plus dans la vésicule, la paroi glandulaire peu altérée, sécrète suffisamment de liquide ; la sclérose avec atrophie arrive lorsque les parois vésiculaires sont profondément altérées.

Presque toujours l'hydropisie de la vésicule a été précédée de forts accès de coliques hépatiques dénotant les efforts faits pour déloger les calculs, puis s'établit un long silence pendant lequel apparaît l'augmentation de volume de la vésicule du fiel.

L'hydropisie peut se transformer en empyème avec tous ses accidents sous l'influence d'une infection secondaire.

Les calculs du cystique enlevés peuvent produire sur lui et autour de lui des lésions graves de suppuration et de perforation.

La veine porte a été trouvée thrombosée et abcédée par un calcul sorti à travers une perforation du cystique (KLESSER).

Lorsque le cystique a été le siège d'un calcul qui s'est ensuite déplacé, il peut devenir le siège de rétrécissements qui sont presque toujours en rapport avec des processus de sclérose du côté de la vésicule biliaire.

Nous étudierons plus loin les perforations des voies biliaires par les cholélithes.

LITHIASE DE L'HÉPATIQUE ET DU CHOLÉDOQUE

Les calculs que l'on trouve dans le foie, même dans les canaux hépatiques de troisième et de deuxième grandeur, sont de petites concrétions de bilirubinate de chaux dont les plus grosses ne dépassent pas le volume d'un pois, qui parcourent l'arbre biliaire sans difficulté et viennent tomber dans l'intestin après la traversée des voies principales. Ce n'est que par accumulation de plusieurs concrétions en un même point, qu'elles peuvent subir une stase, un arrêt.

Des calculs ainsi agglomérés peuvent devenir le point de départ d'abcès, par suite de la production d'une angiocholite suppurée; ces abcès peuvent dans quelques cas se cicatriser, puis les calculs toujours là s'entourer d'une coque de tissu fibreux cicatriciel : COURVOISIER a rapporté un certain nombre de faits de cette nature.

Les gros calculs que l'on peut trouver dans le canal hépatique au-dessus du cholédoque proviendraient toujours d'après LANGENBUCH de la vésicule biliaire. Ce sont des calculs vésiculaires qui auraient cheminé par le cystique jusqu'au cholédoque, puis auraient été refoulés dans l'hépatique par suite de stase dans le cholédoque lui-même. LANGENBUCH s'appuie pour nier la formation de calculs dans l'hépatique sur l'état lisse de ce canal, sur le cours incessant de la bile qui n'y stagne pas, sur la concomitance presque toujours de calculs de l'hépatique avec des calculs du cholédoque, du cystique et de la vésicule biliaire. COURVOISIER sur 59 cas de calculs de l'hépatique a trouvé 56 fois des calculs en ces derniers points. Sur 51 cas, 45 fois il y avait des rétrécissements et des déviations du cholédoque indiquant une lithiase antérieure certaine. Plusieurs fois, on a pu trouver des calculs moitié dans le cystique moitié dans l'hépatique et nous avons nous-même observé un fait de cette nature. Les calculs de l'hépatique sont à facettes, ce qui indique leur provenance d'un endroit où il y en avait plusieurs juxtaposés, enfin leur composition et leur structure sont identiques à celles des calculs vésiculaires.

Malgré tout, COURVOISIER admet que des calculs peuvent se former dans l'hépatique primitivement.

Un des arguments décisifs pour LANGENBUCH de la formation des calculs dans la vésicule et de la provenance vésiculaire des calculs des voies principales, c'est l'absence de récidive de la lithiase après la cholécystectomie. Il est encore actuellement difficile d'être affirmatif dans un sens ou dans l'autre ; mais il me paraît que la provenance vésiculaire des calculs de l'hépatique doit être la règle, la naissance sur place étant l'exception.

Pour les calculs du cholédoque, leur genèse est autrement facile ; en effet tout calcul qui a traversé le cystique arrive dans le cholédoque, toutes les concrétions venant des canaux biliaires intrahépatiques y arrivent aussi, elles descendent dans le canal, tombent dans l'ampoule de Vater et sont deversées dans le duodénum; la lithiase cholédocienne ne devient effective que si le ou les calculs ne peuvent pas franchir le cholédoque et s'arrêtent dans une portion du canal.

L'étude anatomique du cholédoque a été reprise depuis l'extension de la chirurgie des voies biliaires, par un grand nombre d'auteurs français et étrangers. La description donnée par VAUTRIN et qui s'écarte peu de celle de QUÉNU nous paraît répondre à la grande généralité des faits observés. Il en résulte que le cholédoque qui a 13 millimètres de circonférence au niveau du foie, n'en a plus que 6 à 7 au niveau de sa partie inférieure et se rétrécit souvent de haut en bas; mais le canal est dilatable, et c'est au niveau du point exact où il pénètre dans le pancréas (portion rétroduodénale par opposition à la portion susduodénale) qu'existe le point le moins dilatable du canal cholédoque. Cet obstacle s'accentue encore quand le pancréas est sclérosé ou augmenté de volume, quand il y a des lésions de sclérose péribiliaires et hépatiques.

Les calculs qui s'engagent dans le cholédoque trouvent donc un canal de moins en moins spacieux, mais dilatable puisqu'on a pu constater que des calculs gros comme des noisettes avaient pu traverser le cholédoque et tomber dans le duodénum.

COURVOISIER a fait un relevé de 112 cas où le volume des concrétions cholédociennes est indiqué. .

Volume des concrétions trouvées dans le cholédoque.

Sable, semoule	2 fois.
Pois	15 —
Haricots, noyaux de cerise	6
Noisette, cerise	30 —
Epaisseur du doigt	5
Plus gros qu'un doigt	9 —
Noix, œuf de pigeon	16
Prune, œuf de poule	3 —
Plus gros	8 —
Très volumineux	18 —

Vautrin, comme Courvoisier a trouvé que les calculs les plus considérables sont généralement uniques. Lorsqu'ils sont petits, ils sont souvent multiples. Roux a insisté sur la présence de calculs tétraédriques juxtaposés, à angles saillants et qui seraient particulièrement douloureux. Les calculs peuvent laisser entre eux et autour d'eux des espaces qui permettent la filtration de la bile et expliquent les cas de lithiase cholédonienne sans ictère, ou du moins avec ictère intermittent. Dans un fait cité par Franke où il y avait eu de l'ictère intermittent le calcul flottait dans le canal cholédoque dilaté et jouait le rôle d'une soupape sphérique.

Les calculs uniques et gros ont la forme sphérique, olivaire, ovalaire. Leur consistance est ordinairement molle; ils se laissent en général facilement écraser. Jourdan sur 72 cas a rencontré 50 fois ces gros calculs solitaires.

Le canal cholédoque peut quelquefois contenir des amas de matières calcaires agglutinées autour d'un certain nombre de petits calculs à facettes descendus des voies bilaires supérieures, tels les faits de Vautrin et ceux cités par lui de Jourdan, Lloyd et d'Arbuthnot Lane.

Étant donné que plus de la moitié des cholélites du cholédoque sont très volumineux, il est certain que ces calculs s'accroissent dans le cholédoque même.

Leur siège a été étudié avec grand soin. Il semblerait qu'ils dussent surtout être fréquents dans les parties les plus rétrécies. Il n'en est rien : c'est dans la portion susduodénale du cholédoque qu'on les rencontre le plus fréquemment.

Sur 47 observations, Vautrin les trouve arrêtés 27 fois dans la partie susduodénale, 18 fois dans la partie rétroduodénale et intrapancréatique, 2 fois aux environs de l'ampoule de Vater. Par contre Langenbuch admet la lithiase duodénale (portion rétroduodénale), 2 fois sur 3.

Courvoisier comme Langenbuch admet aussi que les calculs se trouvent le plus souvent dans la portion rétroduodénale et intrapancréatique.

Dans un cinquième des cas il les a trouvés remplissant toute la longueur du cholédoque.

Dans 4 cas de cholédocotomie, j'ai trouvé les calculs uniques ou multiples dans la partie susduodénale du cholédoque; une fois la concrétion empiétait sur la portion rétroduodénale de 1 à 2 centimètres environ. Dans un cas le calcul était engagé dans le cholédoque et remontait jusque dans le canal hépatique.

Nous avons déjà montré que lors de lithiase avec inflammation chronique des voies biliaires, un véritable processus fibreux, analogue à ce que nous observons dans les inflammations chroniques du petit bassin, pouvait envahir les abords du foie, enserrer dans sa gangue vésicule et canaux, créer des adhérences anormales et modifier à un tel point l'aspect anatomique de la région que la recherche, même avec les points de repère connus des différents organes devient très difficile.

C'est aussi dans ces cas de processus fibreux péri et sous-hépatique, que les viscères englobés, en particulier le duodénum et le pylore peuvent subir des rétrécissements des coudures, pouvant aboutir à des obstructions plus ou moins graves. On n'a qu'à consulter le tableau des opérations faites par KEHR chez des lithiasiques, pour voir que c'est là un accident assez fréquent, puisqu'il a eu l'occasion de faire 25 gastroentérostomies, 8 pyloroplasties. 1 divulsion du pylore par le procédé de Loreta. TUFFIER et MARCHAIS ont insisté sur ces rétrécissements d'origine biliaire : le premier a présenté à la Société de Chirurgie un malade opéré de gastro entérostomie pour un rétrécissement du pylore d'origine biliaire.

L'inflammation chronique peut aussi envahir le pancréas, et donner lieu à de la pancréatite interstitielle, ou encore à des infections du pancréas.

La rate n'est hypertrophiée que lorsque le foie est infecté.

Tandis que les lithiases vésiculaire et cystique n'agissent en général pas sur le foie lui-même, en dehors de l'angiocholite chronique qui existe souvent, les obstructions calculeuses du cholédoque donnent lieu à des modifications de la glande hépatique.

Le foie biliaire est généralement petit et rétracté, teinté en vert olive, foncé quand il y a ictère chronique avec dilatation plus ou moins considérable des voies biliaires intrahépatiques.

Lorsqu'il s'agit de l'angiocholite, c'est toujours par les grosses voies biliaires qu'elle a débuté en s'étendant à la périphérie tandis que dans la cirrhose hypertrophique de Hanot, les voies principales sont indemnes, les voies périphériques au contraire malades. Le foie peut aussi être trouvé hypertrophié, gênant par son volume les manœuvres opératoires; il n'est pas rare de le voir dépasser de 3 à 4 travers de doigt le rebord des fausses côtes.

Lorsque l'obstruction de l'hépatique et du cholédoque se prolonge pendant longtemps, elle provoque le développement d'une cirrhose dite calculeuse. Le foie est tout d'abord hypertrophié, comme nous venons de l'indiquer et l'on sent sous les fausses côtes sa surface lisse, plus consistante que normalement.

Puis à cette période d'hypertrophie, succède une période atrophique, sans que cette atrophie devienne jamais bien considérable. L'hypertrophie peut persister, sans atrophie aucune. A la coupe de ces foies, on observe une dilatation quelquefois considérable des voies biliaires qui leur donnent comme un aspect caverneux. Les conduits dilatés sont remplis de bile, avec du sable, de la gravelle biliaire, même des calculs; le liquide est quelquefois muqueux, incolore ou jaunâtre; c'est de la bile blanche, indice d'une acholie plus ou moins complète, par altération profonde des cellules hépatiques.

Histologiquement, il s'agit d'une cirrhose biliaire avec agrandissement des espaces portes, avec une sclérose autour des canaux et canalicules et production de néocanalicules dans les îlots de sclérose. Celle-ci peut être oblitérante; les canalicules sont alors comme étouffés par elle, ils ne sont pas dilatés mais comprimés et détruits, tandis que dans d'autres on observe une obstruction par chute de leur épithélium. Les vaisseaux sont sténosés par le même processus. Les lobules hépatiques sont dissocés par des bandes de tissu scléreux qui les pénètrent; les cellules hépatiques sont infiltrées de pigments, souvent hypertrophiées et dissociées aussi.

Ce sont la rétention biliaire et l'angiocholite qui amènent

les modifications que nous venons de signaler, et c'est surtout cette dernière qui est la coupable dans la genèse de la cirrhose biliaire calculeuse.

Chez l'homme les altérations provenant de la rétention biliaire n'ont pu être observées que dans les cas très rares où l'obstruction porte sur une branche secondaire de l'arbre biliaire et est compatible avec une survie assez prolongée.

Dans un fait de Brissaud et de Sabourin (cité par Gilbert et Fournier), la branche gauche du canal hépatique était seule oblitérée; le lobe gauche du foie était considérablement atrophié et ne formait plus qu'une mince languette à surface bosselée. C'est à la rétention biliaire qu'il faut attribuer la dilatation des canaux et canalicules, les dépôts de pigments, puis la dégénérescence, l'atrophie et la disparition des cellules hépatiques, tandis que les scléroses sont surtout le fait de l'angiocholite qui se greffe toujours sur la rétention pour peu qu'elle se prolonge.

Riedel a beaucoup insisté sur une déformation spéciale subie par le foie calculeux; lorsque la vésicule se développe, dans certains cas de lithiase, elle paraît entraîner avec elle la substance hépatique qui lui adhère et constitue ainsi un vrai prolongement du foie que cet auteur a désigné sous le nom d'appendice linguiforme. Nous avons eu plusieurs fois l'occasion de trouver cette déformation, qui dans un cas était très caractéristique. La vésicule très volumineuse était recouverte par une languette hépatique s'amincissant de plus en plus jusqu'au fond de la vésicule qui la débordait à peine.

Lorsque l'appendice linguiforme existe, il donne lieu assez fréquemment à des difficultés opératoires sérieuses par suite des adhérences étendues du réservoir de la bile à la substance du foie.

DES ADHÉRENCES ET DES STÉNOSES D'ORIGINE BILIAIRE

Au point de vue pathogénique, il s'agit, comme nous l'avons déjà suffisamment indiqué, presque toujours d'une infection des

voies biliaires, et en particulier, de cholécystite, de péricholécystite calculeuse ; les adhérences sont consécutives à l'inflammation périhépatique ou périvésiculaire ; elles s'organisent lentement, progressivement, unissent les parties entre elles, d'une
façon anormale, provoquent par leur rétraction le tiraillement,
la coudure, ou rětrécissent directement les canaux autour desquels elles se sont constituées.

Les rétrécissements que l'on observe le plus souvent à la
suite de ces processus sont ceux du pylore et du duodénum ;
le rétrécissement d'après Tuffier et Marchais, est aussi souvent duodénal que stomacal, le duodénum présentant des
rapports plus intimes avec la vésicule biliaire si souvent en
cause.

Un fait de Riedel, concernant une cholécystite de cause
indéterminée montre que le duodénum peut être étranglé par
une bride ; une corde fibreuse large de trois doigts formée par
l'épiploon adhérent à la vésicule comprimait le duodénum. Il
suffit de la sectionner pour lever la sténose et l'opéré guérit.

Les adhérences agissent en général autrement. Tantôt elles
attirent l'extrémité de l'estomac et le duodénum et produisent
une coudure. Riedel en a rapporté encore deux beaux exemples ; dans l'un c'est le pylore qui est coudé par une adhérence, dans l'autre c'est le duodénum ; il y a rétrécissement
par coudure. Tantôt le tissu fibreux comprime le duodénum
ou le pylore circulairement.

Les lésions peuvent être plus complexes ; on peut trouver à
la fois des adhérences, des calculs, des fistules et quelquefois
une collection purulente ; tous ces éléments agissent pour amener l'obstruction plus ou moins complète.

A l'ouverture de l'abdomen, le chirurgien trouve un estomac
plus ou moins dilaté descendant jusqu'au ligament de Poupart dans un cas de Tuffier ; au-dessous et derrière lui, on
trouve tantôt une vésicule biliaire petite, ratatinée avec des
adhérences solides qui l'unissent au pylore et enserrent celui-
ci sur le duodénum ; tantôt une masse formée par la réunion
de la vésicule, du pylore, du duodénum, du pancréas, des éléments du hile du foie, très difficiles à dissocier et à distin

guer. Rien n'est plus dangereux que de vouloir les libérer quand même, la perforation étant souvent la règle, quand on insiste.

PERFORATIONS DES VOIES BILIAIRES ET MIGRATIONS ANORMALES DES CALCULS.

Les perforations des voies biliaires et les migrations anormales des calculs ont été étudiées surtout par THUDICUM, FAUCONNEAU-DUFRESNE, MOSSÉ, et enfin COURVOISIER qui a bien fait ressortir l'importance comme pathogénie, des perforations calculeuses.

D'après ses recherches, ce dernier a dressé un tableau des perforations des voies biliaires, en faisant remarquer bien entendu qu'il ne s'agit pas là d'une statistique exacte au point de vue de la fréquence de tel ou tel processus, attendu que bien des observations, par exemple de perforation intestinale ont échappé aux médecins, alors qu'au contraire celles de la paroi abdominale forcent pour ainsi dire l'attention. Ce sont elles d'ailleurs qu'ont déjà décrites les médecins du xvii⁰ et du xviii⁰ siècle.

Les calculs peuvent perforer les voies biliaires partout où ils se trouvent, soit qu'ils existent dans les canaux intrahépatiques, soit qu'ils occupent les canaux cystique, hépatique et cholédoque, soit enfin qu'ils se trouvent dans la vésicule. Incontestablement ce sont ces derniers qui donnent lieu le plus souvent à la perforation et à la migration anormale pour la raison bien simple que ce sont de beaucoup les plus nombreux. Il y a encore une autre raison : c'est que la vésicule comme nous l'avons vu, subit des altérations profondes, qu'elle est infectée souvent par des microorganismes qui y existent en permanence ou y pénètrent à nouveau : de plus elle est relativement superficielle. exposée aux froissements, aux traumatismes qui réveillent le microbisme latent et donnent lieu à des infections plus ou moins aiguës et destructives. Le processus qui amène la perforation est variable suivant les cas.

Tantôt il s'agit d'une véritable action mécanique, produite par le calcul sur la paroi du conduit ou de la loge qui l'enserre. Il se produit un travail d'ulcération et de nécrose qui amène la destruction plus ou moins rapide de la paroi et sa solution de continuité avec issue du calcul.

Si des adhérences se sont produites entre la paroi en voie d'ulcération et les parties avoisinantes, celles-ci seront ulcérées à leur tour, et si l'adhérence tient elle-même à un organe creux comme l'estomac, l'intestin, la perforation se continuera jusqu'à ce que l'organe soit traversé; le calcul pourra alors y tomber, si la brèche est assez large, tandis qu'il restera engagé dans l'orifice anormal, si celle-ci est étroite. Le calcul passé, les bords de l'orifice ou plutôt du canal de communication anormale se cicatrisent et la fistule est constituée.

Tantôt, le processus inflammatoire dont le calcul paraît être le point de départ produit une inflammation périphérique qui se limite; il se forme un abcès ouvert du côté du conduit ou de la vésicule qui contenait le corps étranger et qui s'ouvre consécutivement dans les organes avoisinants, ou dans les régions adjacentes en les infectant de proche en proche. Tantôt enfin, aucune adhérence n'est constituée, aucune inflammation protectrice ne se produit; le calcul perforant fait directement saillie hors de son conduit ou de la vésicule et tombe dans la grande cavité péritonéale en provoquant une péritonite généralisée plus ou moins rapidement mortelle.

Quoi qu'il en soit, nous passerons successivement en revue les perforations dans le tube digestif, des parois abdominales, les perforations péritonéales abdominales, puis celles beaucoup plus rares qui se font dans la plèvre et le poumon, dans les voies urinaires, les communications anormales des voies biliaires entre elles, les perforations dans les gros troncs veineux du foie.

Perforation des voies digestives.

Les organes dans lesquels la perforation s'est faite sont, l'estomac, le duodénum, le jéjunum et l'iléon, enfin, le côlon.

COURVOISIER a pu rassembler 3 cas de perforation entre le foie et l'estomac, 1 perforation cystico-stomacale, 9 perforations vésiculo-stomacales.

Les perforations dans l'estomac sont relativement rares : parmi elles ce sont celles qui font communiquer l'organe avec la vésicule qui le sont le moins ; dans deux cas on a trouvé des calculs biliaires dans l'estomac. GRUNDZACH et HAYEM ont pu ramener tous deux des calculs par le lavage de l'estomac.

GALLIARD a observé des vomissements contenant des calculs biliaires.

Les communications anormales entre les voies biliaires et le duodénum paraissent être beaucoup plus fréquentes. COURVOISIER a pu en trouver 11 sur 421 autopsies lithiasiques à l'Institut pathologique de Bâle. Ce sont peut-être les plus fréquentes des perforations du tube digestif : cela s'explique quand on connaît les rapports de voisinage entre les voies biliaires principales et accessoires et la première portion de l'intestin grêle. C'est généralement avec la première portion ou portion horizontale du duodénum que s'établit la communication.

Tandis que les perforations cholédocoduodénales ne se chiffrent que par 10 cas, celles qui font communiquer le duodénum avec la vésicule sont beaucoup plus nombreuses, 73 fois.

C'est presque toujours le fond de la vésicule qui adhère au duodénum; la fistule est directe : mais on a trouvé quelquefois une cavité abcédée entre les deux organes. Ce sont souvent de très gros calculs biliaires qui donnent lieu à ces fistules qui peuvent se refermer une fois qu'ils ont passé; il n'est pas rare de les voir s'arrêter plus bas soit dans l'iléon, soit au niveau de la valvule de BAUHIN et donner lieu à une occlusion intestinale calculeuse.

On a cité des cas de perforations complexes dans le duodénum d'un côté, dans le côlon transverse de l'autre.

Ce n'est que très exceptionnellement que l'iléum et le jéjunum sont perforés par des calculs : leur éloignement et leur mobilité très grande expliquent suffisamment ce fait. COURVOISIER n'a trouvé qu'une fistule jéjunobiliaire et une fistule iléobiliaire.

Il en est tout autrement pour le côlon transverse Une seule fois il s'agissait d'une fistule cholédococolique, par contre 38 fois d'une fistule vésiculocolique.

Dans la perforation du cholédoque s'était formé un abcès intermédiaire entre le côlon et le canal biliaire.

Pour la vésicule, 31 fois c'était le côlon transverse qui avait été perforé et c'est toujours au niveau du fond de la vésicule que se trouvait le point de départ ; 11 fois il existait entre les 2 organes une cavité abcédée intermédiaire. COURVOISIER a pu conclure 4 fois à la fermeture consécutive de la fistule. Généralement les calculs presque toujours volumineux passent dans le côlon puis sont rejetés par l'anus. Mais aussi, comme nous l'avons déjà fait pressentir, ils peuvent en arrivant dans des parties plus étroites s'y fixer et être le point de départ d'occlusions intestinales.

L'occlusion intestinale par calcul biliaire a été bien étudiée dans la thèse de DAGRON. Il semble que le premier cas connu ait été publié par MONOD en 1827 ; la malade mourut, le calcul était encore fixé dans le jéjunum ; il s'était fait une perforation entre le duodénum et la vésicule biliaire. FAUCONNEAU-DUFRESNE, CRUVEILHIER, FRERICHS, rapportèrent des faits de cette nature. MURCHINSON en cite 25 observations et montre que l'occlusion peut être incomplète et peut guérir par l'expulsion du calcul par les voies naturelles.

LEICHTENSTERN rassemble 41 cas auxquels MOSSÉ en ajoute 25 nouyeaux. Puis viennent les travaux de BÉRARD, d'AUDRY de Lyon, de METZKER de Würtzbourg, les observations d'ANDERSON et SMITH, de THIRIAR, d'ABBE.

COURVOISIER a rassemblé 131 cas de cette complication et consacre à l'occlusion intestinale d'origine calculeuse un chapitre de son livre.

LOBSTEIN .en a rassemblé en 1895, 95 observations avec deux personnelles suivies d'opération. L'un des opérés est mort, l'autre a guéri. Dans les deux cas, il s'agissait d'énormes calculs (œufs de poule) incarcérés dans une anse de l'iléon. KEHR sur 300 laparotomies pour lithiase biliaire n'a eu à faire que deux laparotomies pour iléus calculeux.

Nous devons encore signaler le mémoire de KIRMISSON et ROCHARD ; celui de GALLIARD qui relate 225 faits ; plus récemment les thèses de GARIN et de BROCHARD, enfin les faits de TUFFIER, de DESGUIN et de MORESTIN.

Ce sont les calculs ayant perforé le duodénum qui donnent lieu aux accidents de l'occlusion : ceux qui perforent le côlon transverse trouvent un segment d'intestin volumineux où l'arrêt définitif n'est guère possible.

Il est bien probable que c'est par une perforation du côlon tranverse que s'est éliminé cet énorme calcul dont parle BOURDON. Il pesait 62 grammes, avait 19 centimètres de circonférence et 9 centimètres et demi de longueur. Que les calculs passent par le duodénum ou le côlon transverse, ils cheminent presque toujours dans l'instestin, leur grosse extrémité en avant. Cette grosse extrémité serait le moule dans certains cas du fond de la vésicule perforée, tandis que la partie amincie, cylindrique, répondrait au col. Lorsque le calcul n'est pas unique, on y trouve une ou des facettes indiquant la présence d'autres cholélithes. Dans un fait le calcul était creusé d'une cavité en cupule qui s'adaptait à un calcul encore fixé dans la vésicule. Lorsque la vésicule a éliminé le calcul elle peut pour ainsi dire disparaître par suite d'une atrophie complète ; dans un fait de COURVOISIER, le duodénum était fixé par des adhérences au foie, le réservoir de la bile n'existait plus ; le plus souvent il persiste, communiquant directement ou par l'intermédiaire d'un abcès avec l'intestin, mais profondément altéré.

Le calcul une fois passé dans l'intestin, chemine du duodénum vers le gros intestin ; dans l'intestin grêle c'est le duodénum qui est le plus large, il ne s'y arrête pas ; généralement il s'arrête dans l'iléon ou au niveau de la valvule iléocœcale.

Exceptionnellement le calcul peut remonter du duodénum dans l'estomac et se fixer dans le pylore, d'où une occlusion très grave. GALLIARD a rapporté un cas d'obstruction pylorique par calculs biliaires. MONTPROFIT en a décrit un autre. La thèse de MAUJOURD est consacrée à cet accident dont nous trouvons encore un exemple très typique rapporté par MEISEL à la Société médicale de Fribourg.

Il s'agissait d'une femme de quarante-trois ans, traitée pour une dilatation de l'estomac sans phénomènes d'occlusion proprement dits, datant de plusieurs mois. Elle avait maigri depuis deux ans, et depuis quelque temps souffrait de douleurs se propageant jusque dans le dos. La palpation permettait de sentir une tumeur mobile suivant la réplétion plus ou moins grande de l'estomac, lisse et sensible à la pression. On pensa à un cancer du pylore et on fit une laparotomie. Celle-ci démontra la présence d'un gros calcul biliaire situé dans la première portion du duodénum avec deux facettes polaires ; l'intestin était adhérent à la vésicule biliaire vide. Il fut incisé, le calcul extrait. On fit ensuite la suture de la plaie. L'opérée guérit.

Il s'agissait d'un calcul passé directement dans le duodénum par adhérences de la vésicule à l'intestin et ulcération. Il y avait d'autres calculs probablement plus petits qui avaient pu être éliminés.

Enfin l'un des cas les plus remarquables d'occlusion et de perforation du pylore par lithiase est celui rapporté par FLEISCHHAUER.

Il s'agissait d'un malade atteint d'accidents graves de sténose pylorique. La laparotomie fit découvrir une vésicule contenant 45 calculs ; un gros calcul faisait par une perforation saillie par moitié dans le pylore qu'il oblitérait ; en essayant d'extraire le cholélithe la moitié tomba dans l'estomac. On fit la cholécystectomie, la pylorectomie et une gastro-entérostomie avec bouton de Murphy, puis un drainage sous hépatique d'où la bile ne commença à couler que le dix-huitième jour ; il y eut acholie jusque-là par suite des altérations profondes de la cellule hépatique. Le quarante-deuxième jour la fistule était fermée. L'opéré guérit.

L'arrêt n'est pas purement mécanique ; on a pu constater que le calcul était comme embrassé, fixé par un spasme des fibres musculaires lisses de l'intestin ; les tuniques s'appliquent intimement sur lui et le calibre de l'anse qui contient le corps étranger reste diminué alors que l'entérotomie l'a débarrassé de son contenu.

Au niveau de la valvule de Bauhin, le calcul subit plutôt un arrêt mécanique ; dans les cas heureux, il relève les bords de la valvule, tombe dans le cæcum pour de là cheminer dans le gros intestin et tomber dans le rectum. Il s'y arrête quelquefois et n'est expulsé qu'au bout d'un certain temps, ou même peut y constituer une occlusion.

Voici un tableau déjà ancien de 52 cas où l'endroit de l'étranglement a été bien noté, qui est dû à Courvoisier et qui indique bien la fréquence du siège de l'étranglement.

Duodenum	3	} 8
Jéjunum	5	
Partie supérieure de l'iléon	4	
— moyenne	1	} 33
Iléon	18	
Partie inférieure	10	
Valvule de Bauhin	7	} 9
Processus vermiforme	2	
S. iliaque		2

Ce tableau nous montre que les calculs peuvent s'arrêter partout dans l'intestin grêle, dans le gros intestin, même dans l'S iliaque qui n'a été le siège de l'occlusion que très rarement. Il faut ajouter le rectum immédiatement au-dessus du sphincter externe.

Peut on considérer comme des occlusions, celles du processus vermiforme ? Il s'agissait plutôt de phénomènes d'appendicite produits par le corps étranger introduit dans l'appendice.

Lorsque l'étranglement est constitué, presque toujours il existe de la péritonite localisée au niveau de l'anse malade, des adhérences avec les anses voisines, il peut s'ajouter à l'occlusion même. des coudures ; l'anse obstruée peut se perforer d'où des péritonites circonscrites ou diffuses, avec abcès stercoraux, etc.

Fistules abdominopariétales.

Elles paraissent au premier abord les plus nombreuses puisque Courvoisier en a recueilli 184 observations dont 180

où l'on a pu observer la sortie des calculs et 4 où on les a
retrouvés à l'autopsie. Nous avons déjà fait observer le pourquoi de cette fréquence apparente plutôt que réelle. Sur les
sujets atteints il y a 3/4 de femmes, 1/4 d'hommes. Les 2/3 des
cas se rapportent à des sujets âgés de quarante à soixante-dix
ans.

Souvent un traumatisme sur l'hypochondre intervient pour
amener les accidents ulcératifs et l'abcès fistuleux.

Le siège de la fistule a été noté :

```
Hypochondre droit . . . . . . . . . .  49  ) 85
Rebord costal droit. . . . . . . . . .  36  )
Mésogastre droite. . . . . . : . . . .  17  ) 27
Région iliaque droit. . . . . . . . .   10  )
Epigastre. . . . . . . . . . . . . . . . . .   6
Voisinage de l'ombilic. . . . . . . . .  26  )
Ombilic. . . . . . . . . . . .  . . . .  12  ) 49
Au-dessus de l'ombilic . . . . . . . .   11  )
Dans la région inguinale gauche . . . . . . . .   1
Multiples. . . . . . . . . . . . . . . . . .   1
```

Il ressort du tableau que c'est au niveau de l'hypochondre
droit et du rebord costal droit que s'ouvrent la plupart des
abcès consécutifs à des suppurations calculeuses, à des perforations des voies biliaires ; vient ensuite l'ombilic et son
voisinage, enfin le mésogastre et la fosse iliaque droite.

Lorsqu'il s'agit de fistules inguinales, presque toujours il
s'est agi de perforations intestinales secondaires à un iléus
biliaire qui s'est terminé par un phlegmon stercoral avec
évacuation du calcul. Il existe alors une vraie fistule pyoster-
corale.

Dans les cas où la perforation communique directement
avec les voies biliaires et ce sont les plus fréquents, les calculs peuvent être évacués directement de celles-ci par l'intermédiaire de l'abcès de la paroi. Presque toujours le point de
départ est une cholécystite perforante avec adhérences pariétales. Lorsque le cystique est encore perméable il s'établit une
fistule biliaire qui peut guérir spontanément ; lorsque le cystique est oblitéré, il ne coule pas de bile par la fistule, mais

un liquide mucopurulent puis muqueux. Lorsque le cholédoque est oblitéré, la fistule biliaire est une vraie soupape de sûreté mais aussi une cause de dépérissement, par suite de l'évacuation au dehors de la totalité de la sécrétion.

Très rarement l'abcès s'est formé à la suite d'une perforation du cystique ou du cholédoque. COURVOISIER n'en rapporte que 3 faits sur les 184 qu'il a pu recueillir. Souvent l'abcès n'élimine qu'un seul calcul, volumineux presque toujours. Plus souvent encore il y en a plusieurs d'éliminés successivement. La durée de ces évacuations et par conséquent de la fistule est très variable. Lorsqu'il n'y a qu'un ou plusieurs calculs, une fois qu'ils sont sortis, la guérison peut survenir; COURVOISIER l'a notée 78 fois, tandis que 28 fois il y a eu des fistules purulentes et 19 fois des fistules biliaires. Dans un cas cité par LANGENBUCH le malade élimine en neuf ans 5 à 600 calculs. Dans un cas que nous avons pu observer, la lithiase vésiculaire donna lieu à un abcès qui s'ouvrit au-dessous des fausses-côtes; on put, l'abcès ouvert, extraire quelques calculs : il s'établit une fistule purulente que nous croyions bien guérir, mais peu à peu s'installèrent des signes (bourgeonnements, hémorragies, état cachectique), qui ne laissèrent aucun doute sur l'évolution d'un carcinome vésiculaire greffé probablement sur la lithiase. Les perforations peuvent se faire vers le tissu rétro-péritonéal : TROUSSEAU a observé une fois un abcès périnéphritique, NAUNYN une thrombose de la veine cave inférieure. Ce sont des faits exceptionnels.

Perforations et migrations péritonéales.

COURVOISIER a rassemblé une centaine de cas de perforations calculeuses dans le péritoine. Malgré tout c'est un accident rare dont les observations frappent par les phénomènes graves provoqués par la perforation. Celle-ci se ferait soit dans le péritoine libre, soit dans une poche circonscrite par des adhérences protectrices et constituant un abcès péritonéal communiquant avec les voies biliaires perforées. Ce sont surtout les calculs de la vésicule qui donnent lieu à cette complication, plus rarement ceux des canaux, cystique, hépatique et cholédoque.

Les perforations dans le péritoine libre de toutes adhérences, sont les moins fréquentes. La vésicule biliaire est presque toujours en jeu ; elle contient des calculs, elle s'ulcère, se perfore et déverse son contenu septique dans le péritoine. L'on trouve quelquefois la perforation à moitié oblitérée encore par le cholélithe qui y est engagé : ou bien il est encore dans la vésicule ou bien il est tombé dans la cavité péritonéale. C'est généralement au niveau du fond que se trouve la lésion, le corps et le col sont moins souvent atteints.

Lorsqu'il existe un abcès du foie autour de calculs, cet abcès peut se rompre dans l'abdomen.

Les voies biliaires telles que le cystique, l'hépatique. le cholédoque peuvent être le siège de la perforation. Dans un cas on trouva le calcul encore engagé dans la perforation du cholédoque.

Du moment que celle-ci s'est faite dans le péritoine, comme la bile est toujours infectée, il en résulte une péritonite généralisée septique qui emporte rapidement les malades.

Une laparotomie très précoce peut seule se rendre maître des accidents, laparotomie qui évacue les liquides de la cavité péritonéale et établit un large drainage. Tout récemment Fleys a rapporté un certain nombre de guérisons de péritonites par perforation des voies biliaires. Nous rappellerons les observations de L. Faure et de Gérard-Marchant. Le diagnostic précoce avait été posé dans les derniers cas, grâce aux coliques hépatiques et à l'ictère dont avait été atteint le malade.

Dans les cas plus heureux, des adhérences se forment au niveau des points où les voies biliaires s'ulcèrent et se perforent ; grâce à ces adhérences, lorsque la perforation a lieu, il n'y a pas de péritonite généralisée mais il se forme des abcès circonscrits à la face inférieure du foie. Courvoisier a rassemblé 32 perforations calculeuses de la vésicule biliaire avec abcès sous-hépatiques : une fois, il y avait 252 calculs dans l'abcès. La vésicule peut si bien se confondre avec lui ou avoir été détruite qu'on n'en trouve plus aucune trace ; ordinairement ces abcès sont limités par le foie, l'estomac, le duodénum et le côlon transverse.

Dans un cas de DRYSDALE (cité par LANGENBUCH) le cholédoque s'était perforé, il s'était fait un abcès contenant de la bile.

Par suite de la disposition du mésocôlon transverse qui dirige les liquides épanchés sous le foie vers le côlon ascendant, ceux-ci peuvent aller s'accumuler dans la fosse iliaque droite et simuler une appendicite.

L'abcès circonscrit peut s'ouvrir secondairement dans l'intestin ou dans la grande cavité péritonéale, d'où une péritonite par perforation secondaire.

Perforations pleuro-pulmonaires.

Ce sont là des migrations anormales beaucoup plus rares que les précédentes. Ces lésions se produisent par les mécanismes suivants :

Dans une première série de cas il se forme un abcès du foie communiquant avec les voies biliaires, qui se développe vers le diaphragme : puis celui-ci est détruit, le pus fuse dans la plèvre, et seulement après dans une bronche; lorsque le poumon est soudé à la plèvre, la perforation de l'abcès se fait directement dans les bronches.

Dans une deuxième série de faits, à la suite d'un empyème de la vésicule et d'une perforation de son fond il se forme un abcès sous-phrénique qui s'ouvre dans la cavité thoracique droite ou encore dans le médiastin et de là dans la bronche droite.

Les accidents ne manifestent leur vraie pathogénie que lorsque le pus des vomiques contient de la bile. Les calculs sont ordinairement trouvés à l'autopsie dans la plèvre.

Perforations et migrations anormales par les voies urinaires et biliaires.

Nous n'en dirons que peu de chose : les cas précis sont l'exception et il n'y en a guère que six où l'autopsie ait pu être

faite (COURVOISIER, *loc. cit.*). Lorsque l'ouraque est perméable
à l'ombilic, il peut servir à transporter les calculs déversés
dans un abcès ombilical qui lui-même s'ouvre dans l'ouraque;
les calculs peuvent encore cheminer de la vésicule dans la
vessie comme le montre un fait de BRAMANN, les perforations
peuvent se faire dans l'uretère, le bassinet : KOCHER a observé
un fait de cette dernière catégorie.

Pour terminer cette étude de migrations anormales et des
fistules biliaires, rappelons que les voiés biliaires lithiasiques
peuvent communiquer ensemble. De vraies cavernes hépatiques constituées par des abcès angiocholithiques peuvent
communiquer avec les voies biliaires et contenir des calculs.

OTTIKER et FAUCONNEAU-DUFRESNE, ont rapporté chacun un
cas de fistule hépatico-vésiculaire. La fistule partait du col de
vésicule pour rejoindre le tronc de l'hépatique.

Dans un autre cas il existait une fistule entre la vésicule et
un diverticule du cholédoque : dans un autre encore une fistule reliait deux parties ectasiées du cholédoque rétréci entre
les deux.

SYMPTOMATOLOGIE DE LA LITHIASE
BILIAIRE IRRÉGULIÈRE

La lithiase est une affection très fréquente et très nombreuses
en seraient les observations, si elle se manifestait constamment par des symptômes graves ou même nettement appréciables. Il n'en est pas ainsi. Chez un grand nombre de sujets,
la lithiase évolue silencieusement ; les calculs sont formés,
cheminent dans les voies biliaires, traversent la papille duodénale et sont rejetés par les fèces sans donner lieu à aucun
accident, voire même à la moindre colique hépatique.

C'est tout au plus si les malades se plaignent de pesanteurs,
de quelques légers troubles de l'estomac. RIEDEL cite une
observation où l'on trouva de nombreux calculs au-dessus de
la papille dans le cholédoque et dans le duodénum, alors que
le malade n'avait ressenti de quelque temps aucune douleur

ressemblant à un accès de colique hépatique. Toutefois la colique hépatique est dans le plus grand nombre des observations le témoignage de la présence d'un cholélithe. Sans insister ici sur son mécanisme, rappelons qu'elle serait due d'après l'ancienne théorie à un réflexe parti de la paroi des voies biliaires et influençant les grands sympathiques abdominaux comme le démontreraient à côté de la douleur irradiée, les vomissements et autres symptômes concomitants. RIEDEL a voulu attribuer à la colique hépatique une origine inflammatoire : elle serait le résultat d'une vraie angiocholécystite atténuée, se traduisant par du gonflement de la muqueuse des voies biliaires. Sans insister ici sur cette question de pathogénie nous pencherions plus volontiers pour l'opinion mixte à laquelle se rallient KEHR et NAUNYN. L'action mécanique du calcul et très souvent l'inflammation qui peut évidemment se produire, étant donné que la lithiase est d'origine infectieuse, se partageraient la pathogénèse de la colique hépatique. Pour KEHR la colique hépatique serait l'expression symptomatique d'une hydrocholécystite aiguë et la douleur serait le fait de la distension vésiculaire. A l'encontre de RIEDEL qui pense que cette hydrocholécystite est le résultat de l'irritation mécanique de la muqueuse par le calcul. KEHR pense qu'il s'agit d'une infection atténuée de la vésicule.

A côté des cas où la lithiase biliaire existe sans symptômes bien appréciables ou se traduit par des accès de coliques hépatiques avec ictère ou subictère et avec élimination de calculs par les voies naturelles, s'en trouve toute une série d'autres où la lithiase est encore silencieuse ou bien se manifeste par des accès de coliques sans ictère. Les malades se plaignent néanmoins de troubles du côté de l'estomac, de lourdeur, de pesanteur, de gastralgie. Un beau jour survient un accès de coliques hépatiques franc, non suivi d'ictère puis tout rentre dans l'ordre et peut y rester des mois, des années jusqu'au jour où une faute de diète, de régime, ou bien encore un traumatisme intempestif sur la région amène toute une série d'accidents. Dans ces cas, il s'agit de lithiase vésiculaire, avec vésicule tolérante. Presque toujours alors, ce sont des vésicules conte-

nant un ou plusieurs gros calculs, sans obstruction du canal
cystique ; souvent il n'y a alors qu'un calcul solitaire volumineux, lisse, sans aspérités qui séjourne dans la vésicule sans y
produire de lésions et sans donner lieu à aucun symptôme
appréciable. Ce sont là de véritables formes latentes de la
lithiase biliaire, qui ne deviennent apparentes que lorsqu'un
accès de coliques hépatiques franc intervient, ne donne lieu à
aucun ictère et dénote ainsi la lithiase vésiculaire. Ces formes
sont beaucoup plus rares lorsque les calculs sont nombreux
et à facettes. Cependant j'ai opéré de cholécystotomie idéale
une femme de trente-cinq ans dont la vésicule contenait
47 calculs à facettes. Elle n'avait eu que deux accès de coliques hépatiques avec ictère, il y avait longtemps. Elle venait
nous trouver pour une tumeur développée sous le foie et qui
n'était autre chose qu'un rein tuberculeux ; celui-ci fut enlevé
dans la même séance. La vésicule biliaire, malgré son contenu
présentait toutes les apparences d'une vésicule absolument
normale, sans aucune trace de cholécystite ou de péricholécystite.

KEHR a bien insisté sur ces formes de lithiase vésiculaire,
dans lesquelles le canal cystique est perméable et dont le
diagnostic est souvent très difficile. Lorsque l'affection a une
symptomatologie, c'est presque toujours à une maladie d'estomac qu'elle est rapportée. Les coliques hépatiques lorsqu'elles existent ne sont pas accompagnées d'ictère et ne mettent pas sur la voie de la lithiase, comme lorsque les malades
sont ictériques.

Cette notion de la colique hépatique sans ictère est pour
nous d'une très grande importance ; elle indique presque toujours, sinon toujours la présence de calculs dans la vésicule.
Il importe beaucoup que le chirurgien sache reconnaître ces
manifestations pour leur attribuer la signification qu'elles com-
portent.

Pour nous résumer, sachons que si la colique hépatique est
souvent la première manifestation habituelle d'une lithiase
biliaire, souvent aussi cette dernière évolue silencieusement,
ou avec des troubles qui font penser à tout autre affection qu'à

une maladie du foie, jusqu'au jour où une cause accidentelle telle qu'un traumatisme, un excès d'alimentation amènera la mise en marche des cholélithes avec des symptômes plus accusés et révélateurs. La vésicule biliaire peut contenir des calculs; pourvu que le canal cystique soit libre et que la bile puisse y pénétrer et en refluer, rien n'indique leur présence. Combien de fois nous est-il arrivé dans des opérations abdominales ou gynécologiques, de trouver des calculs dans une vésicule à aspect normal : lorsqu'on interroge ensuite la malade, elle n'accuse aucun symptôme de sa lithiase, pas de douleurs, pas de coliques hépatiques, pas de troubles du côté de la digestion, ou si peu que jamais son attention n'a été attirée par eux.

Est-il possible dans l'état actuel de nos connaissances sur la lithiase, de distinguer au point de vue clinique, les localisations calculeuses suivant qu'elles se font dans la vésicule ou dans les canaux principaux ? autrement dit, pouvons-nous décrire au point de vue clinique, une lithiase de la vésicule et du cystique, une lithiase de l'hépatique ou du cholédoque ?

Les nombreuses opérations faites sur les voies biliaires, qui se comptent pour KEHR seulement pour 408, pour RIEDEL, TERRIER, LÖBKER, MAYO ROBSON et d'autres encore par centaines, ont permis de prendre l'évolution de la lésion sur le fait depuis les cas les plus simples jusqu'aux plus compliqués. Elles ont permis de suivre pas à pas leur progression et créé de la sorte une série de notions beaucoup plus précises que celles que nous avions autrefois. Dire que tout est clair, serait exagéré : mais les progrès accomplis sont certainement considérables et tels que l'on peut aujourd'hui essayer d'esquisser une symptomatologie propre à la localisation du mal dans telle ou telle partie de l'arbre biliaire.

A notre point de vue exclusivement chirurgical, nous considérerons la lithiase, suivant qu'elle envahit la vésicule et le cystique, puis le cholédoque, suivant qu'elle est superficielle ou profonde.

LITHIASE DE LA VÉSICULE ET DU CYSTIQUE

En compulsant les nombreux faits publiés, et ce que, dans notre sphère très modeste, nous avons pu observer, il nous semble qu'il est impossible cliniquement de dissocier la lithiase de la vésicule, de celle du cystique ; ce n'est que lorsque le calcul s'engage dans le conduit excréteur principal, ou ses embranchements dans le foie, que la différenciation peut se faire.

La lithiase vésiculaire se présente avec des symptômes variables, suivant que le canal cystique est ouvert ou fermé, et permet la facile entrée et sortie de la bile vésiculaire, au moment de la digestion.

Lorsque le canal cystique est ouvert, la lithiase de la vésicule peut évoluer, sans aucun symptôme, rester pour ainsi dire latente, si les calculs sont très petits et sont expulsés au fur et à mesure de leur formation. Ils peuvent traverser les voies biliaires et la papille duodénale pour de là être rejetés dans les selles, et cela sans provoquer un accès de colique hépatique franc ; tout au plus quelques douleurs, quelques crampes d'estomac qui passent inaperçues ou sont mises sur le compte de toute autre affection que la lithiase.

Dans une seconde forme du mal, l'évacuation de calculs ou leur traversée se manifeste par l'accès typique de colique hépatique avec ictère plus ou moins intense et prolongé ; l'accès de coliques cesse en général dès que les calculs ont traversé la papille de l'ampoule de Vater qui est la portion la plus rétrécie des voies biliaires excrétoires.

Si l'on veut rechercher le corps du délit, c'est en tamisant les selles pendant trois, quatre semaines qu'on le retrouvera ; et encore dans beaucoup de cas, les recherches seront vaines, la mollesse de certaines concrétions permettant leur écrasement, leur destruction pendant leur passage dans le tube digestif.

Le calcul venu de la vésicule et qui a traversé le canal cystique peut s'arrêter ensuite dans le canal cholédoque, sur tout son trajet depuis l'embouchure de l'hépatique, qu'il peut même remonter dans certaines conditions, jusqu'à la portion duodénale et l'ampoule de Vater. Tout en restant dans le cholédoque, la bile peut continuer à couler autour de lui ; il peut être entraîné secondairement, ou croître sur place, ou encore s'en adjoindre d'autres, jusqu'à oblitération ou rétrécissement donnant lieu à tous les accidents de la lithiase cholédocienne que nous étudierons plus loin.

La lithiase vésiculaire se traduit très souvent sous une autre forme que celles que nous venons d'indiquer. Sous l'influence d'une infection née sur place, ou venant de l'intestin, se produisent des poussées de cholécystite ; la perméabilité du canal cystique permet l'évacuation des produits infectieux et la guérison du processus. C'est à ces poussées de cholécystite que RIEDEL, KEHR, NAUNYN lui-même attribuent une grande importance dans la pathogénie de la colique hépatique ; d'après RIEDEL qui nous semble à cet égard trop exclusif, c'est à la cholécystite qu'il faudrait l'attribuer dans presque tous les cas, la migration des concrétions n'ayant qu'un rôle absolument secondaire. L'ictère, lorsqu'il se produit dans ces conditions, n'est pas lithogène, c'est-à-dire sous l'indépendance d'un obstacle au cours de la bile, obstacle formé par un calcul, mais inflammatoire et dû au gonflement de la muqueuse des voies biliaires, par propagation de l'inflammation ayant son point de départ dans le réservoir de la bile.

Lorsque la poussée de cholécystite a été légère, le tout revient à son état normal, la perméabilité du col et du canal cystique permettant l'évacuation de la bile altérée mélangée à de la sérosité, à du mucus, voire même à du mucopus.

Lorsque la poussée est plus intense elle peut aller jusqu'au péritoine et donner alors lieu à une péricholécystite : les organes avoisinant directement la vésicule, tels que l'épiploon, le côlon transverse, le duodénum, le pylore peuvent contracter des adhérences plus ou moins étendues et solides ; celles-ci vont devenir à elles seules le point de départ de nouvelles douleurs, produire des tiraillements, des coudures, des rétrécissements des canaux ou des organes creux qu'elles auront atteints.

Du moment que la colique hépatique est le résultat d'un processus inflammatoire, d'une vraie angiocholécystite, rien d'étonnant à la voir accompagnée de fièvre (forme hépatalgique de Charcot) ; la température peut monter à 40°, la poussée fibrile peut durer vingt-quatre heures ; parfois elle est suivie d'une transpiration très abondante. D'après Fürbringer la fièvre serait beaucoup plus fréquente qu'on ne l'a dit.

Y a-t-il des signes physiques permettant de se rendre compte de l'état de la vésicule et du foie ? On a remarqué dans un certain nombre de cas une augmentation de volume de la glande hépatique qui dépasse les fausses côtes, un véritable état congestif se traduisant en même temps par de la douleur profonde à la pression ; Villemain a signalé l'augmentation de volume de la vésicule, qui chez certains sujets, permettrait de prédire l'accès de colique hépatique. Nous n'insisterons pas plus longuement, renvoyant aux traités de médecine, où cette partie de l'histoire de la lithiase biliaire, a reçu tous les développements qu'elle mérite ; ajoutons seulement que la tuméfaction du foie est indépendante de l'ictère, nullement en rapport avec une rétention biliaire, mais plutôt avec une angiocholite atténuée.

Bien plus souvent encore la lithiase vésiculaire se présente dans les conditions que nous allons indiquer et que l'on retrouve dans un grand nombre d'observations. On n'a qu'à parcourir les tableaux de Riedel, de Kehr, les faits rapportés par Terrier et nombre d'autres pour s'en rendre compte. Le malade a eu des coliques hépatiques sans ictère ; il a de plus une sensation de plénitude, de tension dans l'hypochondre droit qui s'accentue sous l'influence de fatigues ; quelquefois ces symptômes sont tellement atténués que l'attention n'est nullement attirée de ce côté, tandis que d'autres fois, la marche, la course, les mouvements de flexion du tronc, le travail de la digestion réveillent des crises douloureuses. Lorsque ces crises prennent la forme de coliques, on méconnaît le plus souvent leur pathogénie, jusqu'au jour où des signes physiques incontestables mettent sur la voie du diagnostic.

La vésicule biliaire remplie de calculs volumineux ou nombreux constitue une tumeur, qui chez les sujets maigres se dessine au-dessous des fausses côtes droites, mais est surtout sensible à la palpation. Nous avons eu l'occasion d'opérer une femme en 1893 dont la vésicule était remplie par deux énormes calculs formant une tumeur dure donnant lieu par la palpation à de la crépitation par suite du frottement des calculs les uns contre les autres.

Sous l'influence de son accroissement, la vésicule entraine avec elle la portion du foie sous laquelle elle se cache normallement pour constituer l'appendice linguiforme sur lequel RIEDEL a appelé l'attention.

J.-L. PETIT avait déjà insisté sur le choc, la collision des calculs que l'on peut percevoir par la main qui palpe, par l'oreille qui écoute, qu'il comparait au bruit produit par un sac de noisettes.

Lorsque les malades ont des parois abdominales épaisses, résistantes, tous ces signes sont bien plus difficiles, sinon impossibles à percevoir.

Exceptionnellement, la vésicule ainsi distendue par les calculs peut produire des compressions sur les organes avoisinants, tels que le pylore et le duodénum et donner lieu à des troubles gastriques se traduisant par de l'ectasie avec vomissements. C'était le cas chez la femme citée plus haut. Plus souvent c'est à des adhérences péri-vésiculaires dues à des poussées de péritonite localisée, que sont dues les sténoses dont nous avons déjà eu l'occasion de parler.

Lorsque l'orifice du canal cystique, le vestibule de la vésicule est obstrué par un gros calcul, comme cela est souvent le cas, ou encore lorsqu'un cholélithe s'est engagé et enclavé dans le canal cystique, la lithiase se manifeste de la façon que voici. Après des crises douloureuses très violentes, avec ictère plus souvent sans ictère, il y a une accalmie complète qui peut être définitive ; la vésicule se ratatine sur les calculs qu'elle contient encore, se recroqueville de plus en plus sur eux et subit le processus atrophique et scléreux sur lequel nous avons déjà suffisamment insisté : à moins qu'une infection venue de la profondeur ou développée sur place ne donne lieu à de la suppuration, à des ulcérations ou que la production d'adhérences diffuses au niveau et autour de la vésicule n'amène des changements de rapport et de calibre, aboutissant à des obstructions du côté des voies biliaires profondes ou du tube digestif. La bile contenue dans la vésicule s'épaissit de plus en plus, par suite d'une résorption progressive et tend à disparaître en même temps que la cavité vésiculaire qui se moule peu à peu sur les calculs comme un moule sur son contenu.

Que le cystique soit bouché par un calcul ou définitivement oblitéré à la suite d'un processus ulcéreux par angiocholite ou par pression d'un calcul qui s'est engagé, l'on observe la formation d'une hydropisie de la vésicule biliaire, d'une tumeur biliaire. Par suite de la sécrétion de l'appareil glandulaire de la muqueuse plus ou moins intacte, du mucus se mêle à la bile que la vésicule peut encore contenir ; puis celle-ci est peu à peu résorbée, de sorte qu'en fin de compte elle n'est plus remplie que par un liquide séro-muqueux qui la distend de plus en plus.

Sa surface est lisse, sa forme est celle d'une poire dont la grosse extrémité regarderait en bas et déborde en général le bord inférieur du foie ; l'appendice linguiforme se retrouve assez souvent la recouvrant en partie. Quand la tumeur date de quelque temps la palpation permet de sentir qu'elle est élastique, fluctuante ; elle suit les mouvements respiratoires et on peut, lorsqu'il n'y a pas d'adhérences, la mouvoir facilement dans le sens transversal, alors que la mobilité verticale est nulle ; elle est mate et sa matité continue avec celle du foie. Tout cela est facile à constater quand la paroi abdominale est relâchée, peu épaisse. Les difficultés commencent lorsque les conditions inverses existent.

RHEINSTEIN (cité par LANGENBUCH) a beaucoup insisté sur la recherche de la vésicule augmentée de volume. Voici comment il conseille de pratiquer la palpation. Après avoir vidé l'intestin, le malade est mis dans le décubitus dorsal, les jambes légèrement relevées vers le ventre pour relâcher la paroi abdominale. Le médecin placé à la droite du patient, applique la main gauche dans la région lombaire droite, le bout des doigts dirigé vers l'épine dorsale. L'indicateur repose sur la 12ᵉ côte. La main droite est placée sur la paroi abdominale antérieure, de façon que le bord cubital affleure à la ligne blanche et que les bouts des doigts regardent un peu en haut et en dehors ; le médius doit se trouver sur une ligne longeant le bord droit du sternum. La main gauche presse sur la région lombaire en avant et en dedans, la droite va au-devant d'elle de telle sorte que le diamètre de l'orifice thoracique antérieur soit raccourci et que le foie soit pour ainsi dire exprimé vers en bas. La vésicule vient se placer sur le pôle inférieur du rein droit poussé en dedans et peut être facilement palpée. Lorsque la vésicule n'est guère augmentée de volume, il vaut mieux la rechercher, le malade étant debout. On encadre alors avec la main gauche le flanc droit de façon à ce que les quatre doigts pressent sur la région lombaire tandis que le pouce embrasse la paroi abdominale antérieure. Par une pression oblique vers la colonne vertébrale, le foie est immobilisé. La main droite explore alors le bord inférieur du foie en poussant les quatre doigts vers la face profonde tandis que le pouce embrasse la partie antérieure.

Le procédé de Wijnhoff se pratique sur le patient assis. Celui-ci placé sur une chaise, fléchit les cuisses, courbe le corps en avant et place les mains sur les genoux. Le médecin se place à la droite du patient un peu derrière lui, et palpe la région antérieure.

Dans les cas difficiles, il n'y a qu'une manière de s'assurer du diagnostic, c'est de pratiquer la laparotomie exploratrice qui devra devenir curatrice, quand cela sera possible.

Dans les cas simples, la vésicule se devine à travers la paroi abdominale qu'elle fait bomber en avant, se déplaçant de haut en bas et *vice versa* pendant les mouvements de la respiration.

La palpation de la vésicule doit être exécutée avec de grands ménagements. Dans un cas de KÜMMELL où l'on avait posé le diagnostic de kyste de l'ovaire, la malade succomba deux jours après de péritonite par perforation : il s'agissait d'une grosse vésicule biliaire rompue (cité par LANGENBUCH).

Tant que la lithiase biliaire se présente dans les conditions que nous avons étudiées plus haut, l'état général reste relativement satisfaisant. Il est remarquable de voir les malades conserver bonne apparence ; en dehors des douleurs que nous avons signalées, quelquefois d'un amaigrissement progressif pouvant tenir aussi bien aux troubles digestifs dont ils se plaignent, il n'y a aucune modification appréciable de la santé générale.

Tant que la lithiase reste localisée à la vésicule et à son canal excréteur, qu'il n'existe ni compression des conduits profonds, ni infection aiguë ou chronique de la vésicule et des voies biliaires, tout peut se borner à la constatation des divers signes que nous avons passés en revue. Il semble que l'appareil biliaire accessoire ainsi isolé par l'oblitération ou l'obstruction du col de la vésicule ou du cystique ne réagisse que peu sur l'économie.

Les choses vont se passer tout autrement quand la compression, l'inflammation, l'infection interviennent.

Le cystique rempli par un calcul ou des calculs arrêtés et incarcérés peut exercer une compression sur les canaux profonds, en particulier le cholédoque et déterminer de la sorte tous les accidents de la rétention biliaire par obstruction cholédocienne. La vésicule elle-même distendue par des calculs et du liquide peut comprimer l'hépatique, le cholédoque et donner lieu aux mêmes symptômes. Quoique rares ces faits existent indubitablement. WILSON, BARDENHEUER, STROHL, SAINT-JONES ont rapporté des cas d'ictère chronique par rétention où c'était le canal cystique distendu par un calcul qui avait produit les accidents par compression du cholédoque. Dans un cas, SOCIN trouva, pendant une cystotomie pour ictère chronique, la vésicule remplie par 500 calculs, tandis qu'il n'y en avait aucun dans les voies biliaires principales. KUMMELL, MUSSER, KEEN. IRVING ont, d'après LANGENBUCH, rapporté des faits où c'étaient des hydropisies ou des empyèmes qui étaient les coupables.

Les accidents surviennent beaucoup plus fréquemment du fait de la cholécystite et de l'angiocholite.

Sous l'influence d'un traumatisme ou de toute autre cause comme un excès de régime, la virulence des microorganismes contenus dans la vésicule peut être exaltée ; on peut aussi concevoir une irruption de microbes pathogènes par le canal cystique qui, quoique obstrué, n'est nullement une barrière infranchissable pour eux comme le voudrait RIEDEL. La cholécystite de chronique qu'elle était va devenir aiguë ou s'établit d'emblée dans une vésicule jusque-là peu atteinte par l'inflammation.

La cholécystite aiguë suppurative se manifeste par un cortège de symptômes généraux sur lesquels nous avons déjà insisté lors de l'étude des infections des voies biliaires ; fièvre intense avec frisson violent, quelquefois. Localement, tuméfaction, plus grande tension de la région, s'il existait déjà une tumeur biliaire et surtout douleur très vive, exquise à la pression. La péricholécystite ou la péritonite circonscrite peuvent s'ajouter au tableau de l'inflammation vésiculaire suppurative se traduisant par les signes de la réaction du côté du péritoine d'autant plus intense que celui-ci sera plus atteint.

Si le chirurgien, reconnaissant rapidement, d'après les commémoratifs et les signes actuels, la nature du mal, intervient comme nous le montrerons plus loin, tout peut s'apaiser et guérir après évacuation de la vésicule et de son contenu. Dans le cas contraire, tout est à craindre, depuis le phlegmon biliaire qui est la terminaison naturelle la plus heureuse, jusqu'à la septicémie et la péritonite aiguë généralisée ou avec perforation du réservoir de la bile. GÉRARD-MARCHANT a rapporté un cas de cholécystite aiguë suppurée calculeuse où la maladie simula dès le début une péritonite généralisée sans qu'il y eut aucune perforation de la vésicule.

RIEDEL a beaucoup insisté sur les cas où malgré l'opération pratiquée sur la vésicule pour en évacuer le contenu septique, l'infection des voies biliaires profondes est telle que l'opéré ne se remonte pas et succombe à la septicémie. Il faut savoir que de là vient le danger, l'infection des voies profondes, infection qui peut être primitive, mais peut aussi venir de la vésicule et franchir la barrière calculeuse du col ou du cystique lorsqu'elle existe. Au lieu d'être aiguë, la suppuration peut se produire plus lentement en constituant ainsi des formes subaiguë et chronique de l'empyème de la vésicule.

L'empyème dans ces conditions ne se manifeste pas avec le fracas que nous avons signalé plus haut.

C'est peu à peu que la tumeur biliaire se développe et se dessine par les caractères que nous lui connaissons déjà.

Avec cela des accès de fièvre de temps à autre pouvant passer inaperçus lorsque le malade n'est pas bien observé, ou encore une apyrexie relative. Tout cela peut durer jusqu'au jour où des accidents de péritonite circonscrite ou gén ralisée surviennent, ou bien encore jusqu'à ce qu'une per oration dans un viscère creux adhérent (estomac, intestin) évacue le pus et les calculs. Sous l'influence d'une exaltation de virulence des microbes pyogènes, la cholécystite de subaiguë ou de chronique peut passer à l'état aigu et se montrer alors sous les divers aspects que nous lui connaissons.

Nous avons déjà suffisamment insisté sur la cholécystite atro-[1] phique, scléreuse pour que nous n'ayons pas besoin d'y revenir. Elle succède le plus souvent à des lésions des voies biliaires profondes, en particulier aux obstructions calculeuses du cholédoque, aux rétrécissements cicatriciels consécutifs aux ulcérations d'une angiocholite calculeuse. Dans ces cas pas de tumeur ; on n'arrive pas à sentir la vésicule ; par contre existent des douleurs souvent très violentes revenant par crises sans ictère, dues à des adhérences plus ou moins étendues. Toutefois la cholécystite atrophique calculeuse peut aussi coexister avec des lésions de l'appareil biliaire accessoire (calculs enclavés dans le cystique) ; elle peut être suppurée, mais avec des parois tellement épaissies qu'il semble que pus et calculs soient comme enrobés dans les tissus fibreux qui les confinent. Ici encore pas de vésicule qu'on puisse sentir par la pression ; par le palper généralement une zone douloureuse, au niveau du bord inférieur du foie, située là où se trouve le réservoir de la bile. Souvent de la péricholécystite et même de la paracholécystite existent en même temps, accentuant les phénomènes douloureux dont la région est le point de départ.

Lithiase du cholédoque. — Les calculs venant des voies biliaires supérieures ou de la vésicule passent généralement le cholédoque qui représente un canal se rétrécissant de plus en plus, depuis son origine à la réunion du cystique et de l'hépatique jusqu'à sa terminaison au niveau de l'ampoule de Vater, à côté du canal pancréatique de Wirsung. Les coliques hépatiques symptomatiques du cheminement des calculs dans les voies principales, et en particulier dans le cholédoque, sont accompagnées d'un ictère plus ou moins intense mais fugace, transitoire comme la lésion qui le provoque : d'après Riedel, c'est une angiocholite atténuée qui tuméfiant la muqueuse, apporterait un trouble suffisant à l'excrétion biliaire et se manifesterait par la résorption de la bile, la coloration jaune de la peau, la présence des pigments dans l'urine et la décoloration des selles. Lorsque le ou les calculs passent le cholédoque et se déversent dans le duodénum on les retrouve dans les selles ; mais il faut bien être convaincu de la difficulté de leur recherche ; souvent les calculs mous s'écrasent, se disloquent, s'émiettent pendant leur traversée intestinale et il faut tamiser les selles pour arriver à en découvrir les fragments ; il faut même, dans certains cas de gravelle biliaire, examiner les selles au microscope pour y découvrir des amas de cholestérine, des cristaux de sels biliaires. Il faut encore savoir que le cheminement des cholélithes dans l'intestin peut être très lent et l'on a vu des semaines s'écouler jusqu'à quatre semaines et plus, avant de retrouver le calcul coupable d'un accès de colique hépatique.

Ces considérations nous expliquent pourquoi il est si difficile d'affirmer qu'une colique hépatique est accompagnée d'expulsion de calculs biliaires dans l'intestin (Erfolgreicher Anfall de Riedel).

La lithiase du cholédoque résulte presque toujours de l'arrêt d'un calcul ou de plusieurs calculs venus de la vésicule biliaire ou des voies biliaires supérieures (hépatique et ses ramifications).

Dans la grande majorité des cas, c'est de la vésicule que vient le corps étranger ; presque toujours il s'agit d'abord d'une lithiase superficielle, elle ne devient profonde que secondairement, d'où le précepte de l'attaquer alors qu'elle en est encore à son premier stade vésiculaire, facilement accessible à la cure chirurgicale.

Le tableau clinique varie beaucoup. Tout d'abord, la lithiase du cholédoque peut être latente, ne se manifester par aucun signe appréciable : le canal plus ou moins rempli de calculs qui l'ont dilaté, peut être perméable à la bile d'où absence de stagnation biliaire et de tout symptôme grave.

Presque toujours après une ou plusieurs crises de coliques hépatiques, s'installe un ictère intense et persistant; d'autres fois celui-ci se produit sans qu'il y ait eu aucune colique hépatique préalable; d'autres fois encore, c'est avec un vestige d'accès de coliques hépatiques plus ou moins espacés avec fièvre se reproduisant pendant des mois, des années, à des échéances souvent longues, que s'installe graduellement l'ictère qui fugace d'abord, devient peu à peu continu et se fonce de plus en plus.

L'ictère peut persister seul, alors que les accès douloureux ont disparu et qu'il n'y a plus aucun accès fébrile.

L'ictère qui se produit à la suite de l'accès de colique hépatique est dû d'après RIEDEL tantôt à une véritable poussée d'angiocholécystite. d'où le nom d'ictère inflammatoire qu'il lui donne par opposition à l'ictère lithogène succédant à une véritable action du calcul sur le calibre biliaire.

Pour RIEDEL, presque toujours l'ictère est inflammatoire, plus rarement il est lithogène. Il est difficile d'apprécier dans quelles limites l'opinion de RIEDEL est exacte ; ce qui est certain, c'est que l'angiocholécystite joue un rôle pathogénique important dans la production de l'ictère chez les lithiasiques, qu'il s'agit là d'un ictère infectieux proprement dit, mais bénin.

C'est ordinairement du deuxième au troisième jour de la crise qu'il se produit ; d'autres fois, il est beaucoup plus précoce et peut atteindre son maximum d'intensité déjà au bout de douze heures ; le passage des pigments biliaires dans l'urine est plus rapide encore et se constate souvent alors que les téguments présentent encore leur coloration normale. Par contre, les matières fécales peuvent encore être colorées, alors qu'il existe un ictère intense. Dans la lithiase biliaire, lorsqu'il existe de l'ictère, indice d'une obstruction du cholédoque, la décoloration des selles est très variable. Tantôt une selle colorée alterne avec une décolorée, cela pendant quelque temps ; cela s'explique par le déplacement d'un calcul, par le passage intermittent lui-même de la bile, par des modifications anatomiques des conduits biliaires plus ou moins atteints d'angiocholite.

Lorsque la bile reprend son cours, lorsqu'il s'agit, par exemple, d'une occlusion aiguë du cholédoque, la disparition de l'ictère est toujours lente. Les pigments disparaissent rapidement des urines et les selles se recolorent encore plus rapidement, car ce sont elles qui indiquent généralement le plus tôt la levée de l'obstacle.

Parmi les tissus ce sont les sclérotiques qui restent jaunes le plus longtemps.

L'ictère par rétention dans les obstructions chroniques du cholédoque se présente dans des conditions spéciales importantes à bien connaître.

Il s'établit graduellement par étapes successives : il peut se présenter avec des variations d'intensité considérables ; tantôt c'est simplement du subictère, quelquefois avec simple coloration des conjonctives oculaires très sensibles, comme on le sait ; chez deux malades auxquelles nous avons pratiqué la cholédocotomie et enlevé des calculs, l'ictère était très léger, si léger chez l'une d'elles qu'il fallait le rechercher au niveau des conjonctives pour le trouver ; par contre les selles étaient souvent décolorées, argileuses, grisâtres, et les urines foncées, présentant la réaction de Gmelin.

Assez souvent, l'ictère par rétention est vert, vert olive, vert bronze (bronce icterus de KEHR); il indique toujours une obstruction complète et jamais il n'a autant d'intensité que dans les lésions non calculeuses, mais qui compriment ou obstruent le cholédoque.

Presque toujours, lorsqu'il y a rétention biliaire, quel que soit le degré de l'ictère, il existe un prurigo qui est l'un des plus grands tourments des malades. Ce prurigo n'est nullement en rapport avec l'intensité de l'ictère, des malades qui ont du subictère ou un ictère léger pouvant le présenter à un haut degré. Nous n'insisterons pas sur les urines ictériques, dont la réaction est typique. Rappelons toutefois qu'elles peuvent aussi contenir des peptones et de la glycose, et tout récemment Exner a insisté sur la présence de la glycose dans les urines. Les selles ictériques sont généralement grises, argileuses, horriblement fétides. Il faut savoir qu'elles constituent l'index le plus sensible de la rétention ou stagnation de la bile. Dès le moindre afflux de bile dans l'intestin, leurs caractères changent et si l'obstacle se lève ou est levé, c'est la décoloration des selles qui en témoigne presqu'aussitôt alors que l'ictère ne disparaît que plus lentement et que les urines contiennent encore des pigments biliaires en plus ou moins grande quantité.

Il est impossible de dire, alors que les accidents se produisent, s'il s'agira d'une occlusion temporaire, qui va céder par suite de l'expulsion progressive du ou des calculs, ou d'une occlusion chronique définitive. C'est la marche, l'évolution ultérieure qui fera faire le diagnostic. On ne pourra guère parler d'occlusion chronique permanente que lorsqu'il y aura des mois écoulés (Naunyn dit un an) depuis la production de l'ictère avec urines acajou et décoloration plus ou moins complète et intermittente des selles. Quand ce temps là s'est passé, il ne faudra plus guère compter sur la mobilisation des calculs et sur la disparition spontanée des accidents. En général lorsque le calcul franchit la papille de l'ampoule de Vater, se produit un accès de colique hépatique terminal qui est aussitôt suivi de la diminution et de la disparition de l'ictère et de tous les symptômes pénibles qui l'accompagnaient, en particulier du prurigo, qui, parfois disparaît le plus rapidement.

Lorsqu'existe une obstruction chronique du cholédoque avec rétention de la bile et ictère, certains caractères et de l'ictère et des selles permettent, d'après Kehr, de préciser le siège de l'obstruction. Lorsqu'il existe des variations d'intensité, des intermittences de l'ictère et de la coloration des selles, on peut songer à une lithiase de la partie supérieure du cholédoque, plus facilement perméable parce qu'elle est plus large et que les calculs y sont plus mobilisables ; quand il n'y a pas de variation, que l'ictère est continu, il faut songer plutôt à une obstruction de la portion inférieure du cholédoque et en particulier de la papille duodénale.

Toutefois GRIFFON a eu l'occasion d'observer quatre faits dans lesquels l'oblitération semblant complète du cholédoque n'avait jamais déterminé d'ictère.

Le dernier est particulièrement intéressant. Il s'agissait d'une malade morte de pneumonie. La vésicule distendue contenait plusieurs gros calculs. Le cholédoque admettait facilement l'introduction de deux doigts ; il contenait deux calculs volumineux et un plus petit. L'un, de la grosseur d'une noix, conique, repoussait l'ampoule de Vater et lui donnait l'aspect d'un gland saillant dans le duodénum ; à sa pointe se trouvait l'orifice. Au-dessus, un deuxième calcul de même volume, formait une saillie cylindrique dans l'intestin. Le troisième calcul, gros comme un pois, était enclavé entre les pécédents. Malgré ces obstacles, l'écoulement de la bile n'a jamais été complètement arrêté ; il n'y eut jamais d'ictère, ni aucun autre signe de rétention biliaire. Dans ce fait, comme dans deux autres, la vésicule était distendue, contrairement à la loi formulée par COURVOISIER et TERRIER.

D'après NAUNYN, l'ictère chronique n'a de valeur au point de vue de l'obstruction cholédocienne que lorsqu'il se présente avec les caractères suivants : variations de l'intensité de l'ictère, coloration souvent normale et décoloration passagère des selles, durée de l'ictère au delà d'un an. Quand on constate en même temps que le foie n'augmente que peu ou pas de volume, que la vésicule n'est pas dilatée, qu'il y a absence d'ascite, mais qu'il existe des accès de fièvre avec hypertrophie de la rate, la lithiase du cholédoque peut être diagnostiquée sans hésitation.

Y a-t-il des signes physiques dépistant la lithiase cholédocienne ?

Il en existe de deux ordres : les uns tirés de l'examen de l'appareil biliaire superficiel, les autres de l'exploration directe du cholédoque.

Celle des voies bihaires superficielles est presque toujours négative ; nous avons déjà insisté suffisamment sur le signe de Courvoisier-Terrier pour n'y plus revenir. En général, la vésicule est atrophiée ; il est impossible de la sentir par le palper méthodique ; l'endroit où elle se trouve peut être douloureux à la pression profonde, quand il existe une cholécystite calculeuse avec rétraction des parois ou adhérences plus ou moins étendues. Il n'y a pas de tumeur biliaire, tandis que celle-ci est presque de règle lorsque le cholédoque est comprimé par un cancer de la tête du pancréas, ou envahi lui-même et obstrué par une tumeur maligne. Nombreux sont actuellement les faits où la coïncidence de la rétention biliaire avec ictère chronique et d'une grosse vésicule facilement perceptible à travers la paroi abdominale a permis de porter le diagnostic de cancer des voies biliaires principales ou des organes voisins et en particulier du pancréas. Nous avons déjà vu et nous verrons encore plus loin qu'il y a des exceptions à cette règle et que la distension du réservoir biliaire peut ne pas être symptomatique d'un cancer mais bien d'une lithiase profonde.

L'exploration du cholédoque est-elle possible à travers les parois ?

Il existerait d'après certains auteurs et en particulier Vautrix, une douleur profonde sous la face inférieure du foie, qu'on produirait en se plaçant à gauche du malade et en cherchant à palper la gouttière vertébrale droite immédiatement sous le foie. Cette recherche peut à la rigueur réussir chez les sujets amaigris ; mais elle est absolument irréalisable pour peu que le pannicule adipeux soit développé ou que la paroi soit fortement musclée. Non seulement, d'après Vautrix, la douleur localisée profondément par la pression dénoterait l'existence d'un calcul, mais on pourrait même sentir une induration profonde comme dans deux des cas où il a dû intervenir et pu vérifier le diagnostic.

Toutefois ce sont là des conditions exceptionnelles et il est facile de s'en rendre compte quand on songe à la profondeur de la région, pour peu que le foie soit abaissé ou augmenté de volume, comme il l'est assez fréquemment, pour peu encore que la paroi abdominale soit épaisse et résistante.

La lithiase de l'hépatique se manifeste en général par des signes analogues à ceux de la lithiase du cholédoque. cela d'autant mieux que le calcul empiète souvent sur lui et l'obstrue en même temps que l'hépatique.

De l'évolution clinique de la lithiase. — La lithiase des voies superficielles, vésicule et canal cystique, est compatible avec un état général très satisfaisant.

Elle peut devenir grave par une infection grave qui vient s'y localiser, par les accidents résultant des adhérences, des ulcérations. des perforations des voies biliaires, des suppurations de la vésicule, des péri et paracholécystites. Elle change encore d'allures quand les calculs d'abord vésiculaires et cystiques passent ensuite dans les voies profondes et produisent leur obstruction.

Ce n'est pas impunément en effet que celle-ci se prolonge lorsque le cholédoque ou l'hépatique sont plus ou moins encombrés par un calcul ou des amas de gravelle biliaire ou de calculs.

Riedel a recherché tous les nombreux cas qu'il a pu observer au point de vue de la fréquence de l'infection : il les a divisés en trois groupes et a trouvé les chiffres suivants :

1) Sur 112 malades ayant des calculs dans la vésicule et le cystique, sans issue de cholélithes par les voies naturelles, une fois seulement il y a eu infection de l'arbre biliaire, angiocholite.

2) Sur 31 malades ayant des calculs dans la vésicule et le cystique mais avec migration et issue par les voies naturelles, trois fois on a noté de l'infection des voies biliaires principales.

3) Sur 51 malades atteints de lithiase du cholédoque avec ou sans calsuls dans la vésicule et le cystique, 19 fois on a noté l'infection des voies biliaires.

En résumé l'infection est d'autant plus fréquente que le calcul a traversé et surtout est resté dans le cholédoque.

C'est en effet l'infection qui constitue un des grands dangers de la lithiase cholédocienne et de l'hépatique, infection des

voies biliaires se traduisant cliniquement par les signes que
nous connaissons déjà : il n'est pas ici question de l'infection
très atténuée que dénote bien entendu l'existence même de la
lithiase, non plus que de l'angiocholite légère passant inaperçue
cliniquement mais qui aboutit anatomiquement à la sclérose
péricanaliculaire, à l'atrophie de la vésicule, à la cirrhose
biliaire calculeuse.

Les infections que nous visons sont graves et se manifestent
outre les signes de l'obstruction que nous connaissons déjà,
par des phénomènes fébriles qui dominent la scène, sous la
forme de fièvre intermittente hépatique (MONNERET et CHARCOT),
fièvre rémittente, bilioseptique (CHAUFFARD).

L'angiocholite peut devenir suppurative et aboutir à des
lésions très graves du parenchyme hépatique (abcès, abcès
aréolaires), à des lésions de voisinage (péritonites, périhépatites), à des lésions de la veine porte (pyléphlébite), à des
abcès sous-phréniques, à des pleurésies, etc., en un mot à des
foyers métastatiques multiples, indices d'une infection générale.

Sans être aussi grave comme manifestations, elle n'en aboutit pas moins à une terminaison funeste, par les altérations
progressives de la glande hépatique, altérations qui aboutissent, comme nous l'avons vu, à une véritable cirrhose, la
cirrhose calculeuse. Elle se traduit par des accès de fièvre
accompagnant ou non des accès de coliques hépatiques, avec
teinte subictérique, ou ictère, amaigrissement progressif,
affaiblissement des forces.

Chez une de nos opérées de cholédocotomie pour lithiase du
cholédoque, outre de petits accès fébriles presque sans ictère
mais avec coliques hépatiques, l'amaigrissement avait fait de
tels progrès que le poids du corps avait diminué d'une dizaine
de kilogrammes en quelques semaines ; et cependant il n'y
avait pas de rétention biliaire complète, puisqu'on n'observait
qu'à certains moments seulement, généralement après les
accès, la décoloration des selles et la pigmentation des urines.
Le calcul laissait passer la bile autour de lui.

Contrairement à ce que l'on pourrait croire, la rétention

biliaire complète est relativement rare chez les sujets atteints de lithiase du cholédoque. Il nous semble que dans les obstructions calculeuses de la partie supérieure du canal plus extensible et plus large, la bile arrive à se frayer quand même un chemin vers l'intestin, soit entre, soit à côté des calculs, et ce n'est que lorsqu'une poussée d'angiocholite intervient, que l'ictère survient, passager ou durable, avec décoloration des selles et teinte acajou des urines. Lorsque les obstructions siègent dans la partie inférieure, plus étroite et moins extensible, surtout lorsqu'il s'agit du segment rétro et intrapancréatique, la rétention biliaire s'accentue et c'est alors qu'on observe ces ictères vert olive, vert bronze, permanents, avec décoloration presque permanente des fèces en même temps que des urines rares et très foncées.

Lorsque la stagnation biliaire en est à ce point, elle ne peut durer longtemps sans amener des troubles profonds de la santé générale par suite des altérations que subit la cellule hépatique et que traduisent les signes d'insuffisance hépatique de plus en plus marquée.

Chez ces malades l'anorexie est complète ; il existe un véritable dégoût pour toute alimentation. On constate un amaigrissement rapide et progressif.

Le prurigo devient quelquefois insupportable et vient encore ajouter à leurs tourments. Lorsqu'on examine les urines, on y trouve, outre une diminution de l'urée, assez fréquemment de l'urobiline et son chromogène. La présence constante de l'urobiline dans les urines indique toujours une atteinte grave de la cellule hépatique et on ne le trouve en général, lorsqu'il y a de l'ictère par rétention biliaire, que si les lésions de la cellule noble sont profondes, pour ainsi dire extrêmes. Aussi l'existence de l'urobiline et de son chromogène constitue-t-elle un signe d'un pronostic très sérieux et fatal à brève échéance. L'épreuve de la glycosurie alimentaire est ordinairement positive quand la cellule hépatique est profondément altérée. Le passage du sucre absorbé dans les urines contribue à faire porter un pronostic mauvais.

Les selles sont grises, argileuses, horriblement fétides. La constipation est la règle ; assez souvent il se produit du météorisme par suite de vrais processus putrides du côté des matières contenues dans l'intestin.

Cependant il n'y a pas de fièvre, quand il n'y a pas d'angiocholite ; le pouls est au contraire ralenti et il y a plutôt un peu d'hyp othermie.

La tendance aux hémorragies des malades atteints de rétention biliaire chronique et complète est remarquable. Il faut savoir que toute plaie peut être chez eux accompagnée d'une hémorragie grave, primitive ou secondaire : d'où la gravité spéciale des interventions pratiquées sur eux.

Il peut survenir vers la fin une véritable diathèse hémorragique avec hémorragies par le nez, la bouche, l'estomac, l'intestin.

Le malade intoxiqué, cholémique, présente un état typhique auquel il ne tarde pas à succomber, s'il n'a pas été emporté par une complication intercurrente avec tous les signes d'un ictère grave, comme on l'observe dans l'atrophie jaune aiguë du foie.

L'insuffisance hépatique peut être caractérisée par la suppression complète de la fonction biligénique. Au cours d'un ictère, par exemple, on voit alors la teinte jaune des téguments pâlir et disparaître alors que les selles restent décolorées. C'est d'un pronostic très grave qu'accentuent d'ailleurs la persistance et l'aggravation des symptômes autres que l'ictère lui-même.

Dans ce cas, d'après HANOT, il y a acholie totale : la destruction cellulaire est complète et avec elle est abolie toute la fonction.

D'autres fois, l'insuffisance biligénique peut ne porter que sur la production des pigments biliaires (acholie pigmentaire d'Hanot), les acides biliaires continuent à être sécrétés. C'est alors qu'on peut trouver les voies biliaires remplies de bile blanche qui peut encore être excrétée et ne plus colorer les matières fécales; l'ictère est métapigmentaire avec des urines ressemblant à du vin de grenache ou à de l'eau de Panama comme chez les cirrhotiques avancés. Alors, comme le dit LANGENBUCH, la chirurgie n'a plus à intervenir.

L'infection des voies biliaires, l'angiocholécystite et la

rétention, voilà les deux facteurs essentiels de gravité des obstructions du cholédoque ; il faut bien se persuader qu'ils se donnent pour ainsi dire la main, la stase favorisant les infections. Les infections amènent par la modification anatomique des parois une rétention plus complète. Il y a là comme un cercle vicieux dont la plupart du temps la mort du malade est le résultat, si une intervention pratiquée en temps opportun n'y met bon ordre.

Les poussées d'angiocholite même légère, atténuée, peuvent aboutir à un moment donné à une cirrhose calculeuse. Cliniquement, celle-ci en dehors de l'ictère ne s'accuse que par peu de symptômes.

Tout d'abord on observe de l'augmentation de volume du foie qui dépasse le rebord des fausses côtes ; sa surface reste régulière, mais est plus résistante. Puis à cette hypertrophie s'unit peu à peu de l'atrophie, sans troubles fonctionnels marqués, sans ascite, jusqu'à ce que les lésions soient arrivées à un degré assez avancé pour amener de l'insuffisance hépatique.

En résumé, en dehors des complications que nous allons étudier plus loin, le malade succombe soit à l'infection, soit à l'insuffisance hépatique, à la cholémie : bien plus souvent infection et cholémie s'unissent pour l'achever et amener une terminaison fatale.

COMPLICATIONS EXTRAHÉPATIQUES DE LA LITHIASE. — Nous étudierons successivement les migrations anormales, l'arrêt des calculs dans un segment du tube digestif et l'occlusion calculeuse qui peut en résulter.

MIGRATIONS ANORMALES, FISTULES BILIAIRES. — Les *migrations anormales* des calculs résultent de ruptures et perforations que nous avons déjà étudiées au point de vue pathogénique et anatomopathologique.

Les ruptures des voies biliaires, lorsqu'il existe une lithiase, ont été observées un certain nombre de fois. Elles se manifestent presque toujours par les signes d'une péritonite généralisée ou circonscrite, et la gravité de l'infection péritonéale dépend de la virulence du liquide contenu dans la vésicule ou les canaux biliaires rompus. Nous n'insisterons pas sur ces ruptures traumatiques que nous avons déjà signalées. Leurs signes sont ceux d'une péritonite généralisée ou circonscrite, si des adhérences protectrices empêchent ou arrêtent l'effusion des liquides contenus dans les voies biliaires. Trousseau rapporte le fait d'un malade qui fut pris au cours d'une colique hépatique de vomissements incoercibles et de tous les signes d'une péritonite suraiguë qui l'enlevait en vingt-quatre heures.

Comme dans les cas de lithiase la bile est presque toujours infectée, presque toujours aussi l'on aura affaire à une péritonite grave que l'on ne pourra conjurer que par une laparotomie précoce. Lorsque l'infection sera très atténuée, les accidents pourront ne pas être aussi sérieux, l'épanchement de bile dans le ventre pourra s'enkyster par production d'une péritonite adhésive et constituer ces collections que nous avons vu quelquefois guérir par la ponction simple. En somme, la rupture est un accident rare.

Plus fréquentes sont les perforations proprement dites consécutives à des ulcérations des voies biliaires principales ou accessoires, à des lésions plus ou moins profondes de leurs parois. Ces lésions, ces ulcérations ne s'annoncent pas par des signes spéciaux autres que la douleur symptomatique de la périhépatite qu'elles déterminent presque toujours. Toutefois ces perforations peuvent se produire dans un péritoine sans défense, et alors éclate rapidement une péritonite suraiguë par perforation qui aboutit à la mort, ou bien la péritonite est circonscrite par adhérences, ou encore c'est à des abcès périhépatiques que l'on a affaire.

Lorsque les perforations se font dans les viscères creux voisins (intestin, estomac), celles-ci peuvent ne se traduire par aucun signe clinique appréciable, en dehors des signes ordinaires de la lithiase biliaire.

D'autres fois, la production de la perforation s'accompagne de douleurs très violentes et même de signes de péritonite pouvant aller jusqu'au collapsus.

D'autres fois encore, après des douleurs vives, de la fièvre, on observera subitement l'affaissement d'une tumeur biliaire en même temps qu'on trouvera dans les selles de la bile plus ou moins purulente, des concrétions calculeuses ou un gros calcul, avec du sang altéré en plus ou moins grande abondance. Chez un malade atteint manifestement d'une lithiase vésiculaire et qui avait déjà rendu de nombreux calculs, après une crise douloureuse excessivement violente ayant duré trois jours, vomissements, signes d'une péritonite grave, l'on trouva dans les selles un calcul gros comme un petit œuf et qui avait dû passer de la vésicule dans le côlon transverse. Il se rétablit complètement.

Les ulcérations et perforations de l'estomac peuvent amener des hématémèses graves : celles de l'intestin, du mélœna. Dans les cas de fistules gastriques, l'on a pu observer le rejet de calculs biliaires par la bouche, leur sortie par le lavage de l'estomac (HAYEM, *loc. cit.*).

De toutes les fistules biliaires viscérales, les plus favorables sont celles qui font communiquer la partie inférieure du cholédoque avec le duodénum (fistules cholédocoduodénales) ; c'est grâce à leur production que l'on voit quelquefois cesser les obstructions chroniques du cholédoque, à la suite de l'évacuation des calculs arrêtés en ce point.

Les fistules pyloriques, celles du gros intestin, peuvent, comme les précédentes, amener une détente dans des accidents qui étaient graves jusque-là ; les malades peuvent guérir une fois leurs calculs évacués, mais aussi des rétrécissements, des oblitérations cicatricielles peuvent se produire, causer des obstructions graves des canaux lésés. Les adhérences entre la vésicule et les organes voisins, en particulier le duodénum, le pylore peuvent amener des sténoses graves sur lesquelles nous avons déjà insisté ; dans d'autres cas peuvent se produire des changements de direction, des coudures qui aboutissent encore à des occlusions ou au moins constituent des obstacles à la libre circulation de la bile, quand il s'agit des canaux biliaires, ou des matières, quand il s'agit de l'intestin.

Il est des cas où tout signe indiquant une communication

anormale par perforation avec le tube digestif manque chez les lithiasiques. Par contre, on observe chez eux tous les symptômes d'une infection grave, d'une septicémie dont le point de départ est l'ulcération et la perforation qui lui succède. A l'autopsie, on trouve des suppurations qui sont restées ignorées et ont amené la mort par pyohémie ou septicopyohémie. Celle-ci peut encore être due à des hémorragies graves par ulcérations d'artères d'un certain calibre.

Les fistules qui font communiquer les voies biliaires calculeuses avec la plèvre et les poumons sont rares comme nous l'avons déjà vu. Elles existent presque toujours à droite et se traduisent cliniquement par la présence de la bile dans l'expectoration, quelquefois par la production d'une vomique contenant en grande quantité bile et pus. La mort est la terminaison constante de cette complication.

Il n'en est ordinairement pas de même lorsque la complication se produit vers la paroi abdominale. Autant elle est rare en arrière dans la région lombaire, autant elle est relativement fréquente en avant dans la région de l'hypochondre droit. Nous avons décrit les migrations calculeuses rétropéritonéales. Dans un cas remarquable de Naunyn, le tissu rétropéritonéal était infiltré de bile et de pus; il y avait une perforation du cholédoque. Le phlegmon biliaire antérieur vient presque, sinon toujours, de la vésicule. L'inflammation et l'infection parties d'elles se propagent à la paroi, soit qu'il y ait des adhérences, soit qu'il existe de la péricholécystite suppurée communiquant déjà avec la cavité; le travail d'ulcération envahit la paroi abdominale antérieure ; il se produit peu à peu, généralement assez lentement, tous les signes d'un phlegmon qui proémine sous le rebord des fausses côtes à droite : peu à peu la tumeur phlegmoneuse devient fluctuante, et quand on ouvre l'abcès on constate l'évacuation de pus mélangé ou non de bile, avec ou sans concrétions. Le phlegmon peut être ombilical et l'abcès s'ouvrir au niveau même de l'ombilic ou par fusée dans des points plus éloignés.

Il est quelquefois facile, l'abcès ouvert, de se rendre compte qu'il existe deux poches, l'une superficielle, l'autre profonde constituée par la vésicule et communiquant entre elles par un trajet plus ou moins long et tortueux. Lorsque la vésicule suppurée et perforée est isolée du reste des voies biliaires par obstruction ou oblitération du cystique, c'est du pus qui s'écoule par la fistule ; s'il y a des calculs libres dans la vésicule, ils sont expulsés, ou on peut les trouver et les extraire en sondant le trajet ; lorsque la bile flue dans la vésicule, elle coule au dehors, et il s'établit une cholérrhagie d'autant plus abondante et plus grave que les voies biliaires principales sont obstruées. L'écoulement de la bile par la fistule cutanée établie, peut être temporaire sans obstruction du cholédoque et dans ce cas les matières fécales ne sont nullement décolorées, il n'y a pas de pigment dans les urines, pas d'ictère ; s'il existe des symptômes d'obstruction du cholédoque, la fistule de temporaire peut devenir permanente : c'est une véritable cholécystostomie naturelle qui met fin aux accidents graves de la rétention chronique, mais peut aussi devenir le point de départ de gros ennuis par déperdition continue du liquide biliaire.

Lors de la perforation de la vésicule au dehors à travers un abcès de la paroi, on peut observer une guérison définitive après l'élimination des calculs contenus dans le réservoir de la bile ; la fistule se ferme peu à peu et définitivement.

Lors d'ictère par rétention avec calculs dans le cholédoque, la bile continue à couler plus ou moins ; c'est surtout la nuit que le flux est le plus considérable ; on peut observer des déperditions de 600, 800, 1 000 grammes de bile en vingt-quatre heures. Il est important de savoir, quand il existe une fistule biliaire cutanée, si le canal cholédoque est libre : de là dépend la conduite à tenir au point de vue d'une intervention pour la guérison de la fistule.

II. Kehr a décrit pour arriver à ce diagnostic la manœuvre ou plutôt l'expérience du fosset. On taille un fosset en bois, conique, que l'on fait bouillir ; on l'entoure d'ouate stérilisée, on l'enfonce dans la fistule biliaire en ayant soin de le munir d'un fort fil de soie pour qu'il ne puisse pas s'enfoncer trop avant et être facilement retiré. Avec de l'ouate et du collodion,

il est bien fixé dans la fistule. S'il y a obstruction du cholédoque par un calcul, la bile s'accumule, sa tension augmente
et peut pousser le calcul, s'il est petit, et le rejeter dans l'intestin à travers la papille.

Kehr dit avoir eu un succès de la sorte. Si le calcul est volumineux et ne peut passer, le patient est pris de frisson avec
fièvre, l'ictère se produit ou augmente s'il existait déjà, le
bouchon est repoussé, il s'écoule au dehors et autour de lui
une bile trouble. S'il n'y a pas de calcul, le fosset reste en
place sans donner lieu à aucun inconvénient.

Dans les cas où la lithiase du cholédoque existe, Kehr conseille de renouveler plusieurs fois l'expérience, espérant amener ainsi peu à peu le déplacement du calcul; on cesse quand
après plusieurs tentatives on n'aboutit à aucun résultat.

En résumé, à la suite de la lithiase, l'on peut observer sur la
paroi abdominale après production d'un phlegmon et d'un
abcès, soit des fistules purulentes, soit des fistules d'abord
pyobiliaires, puis biliaires proprement dites. Ces dernières
sont les plus rares. Courvoisier analysant au point de vue de
la terminaison les cas qu'il a rassemblés a trouvé 78 guérisons
spontanées; 28 fois il persista une fistule purulente et 19 fois
seulement une fistule biliaire.

39 fois le malade évacua un calcul.

58 fois il en évacua de 2 à 10.

43 fois il en évacua de 10 à 100.

Des mois, des années peuvent se passer, si on n'intervient
pas, jusqu'à ce que le dernier calcul soit évacué, lorsqu'il
s'agit de lithiase vésiculaire avec suppuration; dans ces cas, la
fistule peut se fermer temporairement pour se rouvrir à nouveau.

De l'occlusion intestinale par calculs biliaires : iléus calculeux — Nous avons déjà étudié la pathogénie, l'anatomie pathologique de l'iléus calculeux.

Au point de vue symptomatologique, Dagron a décrit deux
formes de cette complication : la forme lente, chronique; la
forme rapide ou aiguë.

1) Forme lente. — En général, les malades sont en très bon état de santé ; c'est à peine si l'on a noté quelquefois des douleurs dans l'hypochondre droit ; ils n'ont pas eu de crises de colique hépatique, car il s'agit presque toujours de gros calculs vésiculaires immobiles, ne donnant pas lieu à des poussées de cholécystite. Lobstein, sur 92 observations, dont 2 inédites, n'en trouve que 17 où l'attaque d'occlusion ait été précédée de signes de lithiase. Nous avons pu nous-même observer un fait où il n'y avait aucun signe pouvant faire soupçonner la nature de l'occlusion.

En somme, les accidents surprennent les sujets en pleine santé apparente.

Ils débutent généralement par une constipation opiniâtre ; puis surviennent des nausées, des vomissements alimentaires et bilieux ; tout cela peut durer quelques jours, pendant lesquels les gaz passent encore, alors qu'il n'y a pas de selles ; l'occlusion est incomplète ; le ventre est encore peu ballonné ; l'état général est satisfaisant ; mais le tableau change et quelquefois rapidement : les gaz se suppriment, le ventre se ballonne ; mais le ballonnement n'est jamais aussi considérable, d'après Lobstein, que dans les autres genres d'iléus, parce que l'occlusion siège presque toujours sur l'iléon. La mort survient si les accidents ne cèdent pas par suite de la levée de l'obstacle, qui peut se faire spontanément si le chirurgien n'intervient pas. Lorsque l'occlusion cesse, on peut trouver le calcul, cause du mal, dans les selles.

Il faut se rappeler que si le siège de l'occlusion est le plus souvent l'iléon, la région de la valvule iléocœcale, celle-ci peut aussi se produire au niveau du rectum, comme Naunyn en a observé un cas, d'ailleurs terminé par la mort.

Par contre, Franke rapporte l'observation d'un homme de soixante-quatre ans atteint d'une hernie inguinale ordinairement facilement réductible, devenue difficilement réductible avec des signes d'iléus. En donnant un lavement, on s'aperçut, au bout de quarante-huit heures, qu'il y avait dans le rectum un corps dur contre lequel butait la canule. Les signes d'iléus avaient disparu. On retira du rectum un calcul de 6 centimètres sur 5 centimètres pesant 31 grammes et dont le noyau était formé par trois calculs biliaires agglomérés. Le malade avait eu, deux mois auparavant, des coliques hépatiques avec ictère.

C'est la forme lente qui est la plus fréquente. On s'en rend facilement compte en parcourant les observations recueillies par Kirmisson, Rochard, Lobstein, par Rehn, qui ajoute 28 faits nouveaux à ceux publiés par Lobstein : la maladie évolue en huit à quinze jours.

2) Forme aiguë rapide. — Elle est beaucoup plus rare et se rapproche de ce que nous observons assez fréquemment dans les occlusions intestinales types.

L'occlusion peut se compliquer de péritonite, soit par propagation, soit par perforation, au niveau du siège du calcul dans l'intestin.

Il peut en résulter, si la terminaison fatale n'est pas rapide, la production de phlegmons stercoraux plus ou moins étendus.

Dans un cas de Campenon (cité par Dagron), la mort survint par péritonite. La cavité abcédée par où avait passé le calcul de la vésicule dans le duodénum s'était rompue dans la grande cavité péritonéale, d'où une péritonite généralisée mortelle.

Des adhérences et des sténoses d'origine biliaire. — Ces accidents, d'après Alex, ne se produisent pas, en général, sans une longue période préparatoire. Cependant, H. Kehr a pu constater, chez un malade qu'il avait opéré de cholécystostomie, tous les signes d'une occlusion du pylore quatre-vingts heures après l'opération. Il réopéra et trouva des adhérences de nouvelle formation unissant la vésicule au duodénum et coudant celui-ci à angle aigu. Les sténoses se produisent plus ou moins longtemps après des accidents aigus d'infection biliaire, ou après une période d'accidents vagues de dyspepsie au milieu desquels les signes de lithiase biliaire pourront être masqués par les phénomènes gastriques. Dans ce dernier cas, la vésicule peut être augmentée de volume, constituer une tumeur biliaire qui aidera à poser le diagnostic.

Mais aussi. tout signe physique peut manquer. Quelquefois même des signes mettant directement l'estomac en cause pourront en imposer ; à citer les hématémèses. ˙

Le plus souvent le rétrécissement se manifeste par des signes de rétention stomacale. Le début en est quelquefois brusque par des sensations d'étouffement, puis des vomissements qui deviennent incoercibles. Le plus souvent, après une assez longue période de troubles gastriques, de dyspepsie, avec des hauts et des bas, la sténose se montre avec ses signes classiques, douleurs plus ou moins vives à l'épigastre, pesanteur, constipation opiniâtre, vomissements alimentaires abondants, continuels ou espacés, peu de ballonnement du ventre.

Le clapotis stomacal est facilement perçu ; la percussion nous montre l'estomac dilaté, descendant très bas.

Les vomissements, qui peuvent manquer, comme chez un des malades de Tuffier, peuvent être habituellement bilieux. et faire penser à une fistule cholécysto-duodénale ou gastrique : le malade peut rejeter des calculs par ses vomissements comme dans un cas de Hayem.

Des hématémèses peuvent se produire, corsant encore le tableau clinique dans le sens du cancer de l'estomac.

Le suc gastrique, analysé par Bouveret, a toujours contenu de l'acide chlorhydrique en liberté.

Les signes physiques sont nuls ou bien l'on sent une tumeur dans l'hypochondre droit de volume variable (en général d'un œuf), dure, bosselée, douloureuse à la pression, sous le rebord du foie, pouvant s'accompagner d'empâtement de la région et présenter même, comme Naunyn l'a indiqué, des variations de volume en rapport avec les crises gastriques.

Dans un cas cité par Bouveret, celles-ci s'atténuaient dans le décubitus horizontal, signe d'après lui d'une sténose par fixation anormale.

Deux cas plus récents, l'un de Schede, l'autre de Routier. sont bien intéressants au point de vue de l'évolution et de la difficulté du diagnostic.

Dans celui de Schede, rapporté par Wegele, il y avait des vomissements, parfois avec un peu de bile, une dilatation de l'estomac avec une insuffisance motrice et sécrétion très diminuée du suc gastrique, existence d'acide lactique avec cachexie progressive.

La laparotomie montra qu'un calcul gros comme une châtaigne avait perforé la vésicule et faisait saillie dans le duodénum. Le tout était englobé dans une masse fibreuse qui enserrait extérieurement le duodénum à un tel point que sa lumière était presque réduite au calibre d'un porte-plume. Schede fit l'ablation de la vésicule, la résection de la partie perforée du duodénum et du pylore. L'opéré succomba au bout de deux jours.

Chez une femme dont l'observation est rapportée par Routier à la Société de Chirurgie, il existait des vomissements incessants et elle avait perdu 32 livres depuis huit mois. L'estomac était très dilaté et l'on sentait une tumeur dure peu mobile sous le muscle droit qu'elle débordait à droite. Il y avait des ganglions axillaires à droite. Routier fit la laparotomie médiane sus-ombilicale exploratrice pensant trouver un cancer. Il s'agissait d'une cholécystite avec de fortes adhérences à la paroi, à l'intestin, au côlon, à l'estomac. Il y avait six calculs disposés dans six diverticules. Le pylore comprimé fut libéré de ses adhérences et l'on finit par une gastro-entéroanastomose antérieure. L'opérée guérit.

Quand on n'intervient pas, la mort est la terminaison habituelle de cette complication, soit qu'à un moment donné les accidents prennent une allure aiguë, soit au contraire qu'ils continuent à évoluer lentement, tuant le malade par inanition progressive.

Cependant quelques cas ont paru se terminer par guérison, sans intervention. Tuffier et Marchais nous citent les cas de Grunzach, de Hayem, de Schule. La malade de Grunzach fut guérie après que le lavage de l'estomac eut évacué quatre calculs. (N'étaient-ce pas eux qui constituaient l'occlusion, plutôt que des adhérences, ou bien s'est-il établi une fistule cholécystogastrique qui, permettant leur issue, a désobstrué la région ?)

Dans l'observation de Hayem, au bout de deux_ans et demi

de souffrances, la malade rendit trente-huit calculs biliaires ;
celle de Schule se remit au bout de trois ans.

Les adhérences ne produisent pas toujours les sténoses que
nous venons de signaler. Elles peuvent exister et causer des troubles variés dont les plus communs sont des douleurs qui peuvent même simuler les accès de coliques hépatiques. Ces douleurs pouvant survenir par crises sont quelquefois telles qu'elles
constituent une véritable torture pour le malade qui en est
atteint. Elles peuvent constituer à elles seules le reliquat d'une
lithiase disparue et il est alors difficile d'affirmer leur pathogénie ; le plus souvent, elles coexistent avec des lésions plus ou
moins profondes des voies biliaires principales et accessoires
dont elles compliquent singulièrement la séméiologie et le
traitement.

DIAGNOSTIC DES LITHIASES BILIAIRES

Nous laisserons de côté le diagnostic de la lithiase en général
pour ne nous occuper que du diagnostic à poser au point de
vue chirurgical.

Les principaux problèmes à résoudre, quand on se trouve en
face d'un lithiasique atteint de complications, se rapportent
aux cas que voici :

1° Existence de calculs dans la vésicule, sans obstruction du
canal cystique, ou avec obstruction temporaire du canal ;

2° Existence d'une cholécystite, d'une hydropisie, d'un
empyème de la vésicule ;

3° Occlusion aiguë du cholédoque :

4° Occlusion chronique du cholédoque.

Nous ne reviendrons pas sur les signes que nous avons passé
en revue et qui permettent en général d'établir un diagnostic
pour insister plutôt sur le diagnostic différentiel et sur celui
des complications.

1° Existence de calculs dans la vésicule sans obstruction du
cystique ou avec obstruction temporaire du canal.

Ces cas ne sont du ressort de la chirurgie que lorsque les

calculs sont volumineux et restent dans la vésicule sans pouvoir franchir le col et le canal qui y fait suite. Lorsque les calculs sont petits, ils sont éliminés presque toujours avec des crises de coliques hépatiques plus ou moins franches avec ictère; c'est le cas classique de lithiase avec évacuation de calculs et leur rejet dans l'intestin par l'ampoule de Vater à moins d'arrêt dans les conduits excréteurs. Lorsque les calculs sont volumineux, solitaires ou multiples, que la bile flue ou reflue par le canal cystique ouvert, les symptômes sont souvent obscurs et simulent à s'y méprendre ceux d'une affection de l'estomac. Que de malades traités pour de soi-disant gastralgies, dyspepsies et qui n'avaient que de gros calculs dans la vésicule et que leur évacuation a définitivement débarrassés de leurs accidents.

Lorsqu'il a existé dans les antécédents des manifestations de lithiase vésiculaire avec coliques hépatiques franches et élimination de calculs, elles peuvent mettre sur la voie et en provoquant un examen approfondi des voies biliaires superficielles faire poser le diagnostic; mais il n'en est pas de même dans le cas contraire. Aussi faut-il toujours songer à la lithiase vésiculaire lorsqu'on est en présence de phénomènes douloureux de la région de l'hypochondre droit et de l'épigastre, lorsque ces douleurs reviennent par crises, que l'état général reste intact, qu'il n'y a pas de dénutrition et que l'examen de l'estomac et de ses fonctions reste mûet sur la cause des accidents. Au lieu de douleurs ou avec ces douleurs, les lithiasiques de cette catégorie accusent assez souvent une sensation de pesanteur, de lourdeur, de tension de la région. La palpation permettra quequefois de parfaire le diagnostic dans ces cas obscurs, en faisant sentir immédiatement au-dessous du rebord des fausses-côtes, sur le bord externe du muscle droit, un point douloureux profond et fixe; quelquefois, on aura la sensation d'une partie plus dure, plus résistante que le bord antérieur du foie lorsque la paroi abdominale n'est pas musclée et épaisse; cette sensation devient beaucoup plus nette lorsque le malade est endormi, ainsi que nous l'avons déjà indiqué. Lorsque le foie, plus ou moins hypertrophié, a basculé en avant, le point douloureux de la vésicule peut être très bas, et dans un cas, Tuffier a songé à une appendicite alors, qu'il s'agissait d'une lithiase vésiculaire avec poussée de cholécystite.

Quand il s'agit de cas où des calculs plus ou moins nombreux et volumineux existent dans la vésicule, un des calculs bouchant le col de la vésicule ou étant engagé dans le canal cystique lui-même, les signes indiquant cette occlusion sont généralement des accès de coliques hépatiques sans ictère, comme dans le cas précédent; il est quelquefois possible de constater des augmentations ou des diminutions de volume de la vésicule, des différences dans sa consistance, dans son endolorissement; lorsque la désobstruction du cystique se fait, que le calcul coupable chemine dans l'intestin, un accès de colique hépatique lithogène avec ictère indique le passage à travers les voies biliaires principales. Nous avons déjà montré la physionomie du syndrome produit par le calcul soupape. Nous n'y attachons pas une importance exagérée tout en étant convaincus de l'existence de ces faits, puisque nous avons pu en observer un parfaitement typique.

2º Les cas les plus intéressants sont ceux où le canal cystique est obstrué par un calcul enclavé, par une bride, par une coudure, par un agent qui le comprime en même temps qu'il le dévie. C'est alors que nous assistons au développement de la tumeur biliaire, soit aiguë, soit chronique, à l'empyème, à l'hydropisie de la vésicule. Elle peut apparaître dans les cas chroniques, sans que rien auparavant n'ait attiré l'attention sur les voies biliaires ou le foie; le plus souvent son apparition a été précédée de troubles fonctionnels et généraux qui appellent l'examen de la région.

Ce ne sont pas les cas aigus de cholécystite suppurée qui prêtent le plus à confusion quoiqu'ils puissent être simulés ou masqués par une péritonite circonscrite ou géneralisée, mais bien les cas chroniques de tumeur biliaire proprement dite, dont voici les pricipaux caractères francs : accès de coliques hépatiques presque toujours sans ictère, précédant le développement d'une tumeur qui se laisse suivre sous le foie, immédiatement au-dessous de la paroi abdominale à convexité libre en bas, avec surface lisse, mobile, fluctuante, peu sensible ; elle ne se laisse pas refouler sous le foie et revient aussitôt à la surface (contrairement au rein mobile); mobile à droite ou à gauche, elle l'est très peu verticalement et suit les mouvements respiratoires.

Les erreurs de diagnostic proviennent du volume considérable de la tumeur, de ses rapports anormaux. LELIONNAIS a passé en revue les nombreux diagnostics différentiels auxquels se prête la tumeur biliaire. Les tumeurs du foie au sens clinique, les cirrhoses, les kystes hydatiques, les abcès, les lobes aberrants, les cancers prêtent facilement à confusion. Tout récemment encore, chez une femme âgée ayant eu, huit ans auparavant des crises franches de coliques hépatiques, nous constatons l'existence d'une tumeur siégeant au niveau de la vésicule, de consistance difficile à déterminer, qu'on pouvait prendre pour une tumeur biliaire ; l'existence d'une augmentation de volume du foie avec la sensation de noyaux indurés à sa surface dans le voisinage de la tumeur principale en même temps que l'établissement d'une cachexie rapide, nous firent porter le diagnostic de cancer.

En dehors du foie, les tumeurs du péritoine, de l'intestin, du pylore, du pancréas, du rein, de la paroi abdominale elle-même, le rein mobile, pourront donner le change, lorsque les commémoratifs seront obscurs et l'exploration rendue difficile. Il n'y a pas jusqu'aux tumeurs des organes génitaux qui, chez la femme, puissent entrer en ligne de compte. CH. MONOD a présenté à la Société de Chirurgie une énorme hydropisie de la vésicule biliaire prise pour un kyste de l'ovaire. Il s'agissait d'une femme de soixante-onze ans, qui n'avait jamais eu ni ictères, ni coliques hépatiques. Elle souffrait depuis cinquante ans dans l'hypochondre droit; elle n'avait constaté une augmentation de volume de son côté droit qu'un an avant l'opération. On diagnostiqua un kyste ovarique. C'était une vésicule contenant 934 calculs.

Comme il s'agit presque toujours dans ces cas d'une tumeur fluctuante ou rénitente, la ponction peut-elle être conseillée comme moyen de diagnostic ? Nous sommes, pour notre compte, de plus en plus hostile à la ponction parce qu'elle peut être grave en blessant un viscère interposé ou un vaisseau : elle peut encore être grave en laissant écouler dans le ventre le liquide de la poche ponctionnée, liquide qui peut être septique ; elle est insuffisante au point de vue des renseignements qu'elle donne. Nous ne préconiserons la ponction qu'à ciel ouvert, c'est-à-dire la tumeur découverte par la laparotomie exploratrice qui deviendra curatrice toutes les fois que cela sera possible.

Devant les incertitudes d'un diagnostic, et cela est vrai aussi bien pour les cas que nous avons actuellement en vue que pour les lithiases profondes de l'hépatique et du cholédoque, la laparotomie exploratrice nous permet seule d'arriver à un diagnostic précis et encore peut-il y avoir des doutes même la lésion mise à nu, comme le montre le fait si intéressant que Tuffier a communiqué à la Société de Chirurgie, en mars 1896. Une femme de quarante ans a, depuis huit ans, des accès de gastralgie survenant toujours après les repas. Jamais d'ictère, jamais d'expulsion de calculs. En 1893, apparaît dans le flanc droit une tumeur qui grossit progressivement. Tuffier la voit au bout d'un an et, après avoir longtemps hésité entre une tumeur du rein et une tumeur de la vésicule, il se rattache à ce dernier diagnostic.

L'opération est pratiquée. La laparotomie découvre une grosse tumeur fluctuante dont la ponction retire un liquide clair comme de l'eau de roche de telle sorte qu'on pense à un kyste hydatique. Elle est fixée à la paroi, puis incisée ; c'est alors seulement qu'on en retire 23 calculs et qu'il est démontré qu'il s'agit d'une hydropisie de la vésicule.

Tandis que l'ictère manque presque toujours dans les cas de lithiase superficielle, c'est-à-dire de lithiase de la vésicule ou du cystique, à moins qu'il ne tienne à des poussées d'angiocholite, il existe au contraire très souvent et est un indice précieux dans les cas de lithiase des canaux profonds hépatique et cholédoque.

3° Occlusion aiguë du cholédoque. Elle se traduit chez les lithiasiques par des accès de colique hépatique très franche avec décoloration de selles, pigmentation des urines, ictère plus ou moins intense, ordinairement intermittent ou fugace avec ou sans accès fébrile (fièvre hépatalgique) ; généralement la région de la vésicule biliaire est plus tendue, plus douloureuse, le foie est augmenté de volume et déborde les fausses côtes : il n'y a pas d'hypertrophie de la rate.

Un accès de colique plus violent indique généralement que la concrétion a franchi l'ampoule de Vater et est tombée dans le duodénum d'où elle est rendue et retrouvée dans les selles. L'occlusion aiguë ou plutôt passagère ou temporaire du cholédoque est exclusivement du domaine médical, nous ne nous y arrêterons pas, toute intervention est absolument contreindiquée tant que l'occlusion n'est pas chronique, définitive ou compliquée d'une angiocholite plus ou moins sévère. La question importante qui se pose est de savoir quand l'occlusion cesse d'être aiguë et devient chronique. Tandis que NAUNYN demande un an pour déclarer qu'un ictère est symptomatique d'une occlusion chronique, d'autres admettent quelques mois. En général, l'occlusion aiguë qui se terminera par le passage du ou des calculs engagés dure quelques jours, quelques semaines, avec des alternatives : malgré la violence des douleurs l'état général reste bon, le malade ne maigrit pas ; on retrouve dans les selles un ou plusieurs calculs, en même temps que tous les accidents cessent comme par enchantement.

4° Occlusion chronique du cholédoque. C'est de beaucoup la plus importante pour le chirurgien. Nous avons vu que la lithiase du cholédoque peut être silencieuse comme celle de la vésicule, ne donner lieu à aucun trouble jusqu'à ce qu'une poussée d'angiocholite vienne dépister les calculs ignorés jusqu'alors : lithiase du cholédoque et obstruction de ce canal ne sont donc pas synonymes. L'occlusion chronique se traduit par les signes que nous connaissons déjà.

Les calculs du cholédoque peuvent ne donner lieu à aucun signe appréciable hormis ceux dus à l'infection lorsqu'une fistule fait communiquer la vésicule biliaire ou le cystique avec le côlon transverse ou le duodénum. KEHR a observé un fait de ce genre ; le diagnostic ne fut posé que par la laparotomie et l'exploration directe.

La grande difficulté au point de vue diagnostic consiste à différencier les occlusions calculeuses des occlusions par tumeurs, par cancers, surtout du pancréas et de l'ampoule de Vater.

Lorsque l'occlusion est calculeuse, la vésicule est ordinairement non palpable ; l'ictère est foncé, mais variable ; les selles sont tantôt brunes, tantôt grises ; il existe des coliques, de la fièvre généralement intermittente ; la rate est hypertrophiée. Ces derniers signes traduisent presque toujours une angiocholite concomitante. Lorsque l'occlusion est d'origine cancéreuse, la vésicule est grosse, distendue ; on la sent au niveau du rebord des fausses-côtes à droite, l'ictère est généralement très intense et ne présente pas de variations dans son intensité, il augmente progressivement ; les ictères très foncés ne sont que bien rarement des ictères symptomatiques de lithiase ; les selles restent constamment décolorées, les urines sont par contre chargées de pigments biliaires. Quant à la fièvre, elle manque presque toujours et la rate n'est pas hypertrophiée.

Toutefois, de grandes difficultés de diagnostic surgissent dans les cas complexes ; lithiase et cancer peuvent être connexes, exister simultanément.

En général, KEHR est d'avis qu'il faut se méfier toujours du cancer chez les gens au-dessus de soixante ans.

Il faut recourir dans ces cas difficiles à toutes les ressources de la clinique pour établir un diagnostic et se rappeler que l'amaigrissement et la cachexie rapide ne s'observent pas avec une aussi grande intensité dans la lithiase même compliquée d'infection.

WARD nous rapporte à cet égard deux cas très instructifs, dont l'un simulait un carcinome de l'estomac alors qu'il s'agissait de calculs biliaires dans le canal cholédoque, dont le deuxième, un véritable carcinome traité par la gastroentérostomie était tout à fait semblable au précédent. Tous les deux malades avaient des douleurs qui s'exaspéraient par l'ingestion des aliments ; il y avait stagnation des aliments dans l'estomac, vomissements, hypochlorhydrie et tumeur perceptible à

la palpation ; toutefois, chez le cancéreux, on trouvait dans
l'estomac de l'acide lactique libre tandis que la lithiasique n'en
avait pas ; tous deux d'ailleurs étaient cachectiques et avaient
une teinte jaunâtre.

Il faut rechercher avec grand soin l'ascite dont la présence
indique presque toujours la nature cancéreuse du mal.

Diagnostic des complications. — *Les perforations et migrations anormales* sont, en général, d'un diagnostic très difficile
excepté lorsqu'elles se font en dehors ou par une voie anormale (bronches, voies urinaires) qui permet de retrouver des
calculs expulsés et de constater l'écoulement de la bile.

Les perforations dans le tube digestif sont particulièrement
méconnues en général.

Les symptômes qui les traduisent sont généralement si
obscurs, si peu précis qu'on est loin de se douter qu'un calcul
est en voie de pénétration dans le duodénum, l'iléon, le côlon
transverse. Ce n'est presque toujours que rétrospectivement
lorsqu'un volumineux cholélithe est rendu par l'anus, qu'il y
a émission de calculs par un vomissement, par un lavage de
l'estomac (HAYEM), que le diagnostic est porté.

Le phlegmon symptomatique d'une vésicule lithiasique en
voie de perforation n'est généralement fermement diagnostiqué
que lorsqu'il est ouvert, que des calculs sont éliminés en
dehors ou que la bile coule par la fistule.

Avant l'ouverture, l'on peut songer à la possibilité d'un
phlegmon greffé sur un néoplasme profond, sur un cancer du
foie en particulier, comme nous venons encore d'en voir un
exemple.

Nous avions songé à un phlegmon compliquant une lithiase
de la vésicule ; le malade très peu cachectique succomba dans
une crise d'insuffisance hépatique ; il avait un énorme cancer
nodulaire du foie.

Le diagnostic de l'occlusion intestinale par calcul n'est
presque jamais fait ; cependant l'on peut songer à cette pathogénie bien spéciale de l'occlusion, quand quelque temps
avant ont existé de violentes crises douloureuses, des accès

de coliques hépatiques, des signes de péritonite périhépatique pouvant faire songer à une perforation de la vésicule par un gros calcul qui a pénétré dans l'intestin.

Une des maladies avec lesquelles peut le plus facilement prêter à confusion l'ileus calculeux, c'est l'appendicite. Kolliker a rapporté une observation très intéressante à ce sujet, après Sonnenbourg qui en avait déjà publié un exemple dans son *Traité de la pérityphlite* (p. 35). Un calcul enclavé dans l'intestin grêle simulait un exsudat de la fosse iliaque droite. Il est presque impossible de poser le diagnostic avant l'ouverture du ventre ; les seuls signes qui, d'après Kolliker, pouvaient faire porter un diagnostic exact seraient d'abord la mobilité de la tumeur iliaque soi-disant périappendiculaire et puis l'éclosion des accidents sans fièvre. Nous nous inscrivons en faux contre cette dernière assertion ; il y a des cas d'appendicite où il y n'y a pas de fièvre apparente, même si l'on prend la température rectale.

Nous n'insisterons pas sur le diagnostic de l'angiocholite et de l'angiocholécystite en tant que complication grave de la lithiase biliaire ; nous avons suffisamment exposé les signes de l'infection aiguë ou subaiguë des voies biliaires, qu'elles soient encombrées par des calculs ou non.

La fièvre bilioseptique, intermittente ou rémittente, l'amaigrissement, la perte progressive des forces, puis les signes de l'insuffisance hépatique nous feront penser *à la suppuration progressive et profonde des voies biliaires.* à la formation des abcès aréolaires.

Le diagnostic des sténoses duodénales ou pyloriques par adhérences sera à faire dans deux cas très différents :

1° Plus ou moins longtemps après les accidents aigus d'infection biliaire.

2° Après une période d'accidents vagues de dyspepsie au milieu desquels les signes de la lithiase pourront être masqués par les troubles de l'estomac (Tuffier et Marchais).

Dans le premier cas, le diagnostic est généralement plus facile que dans le second où il faut distinguer celui où l'on sent une tumeur, celui où l'on ne sent rien. S'il y a une tumeur

et que cette tumeur soit nettement une vésicule malade, le
diagnostic est encore assez facile et les accidents d'ectasie
gastrique par rétrécissement pylorique peuvent être rattachés
à leur véritable cause. Mais s'il n'y a pas de tumeur, qu'on ne
sente rien, qu'il existe des hématémèses, un amaigrissement,
on ne peut pas ne pas penser soit à une sténose cicatricielle
d'ulcère rond, soit à un cancer d'estomac. Le diagnostic du cancer est d'autant plus facilement porté que l'acide chlorhydrique
a pu disparaître du suc gastrique par suite de l'afflux de la bile
dans l'estomac par une fistule unissant la vésicule à l'estomac.

Il est souvent très difficile de mettre au jour les antécédents
lithiasiques.

Dans la moitié des observations recueillies par Tuffier et
Marchais, la colique hépatique avec ictère fait défaut parce
qu'il s'agit presque toujours de lithiase de la vésicule. Même
lorsqu'il existe des signes de lithiase datant de quelques mois,
quelques années avant les accidents de sténose, il est difficile
d'affirmer une relation entre eux et la sténose, le cancer pouvant survenir chez les lithiasiques tout comme chez les autres.

Le point important c'est d'écarter le diagnostic de cancer,
de trouver des signes qui l'infirment et qui vous poussent par
conséquent à une intervention. Bouveret a insisté sur la présence de l'acide chlorhydrique libre dans le suc gastrique et
sur la diminution des phénomènes morbides quand le malade
est couché sur le dos. Riedel dans un cas, voyait dans l'absence d'ascite une raison pour nier le cancer, et il avait raison ; la malade de Mermann était maigre, déprimée, mais non
cachectique comme une cancéreuse.

De la laparotomie exploratrice et de l'exploration des
voies biliaires. — Comme il faut un diagnostic précis pour
intervenir et que ce dernier est assez souvent impossible tant
pour les lésions de l'appareil biliaire superficiel que pour celles
des canaux profonds, c'est la laparotomie qu'on pratiquera
pour intervenir, laparotomie qui, d'abord exploratrice, deviendra curatrice ensuite.

La laparotomie sera faite tantôt le long du bord externe du

grand droit de l'abdomen ou bien en traversant directement
le muscle (KEHR), tantôt sur la ligne médiane sus-ombilicale,
suivant qu'on pensera plutôt à une affection de la vésicule

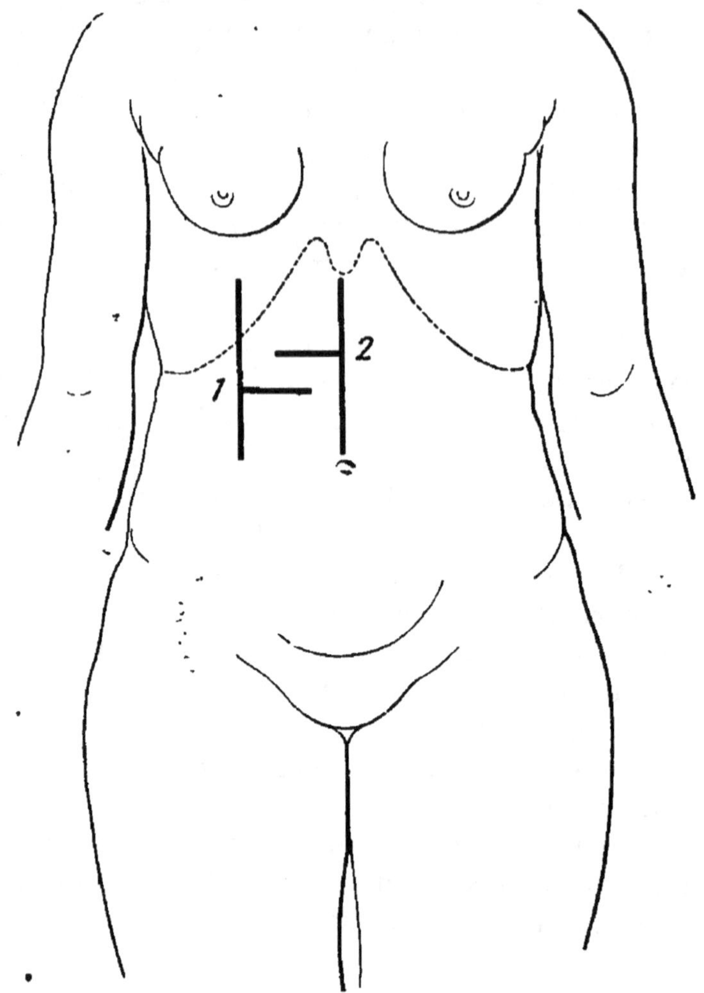

Fig. 49.
Incisions en T latérale et médiane.

biliaire ou du cystique, ou à une lésion du cholédoque. La
laparotomie latérale permet en effet de découvrir plus facilement les premiers; la laparotomie médiane s'adresse plutôt
à l'exploration du cholédoque et de ses alentours. Si l'explo-

ration doit s'étendre aux deux appareils, il sera facile de s'ouvrir une plus large voie en branchant une incision per-

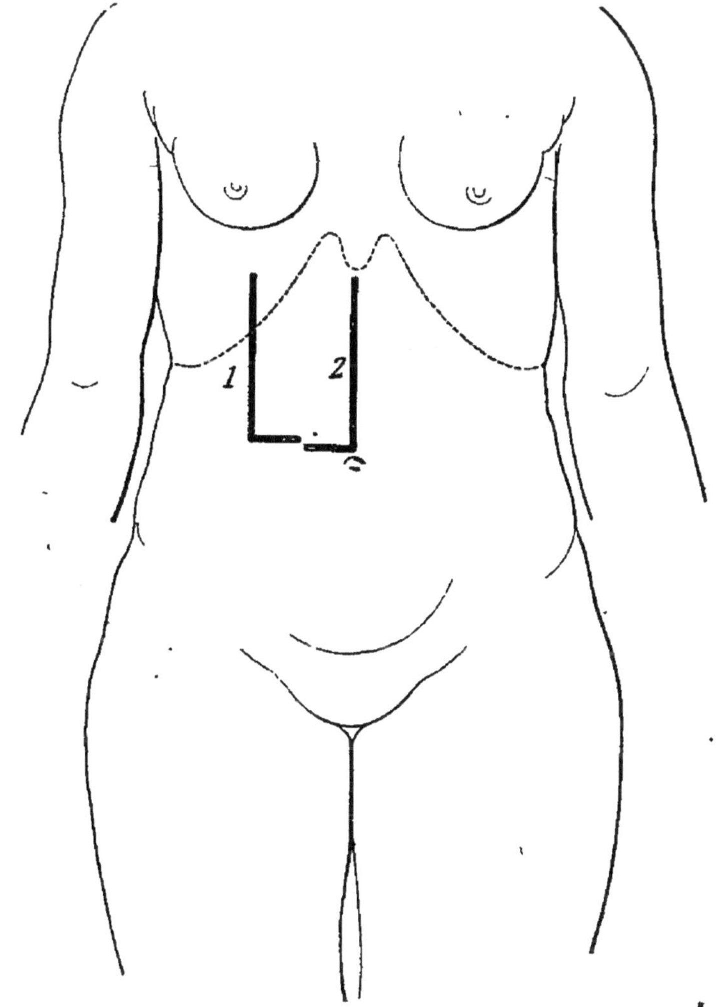

Fig. 50.
Incisions en L latérale et médiane.

pendiculaire sur l'incision médiane ou latérale de façon à la transformer en incision en **T** (fig. 49) en **L** (fig. 50). Ces incisions suffisent largement en général à découvrir le foie pour pouvoir faire l'exploration que nous projetons, puis l'intervention qui sera décidée. Quand on n'a pas de raisons spéciales pour faire l'incision latérale droite, mieux vaut pour l'explo-

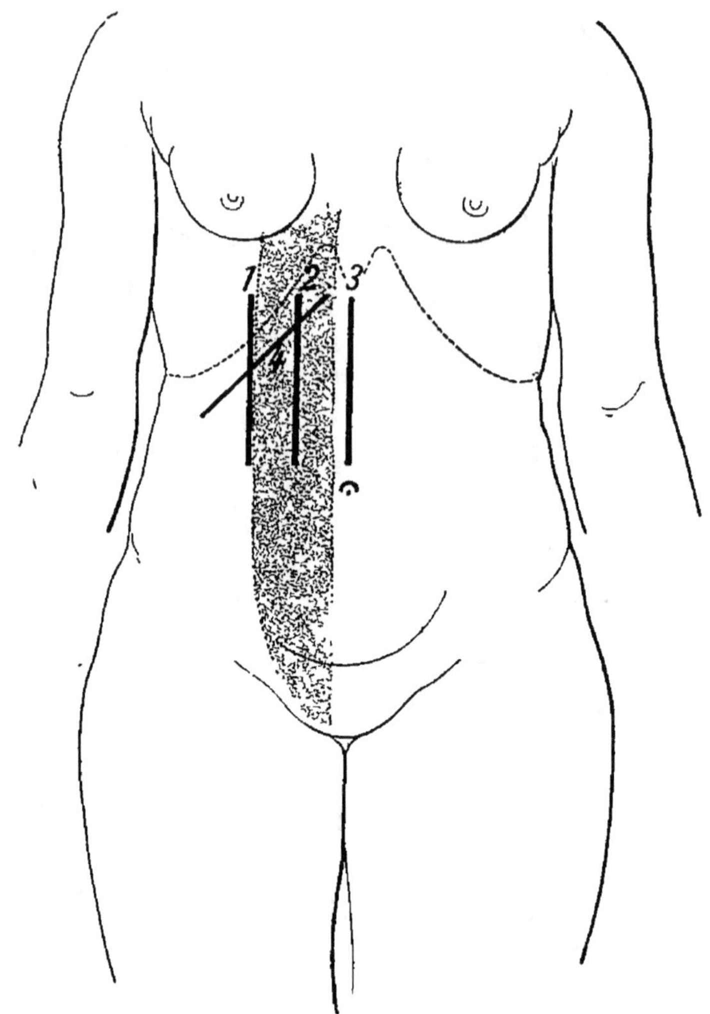

Fig. 51.

Incisions de laparotomie. Tracés. Médiane, latérale, transmusculaire oblique.

ration pratiquer la laparotomie médiane qui nous donne une plus grande voie d'accès vers les parties profondes.

Outre les incisions verticales, médiane ou latérale, avec ou

sans branchement sur l'incision principale, d'autres incisions
encore ont été pratiquées et conseillées pour mettre large-

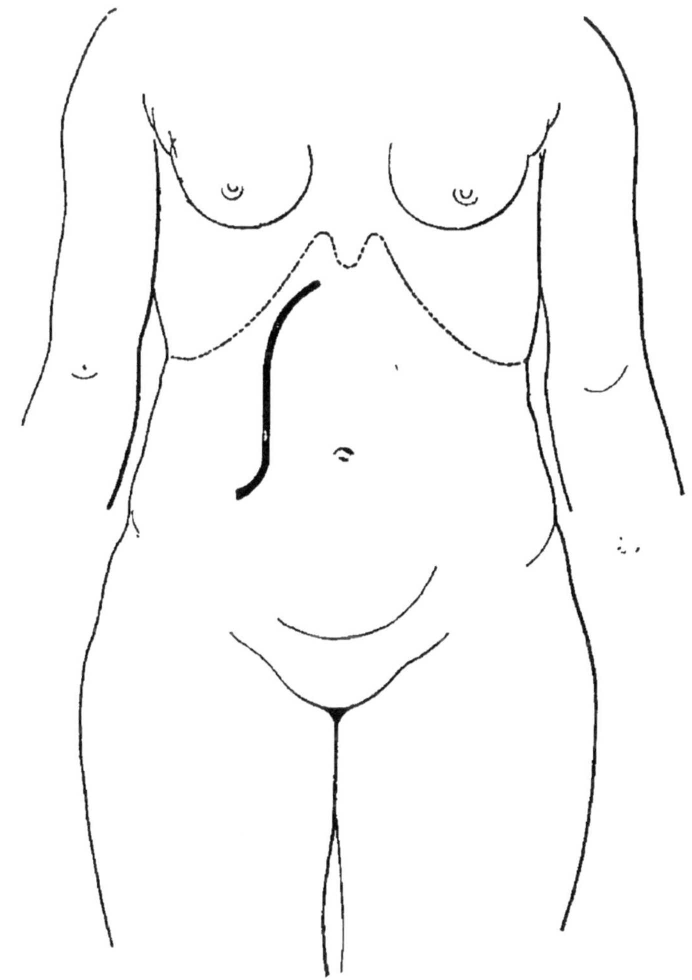

Fig. 52.
Tracé de l'incision en S.

ment à nu en vue d'une exploration d'abord, d'une intervention ensuite, les voies biliaires.

Signalons d'abord l'incision parallèle au rebord des fausses
côtes droites, à deux ou trois centimètres de ce rebord ; elle

donne un accès facile sur le bord inférieur du foie et sur la vésicule (fig. 51). On peut y combiner pour élargir son champ d'action, la résection du rebord inférieur du thorax d'après le procédé de LANNELONGUE quand il s'agira de lésions intrahépatiques, ou bien une incision tombant sur sa partie moyenne en suivant en bas le bord externe du grand droit, ce qui sera généralement plus avantageux, quand il s'agira de lésions de l'appareil biliaire externe (KOCHER).

L'incision en S allongée a surtout été préconisée par ARTHUR DEAN BEVEN de Chicago (fig. 52); elle consiste dans une incision verticale le long du bord externe du grand droit, avec une incision oblique en haut et en dedans à l'extrémité supérieure, une incision oblique en bas et en dehors à l'extrémité inférieure de la première. On a de la sorte un large accès vers la face inférieure du foie.

En général, il ne faudra pas hésiter à se le créer même au prix de la possibilité d'une éventration ultérieure, surtout si l'exploration donne l'espoir de la curabilité du cas que l'on a sous les yeux.

Ce n'est que tout à fait par hasard qu'on a cherché à agir par la voie lombaire pour atteindre l'appareil biliaire. Il s'agissait presque toujours de cas exceptionnels ou d'erreurs de diagnostic. Dans un fait, nous pensions à une hydronéphrose qui fut attaquée par la voie lombaire; l'incision exploratrice nous montra qu'il s'agissait d'une cholécystite calculeuse qui, séance tenante, fut extirpée par laparotomie latérale; les observations de TUFFIER, de REBOUL, de LEJARS sont encore des exemples de laparotomie par voie lombaire, par suite d'erreurs de diagnostic; néanmoins, REBOUL et LEJARS se servirent de leur incision lombaire pour pratiquer tous deux une cholécystostomie pour cholécystite calculeuse et cela avec succès.

L'exploration doit toujours commencer par la vésicule biliaire que l'on sent généralement très facilement débordant légèrement ou de beaucoup le bord inférieur du foie plus ou moins abaissé ou hypertrophié, ou tout à fait normal. Elle peut être très volumineuse, bomber dans l'incision et gêner beaucoup l'exploration consécutive qui nous montrera, soit un calcul du cystique et, si celui-ci n'existe pas, un cancer du pancréas ou toute autre lésion comprimant le cholédoque. Elle peut ne pas exister, être recroquevillée et nous faire songer immédiatement à une lithiase de ce dernier.

L'indicateur droit la suit, la palpe d'avant en arrière : il y sent les calculs qu'elle peut contenir, il se rend compte de son intégrité ou de l'épaississement de sa paroi, de son volume, de sa consistance, etc., etc. ; il doit suivre le col de la vésicule et aller explorer le cystique. L'on sentira s'il n'y a là aucune dureté, aucune saillie ; si elle est fixe ou mobile ; il faut s'y reprendre plusieurs fois pour arriver à se rendre compte de ce que l'on sent : est-ce un calcul, est-ce un ganglion ? Dans un cas de calcul du cystique mobile nous avons recommencé l'examen trois fois avant de porter un diagnostic ferme de concrétion biliaire, tellement on pouvait songer à un ganglion. La cysticotomie et l'extraction du cholélithe nous montra que nous avions été dans le vrai ; le calcul siégeait dans une dilatation très près de l'embouchure dans le cholédoque.

KEHR conseille pour bien explorer le cystique et puis le cholédoque de tourner le dos à la figure de l'opéré, de relever soi-même avec la main gauche ou faire relever le foie par un aide pendant qu'avec la main droite on va explorer la face inférieure de la glande.

Il est très important, quand on veut explorer le cholédoque, d'avoir la vésicule et le cystique pour nous guider ; il est très difficile de se reconnaître quand la vésicule est atrophiée ou n'existe plus, quand elle a été enlevée ; lorsqu'elle existe on tire sur elle, on la suit, et le canal cystique plus ou moins bien senti nous permet d'arriver par continuité sur le cholédoque. Lorsqu'il est libre d'adhérences, que l'hiatus de WINSLOW n'est pas oblitéré, son exploration est relativement facile, au moins pour la portion sus-duodénale qui s'étend de l'hépatique au bord supérieur de la première portion du duodénum. L'index de la main gauche est insinué dans l'hiatus, soulève le petit épiploon gastrohépatique dans lequel chemine le canal voisin du bord en compagnie de l'artère hépatique : avec le pouce gauche de l'index de la main droite on palpe toute l'épaisseur et on sent ainsi les concrétions, les calculs qui se trouvent à ce niveau.

Kehr se plaçant encore le dos tourné vers la face de l'opéré, relève le foie, insinue l'index droit dans l'hiatus, soulève tout le paquet que vient explorer le pouce droit ou l'index gauche

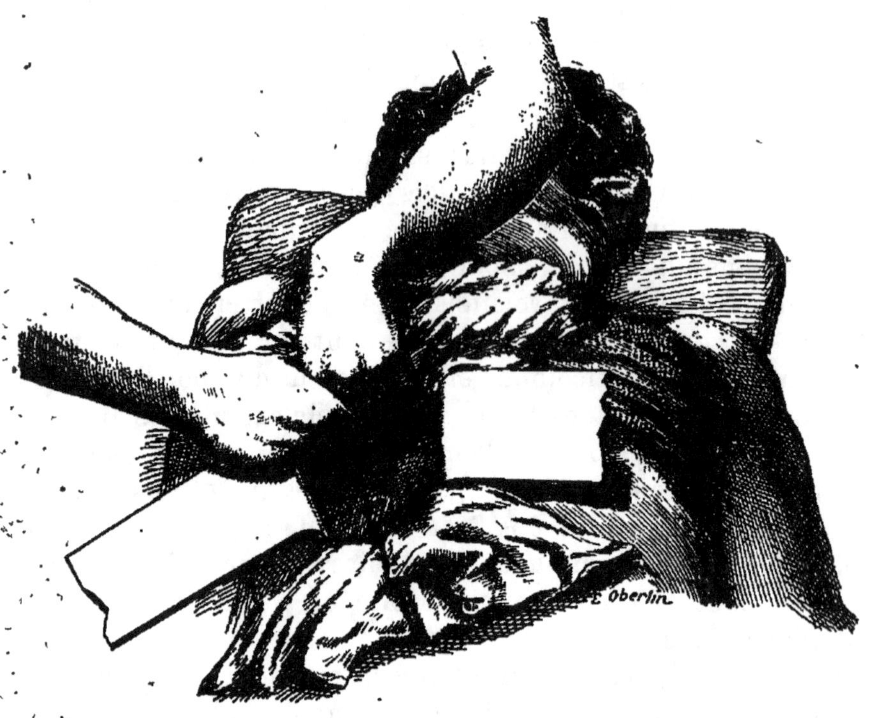

Fig. 53.

Position dos tourné vers la tête du malade. Exploration de la face inférieure du foie.

(fig. 53). Lorsque les parois abdominales sont peu épaisses et bien relâchées, tout cela est singulièrement facile et devient difficile par contre si le foie est gros et le sujet gras ou très musclé.

Lorsque l'épiploon gastrohépatique est assez lâche et souple, Michaux le fait soulever en masse par l'aide qui se trouve en face de lui et met ainsi bien en évidence les calculs qui peuvent se trouver dans cette portion du cholédoque.

Pour la portion rétroduodénale, le même chirurgien conseille le décollement du duodénum après avoir incisé le feuillet péritonéal qui recouvre et plaque cette portion du duodénum contre la colonne vertébrale ; de cette façon, on peut arriver à suivre le cholédoque dans une certaine étendue derrière l'intestin, mais ce n'est déjà plus une exploration proprement dite. On peut alors, entre l'index et le pouce de la main gauche ou entre les deux index, comprimer la tête du pancréas et se rendre compte de tout ce qui peut en ce point sembler anormal.

La portion sous-duodénale intrapancréatique du cholédoque est, d'après la description si précise de QUÉNU, inscrite dans l'espace rectangulaire formé par la première portion du duodénum en haut, par la portion verticale descendante à droite, la portion ascendante en bas et la veine mésentérique supérieure à gauche. Cet espace est difficilement accessible, à moins d'effondrer le feuillet antérieur du grand épiploon en passant entre l'estomac qu'on relève et le côlon transverse. Le doigt n'est alors séparé de l'extrémité inférieure du cholédoque que par une épaisseur de pancréas de un centimètre à peu près, et il est très difficile d'affirmer qu'une dureté, une saillie sont dues plutôt à un calcul qu'à une tumeur du pancréas. TERRIER a conseillé la ponction de la région indurée avec une fine aiguille qui pourrait donner des renseignements très précieux. Dans son cas, il a fait cette exploration et a pu se convaincre qu'il s'agissait d'un cancer de la tête du pancréas et non d'un calcul.

VAUTRIN a décrit pour l'exploration de la partie intrapancréatique et sous-duodénale une manœuvre qui constitue une véritable opération très délicate et qu'on ne doit faire que lorsque tous les signes sont pour un calcul situé en ce point ; elle consiste à inciser le feuillet antérieur de l'épiploon gastrohépatique à son insertion sur le duodénum en prolongeant l'incision sur le bord externe de la portion descendante. Il faut alors décoller avec l'ongle l'intestin des tissus sous-jacents ; en réclinant en bas la portion libérée on parvient ainsi, comme l'avaient déjà indiqué MICHAUX et QUÉNU, à découvrir la partie du cholédoque qui se trouve dans la gouttière du pancréas. Plus bas on entrera dans le pancréas en l'incisant sur sa face antérieure. On arrive ainsi à explorer le canal biliaire jusqu'à près d'un centimètre de son embouchure dans le duodénum.

On peut dire que l'exploration méthodique et bien faite par la laparotomie, donnera presque toujours la solution du problème thérapeutique.

Elle n'est pas facile dans la majorité des cas ; il faut avoir une grande expérience pour s'y reconnaître rapidement, surtout quand il s'agit des explorations profondes. Lorsque des adhérences existent, elle peut être absolument impraticable et c'est alors que surgissent des difficultés quelquefois insurmontables, même pour les chirurgiens les plus expérimentés en la matière.

Lorsqu'une nappe d'adhérences réunit et englobe les divers organes, lorsqu'on n'a plus comme point de repaire l'hiatus de WINSLOW, obstrué lui-même par des adhérences, lorsque vésicule, côlon transverse, face inférieure du foie, duodénum et pylore sont emprisonnés dans une sorte de gangue qui les cache et les rend méconnaissables, toute recherche est superflue, et comme le dit si bien FAURE, le succès dépend uniquement du hasard des adhérences, de l'expérience et du bonheur des opérateurs.

DU TRAITEMENT DE LA LITHIASE BILIAIRE

Nous laisserons complètement de côté le traitement médical de la lithiase biliaire, non pas que nous n'y attachions la grande importance qu'il mérite, mais parce que ce traitement sort du cadre que nous nous sommes tracé et qu'on le trouvera bien exposé dans les traités de médecine et de thérapeutique.

Nous n'envisagerons ici que le côté chirurgical de la thérapeutique de la lithiase, les indications et la manière de les remplir.

Rappelons seulement que nous sommes d'accord avec ceux qui conseillent le traitement médical et les eaux thermales (Vichy, Vittel, Carslsbad) dans les cas suivants :

1° Obstruction aiguë du canal cholédoque.

2° Cholécystite légère avec ou sans ictère quand les accès ou poussées sont peu fréquents et peu intenses.

3° Cholécystite, accès fréquents de coliques hépatiques avec issue de calculs par l'anus.

4° Chez les malades lithiasiques, obèses, diabétiques, les cardiaques, les brightiques, chez tous ceux où il y aurait une contre indication à l'anesthésie générale.

5° Chez les individus opérés avec succès, débarrassés de leurs calculs et des accidents auxquels ils donnaient lieu.

Dans cette dernière éventualité, l'opéré doit suivre un régime diététique déterminé, et il aura tout avantage à le soumettre pendant un an ou deux, quand la chose est possible, à une cure thermale à Vichy, Vittel ou Carlsbad pour n'indiquer que les stations balnéaires les plus en renom.

DES INDICATIONS DU TRAITEMENT CHIRURGICAL DE LA LITHIASE BILIAIRE. — Si le diagnostic des différentes variétés cliniques de la lithiase était facile, l'exposé des indications et du traitement s'en ressentirait forcément ; mais ce n'est pas. Le diagnostic est souvent difficile ; les formes se superposent : avec une lithiase vésiculaire peut coexister une lithiase du cholédoque ; des coudures, des obstructions viennent compliquer le tableau et il faut une laparotomie d'abord exploratrice pour se rendre compte des lésions existantes. Même le ventre ouvert, l'hésitation et l'incertitude peuvent persister et ce n'est quelquefois que l'évolution ultérieure de la maladie qui donne raison ou tort au diagnostic porté.

Dans ces conditions il est difficile de poser des indications précises.

KEHR, qui est toujours à citer à cause de sa vaste expérience, admet que le traitement chirurgical est de mise dans les cas que voici :

1° Cholécystite et péricholécystite aiguë ;

2º Obstruction chronique du cystique avec hydropisie ou empyème de la vésicule ;

3º Obstruction chronique du cholédoque ;

4º Toutes les formes qui, légères d'abord, s'aggravent, malgré le traitement médical rigoureusement institué et bien suivi ;

5º Adhérences de la vésicule pouvant faire craindre des fusions avec l'estomac, l'intestin, produire des coudures, des compressions avec sténose ;

6º Angiocholite suppurée et abcès du foie ;

7º Perforation des voies biliaires et péritonite. Ileus calculeux ;

8º Morphinisme lithiasique provoqué par la répétition et l'intensité des coliques hépatiques.

Nous acceptons avec lui toutes ces indications, et avec lui encore nous insistons, non pas pour opérer tous les cas de lithiase bien avérée, mais bien pour préconiser les interventions précoces dès qu'il est démontré qu'il y a des calculs de la vésicule ou du cystique qui ne progressent pas et déterminent des accidents. Dans ces cas il ne faut pas attendre qu'il y ait des complications infectieuses surajoutées pour intervenir ; autant les interventions précoces et sur des voies biliaires encore peu atteintes sont ordinairement simples et sans gravité, autant elles en prennent quand les conditions inverses existent. Il ne faut pas attendre que les calculs se soient engagés et enclavés dans les voies profondes, où on ira les chercher avec beaucoup plus de danger pour le malade, de difficultés pour le chirurgien. En conséquence, tout en y mettant la mesure nécessaire, il faut savoir ne pas trop attendre pour conseiller l'opération ; c'est question de flair et d'expérience que de la conseiller au meilleur moment, c'est-à-dire au moment opportun, où les lésions seront encore superficielles et par là même facilement accessibles. Rien n'est plus suggestif à cet égard que de parcourir les différentes statistiques qui nous sont fournies par les chirurgiens les plus autorisés en la matière par leur grande expérience.

Sur 250 opérations n'intéressant que la vésicule biliaire et son canal cystique, KEHR ne relève que 6 morts, dont 3 sur 180 cholécystostomies et cysticotomies et 3 sur 69 cholécystectomies. Sur 47 opérations sur les voies profondes (cholédoque et hépatique) le même chirurgien, dans la même série d'années, accuse 4 morts. Nous pourrions multiplier les exemples en citant encore d'autres chiffres. Cela est inutile. Il est amplement démontré que tant que le chirurgien s'attaque à la vésicule et à son canal excréteur le cystique, le danger est moindre, beaucoup moindre ; il y a donc tout intérêt, puisque la vésicule est le point de départ ordinaire de la lithiase, de traiter celle-ci alors qu'elle est encore facilement accessible.

Nous envisagerons successivement le traitement de la lithiase biliaire dans les cas de lithiase vésiculaire, de lithiase cholédocienne, dans les cas de complications par des adhérences, des perforations, de l'infection angiocholitique, d'abcès, etc.

DU TRAITEMENT DE LA LITHIASE VÉSICULAIRE

Les faits se présentent sous plusieurs aspects cliniques que nous avons passés en revue. Lorsque la formation des calculs est suivie de leur évacuation avec coliques hépatiques, ictère, et expulsion, tout est pour le mieux : ces malades ne viennent pas au chirurgien, c'est à la médecine à les traiter soit symptomatiquement quand il s'agit des crises aiguës de coliques, soit par les différentes médications dites cholalogues combinées avec un régime approprié et les cures thermales.

La lithiase vésiculaire peut provoquer l'intervention chirurgicale soit que des calculs existent dans la vésicule avec perméabilité du cystique, avec ou sans accidents d'infection, avec ou sans cholécystite ou péricholécystite, soit que le cystique soit obstrué définitivement par un calcul ou une coudure, ou une adhérence, et que la vésicule calculeuse soit remplie et distendue par une hydropisie ou un empyème.

Des coliques hépatiques sans ictère le plus souvent, coliques répétées et très vives, peuvent par leur intensité et leur répétition, provoquer la morphinomanie et appeler par cela même une intervention. La laparotomie parabiliaire, c'est-à-dire, faite le long du bord externe du muscle droit ou encore à travers le droit lui-même, mettra à découvert la région de la vésicule biliaire. Le chirurgien se rendra compte des aspects de la vésicule ; elle peut par suite de poussées légères de péricholécystite être adhérente à l'épiploon, au côlon transverse ; généralement ces adhérences, lorsqu'elles existent, sont faciles à libérer ; l'exploration de la vésicule depuis son col jusqu'au bord du foie à l'aide du doigt nous donne la notion des calculs qui y sont contenus, lorsque ceux-ci sont volumineux et qu'il y a relativement peu de liquide ; ce n'est plus le cas lorsque la vésicule est distendue et que les calculs sont plus petits ; après s'être assuré, autant que possible, qu'il n'y a aucun calcul dans le canal cystique, on pratiquera la cholécystotomie.

C'est dans deux cas de ce genre que MAYO ROBSON fit le broiement des calculs à travers les parois de la vésicule intactes ; les opérés guérirent : on retrouva dans les selles les fragments des concrétions biliaires. La *cholécystolithotripsie* n'est pas à recommander ; c'est une manière de faire incertaine qui expose à des enclavements de fragments dans le cystique et le cholédoque en admettant qu'ils soient complètement expulsés de la vésicule.

Sans insister ici sur la technique de la cholécystotomie que nous décrirons plus tard, disons que cette opération consiste à ouvrir la vésicule biliaire, généralement au niveau du fond qui est le plus accessible. La vésicule ouverte, le doigt introduit dans le réservoir ou plutôt une pince en retirera les calculs qui y sont contenus, en même temps que des précautions seront prises pour éviter le contact de la bile avec les parties environnantes. L'écoulement d'une bile d'aspect normal, l'examen de la paroi vésiculaire qui démontre qu'elle est saine ou à peu près, le cathétérisme des voies biliaires que nous décrirons plus loin nous montreront que l'appareil biliaire est intact ou peu s'en faut.

C'est dans les cas de gros calculs ordinairement peu nombreux, avec vésicule presque saine, que s'agite la question de la *cholécystotomie idéale*, pratiquée pour la première fois sans succès par MEREDITH, avec succès par COURVOISIER, appelée encore *cholécystendyse*. Elle consiste après avoir débarrassé la vésicule, à la refermer par une suture puis à la réduire, de façon à reconstituer le tout à l'état normal.

Pour faire la cholécystendyse il faut avoir la certitude de ne laisser aucun calcul dans la vésicule ; cette certitude ne peut être obtenue que bien rarement. Pour tous ceux qui connaissent la difficulté de découvrir certains calculs cachés dans les replis valvulaires du col de la vésicule, dans de petits diverticules, la cholécystendyse se présente comme une intervention qui peut facilement être incomplète ; de plus, comme les sutures peuvent lâcher, et qu'elle peut par conséquent être dangereuse par suite de l'écoulement de la bile dans le ventre, elle est rejetée en général par la très grande majorité des chirurgiens, et on lui préfère de beaucoup la cholécystostomie, c'est-à-dire l'opération clinique de la taille vésiculaire suivie de la suture et de la fixation à la paroi, de façon à fistuliser la vésicule. La vésicule ainsi fistulisée laisse écouler la bile en dehors ; des calculs d'abord cachés peuvent se déplacer et sortir consécutivement, les voies biliaires sont drainées.

C'est la conduite qu'il faut suivre toutes les fois qu'il y a le moindre doute sur l'existence d'une infection des voies biliaires, lorsqu'il existe des signes de cholécystite et de péricholécystite ; il n'y a même plus à songer à une cholécystendyse.

Pour notre compte, nous avons pratiqué la cholécystendyse au moins quatre fois avec d'excellents résultats ; il s'agissait de vésicules presque saines, avec perméabilité des voies biliaires ; dans un cas, nous avons fait la résection du fond de la vésicule un peu épaissi et adhérent au grand épiploon. Toutes nos opérées ont guéri et cela dans un délai d'une quinzaine de jours, tandis que la cholécystostomie, et c'est là le grand reproche à lui adresser, met toujours quelques semaines à guérir et se termine quelquefois par fistulisation nécessitant une opération secondaire d'autoplastie ou de cholécystectomie.

Malgré tout, nous sommes d'avis que la cholécystostomie

idéale de BERNAYS et MEREDITH, doit être une opération d'exception : étant donné que presque toujours lithiase est synonyme d'infection, il y a tout intérêt à laisser ouverte la vésicule et à pratiquer le drainage des voies biliaires, pour amener leur désinfection ; cette raison à elle seule suffit pour faire pencher la balance en faveur de la cholécystostomie dans le plus grand nombre des cas.

Ajoutons qu'il est très souvent difficile, sinon impossible d'affirmer qu'il ne reste nulle part aucune concrétion ; ce qui le démontre, c'est que des calculs apparaissent lorsque la fistule est établie, qu'on n'avait nullement soupçonnés par l'examen et l'exploration méthodique de la vésicule et de son col.

Lorsque les voies biliaires sont infectées, qu'il existe des signes de lithiase vésiculaire, sans obstruction du cystique et du cholédoque, lorsque l'exploration méthodique, une fois la laparotomie faite, nous démontre que c'est bien la vésicule qui est en cause et elle seule, c'est à la *cholécystostomie* qu'il faut s'adresser.

Qu'on la fasse en une séance, en deux séances, avec fixation première ou dernière, elle est l'intervention rationnelle du moment que la vésicule est infectée, mais pas assez altérée pour faire songer à l'ablation du réservoir de la bile, à la cholécystectomie.

La cholécystostomie est faite le plus souvent en une séance, et à fixation dernière. Quoique RIEDEL pratique et défende encore l'opération en deux temps, celle-ci n'est faite qu'exceptionnellement. La fixation dernière comme le dit LANGENBUCH, est beaucoup mieux appropriée à un examen complet de la vésicule et des canaux biliaires ; tant que la vésicule n'est pas ouverte et vidée de son contenu, il est difficile de se rendre compte de ce qu'il y a dans la profondeur ; une fois fixée puis vidée, les manœuvres ne peuvent pas être faites comme avant.

La cholécystostomie est l'opération de choix, toutes les fois qu'il y a de la cholécystite avec ou sans adhérences périphériques, sans grosses lésions des parois, à plus forte raison s'il y a de l'angiocholite ; dans cette dernière éventualité, elle est absolument indiquée, car le drainage des voies biliaires est en effet la seule ressource efficace contre leur infection.

Lorsque la lithiase vésiculaire, sans occlusion de cystique, est compliquée de cholécystite aigüe, il est bien rare qu'il n'y ait pas en même temps de l'inflammation des voies biliaires profondes; ici encore la cholécystostomie est la seule intervention acceptable. Elle permettra l'évacuation du foyer infectieux, sa modification par les antiseptiques et son drainage prolongé. Lorsqu'il s'agit de liquides que l'on peut soupçonner virulents par suite des manifestations locales et générales de la maladie, la question se pose de fixer d'abord la vésicule pour protéger la grande cavité péritonéale et de n'ouvrir qu'après fixation.

Nous décrirons plus loin quels artifices le chirurgien peut employer pour arriver au drainage sans risque de contaminer, quand la vésicule ne se laisse pas attirer à la paroi, soit qu'elle soit rétractée, soit qu'elle soit très profonde (décollement en entonnoir du péritoine pariétal, utilisation de l'épiploon, drainage à distance hermétique de Poppert).

Nous arrivons maintenant aux cas où le cystique est obtrué ou fermé, où il s'agit encore d'une lithiase vésiculaire mais avec obstruction du cystique.

La laparotomie parabiliaire et l'exploration méthodique nous permettent de reconnaître qu'il y a en même temps qu'une distension de la vésicule contenant ou non des calculs, un calcul dans le cystique.

Lorsqu'il n'y a pas d'accidents aigus indiquant un empyème aigu de la vésicule, avec péricholécystite, que l'évolution a été chronique, l'on pourra essayer de mobiliser le calcul cystique pour le refouler dans la vésicule d'où on l'extraira avec d'autres, s'il y en a, par la cholécystotomie que l'on fera suivre de fixation à la paroi; il faut bien faire attention dans les manœuvres pratiquées sur le cystique de ne pas refouler le calcul dans la profondeur et de ne pas le pousser dans le cholédoque. Si le refoulement ne réussit pas, on pourra recourir à la *cystico-litholripsie* c'est-à-dire au broiement de la concrétion à travers les parois du canal, soit avec les doigts, soit avec des pinces garnies de caoutchouc : ce broiement devra être fait avec grand ménagement, pour ne pas amener de déchirures immédiates ou des escarres consécutives du côté des parois. Pour peu qu'il y ait des difficultés, il vaut mieux s'abstenir. Si le broiement réussissait, on refoulerait les fragments vers la vésicule d'où on les extrait par son incision. S'il ne réussit pas, il vaut mieux ne pas insister et après cholécystotomie, évacuer la vésicule et chercher à saisir et à mobiliser profondément le calcul qui est dans le cystique, à l'aide d'une sonde, d'un stylet, de curettes ; la *cysticotritie* consistera à broyer le calcul *in situ* puis à en retirer les fragments séance tenante.

Lorsque le calcul tient bon, que malgré l'ouverture de la vésicule, il est impossible de le prendre et de désobstruer le cystique, l'on peut choisir deux partis : le laisser en place n'est pas de mise en établissant une fistule biliaire ; cette fistule deviendrait une fistule mucopurulente persistante, en admettant, bien entendu, l'occlusion telle que la bile ne puisse plus couler dans la vésicule ; les deux partis à prendre sont de faire la cysticotomie, ou de pratiquer la cholécystectomie avec l'ablation du cystique jusqu'au delà du calcul qu'il contient.

La *cysticotomie* consiste dans l'incision du canal cystique au niveau du calcul ; une fois le cystique ouvert, la concrétion est retirée par l'incision, puis celle ci est laissée ouverte, sans sutures et drainée vers l'extérieur ou bien elle est suturée. En général, la situation beaucoup plus superficielle du cystique rend la suture relativement aisée, quand on la compare à celle de la cholédocotomie. Si le canal cystique est aminci et friable, mieux vaut faire le drainage sous-hépatique. La cysticotomie est combinée le plus souvent avec la cholécystostomie ; c'est l'opération préconisée d'une façon constante par LANGENBUCH ; la fistule biliaire vésiculaire permet à la suture du cystique, si elle a été faite, de ne supporter aucune pression ; le drainage se fait par la vésicule ouverte, qui constitue une vraie soupape de sûreté empêchant toute pression du côté du cystique incisé et réuni.

La cysticotomie est surtout préconisée par H. KEHR qui l'a pratiquée avec succès un grand nombre de fois et avec d'excellents résultats.

Lorsque tout en présentant une évolution chronique, sans accidents immédiats graves, la vésicule biliaire est atteinte profondément, lorsque ses lésions sont telles qu'il y ait lieu de songer à une dégénérescence épithéliale, ou encore lorsqu'elle est peu adhérente et facilement pédiculisable, enfin lorsque le cystique est définitivement oblitéré, et imperméable. il y a lieu de songer à une toute autre intervention, *la cholécystectomie.* Exécutée pour la première fois par LANGENBUCH et prônée par lui, la cholécystectomie ou ablation de la vésicule avec une plus ou moins grande longueur de son canal excréteur présente en effet dans ces cas de sérieux avantage sur les autres manières de faire.

Un des principaux, d'après son promoteur serait de supprimer le principal laboratoire des calculs biliaires et par cela même de s'opposer d'une façon définitive au retour de la lithiase ; mais il faut que le chirurgien ait la certitude qu'il n'existe aucun obstacle du côté du cholédoque ; c'est la condition essentielle d'une cholécystectomie. Si le moindre doute existe, il faut la rejeter ; c'est dans ces cas qu'il est absolument nécessaire, avant de prendre une décision, de s'assurer qu'il n'existe aucune lésion du cholédoque, que le pancréas est sain, qu'il n'est pas atteint d'inflammation interstitielle pouvant comprimer le canal biliaire dans sa traversée. Si la cholécystectomie était pratiquée dans ces conditions il en résulterait nécessairement une fistule du cystique qui ne pourrait guérir, si l'oblitération était définitive du côté du cholédoque que par une *cysticoentérostomie,* opération très sérieuse.

Toute obstruction du cholédoque interdit la cholécystectomie, à moins que la cholédocotomie ne soit praticable.

En résumé dans les lithiases de la vésicule, c'est presque toujours entre la cholécystostomie et la cholécystectomie que l'on aura à choisir. Il y a trois ordres de cas : les cas qui commandent de toute façon la cholécystostomie, ceux qui indiquent la cholécystectomie, ceux enfin où l'on peut hésiter et choisir l'une ou l'autre opération, suivant son expérience, suivant son tempérament. Il est certain que la cholécystostomie est en général plus rapidement faite, plus facile et bénigne :

le grand reproche qu'on lui adresse, c'est sa terminaison possible par une fistule persistante. La cholécystectomie est ordinairement plus longue, plus difficile; elle a le grand avantage, quand elle faite dans de bonnes conditions de guérir vite, et de supprimer et cela sans inconvénients, le laboratoire principal de la lithiase; si malheureusement le cholédoque est atteint et qu'une opération sur ce canal devienne nécessaire, l'ablation de la vésicule et du cystique prive l'opérateur d'un des principaux repères pour aborder les voies biliaires profondes.

La cysticotomie, surtout recommandée par KEHR, s'adresse aux cas d'enclavements dans le canal cystique sans lésions importantes de la vésicule; KEHR conseille la suture du cystique; l'on doit se garder de la cysticotomie idéale; il préfère le drainage sous-hépatique qui a le grand avantage, lorsqu'il est fait dans de bonnes conditions, de ne pas exposer à des épanchements de bile dans le ventre et à la péritonite.

La cysticotomie, au lieu d'être primitive, peut être secondaire et consécutive à une cholécystostomie qui a donné pendant quelque temps issue à de la bile; mais un calcul oublié s'est engagé dans le cystique, l'oblitère et la fistule devient muco-purulente, de biliaire qu'elle était. Lorsque le calcul n'est pas expulsé et qu'il ne peut être enlevé par la fistule dilatée, la cysticotomie est encore de mise. Une fois le cystique incisé, le calcul extrait et le canal suturé, la fistule vésiculaire doit être respectée de façon à drainer la bile au dehors et à décharger d'autant la suture du canal excréteur. Ici encore la cholécystectomie peut entrer en ligne, lorsque les lésions de la vésicule sont profondes, ou encore lorsque l'opération se présente dans de très bonnes conditions (pas d'adhérences, facile pédiculisation, accès facile).

Quelle conduite tenir dans les cas d'infection aiguë de l'appareil biliaire accessoire, lorsqu'il existe une cholécystite aiguë et que d'après les phénomènes locaux et généraux, on a tout lieu de penser à une suppuration? L'intervention consiste dans la cholécystotomie avec fixation de la vésicule à la paroi; il faut avant tout éviter la contamination du péritoine, s'il n'y a pas d'adhérences protectrices et c'est alors le cas de faire la fixation première et l'incision dernière.

L'évacuation des calculs pourra être rendue plus difficile, mais le grand point, c'est d'éviter la contamination. Le pus une fois évacué, un large drainage amènera la désinfection de la vésicule et des voies biliaires, si celles-ci ont été contaminées. S'il persiste une fistule mucopurulente, c'est que le cystique est obstrué, et c'est presque toujours à la cholécystectomie secondaire qu'il faudra alors s'adresser pour parfaire la guérison.

DU TRAITEMENT DE LA LITHIASE DU CHOLÉDOQUE

Nous avons montré quels étaient les signes des calculs du cholédoque. Ces calculs de même que ceux de la vésicule peuvent passer pendant quelque temps tout à fait inaperçus, en ce sens que l'ictère peut être nul ou imperceptible, la bile coulant entre le ou les calculs et les parois du canal plus ou moins dilaté. C'est à propos d'une poussée d'angiocholite, que la muqueuse se tuméfiant l'ictère se dessine plus nettement, les selles se décolorent, les urines se foncent et témoignent d'un obstacle au cours de la bile.

Nous avons déjà insisté sur le point spécial de l'occlusion aiguë. Le chirurgien ne doit pas intervenir, étant donné qu'il y a de l'espoir pour que le calcul engagé dans le cholédoque puisse parcourir le trajet et tomber dans l'intestin.

Si les accidents s'accentuent, que l'ictère quoiqu'intermittent devienne de plus en plus foncé et persistant, si les selles restent décolorées, si les urines se pigmentent d'une façon presque continue, faut-il intervenir et quand ?

KEHR admet que si la lithiase du cholédoque est confirmée et dure depuis trois mois, il n'y a pas à attendre plus longtemps, si le malade maigrit et a des accès de fièvre indiquant une angiocholite. L'intervention s'impose d'autant plus que ceux-ci seront plus fréquents et plus intenses, que les forces diminueront rapidement et que l'amaigrissement fera de grands progrès. Lorsque les accidents produits par le calcul se bornent à des poussées d'ictère avec coliques hépatiques, on peut attendre plus longtemps. Naunyn n'a-t-il pas indiqué le terme d'une année pour s'assurer de la ténacité des manifestations pathologiques et de l'impossibilité de les guérir par un traitement médical ?

Lorsque la stase biliaire et l'infection hépatique surajoutée durent, il faut se souvenir que les fonctions du foie sont gravement menacées, si l'on n'y met bon ordre ; la cirrhose biliaire calculeuse, l'angiocholite aiguë avec abcès disséminés peuvent tuer le malade : celui-ci est de plus à la merci d'une hémorragie cholémique qui aggravera considérablement le pronostic de l'opération et qui pourra même amener une issue fatale.

En résumé lorsque l'obstruction calculeuse du cholédoque est accompagnée d'accidents sérieux, d'amaigrissement, il ne faut pas attendre et du moment qu'il n'y a aucune autre contre-indication, il faut intervenir au bout de trois à quatre mois.

L'on peut être amené à intervenir sur des malades qui ont déjà subi une opération sur les voies biliaires superficielles, telles qu'une cholécystostomie, destinée à traiter une lithiase vésiculaire. Lorsqu'un calcul pénètre dans le cholédoque, ou y est malheureusement poussé par des manœuvres du côté du col de la vésicule ou du cystique, la fistule biliaire persiste, en même temps qu'on observe des selles décolorées.

Avant de tenter une intervention sur le cholédoque, il sera bon alors d'essayer la fermeture de la fistule à l'aide du fausset ouaté collodionné, comme le conseille Kehr, de façon à augmenter la tension de la bile, et à amener par elle le déplacement du calcul engagé dans le cholédoque. L'on pourra encore, grâce au cathétérisme des voies biliaires, tenter de mobiliser la concrétion et de désobstruer le cholédoque. Ces tentatives devront être faites avec beaucoup de ménagements et nous verrons en étudiant le cathétérisme des voies biliaires, qu'il n'est pas étonnant qu'elles ne donnent que peu de résultats.

La *cholédocotomie* est l'intervention dirigée contre la lithiase du cholédoque.

Elle consiste dans l'incision du canal au niveau de l'obstacle et dans l'ablation du calcul ou des calculs par la solution de continuité. Nous en tracerons les règles et la technique plus loin. Elle attaque le mal *in situ* et suivant les lésions de l'appareil biliaire superficiel, se combine tantôt avec une cholécystostomie tantôt avec une cholécystectomie.

Le refoulement des calculs du cholédoque après laparotomie soit dans la vésicule biliaire, soit dans le duodénum, sans broiement, a été tenté nombre de fois, mais sans succès.

Toutefois MAYO ROBSON en a rapporté un cas typique avec bon résultat.

Par contre, on a pu laisser échapper le calcul du côté du canal hépatique et ne plus le retrouver.

Dès 1886, LANGENBUCH avait pratiqué la *cholédocolithotripsie*, opération qui consiste, après s'être rendu compte de la situation des calculs dans le cholédoque et de leur accès, à les broyer à travers la paroi intacte pour refouler ensuite les fragments, soit dans la vésicule d'où on les enlèvera, soit dans l'intestin.

LANGENBUCH enleva la vésicule dans laquelle les fragments du calcul avaient été repoussés ; son opéré mourut. COURVOISIER pratiqua la cholédocolithotripsie avec succès en refoulant les fragments dans le duodénum. Depuis cette opération a été répétée souvent : mais depuis que la cholédocotomie est mieux réglée et mieux connue, elle tend à prendre de plus en plus le pas sur toutes ces manœuvres qui risquent d'être aussi sérieuses qu'elle et qui ne donnent pas la même sécurité au point de vue des résultats, puisque des fragments passés inaperçus peuvent séjourner ensuite dans les voies biliaires et devenir le point de départ de nouveaux accidents.

ROSE a pensé substituer à la cholédocotomie, l'ablation méthodique des calculs du cholédoque par l'incision de la vésicule, la cholécystotomie suivie de la fixation à la paroi (cholécystostomie) ou de la suture de l'incision avec réduction de l'organe. Quand on songe, dit KEHR, à la difficulté qu'il y a de sonder complètement les voies biliaires par l'incision de la vésicule, il sera facile de se rendre compte de la difficulté de remplir les indications de cette façon et la conduite de Rose n'est pas à imiter.

En résumé, le refoulement, la cholédocolithotripsie, l'ablation par incision de la vésicule, pourront être mis en œuvre pour des calculs du cholédoque, lorsque les dispositions s'y prêteront, lorsque ceux-ci seront facilement mobiles, dans des canaux élargis, accessibles aux manœuvres digitales et instrumentales.

L'opération de choix, et de nécessité dans le plus grand nombre des faits sera la *cholédocotomie* proprement dite, sus et rétro-duodénale.

Lorsqu'il existe sur le cholédoque une coarctation, un rétrécissement par suite de cicatrices d'ulcération, voire même une oblitération, la cholédocotomie faite au-dessus et permettant l'extraction du calcul ne suffit plus.

Pour éviter une fistule biliaire permanente, l'on peut pratiquer soit la cholédocectomie, soit la cholécystentérostomie.

L'ablation du segment rétréci ou oblitéré du cholédoque n'est possible que si le segment est peu considérable, si après son ablation, il y a moyen de réunir les deux bouts au moins partiellement pour reconstituer le canal. Kehr a fait une fois une intervention de ce genre pour une oblitération au-dessous d'un calcul qui fut enlevé. La paroi postérieure seule fut suturée, pour servir d'amorce, comme dans une uréthrorraphie; le cholédoque resta ouvert et fut drainé.

La cholécystentérostomie consiste à anastomoser la vésicule biliaire avec un segment de l'intestin grêle, de préférence le duodénum, sinon le jéjunum ou les premières portions de l'iléon; lorsque la vésicule n'existe pas par suite d'atrophie comme cela s'observe si souvent dans les lithiases du cholédoque, l'anastomose entre le tube digestif et les voies biliaires peut être établie soit au niveau du cholédoque même, soit au niveau du cystique ou de tout autre point des voies biliaires, pourvu qu'elles soient suffisamment dilatées pour pouvoir servir à l'opérateur (*cysticoentérostomie, cholédoccentérostomie*). Ce sont là des raretés cliniques et opératoires.

DE LA RÉCIDIVE APRÈS LES OPÉRATIONS DE LITHIASE BILIAIRE. —

Les récidives de lithiase biliaire après les opérations sur les
voies biliaires ont fait le sujet d'une communication récente
de KEHR, au XXIX⁰ Congrès de la Société allemande de chirurgie. Chez aucun de ses opérés, KEHR n'a pu constater de récidive vraie, c'est-à-dire néoformation de calculs biliaires. Sur
302 opérés les renseignements ont été précis; chez 15 p. 100
d'entre eux, il y a eu des troubles et des phénomènes douloureux dus, soit à des calculs laissés dans les voies biliaires à la
suite de l'intervention, soit à des adhérences, soit à des hernies ventrales.

Il est évident qu'on ne peut nier la possibilité de vraies récidives, l'intervention n'agissant en rien sur la prédisposition
des malades à faire des calculs. La formation des calculs,
d'après NAUNYN, ne serait pas un processus chronique, mais il
s'agit généralement d'un seul et unique processus. Toutefois
des calculs peuvent se former secondairement dans les voies
bilaires, à la suite du séjour d'une soie dans la vésicule, comme
KEHR en a observé un exemple. Les douleurs sont le plus souvent dues à des adhérences et sont, d'après lui, un des grands
inconvénients de la cholécystostomie avec fixation définitive. Il
se produit une adhérence entre la vésicule et la paroi et cette
adhérence peut devenir le point de départ de tiraillements douloureux. Aussi est-il d'avis, avec un grand nombre de chirurgiens, comme LÖBKER, KÖRTE, de préférer la cholécystectomie,
toutes les fois que la vésicule est malade se rappelant qu'elle
peut alors aussi devenir le siège de cancers.

D'après KEHR, la cholécystectomie doit dans ces cas être
combinée avec l'ouverture large des voies biliaires et le drainage des canaux hépatiques. Si cette intervention est plus
grave que la cholécystostomie, elle met par contre le malade
mieux à l'abri des complications ultérieures et des douleurs
produites par les adhérences de la vésicule biliaire à la paroi
abdominale.

Les hernies ventrales peuvent aussi être la cause de phénomènes douloureux, névralgiques du côté de l'hypochondre
droit.

PETERSEN, sur 80 cas qu'il a pu observer, n'a vu que deux

récidives; dans un cas on avait sûrement laissé un calcul qui avait passé inaperçu.

Aucun des malades que nous avons opéré et que nous avons suivi n'a présenté de récidive, si ce n'est une malade opérée de cysticotomie qui au bout d'un an eut un nouvel et fort accès de coliques hépatiques.

Ces constatations sont consolantes et doivent nous engager à intervenir dans les limites indiquées.

Nous avons montré quelles sont les indications à remplir, les opérations qui conviennent suivant les cas qui se présentent. Ce sont ces manœuvres opératoires que nous devons maintenant décrire plus longuement, en ne tenant compte que de ce qui est réglé et bien connu et cela sans entrer dans des détails par trop minutieux de médecine opératoire pure.

DES OPÉRATIONS QUI SE PRATIQUENT SUR LES VOIES BILIAIRES

DU CATHÉTÉRISME DES VOIES BILIAIRES

Si le cathétérisme des voies biliaires que nous n'avons pas besoin de définir, est le plus souvent plutôt une manœuvre d'exploration, il n'en est pas moins vrai qu'il peut devenir un moyen de traitement, en désobstruant directement le cystique ou le cholédoque.

Il est tantôt rétrograde, tantôt direct : rétrograde, quand le sondage a lieu de la surface vers la profondeur, de la vésicule biliaire ou des canaux biliaires vers la papille duodénale, direct quand il se fait après duodénotomie de bas en haut de la papille vers les canaux et la vésicule. Tandis que le premier a été pratiqué très souvent et est entré très rapidement dans les mœurs chirurgicales après le mémoire si remarquable de TERRIER et DALLY, le second au contraire conseillé par MAC BURNEY est beaucoup plus récent et ne peut être mis en œuvre qu'après une opération de duodénotomie.

Le cathétérisme rétrograde peut être appliqué dans deux conditions bien différentes : 1° pendant une intervention sur les voies bilaires quelque soit le niveau où se pratique l'intervention (vésicule, canal cystique, canal cholédoque); 2° dans les cas où il existe une fistule biliaire soit spontanée après un abcès, soit consécutive à une opération chirurgicale.

Dans les deux conditions, le cathétérisme peut être soit simplement explorateur, pour se rendre compte de la situation d'un calcul, mais surtout de la perméabilité et des causes d'obstruction des voies biliaires, de leur siège, etc., soit curatif en déplaçant un calcul, en dilatant un rétrécissement, en permettant de broyer contre le bec de l'instrument servant au cathétérisme le calcul qui lui fait obstacle (FONTAN).

Le cathétérisme des voies biliaires a été remarquablement étudié dans le mémoire déjà cité de TERRIER et DALLY. Ces auteurs après avoir repris la description des voies biliaires et en particulier de la vésicule et du canal cystique, ont fait une étude expérimentale cadavérique du cathétérisme des voies biliaires normales. Ils ont montré combien cette manœuvre exécutée soit avec des instruments souples, bougies en gomme ou en baleine, soit avec des instruments rigides, sondes en argent, bougies Beniqué, était rendue difficile, souvent impossible par la conformation de la vésicule et du canal cystique ; nous n'y insisterons pas en y renvoyant ceux qui voudront approfondir le sujet. C'est en effet, sur des voies biliaires pathologiques que le chirurgien agit la plupart du temps, voies biliaires modifiées dans leur direction, leur calibre, le plus souvent élargies, dilatées, quelquefois au contraire rétrécies, sinon oblitérées.

S'il est utile de connaître les dispositions anatomiques normales, les deux coudures à gauche et en arrière du col de la vésicule, l'ouverture du canal cystique dans le bassinet non pas dans l'axe mais latéralement, les valvules du col et du canal, il est certain que celles-ci sont profondément modifiées en général, quand le chirurgien doit s'assurer de leur perméabilité, de la nature et du siège de l'obstacle qui s'y trouve e que les notions d'anatomie normale ne nous donnent pas cett sécurité que nous avons pour l'exécution des autres opérations.

Aussi est-ce généralement par tâtonnements, par essais successifs qu'on arrive à pratiquer ce cathétérisme, plutôt qu'en se rappelant des règles précises basées sur les connaissances anatomiques: c'est au moins l'impression que nous avons toujours eue toutes les fois que nous avons tenté et pratiqué le cathétérisme des voies biliaires.

A ce point de vue, il y a lieu de distinguer celui qu'on pratique à travers une fistule biliaire consécutive à l'ouverture d'une cholécystite suppurée, ou à une cholécystotomie et celui qu'on pratique pendant une intervention sur les voies biliaires, l'abdomen largement ouvert.

C'est surtout au premier que s'applique tout ce que nous avons dit sur les tâtonnements et les difficultés de la manœuvre. Même lorsqu'on arrive avec le cathéter à une grande profondeur, l'on n'est pas toujours certain d'être arrivé jusqu'à l'ampoule de VATER, et ce n'est que la suite qui quelquefois démontrera le succès de la manœuvre qui aura désobstrué les voies biliaires et permis le rétablissement du cours de la bile. Lorsque l'abdomen est largement ouvert, que les voies biliaires sont à découvert, le cathétérisme est plus facile et plus sûr.

Le cathéter pourra être guidé par le doigt qui s'assurera de son parcours, contrôlera ce qui lui fait obstacle et surtout nous assurera qu'il ne produit pas une perforation, une fausse route malgré toute la douceur qui doit être la condition *sine qua non* de la manœuvre. Lorsque le sondage se pratique sur une vésicule largement incisée, sur un cystique, sur un cholédoque ouvert, il est certainement plus simple et plus efficace. Dans un cas cité par KEHR, celui-ci pouvait par une boutonnière du cholédoque, pratiquer des lavages de l'hépatique et par une sonde d'assez fort calibre injecter dans l'intestin une dose purgative d'huile de ricin, évitant ainsi à la malade l'ennui de prendre le médicament par la bouche. Il s'agit là d'un fait exceptionnel et qui suppose des conditions d'accès et de perméabilité qu'on ne rencontrera pas souvent. Nous avons tenu à le signaler à cause de son originalité.

Technique du cathétérisme rétrograde. — Lorsqu'il se pratique à travers une fistule biliaire, le cathétérisme provoque de vives douleurs qui durent encore quelque temps après le retrait du corps étranger ; on peut toutefois se dispenser de l'anesthésie générale dont bénéficie au contraire le sujet que l'on opérera pour une affection des voies biliaires et chez qui on pratiquera accessoirement le cathétérisme.

S'il s'agit d'une cholécystotomie, quand on veut s'assurer de la perméabilité des voies profondes, les superficielles étant débarrassées des calculs qu'elles contenaient, avant la fixation de la vésicule à la paroi on se sert soit de bougies fines en gomme nos 4 à 6 de la filière Charrière, soit de bougies en baleine, soit encore d'un Béniqué armé d'une bougie conductrice coupée à son bout et arrondie avec du collodion. En procédant avec douceur, on pénètre après quelques tâtonnements dans le canal cystique puis dans le canal cholédoque en imprimant à l'instrument de petits mouvements circulaires et enfin dans l'intestin.

Si l'on éprouve la moindre résistance il faut s'arrêter aussitôt et comme le ventre est ouvert, vérifier avec l'index la cause de l'arrêt, s'assurer si c'est un calcul, une coudure, etc.

On peut essayer de passer en employant 3, 4 bougies filiformes introduites en faisceau ; quelquefois l'une d'elles passe alors qu'on n'avait pas réussi auparavant.

S'il s'agit d'une cysticotomie, d'une cholédocotomie, le cathétérisme des parties sous-jacentes est beaucoup facilité, car il est incontestable que ce qui arrête presque toujours le chirurgien c'est la traversée du col de la vésicule et du canal cystique ; c'est dans ces cas que les instruments rigides, comme une sonde plus ou moins courbée pourront être employés et dirigés avec le doigt, qu'on pourra se rendre compte de leur pénétration dans la deuxième partie du duodénum ou au moins dans la portion rétroduodénale du cholédoque; nous pensons en effet qu'à moins d'indications exceptionnelles, il est inutile, sinon imprudent, d'aller contaminer par le retrait de la sonde les portions supérieures des voies biliaires.

Lorsque le cathétérisme a lieu par une fistule biliaire de la

vésicule, soit accidentelle, soit chirurgicale, les difficultés de
la technique s'accroissent beaucoup et c'est alors que la plus
grande prudence est de mise, puisqu'on n'a aucun repère pour
se guider. Il n'y a pas de règles précises à donner et à suivre,
il faut employer des instruments flexibles et mousses, sondes
en caoutchouc, bougies en gomme olivaires, n°s 4 à 8 de la
filière Charrière ; il faut procéder par tâtonnements, revenir à
la rescousse, si le malade supporte facilement l'exploration,
sinon y renoncer et s'il le faut recourir à la laparotomie exploratrice d'abord, curatrice ensuite. Quand l'on songe que KEHR,
un des chirurgiens les plus expérimentés, avoue n'avoir pu sonder le cholédoque qu'une à deux fois sur 60 par la vésicule biliaire, il est bon de ne pas trop insister sur cette manœuvre.

DU CATHÉTÉRISME DIRECT PAR LE DUODÉNUM. — MAC BURNEY,
l'un des premiers, a conseillé de cathétériser le cholédoque
et l'hépatique, après une duodénotomie destinée à enlever un
calcul enclavé dans la portion rétroduodénale du cholédoque.
La voie transduodénale a été suivie dans ces derniers temps
assez fréquemment contre la lithiase du cholédoque, et il est
certain que le cathétérisme fait dans ces conditions, soit avec
des instruments métalliques, soit avec des bougies en gomme
ne présente aucune des difficultés de celui que l'on pratique
par la vésicule. La papille étant mise à découvert, le calcul
enlevé, soit par refoulement, soit par incision, l'instrument
est introduit dans le canal et doucement poussé vers en haut et
à droite ; l'on peut arriver de la sorte jusque dans l'hépatique
d'un côté, dans le cystique de l'autre et y sentir des concrétions, surtout en s'aidant du toucher combiné avec le cathétérisme.

Indications. — Le cathétérisme des voies biliaires est le
plus souvent simplement explorateur, quelquefois il est curatif.

Quand il s'agit de lithiase biliaire, le cathétérisme explorateur pratiqué pendant une intervention, le ventre ouvert, ne
donne guère d'indications lorsqu'il s'agit d'un calcul assez volumineux pour que le palper le sente facilement ; lorsqu'il

s'agit de petites concrétions, elles peuvent être décélées alors que le doigt ne les sentait pas. Par contre le cathétérisme peut être dans tous ces cas très utile comme vérificateur de la perméabilité complète des voies biliaires et c'est à ce titre surtout qu'il nous paraît devoir être employé pendant et après les interventions pour lithiase.

Quand il s'agit de lésions des voies biliaires, rétrécissant ou obstruant leur calibre, non lithiasiques (sténoses, coudures. etc.) le cathétérisme peut nous renseigner sur le siège de la lésion, sur sa nature.

Toutes les fois que le cathétérisme se pratique par une fistule biliaire, il devient incertain aussi bien dans la manœuvre que dans le résultat diagnostic.

Le cathétérisme peut devenir curatif en désobstruant d'une petite concrétion mobile, non enclavée le cystique ou le cholédoque ou encore l'hépatique, en la broyant, comme l'a fait FONTAN; en la refoulant vers la vésicule ouverte, ou vers l'intestin (mauvaise manœuvre à notre avis).

Le cathétérisme peut encore être curatif en dilatant des voies biliaires rétrécies comme l'ont fait von WINIWARTER et ZAGOWSKI.

Nous n'insisterons pas sur les injections que l'on peut faire dans les voies biliaires soit par une fistule biliaire, soit par la vésicule ouverte, soit encore pas les canaux incisés ; ces injections modificatrices, antiseptiques ne peuvent avoir d'action que lorsqu'elles font un véritable lavage; comme dans un cas où KEHR put de la sorte désobstruer par une cholédocotomie et le drainage de l'hépatique, ce dernier qui renfermait cinq calculs. Ce sont là des faits tout à fait exceptionnels.

Il en est de même des insufflations d'air préconisées par WELLER, van HOOK. Ce dernier imagina même un dispositif spécial pour insuffler de l'air par la vésicule ouverte, sans crainte de contamination par l'écoulement de liquides.

PANTALONI a décrit tout au long l'instrument employé. L'insufflation d'air pourra en distendant les canaux biliaires masqués par des adhérences, les rendre appréciables, et permettre à un cathéter de franchir plus facilement leur calibre rétréci ou obstrué par un calcul. C'est encore une de ces manœuvres d'exception à signaler en cas de besoin.

En somme le cathétérisme des voies biliaires, pratiqué par une main prudente et sûre est dénué de toute gravité : mais il ne faut lui demander que ce qu'il peut donner et savoir qu'il est surtout efficace comme vérificateur et curateur lorsque le ventre est ouvert et que le contrôle du palper est à tout instant possible.

DE LA LAPAROTOMIE PARABILIAIRE. — DE LA LAPAROTOMIE POUR ARRIVER SUR LES VOIES BILIAIRES ACCESSOIRES

Dans tous les cas où le chirurgien, après un diagnostic précis et de propos délibéré, veut atteindre les voies biliaires accessoires, soit la vésicule, soit le cystique, la laparotomie doit être une laparotomie latérale.

Pour notre compte nous nous sommes toujours très bien trouvé de l'incision longitudinale commençant immédiatement au niveau du rebord des fausses côtes, puis descendant jusqu'au niveau de la ligne ombilicale, passant le long du bord externe du grand droit de l'abdomen. On a de la sorte tout le jour qu'il faut pour mener à bien une opération sur la vésicule et son canal excréteur.

Si l'on était conduit à une intervention plus profonde sur le cholédoque, rien ne sera plus facile que de brancher sur l'incision verticale, une incision transversale en T se dirigeant vers la ligne médiane ou même si l'on craint les inconvénients d'une éventration, de refermer l'incision primitive pour en refaire une médiane sur la ligne xyphoïdo-ombilicale. Nous avons aussi pratiqué l'incision parallèle au rebord des fausses côtes; elle donne beaucoup de jour, mais l'accès sur la face inférieure du foie est plus difficile malgré le dire de Hassler, surtout lorsque ce dernier descend dans la cavité abdominale.

L'incision traversant directement le droit antérieur et que préconise Kehr, à cheval sur la médiane et la latérale proprement dite, n'a été employée par nous que lorsque la tumeur biliaire, si tumeur il y a, soulève nettement le droit antérieur, se coiffe pour ainsi dire du muscle plus ou moins aminci. C'est plutôt le cas des kystes hydatiques que des collections de la vésicule biliaire.

Nous n'avons pas eu l'occasion d'employer la grande incision en S de Czerny recourbée en dedans et en haut, en dehors et en bas : elle est certainement très recommandable lorsqu'il faut manœuvrer à travers des parois très épaisses et profondément.

OPÉRATIONS SUR LES VOIES BILIAIRES ACCESSOIRES

Elles se divisent en opérations conservatrices et non conservatrices.

Les premières comprennent :

La cholécystotomie, la cholécystostomie, la cysticotomie ;

Les secondes comprennent la cholécystectomie, les résections partielles de la vésicule biliaire.

DE LA CHOLÉCYSTOTOMIE ET DE LA CHOLÉCYSTOSTOMIE. — La cholécystotomie ou taille de la vésicule biliaire consiste dans l'incision du réservoir de la bile ; elle est pratiquée tantôt contre les accidents de la lithiase, tantôt contre les accidents infectieux ne dépendant pas de cette dernière ; elle est presque toujours combinée avec la fixation de la vésicule à la paroi avec drainage et elle prend alors le nom de cholécystostomie.

DE LA CHOLÉCYSTOTOMIE IDÉALE OU CYSTENDYSE. — La cholécystotomie idéale ou cystendyse consiste à ouvrir la vésicule biliaire, à y faire les manœuvres nécessaires (extraction de calculs, cathétérisme, etc.), puis à la refermer par des sutures, à la réduire et à suturer la paroi abdominale.

La cholécystotomie idéale ou cystendyse a été faite pour la première fois par Meredith en 1883 ; depuis elle a été répétée souvent, a été très décriée par les uns, défendue par les autres. Nous l'avons pratiquée un certain nombre de fois, toujours avec succès opératoire, une seule fois avec insuccès thérapeutique.

Elle ne nous paraît pas mériter tout à fait les reproches qu'on lui a adressés, lorsqu'elle remplit certaines conditions. Lœbker l'a faite 37 fois. Ulmann la préconise : Kümmel, Greifenhagen font de même.

On lui a reproché d'être incertaine, dangereuse comme opération, inefficace au point de vue thérapeutique. Voyons ces griefs.

D'après les auteurs qui l'ont décriée : 1° l'opéré serait à la merci d'un point de suture, l'issue de la bile infectée dans le péritoine donnant presque toujours lieu à une péritonite généralisée et mortelle ; 2° lorsque l'opération réussit, le résultat thérapeutique est incomplet; des calculs qui seraient sortis par une fistule biliaire restent dans des diverticules, la bile infectée n'est pas drainée au dehors, les accidents continuent.

Le premier reproche ne doit pas s'adresser à l'opération, mais à l'opérateur; la suture de la vésicule biliaire subit le sort de celle de tous les réservoirs ou canaux à contenu septique ; il est certain que si la suture est mal faite, dans de mauvaises conditions, il y a danger; aussi la suture doit elle être faite avec le plus grand soin et ne faut-il pas s'adresser à des vésicules dont les parois soient profondément altérées.

Pour notre compte, nous n'avons jamais réduit une vésicule suturée, lorsqu'elle était atteinte de lésions avancées, à parois épaissies, friables ; ce n'est que dans les cas où les parois sont encore relativement intactes, ou lorsqu'une résection partielle du fond par exemple, suffit à laisser ensuite une vésicule à peu près saine, que la cholécystotomie idéale est indiquée.

Toutes les fois qu'il y a pour nous le moindre doute sur la présence de calculs profondément situés. toutes les fois qu'il y a des signes d'angiocholite, indiquant une infection des voies biliaires appréciable, toutes les fois encore qu'il n'y a pas une perméabilité large et bien démontrée du cystique, soit par cathétérisme, soit par reflux de la bile, nous ne pratiquons pas la cholécystotomie idéale et nous ne nous exposons pas au deuxième reproche qui est évidemment justifié lorsqu'on passe outre à ces indications.

Si l'on y obéit, l'occasion de pratiquer la cholécystotomie

idéale ne sera évidemment pas fréquente ; mais dans les cas où on la pratiquera, les résultats seront généralement excellents.

Si en effet la cholécystotomie idéale réussit, elle remet les organes en position normale ; l'on évite les adhérences dont les effets ne sont pas négligeables pour les malades ; un grand nombre de soi-disant récidives de coliques, phénomènes douloureux qui tourmentent les opérés de cholécystostomie guéris de leur fistule, sont à mettre sur leur compte et n'existent pas, lorsqu'on a pu réduire la vésicule suturée.

En résumé, vésicule peu atteinte, à parois souples, certitude de la perméabilité du cystique, sans signes d'angiocholite, telles sont les indications de la cholécystendyse à notre avis ; elle doit être absolument rejetée lorsque ces conditions n'existent pas.

Nous pratiquons la suture avec de fines aiguilles et à la soie n° 0. Un premier plan de points est appliqué sur la musculo-muqueuse ; un second plan sur la séreuse ; nous la recouvrons d'un troisième plan quand cela est possible à la Lembert. Dans ces conditions la suture tient, aussi bien que tiendra une suture intestinale bien faite.

Nous ne croyons pas qu'on ait songé à rejeter cette dernière et à lui préférer l'anus artificiel, parce que de temps à autre, une entérorrhaphie défectueuse a été suivie d'accidents graves et même mortels.

On a cherché à remédier aux soi-disants inconvénients immédiats de la cholécystotomie idéale.

PARKES et LANGENBUCH recommandent la cholécystotomie à sutures intra-pariétales. Elle consiste à fixer la vésicule dans la paroi abdominale puis à la fermer. La paroi est refermée par dessus. Si une suture manque, l'opéré en est quitte pour un phlegmon de la paroi qui est ouverte aussitôt. On se prive ainsi d'un des avantages essentiels de la cholécystotomie idéale qui est la non fixation de la vésicule, l'absence de toute adhérence entre elle et la paroi.

WÖLFLER et SÆNGER, puis BLOCH ont conseillé, une fois la vésicule suturée et fixée à la paroi de rouvrir quelques jours après de détacher les adhérences et de réduire dans l'abdomen. C'est une cholécystotomie idéale en deux temps qui a les inconvénients de toute opération en deux temps et que nous ne saurions préconiser.

Selon nous, la cholécystotomie idéale sera pratiquée comme nous l'avons indiqué, dans les conditions que nous avons posées. S'il y a doute sur l'état de la paroi, si le contenu est infecté, si l'on soupçonne la présence de calculs non évacués, il n'y a pas à hésiter, mieux vaut la rejeter et faire la cholécystostomie.

En somme la cholécystotomie idéale sera comme les conditions mêmes qui la rendent praticable, une opération d'exception donnant alors des résultats vraiment très bons comme guérison opératoire rapide et comme guérison thérapeutique. Nous noterons en terminant que LÖBKER qui en est très partisan l'a pratiquée 37 fois avec 37 guérisons, que MIKULICZ (TŒPLITZ. *Inaug. Dissertation*) l'a faite 14 fois avec 1 mort par hémorragie par l'artère épigastrique. Ce dernier draine pardessus la suture de la vésicule et se prive ainsi des avantages de l'absence d'adhérences; dans le doute nous préférerions la fixer et l'ouvrir comme nous l'avons déjà dit.

DE LA CHOLÉCYSTOSTOMIE. — On désigne sous le nom de cholécystostomie l'opération qui consiste, après avoir ouvert la vésicule biliaire, à suturer les lèvres de l'incision à la paroi de façon à établir une fistule biliaire.

La cholécystostomie est de toutes les opérations pratiquées sur les voies biliaires, la plus usuelle et c'est certainement par milliers de cas que se chiffre cette intervention surtout prônée par LAWSON TAIT.

La cholécystostomie est pratiquée dans des circonstances bien différentes.

Tantôt elle est faite sur les voies biliaires non gravement infectées; on ouvre la vésicule, on retire de la vésicule, du cystique, même du cholédoque par refoulement des calculs biliaires, la vésicule est fixée à la paroi ; la fistule que l'on établit est un pis aller, une soupape de sûreté que l'on désire voir se fermer le plus rapidement possible; on craint de refermer la vésicule et de la réduire comme dans la cholécystotomie idéale.

Tantôt elle est pratiquée sur des voies biliaires infectées; il y a des calculs, on les extrait ; il peut ne pas y en avoir ; la fistule permet de faire le drainage des voies biliaires et de combattre l'angiocholite ; on cherche à entretenir la fistule ouverte tant que l'analyse bactériologique de la bile qui coule montre qu'elle est microbifère, et par conséquent infectée. La fistule est le but de l'opération, le chirurgien la recherche et serait désolé de la voir se fermer trop rapidement.

Tantôt elle est pratiquée pour diminuer la pression dans les voies biliaires alors qu'on a pratiqué une intervention sur les voies profondes telles que le cholédoque et l'hépatique ; elle constitue une soupape de sûreté permettant l'écoulement de la bile, en attendant que les plaies des gros canaux vecteurs soient cicatrisées et que la cicatrice soit suffisamment résistante.

Tantôt enfin, elle constitue une opération de nécessité, destinée à donner écoulement à la bile, alors qu'il y a obstruction ou occlusion du cholédoque et que l'obstacle ne peut être levé, soit que l'opération sur les voies profondes soit incompatible avec l'état général du patient, soit qu'elle soit contre-indiquée par les lésions existantes.

Telles sont les principales indications de la cholécystostomie qui sera tantôt temporaire, tantôt permanente, suivant qu'on aura intérêt à l'établissement et à la persistance de la fistule ou au contraire à sa suppression la plus rapide possible.

La cholécystostomie est contre-indiquée lorsque la vésicule est très altérée, lorsqu'il est impossible ou très difficile de l'amener jusqu'à la paroi abdominale, lorsqu'il est possible de songer à une entérostomie biliaire, c'est-à-dire à l'abouchement de la vésicule dans l'intestin de façon à éviter une fistule pariétale.

L'ablation de la vésicule biliaire ou cholécystectomie, et la cholécystentérostomie constituent alors les opérations de choix auxquelles il faut s'adresser. Nous verrons toutefois que même dans les cas où l'attraction de la vésicule à la paroi est pénible,

on a cherché à provoquer la fistulisation par des procédés
spéciaux.

La cholécystostomie au point de vue opératoire comprend
l'*opération en un temps* et l'*opération en deux temps*.

La première surtout préconisée par Lawson Tait s'attaque
de suite à la vésicule sans attendre la formation d'adhérences.

La seconde à laquelle Riedel a surtout attaché son nom ne
s'attaque au réservoir de la bile, que lorsque des adhérences
l'ont relié et fixé à la paroi.

Cholécystostomie en un temps. — Elle comprend elle-même
deux variétés suivant qu'on fixe la vésicule d'abord pour l'ouvrir ensuite (opération avec fixation première) suivant qu'on
ouvre la vésicule d'abord pour la fixer ensuite (opération avec
fixation dernière). C'est la seconde variété qui est de beaucoup
la plus usuelle ; c'est l'opération préconisée par Marion Sims,
Lawson Tait faite d'abord et pour la première fois par Bobbs.
La cholécystostomie à fixation première est une opération
d'exception exécutée d'abord par Ransohoff, en 1882.

L'opération de Lawson Tait consiste après avoir fait une
laparotomie le long du droit antérieur (fig. 54) ou à travers
le droit antérieur lui-même comme Kehr, ou par toute autre
incision préconisée, à explorer les voies biliaires superficielles
puis les voies biliaires profondes, puis à ouvrir la vésicule, à y
faire les manœuvres nécessitées par le cas spécial auquel on
s'adresse, enfin à la fixer ouverte à la paroi abdominale.

La mise à nu de la vésicule n'est pas toujours chose facile ;
alors que dans certains cas, elle fait immédiatement saillie
dans la plaie, dans d'autres elle a contracté des adhérences
plus ou moins solides avec l'épiploon, avec le côlon transverse
quelquefois avec l'intestin grêle, le duodénum.

Il s'agit de la libérer prudemment, doucement (fig. 55), de
mettre à nu la face inférieure du foie, de reconnaître le petit
épiploon, tout cela avec de grandes précautions après avoir
placé des compresses tout autour pour protéger la grande cavité
péritonéale contre une irruption de liquide provenant d'une
déchirure possible. Si d'après les symptômes, on soupçonne·

dans la vésicule un liquide septique, il sera bon de l'évacuer par une ponction avec un aspirateur et l'ayant alors attirée le plus possible hors du ventre on l'ouvrira au niveau du fond.

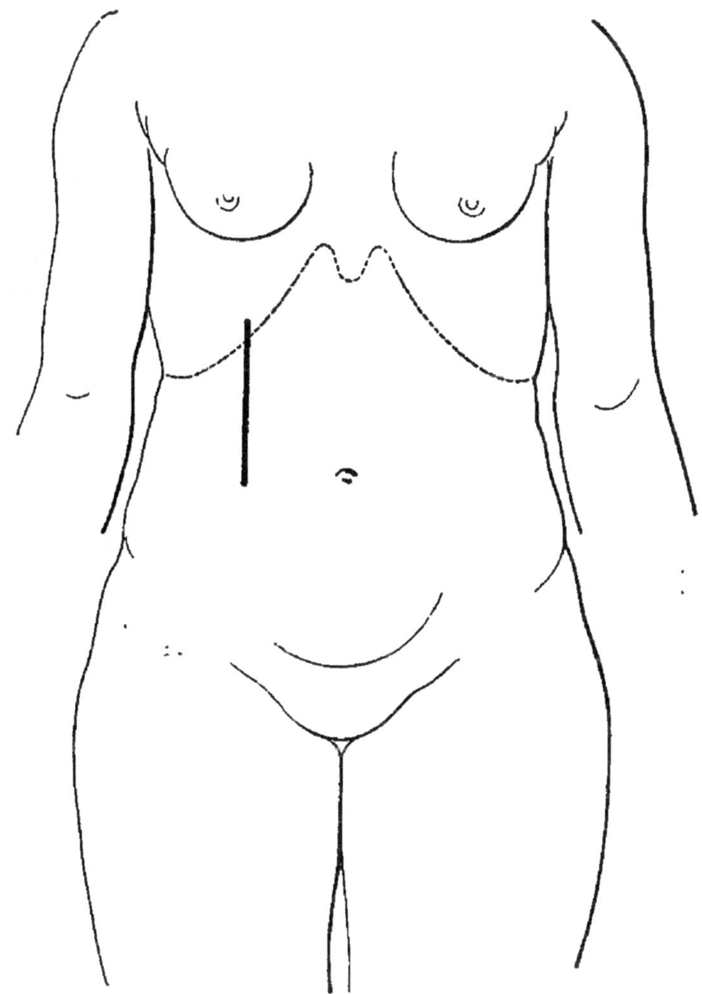

Fig 54.

Tracé de l'incision latérale pour la cholécystostomie.

On la videra complètement de son contenu calculeux ou liquide ; on pratiquera s'il y a lieu le cathétérisme des voies profondes tout cela après avoir placé une petite pince de Kocher sur chaque lèvre de l'incision.

La vésicule vidée et explorée est mollement tamponnée à
la gaze stérile ou antiseptique ; si la bile coule on a bien soin
de protéger toutes les parties périphériques de façon à ce
qu'elles ne puissent être souillées par le liquide.

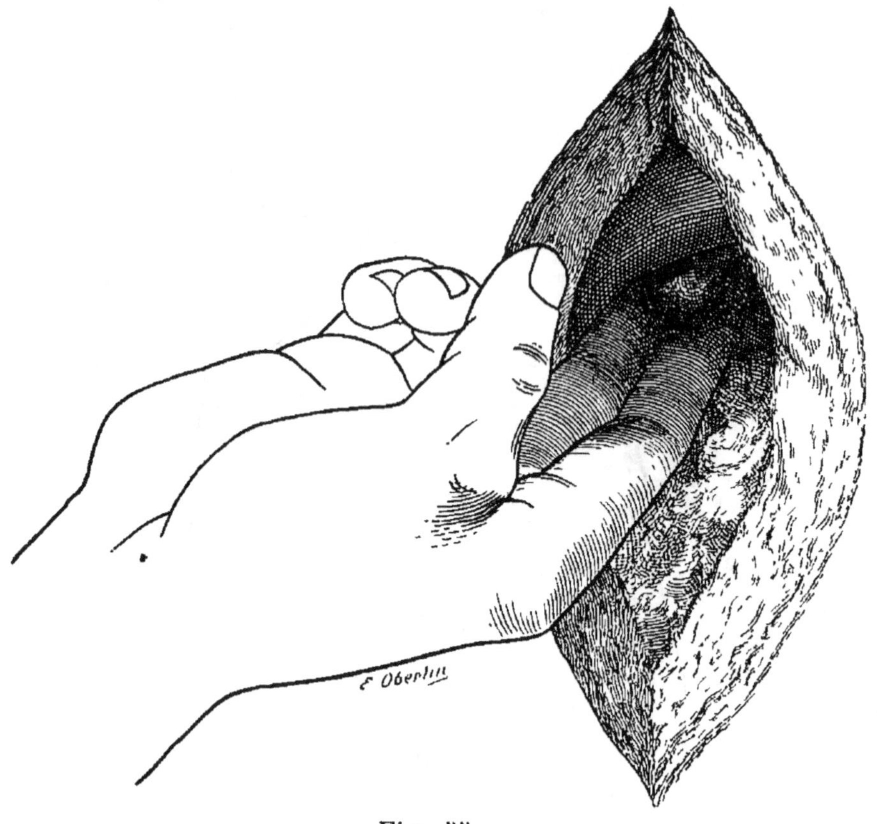

Fig. 55.

Cholécystostomie. Libération de la vésicule, la vésicule est attirée
dans la plaie de la laparotomie.

On passe alors à la fixation de l'organe. Avec une petite
aiguille de REVERDIN courbe ou une aiguille à pédale emman-
chée à angle droit et de la soie fine ou du fil stérilisé, on suture
les lèvres de l'incision vésiculaire à celles de la plaie abdominale
qu'on referme au-dessus et au-dessous de l'insertion vésiculaire. L'aiguille doit traverser séreuse et musculeuse de la
vésicule sans prendre la muqueuse, puis séreuse et aponé-

vrose profonde de l'abdomen sans toucher aux couches musculaires ni surtout à la peau. Aux points d'angle en haut et en bas, le fil traverse la paroi vésiculaire et les deux lèvres de l'incision abdominale Nous préférons ne pas traverser les muscles pour obtenir plus facilement et plus rapidement la fermeture de la fistule, quand elle ne doit être que temporaire (fig. 56); un drain est placé dans la vésicule et affleure la peau ; muscles, aponévrose et peau sont au-dessus et au-dessous réunis plans par plans à l'aide de catguts et de crins de Florence. Il est bon de placer en bas et en haut du drain une mèche de gaze protégeant contre l'écoulement de bile qui pourrait se faire autour de lui. Pour éviter l'imbibition des pièces de pansement par la bile, nous avons plusieurs fois avec succès rattaché au drain vésiculaire un tube en caoutchouc qui traverse le pansement et vient plonger dans un récipient placé à côté du lit de l'opérée. Ce récipient reçoit la bile et permet de se rendre compte de la quantité qui est éliminée.

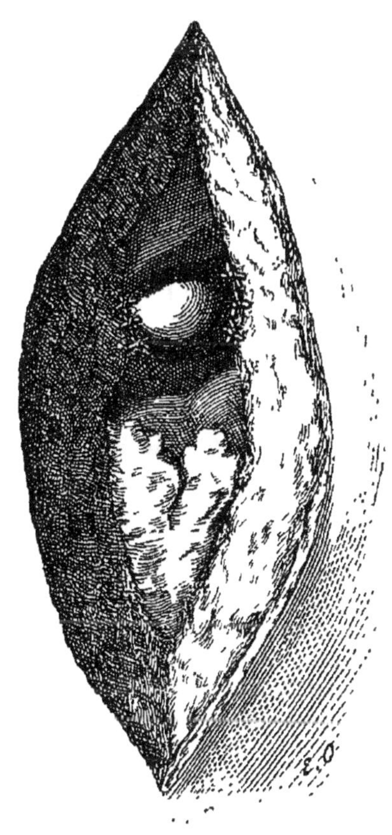

Fig. 56.

Cholécystostomie.   Vésicule fixée à la paroi fibroséreuse. Ni muscles : Ni peau.

Si au lieu d'une fistule temporaire, on voulait établir une fistule durable, il vaudrait mieux aboucher la vésicule plus près de la peau de façon à pouvoir unir peau et muqueuse après avoir fait une première série de sutures sur les muscles, le péritoine, la tunique musculaire et la séreuse de la vésicule.

Lorsque la bile est infectée, ce qui est presque toujours le cas dans une cholécystostomie pour lithiase, les soies qui servent à la suture s'infectent et donnent lieu à des éliminations secondaires tardives ; il faut les laisser longues pour pouvoir les enlever plus tard ou recourir à la manière de faire de KEHR qui vit une fois une de ces soies tombée dans la vésicule devenir le centre de formation d'un calcul biliaire. Ces suppurations sont surtout longues lorsqu'il s'agit de parois épaisses, chargées de graisse. KEHR a imaginé un procédé de sutures avec des fils en aluminium pour guider les ciseaux jusque sur les soies (p. 482, KEHR, EILERS et LÜCKE, *loc. cit.*).

Pour faciliter l'ablation des soies qui fixent la vésicule au péritoine pariétal, avant de nouer celles-ci, on glisse le long des fils de soie, des fils de bronze d'aluminium stérilisés par l'ébullition et on serre le nœud sur ces derniers. Tout autour et en dehors des fils de bronze, on place des bandes de gaze pour les isoler et les retrouver facilement dans la suite. KEHR lorsque le tube siphon fonctionne convenablement laisse le pansement quinze jours en place. Il suffit alors de tirer sur les fils de bronze d'aluminium pour que les nœuds de la soie s'amènent à la surface. S'il n'en est pas ainsi on glisse des ciseaux droits le long des fils conducteurs ; on tire sur ces derniers et l'on coupe au-dessous d'eux ; ils ramènent les nœuds en soie et les empêchent ainsi de s'égarer dans la cavité de la vésicule.

On pourrait éviter ces inconvénients de la soie en se servant de catgut ; mais le catgut ne sera de mise que s'il s'agit de vésicules se prêtant facilement à la fixation et à la suture, et encore sera-t-il prudent de consolider cette dernière par trois ou quatre soies de sûreté.

H. DELAGÉNIÈRE a préconisé pour les cas de fistules temporaires, la cholécystostomie transmusculaire. Tous les temps se pratiquent comme précédemment, mais en ayant soin d'attirer le fond de la vésicule en avant du péritoine pariétal, de façon à la faire dépasser ce dernier, une fois la suture séroséreuse terminée. La vésicule faisant saillie dans le fond de la plaie, on pratique à travers le muscle grand droit à 5 ou 6 millimètres de son bord libre, une boutonnière verticale et parallèle aux fibres du muscle; on invagine dans cette boutonnière la partie saillante de la vésicule dont on a fixé l'ouverture à l'aponévrose antérieure du muscle par des points de suture qui traversent toute l'épaisseur des parois vésiculaires.

On termine en plaçant un drain dans la vésicule et en sutu-

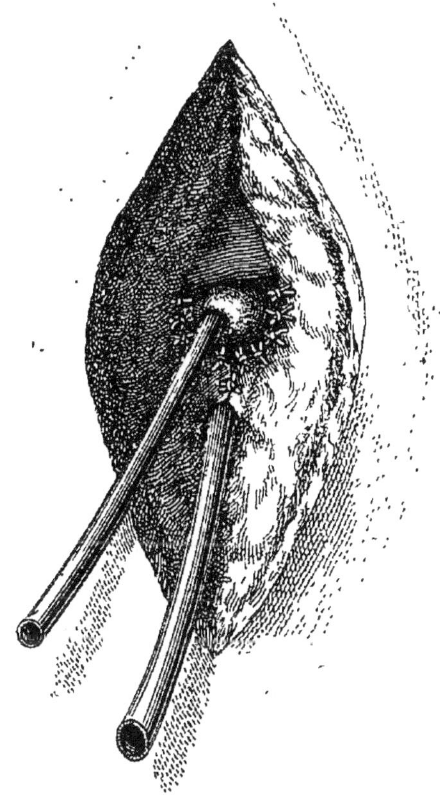

Fig. 57.

Cholécystostomie. Drain dans la vésicule. Drain sous la vésicule et la face inférieure du foie.

rant l'aponévrose et la peau. Lorsque des libérations d'adhérences, des processus infectieux feront craindre de refermer totalement la plaie abdominale au-dessous de la fistule biliaire, il sera bon de drainer par un second drain placé au-dessous de la vésicule comme l'indiquent les figures 57 et 58.

Comme on le voit l'opération consiste essentiellement à munir

l'orifice vésiculaire d'un sphincter contractile destiné à assurer la fermeture de la fistule dès que le drain sera supprimé.

Nous ne ferons que signaler les procédés de Jones (à inversion des parois vésiculaires) et de Witzel (avec trajet oblique par plicature des parois vésiculaires), ces procédés d'exception s'appliquant à des cas exceptionnels aussi.

Lorsque la vésicule est loin de la paroi, qu'elle ne peut que difficilement y être amenée et que malgré tout la cholécystectomie et la cholécystentérostomie sont contre-indiquées, qu'il y a lieu de toutes façons d'établir une cholécystostomie de nécessité, on peut recourir soit à la suture du péritoine pariétal décollé et amené au-devant de la vésicule, soit à la fermeture hermétique de la vésicule autour d'un drain, avec tamponnement de façon à obvier à l'écoulement du liquide septique dans la grande cavité péritonéale.

Le procédé de Poppert consiste à ouvrir la vésicule, à y introduire un drain non perforé latéralement ; à le fixer par une suture à la partie la plus déclive de l'incision vésiculaire ; à réunir tout autour les lèvres de l'incision de façon à ce que le

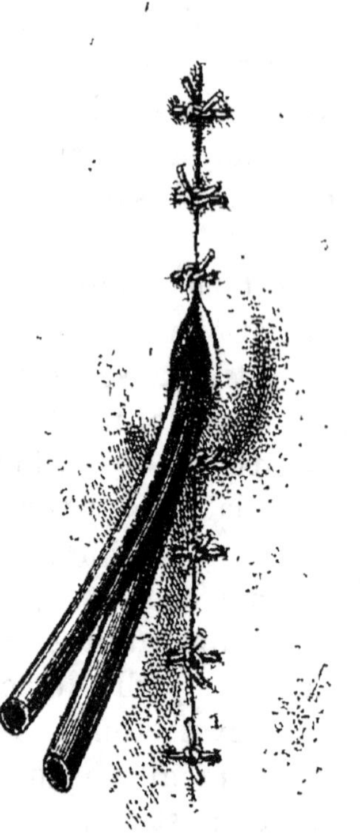

Fig. 58.

Cholécystostomie. Drain dans la vésicule. Drain sous le foie. Peau suturée.

drain soit serré et qu'il y ait étanchéité à ce niveau ; une mèche de gaze entoure le drain et sort avec lui de la paroi abdominale où il est aussi fixé. Généralement au bout de quelques jours l'étanchéité cesse, la bile vient imprégner la mèche de gaze aseptique ou plutôt iodoformée et souiller le pansement ; à ce moment les adhérences sont formées tout autour ; on peut alors enlever la gaze, tandis que le drain n'est retiré qu'au bout de trois à quatre semaines. La fistule se ferme alors rapidement et spontanément. Poppert aurait pratiqué sans accidents son procédé 128 fois.

Jamais, toutefois, malgré la bonne opinion de Petersen, Körte, nous ne le conseillerons comme procédé de choix ; c'est un procédé de nécessité auquel on pourra recourir toutes les fois qu'il n'y aura pas moyen de faire autrement.

Lorsque l'épiploon voisin de la vésicule, lorsque les débris d'adhérences se prêtent à un isolement de la région d'avec la grande cavité du péritoine, il ne faut pas hésiter à nous en servir et à l'aide de quelques sutures au péritoine pariétal les unir de façon à constituer une barrière, dans tous les cas surtout où on n'est pas dans de bonnes conditions d'asepsie et de manuel opératoire.

Cholécystostomie a fixation première (Ransohoff). — Elle consiste, comme nous l'avons dit, à n'ouvrir la vésicule que lorsqu'elle est fixée à la paroi.

La technique opératoire est très simple. Elle consiste, la vésicule mise à nu, à suturer la séreuse vésiculaire à la séreuse pariétale et à l'aponévrose profonde, par des points en anse de façon à accoler largement le péritoine viscéral et le péritoine pariétal par des points à la soie fine, comme dans le procédé de gastrostomie préconisé par Terrier. Lorsque le péritoine est fermé au-dessus et au-dessous de la fixation, on ponctionne la vésicule, on la vide de son contenu, on y introduit un drain comme dans le procédé décrit plus haut.

A notre avis, il ne faut l'employer que lorsqu'on est en présence de cholécystites suppurées ou de collections qu'on soupçonne virulentes, et alors qu'on est certain qu'on n'aura aucune manœuvre à accomplir dans la profondeur du côté du cystique ou du cholédoque.

Cholécystostomie en deux temps. — Pratiquée pour la première fois par Kocher, elle a été et est encore défendue par Riedel. Kehr qui l'avait pratiquée, n'en est actuellement plus partisan que dans des cas exceptionnels. Elle consiste à faire une lapa-

rotomie parabiliaire, à découvrir la vésicule, à la fixer par quelques points de suture, puis à tamponner la plaie avec une gaze aseptique ou .antiseptique. Au bout de quelques jours, lorsque des adhérences sont établies (cinq à six jours), on ouvre la vésicule au bistouri ou au thermocautère. Pour retrouver facilement le point à inciser on peut y passer au moment de la suture un fil qui restera là comme conducteur et point de repère.

Cette intervention a les inconvénients de toutes les opérations en deux temps ; elle n'est applicable que lorsqu'on peut remettre à quelques jours l'ouverture de la vésicule ; quand on a affaire à des parois abdominales épaisses avec profondeur du champ opératoire, elle peut offrir pour le second temps des difficultés que connaissent tous ceux qui ont pratiqué la gastrostomie en deux temps, surtout si le fil conducteur n'a pas été placé. Elle doit être, à notre avis un procédé d'exception ; car elle suppose un diagnostic très précis, souvent si difficile, quand il s'agit de lithiase biliaire, et limite forcément l'exploration et les manœuvres de l'opérateur.

Dans les cas d'infection, d'angiocholite grave, il y a grand intérêt à drainer le plus rapidement possible les voies biliaires et ici encore, nous préférons l'opération en un temps. Pour notre compte, c'est elle que nous avons toujours pratiquée.

Kümmell, dans un cas où la vésicule biliaire très friable ne pouvait être fixée à la paroi, établit à l'aide des adhérences une sorte de marsupialisation du hile du foie ; au bout de douze jours le réservoir de la bile fut ouvert et on le débarrassa de 32 calculs qu'il contenait ; dix-huit jours après cette seconde intervention l'opéré était guéri.

La cholécystostomie par voie lombaire est une opération d'exception dont récemment encore Lejars nous montrait un exemple. Il s'agit presque toujours d'opérations entreprises par nécessité ou par erreur de diagnostic, parce que la vésicule volumineuse fait saillie dans la région. Il n'y a rien de spécial à en dire : le manuel opératoire consistera dans l'abouchement dans le fond de la plaie lombaire et le drainage dépendra des dispositions de chaque cas particulier.

DE LA CHOLÉCYSTECTOMIE. — On désigne ainsi l'ablation de la vésicule biliaire ; cette ablation peut être partielle ou totale, suivant qu'on enlève tout ou partie de la vésicule.

Pratiquée pour la première fois sur l'homme le 15 juillet 1882, par LANGENBUCH, la cholécystectomie, malgré les ardents plaidoyers de son promoteur a rencontré jusque dans ces dernières années beaucoup d'adversaires qui l'accusaient d'être une opération beaucoup plus grave que la simple fistulisation de la vésicule, et en fait pas plus efficace malgré ses prétentions de s'attaquer directement à l'organe où s'élaborent la plupart des calculs biliaires.

On est beaucoup revenu dans ces derniers temps de ces appréciations un peu sévères sur cette intervention qui comme toute autre, a ses indications et mérite véritablement une place importante dans la thérapeutique de la cholécystite calculeuse et des lésions primitives ou secondaires du réservoir de la bile. KEHR lui-même qui s'était montré peu enthousiaste de la cholécystectomie l'a fait entrer depuis trois ou quatre ans dans sa pratique courante. Grâce aux perfectionnements opératoires, grâce à la technique plus soignée de la ligature du pédicule constitué par le cystique et son artère, la cholécystectomie se présente actuellement avec un pronostic immédiat beaucoup moins sombre, et il est certain que lorsqu'elle est bien indiquée, les résultats thérapeutiques sont bien au-dessus de ceux de sa rivale la cholécystostomie. Dans son dernier mémoire sur le traitement de la lithiase (KEHR, EILERS et LÜCKE, *loc. citat.*), KEHR rapporte 59 opérations avec 2 morts.

LÖBKER qui en est très partisan en rapporte quatre-vingt sept avec deux morts, tandis que sur douze cholécystostomies il enregistre deux morts.

Pour notre compte, nous n'avons pas perdu de malades cholécystectomisées, quoique nous ayons fait plusieurs fois l'opération idéale avec réduction du pédicule lié et fermeture sans drainage de l'abdomen.

La cholécystectomie est indiquée :

1° Dans les cas de néoplasmes limités, soit bénins, soit

malins de la vésicule. Même lorsque le foie est envahi, l'on peut enlever la vésicule et réséquer la portion du foie malade attenante, si cette dernière est relativement peu étendue, comme l'a fait DURET en 1898.

2º Dans les cas de ruptures de la vésicule biliaire par un traumatisme, à moins qu'on ne puisse la suturer ou la fistuliser.

3º Dans les cas de cholécystites non calculeuses avec lésions graves des parois de la vésicule, alors que des adhérences, n'isolent pas le réservoir de la bile, et que la fixation à la paroi est très difficile ou impossible.

4º Dans les cas de cholécystites calculeuses subaiguës ou chroniques. Lorsqu'il y a oblitération du canal cystique, pédiculisation relativement facile de la vésicule, difficulté ou impossibilité de désobstruer le canal par le refoulement, par le broiement ou la cysticotomie, lorsqu'il y a épaississement des parois du cholécyste, ou encore lorsque la vésicule forme une tumeur absolument isolée du foie, comme appendue à lui, la cholécystectomie est de mise à moins de conditions générales mauvaises ou de conditions locales permettant la cholécystostomie plus rapide et peut-être moins grave.

5º Dans les cas de fistules biliaires prolongées ou permanentes rebelles au traitement ordinaire, consécutives à une cholécystostomie ou produites spontanément par effraction des voies biliaires accessoires.

La cholecystectomie n'est indiquée que si le cholédoque est perméable et si la tête du pancréas n'est pas augmentée de volume indiquant ainsi la présence d'une tumeur ou d'un calcul. Tout doute de ce côté doit lui faire préférer la cholécystostomie ou la cholécystentérostomie dans le cas de fistule biliaire externe.

Manuel opératoire. — La vésicule étant bien découverte, une laparotomie large met bien en évidence le bord antérieur du foie et la vésicule qui proémine en avant et au-dessous de lui; après avoir fait l'exploration, si elle est possible, de la face inférieure du foie, libéré des adhérences s'il le faut, et bien découvert la vésicule, on procède à sa libération. La

face inférieure et le fond sont généralement assez facilement
isolés de l'intestin, de l'épiploon ; il faut cependant faire grande
attention quand il s'agit d'adhérences à une anse grêle, au
côlon transverse, au duodénum d'avancer avec beaucoup de
prudence pour ne pas risquer de perforations et faire avec
grand soin l'hémostase séance tenante.

Le temps le plus difficile en général est le décollement de
la vésicule de la fosse hépatique où elle est logée. Il faut
inciser franchement dans le sinus vésiculohépatique avec la
pointe du bistouri ; la petite hémorragie parenchymateuse
s'arrête facilement en général par la compression ; puis on
décolle avec le doigt de préférence, en soulevant le foie avec
l'autre main ou en le faisant soulever par un aide, la vésicule
de la fossette hépatique tamponnant progressivement avec
des compresses stérilisées. L'intestin et l'épiploon sont
refoulés en bas à l'aide de compresses qui les isolent. On
arrive peu à peu sur le canal cystique qu'il faut se garder de
déchirer. KEHR conseille de pincer d'avance le canal cystique
au-dessus du cholédoque de façon à empêcher le refoulement
de calculs dans le canal. Lorsque le cystique est bien isolé, il
faut le lier et lier séparément l'artère cystique qui l'accompagne. Nous avons toujours employé la soie, en faisant deux
ligatures, l'une au-dessus de l'autre. KEHR place deux catguts
l'un au-dessus de l'autre ; on sectionne le canal au thermocautère entre les ligatures en collet et une pince placée du
côté de la vésicule pour empêcher l'écoulement du liquide
s'il y en a. La vésicule est enlevée et l'on brûle au thermocautère le centre du moignon cystique.

Si l'opération s'est passée aseptiquement, si aucun liquide
suspect n'est venu contaminer le champ opératoire, on peut
refermer le ventre.

Si l'on a le moindre doute sur l'asepsie du moignon ou de
ses environs, il vaut mieux comme le conseille KEHR, tamponner la face inférieure du foie et drainer, placer un gros
drain coupé en bec de flûte sous le moignon, l'entourer de
quatre mèches de gaze stérile qui ressortiront avec lui par la
partie la plus déclive de la plaie abdominale.

Telle est l'opération typique de la cholécystectomie. Souvent en pratique les choses ne se passent pas aussi simplement ; les difficultés proviennent des adhérences, quelquefois de foyers purulents autour de la vésicule, d'une vascularisation anormale qui produit un suintement en nappe très gênant, de déchirures de la vésicule plus ou moins friable suivant les lésions.

Pour le décollement, il est bon que la vésicule soit pleine, tendue et par conséquent résistante ; toutefois si l'on était menacé de rupture, mieux vaudrait, si le contenu est septique, s'en débarrasser par une ponction, tamponner mollement la cavité avec de la gaze et la refermer à l'aide d'une pince. Il est bien certain que si le foyer opératoire peut être isolé de la grande séreuse par quelques points sur des fragments d'adhérences, de méso ou d'épiploon, il n'y a pas à hésiter ; la cavité ainsi formée et contenant dans son fond le moignon, sera drainée avec tout avantage.

Ces précautions doivent surtout être prises quand on a affaire à un cystique friable qu'il est difficile de lier solidement et qui puisse faire redouter une effusion de bile dans le péritoine à la suite du glissement des ligatures.

C'est là un accident observé très rarement et contre lequel assure la double ligature en collet de préférence avec une soie fine mais solide ou du catgut assez fort quand on a craint la section par la soie.

C'est depuis que KEHR a eu une hémorragie par le pédicule qui a nécessité la réouverture du ventre, qu'il a conseillé la ligature isolée de l'artère cystique. De plus, il n'hésite pas à sonder par le cystique ouvert mais non lié le cholédoque, le cathétérisme devenant ainsi très facile et très démonstratif.

La résection de la vésicule ou cholécystectomie partielle n'a été pratiquée que rarement. Nous l'avons faite tout récemment (juillet 1899) pour un cas de cholécystite avec lésions surtout du fond du réservoir. Celui-ci a été excisé : la suture a été faite et la vésicule reconstituée après ablation des calculs et certitude de la perméabilité du cystique a été réduite. C'est en somme une cholécysendyse avec résection. La malade a parfaitement guéri et n'a plus aucun accident de lithiase.

De la cysticotomie. — On désigne ainsi une opération surtout préconisée dans ces dernières années et qui consiste à inciser le canal cystique pour en extraire les calculs qui y sont engagés ou enclavés.

C'est Lindner qui le premier en 1891 exécuta cette taille du cystique pour des calculs biliaires mais en la combinant avec la cholécystectomie,

Kehr en 1892 fit la première cysticotomie typique, sans faire de cholécystectomie mais après avoir pratiqué dans une séance antérieure une cholécystotomie.

Depuis elle a été répétée nombre de fois par ce même chirurgien qui l'a surtout prônée et a obtenu par elle d'excellents résultats, de même que H. Delagénière, Petersen-Czerny. Nous l'avons nous-même pratiquée une fois, pour un calcul mobile dans une dilatation du cystique avec très petite vésicule et impossibilité d'y refouler la concrétion. Notre opérée a parfaitement guéri et l'est restée.

Lorsque après ouverture de l'abdomen et exploration des voies biliaires, l'on trouve un calcul du cystique, celui-ci est mobile ou fixe. Il faut avant tout s'il est mobile prendre des dispositions pour ne pas le repousser dans le cholédoque et chercher à le refouler au contraire dans la vésicule d'où on l'extraira par une cholécystotomie. On établira une fistule biliaire qui se fermera généralement très bien. Lorsque le refoulement ne réussit pas, l'on peut essayer de mobiliser le calcul après avoir ouvert la vésicule, à l'aide de manœuvres faites à travers elles et son col; avec de petits crochets, leviers, curettes de divers modèles ou un stylet, une sonde canelée, on cherche à entamer le calcul, à le morceler s'il ne peut être extrait en entier. Cette dernière éventualité est beaucoup plus favorable ; l'on court moins de risque d'abandonner des fragments qui produiront de nouveaux accidents. Le broiement des calculs à travers les parois du cystique, ou *cysticolithotripsie*, ne doit être tenté que si le calcul est très mou et qu'on est certain de ne faire aucune lésion sérieuse à la paroi du canal. Lorsque le calcul est fixé dans le cystique que les manœuvres précédentes ne réussissent pas, la cysticotomie est indiquée. Elle l'est encore quand après une cholécystostomie il persiste une fistule mucopurulente, non biliaire indiquant l'obstruction définitive du cystique, si les lésions de la vésicule n'indiquent pas une ablation totale de tout l'appareil biliaire accessoire.

Manuel opératoire. — Après avoir fait une laparotomie latérale et trouvé un calcul du cystique sans possibilité de le déloger avec la certitude de lésions encore superficielles des voies biliaires, l'on ira inciser directement la paroi du cystique sur le calcul qui sera extrait. La suture du cystique sera faite en deux plans et si une cholécystostomie n'a déjà été faite, la vésicule sera incisée et fixée à la paroi de façon à drainer les voies biliaires et à décharger d'autant la pression sur les sutures du canal. Lorsqu'il est impossible de faire une cholécystostomie, l'on pratiquera le drainage ou tamponnement sous-hépatique de façon à se mettre en garde contre l'insuffisance de la suture du canal.

Lorsque le champ opératoire est très profond que les parois du canal sont friables et que la suture est forcément impossible, l'on peut drainer en appliquant un gros tube en caoutchouc coupé en biseau très allongé au-dessous de l'orifice du canal en l'entourant ensuite de mèches de gaze iodoformée qui ressortent avec lui par la plaie abdominale refermée en partie seulement. C'est la conduite que nous avons été obligé de suivre dans le cas qui nous est personnel. Il n'y avait qu'une très petite vésicule, un canal très profond, très difficile à atteindre. Nous avons pratiqué le drainage ; la fistule était fermée au bout de trois semaines.

Tandis que cette manière de faire doit être recommandée, il n'en est pas de même de la suture du cystique sans cholécystostomie et sans drainage, elle peut exposer à de grands dangers.

H. Delagéniere a prôné dans les cas de calculs du cystique, la taille totale des voies biliaires accessoires qu'il fend depuis le fond de la vésicule jusqu'au canal en s'agrippant progressivement sur les lèvres de l'incision et en attirant ainsi de plus en plus vers lui et à la surface les parties profondément situées. Une suture referme ensuite toute la section, drainant toutefois la vésicule.

DES ENTÉROSTOMIES BILIAIRES

On désigne sous le nom d'entérostomie biliaire toute opération constituant un abouchement des voies biliaires accessoires ou principales dans le tube digestif. C'est la création d'une fistule artificielle entre le tube digestif et les voies biliaires.

Les indications de l'entérostomie biliaire se tirent surtout de la présence de fistules biliaires externes, fistules produites spontanément mais le plus souvent consécutives à une action chirurgicale antérieure ; elles se tirent encore de ce fait que le chirurgien, trouvant profondément une occlusion biliaire impossible à lever (tumeur du pancréas, comprimant le cholédoque), préfère d'emblée établir une entérostomie biliaire que d'ouvrir la vésicule et de constituer une fistule biliaire externe permanente. Elle sera plus rarement indiquée dans le cas de rétention biliaire par calcul du cholédoque. C'est alors à la cholédocotomie qu'il faut recourir ; si on ne le pouvait ou encore que la bile fût infectée, qu'il y eût des signes d'angiocholite, il serait préférable de recourir à une cholécystostomie qu'on pourrait plus tard, après désinfection des voies biliaires et en admettant l'impossibilité persistante d'une cholédocotomie, supprimer et remplacer par une entérostomie biliaire sur la vésicule.

Tandis que les entérostomies biliaires pratiquées sur le cystique, le cholédoque, l'hépatique sont des opérations tout à fait exceptionnelles, commandées par la nécessité, l'entérostomie sur la vésicule ou cholécystentérostomie, la première en date, est l'entérostomie de choix.

L'idée de la fistulisation vésiculo-intestinale était déjà venue à Nussbaum, dès 1880, après l'observation de fistules accidentelles entre la vésicule biliaire et l'intestin. La première cho-

lecystentérostomie est due à von WINIWARTER en 1881 ; elle se
fit en six séances qui durèrent en tout près d'un an et demi.
KAPPELER fit en 1887 la première opération en un temps, puis
fut suivi par MONATYRSKI, SOCIN, FRITSCHE, TERRIER, ROBSON,
BARDENHEUER, CZERNY, KÖRTE.

La thèse inaugurale de H. DELAGÉNIÈRE, celles de PATURET,
de MARTIG, les chapitres qui lui ont été consacrés par LANGEN-
BUCH, WARING, L. FAURE, les thèses récentes de CANAC et
LOISELET ont bien élucidé les indications et le manuel opératoire de cette ingénieuse opération qui ne doit jamais être
une intervention de choix mais une opération de nécessité.

Il y a plusieurs variétés de cholécystentérostomie suivant les
points du tube digestif sur lesquels la vésicule biliaire est
greffée.

On a établi la fistule sur l'estomac, le duodénum, le jéjunum
l'iléon, le gros intestin : d'où des gastrostomies, des duodénos-
tomies, des jéjunostomies, des iléostomies, des colostomies
biliaires. Si le siège de la fistulisation peut varier, le manuel
opératoire est identique et bien réglé actuellement.

C'est à la duodénostomie biliaire qu'il faudra s'adresser de
préférence ; c'est elle qui réunit les meilleures conditions.

Les fistules sur le côlon transverse doivent être tout à fait
proscrites comme étant trop éloignées du point d'abouchement normal des voies biliaires, et donnant plus facilement
lieu à l'infection venant du gros intestin.

Manuel opératoire. — L'opération consiste à découvrir la
vésicule, qui dans les cas de rétention biliaire justiciable de
la cholécysentérostomie est presque toujours distendue et volumineuse, par une laparotomie latérale ou plutôt une laparotomie médiane ou le long du bord interne du grand droit
antérieur droit. Quelques auteurs ont encore conseillé l'incision oblique parallèle au rebord des fausses côtes droites.
Nous préférons la laparotomie sus-ombilicale parce qu'elle est
à cheval comme champ opératoire sur la vésicule et le duodénum.

La vésicule découverte sera saisie au niveau de son fond et

attirée dans la plaie abdominale : l'anse intestinale choisie,
deuxième portion du duodénum ou anse jéjunale, si celle-là
n'est pas attirable facilement, sera extériorisée sur des compresses de gaze protégeant la grande cavité péritonéale : on y
fera une incision dont les lèvres seront réunies aux lèvres de
l'incision vésiculaire de façon à faire communiquer vésicule et
intestin.

Les uns ont employé les sutures pour unir les deux organes,
les autres ont employé des appareils spéciaux et en particulier
le bouton de Murphy.

Pour notre compte, nous sommes partisans des sutures
dans tous les cas où une indication urgente (nécessité d'aller
vite par suite du mauvais état du malade) ne nous oblige pas
à user du bouton que nous considérons comme un pis aller.

Le procédé de suture est celui que nous exécutons pour la
gastroentérostomie et les anastomoses intestinales en général.

Les deux organes, vésicule et intestin, couchés côte à côte
sont adossés à l'aide de deux petites pinces à griffes qui indiquent en même temps les limites des sutures séro-séreuses qui
vont être placées et tendent les parois de façon à poser plus
facilement les fils. On commence par faire un surjet séroséreux postérieur, c'est-à-dire en arrière de la ligne d'incision,
destiné à unir les deux séreuses de la vésicule et de l'intestin.

Ce surjet sera fait avec du fil de soie n° 0 et une aiguille
qui variera avec les usages de chacun ; ce sera une fine
aiguille de Reverdin ou une aiguille à coudre ordinaire.
L'aiguille de Reverdin courbée à angle droit, à pédale cons-
truite par Collin, pour les sutures intestinales est très recommandable. Ce premier surjet terminé, on commencera par
inciser la vésicule, à la vider de son contenu ; si la bile
continue à couler et que la vésicule s'y prête, on pourra la
pincer mollement avec une pince caoutchoutée pour empêcher la sortie du liquide en arrière des sutures, sinon on la
tamponnera mollement avec de· la gaze qu'on retirera tout
à l'heure.

L'anse intestinale vidée par expression et isolée par deux

pinces caoutchoutées, est incisée à son tour en face de l'incision de la vésicule ; l'incision des deux organes doit rester en deçà des extrémités du surjet séroséreux de 1 centimètre environ de chaque côté.

Les deux lèvres postérieures de l'incision vésiculaire et de l'incision intestinale seront réunies suivant toute leur épaisseur par un surjet à la soie fine ou encore au catgut ; puis on réunira les deux lèvres antérieures de la même façon, enfin on terminera par un surjet séroséreux antérieur qui rejoindra à ses extrémités le surjet postérieur posé en premier lieu. L'anastomose sera établie de cette façon avec une grande sécurité. Les organes seront réintégrés après nettoyage parfait de toute la région et le ventre sera refermé. On ne drainera que s'il y avait eu pendant les manœuvres des risques d'infection provenant de l'écoulement de liquides septiques.

Au point de vue de la facile exécution de l'entérostomie biliaire sur la vésicule, le jéjunum est certainement l'anse intestinale la plus favorable et nous nous rangeons tout à fait à l'avis de J.-L. Faure qui la regarde à cet égard comme l'anse de choix du moment que le duodénum ne se se laisse pas facilement attirer, ce qui est souvent la règle quand il s'agit de néoplasme du pancréas comprimant le cholédoque.

L'anastomose avec le bouton de Murphy a été préconisée par Murphy même qui a obtenu de la sorte de nombreux succès et a été suivi par un grand nombre de chirurgiens américains. Nous avons dit nos préférences pour la suture à la portée de tous, tandis que le succès avec le bouton peut dépendre de sa construction et être par conséquent aléatoire. Dans un cas, Delbet après avoir mis en place les deux moitiés du bouton spécial pour cholécystentérostomie, ne put les réunir et dut les enlever pour recourir à la suture. Quand on veut employer le bouton, on commencera par faire sur la vésicule, puis sur l'intestin un surjet en bourse encadrant l'endroit où portera l'incision ; l'incision faite, la circulation des matières étant interrompue à l'aide des doigts d'un aide ou de compresseurs, on introduira les moitiés du bouton, l'une dans la vésicule, l'autre dans le duodénum, on serrera le surjet en bourse autour du tube central de chaque pièce, enfin on introduira la pièce mâle dans la pièce femelle, en serrant l'une contre l'autre les deux surfaces séreuses de façon à rapprocher à fond les deux moitiés.

Le bouton, lorsque la nécrose a produit l'anastomose large tombe toujours dans l'intestin d'où il est ensuite éliminé au bout de douze à dix-huit jours.

Nous répéterons encore que les anastomoses biliaires devront toujours être des opérations de nécessité, car elles exposent à l'infection des voies biliaires.

OPÉRATIONS SUR LES VOIES BILIAIRES PRINCIPALES

DE LA CHOLÉDOCOTOMIE. — On désigne ainsi .a taille, l'incision du canal cholédoque faite dans le but d'en extraire un ou des calculs qui y sont enclavés.

Ceux-ci peuvent se trouver situés dans la portion intrapéritonéale du cholédoque dite encore susduodénale, dans la portion rétroduodénale, soit dans la portion intrapariétale au-dessus de l'ampoule de VATER et empiètant même sur elle. Suivant le siège des calculs, l'on se décidera après laparotomie pour la cholédocotomie typique susduodénale, pour la cholédocotomie transduodénale. pour la cholédocotomie intraduodénale.

Nous les étudierons successivement.

DE LA CHOLÉDOCOTOMIE SUS-DUODÉNALE INTRAPÉRITONÉALE. — Conçue en 1884 par LANGENBUCH, elle fut la même année exécutée par KÜMMELL (6 février 1884) : malheureusement sa malade succomba à une opération complexe avec cholécystectomie. RIEDEL la reprit en 1888 de nouveau avec un échec et c'est à THORNTON que l'on doit le premier succès (9 mai 1889). Vinrent ensuite les cas de MARCY, COURVOISIER, HEUSSNER, KEHR, etc. En France elle prit domicile avec les opérations de JABOULAY et de TERRIER (1891-1892). Depuis elle est devenue une intervention relativement fréquente mais restant toujours parmi les plus délicates de la grande chirurgie abdominale. Pour notre

part nous l'avons pratiquée quatre fois avec un décès, ce dernier survenu par suite de la rupture d'une suture et de l'écoulement de la bile infectée dans le péritoine. C'était notre premier cas de cholédocotomie.

Le premier temps consiste dans une laparotomie qui souvent est exploratrice et permet de se déterminer pour telle ou telle solution. Quand on présume qu'on aura affaire au cholédoque, elle sera presque toujours médiane ; sus-ombilicale allant de l'appendice xyphoïde à l'ombilic. Chez les sujets amaigris ou maigres, l'incision médiane peut suffire ; si l'on n'a pas assez de jour, et il en faut, l'on fera tomber sur elle une incision perpendiculaire traversant le muscle droit du côté droit, cela surtout si l'on doit intervenir aussi du côté des voies biliaires superficielles ; en somme incisions verticales en ⅃ ou — seront largement suffisantes.

Lorsque la vésicule existe et se découvre facilement, il ne faut pas hésiter à se servir comme guide des voies superficielles pour aller trouver les profondes ; tirer sur la vésicule et le cystique pour les suivre jusque sur le cholédoque. Lorsque l'hiatus de Winslow existe, qu'il n'y a pas de nappes d'adhérences profondes masquant et oblitérant tout, il constitue le repère le plus précieux pour trouver le cholédoque. Introduisant l'index gauche dans l'hiatus, et soulevant le petit épiploon avec son contenu, on palpe avec le pouce ou l'autre index tout ce qui se trouve en avant du doigt introduit dans l'hiatus et on reconnaît ainsi, le plus souvent facilement les calculs de la portion susduodénale. On peut aussi comme le recommande Michaux et comme il l'a fait dans un cas où il nous a assisté, faire prendre tout le paquet par l'aide en face qui l'énuclée, pour ainsi dire, de la profondeur de l'abdomen et le rend accessible.

Tout cela est relativement facile et simple, quand il n'y a pas d'adhérences, nous l'avons déjà dit : quand il y en a cela devient excessivement difficile de se guider. Parfois les ganglions du hile du foie tuméfiés peuvent servir de guide, les voies biliaires sont au-dessous. C'est le doigt qui joue le plus grand rôle et avec le toucher, l'expérience et le flair du chirurgien consti-

tuent les atouts les plus sérieux pour la bonne réussite de
l'intervention.

Nous avons déjà montré comment dans certains cas on peut
refouler les calculs du cholédoque dans le cystique ou dans la
vésicule, d'où on les enlèvera ensuite : comment dans d'autres,
ils peuvent être refoulés et repoussés jusque dans le duodénum ; il ne faut pas trop compter sur cette dernière éventualité et craindre de les voir disparaître et filer en haut dans
l'hépatique où on ne pourra plus les retrouver.

Lorsque les calculs sont fixés ou facilement accessibles par
le cholédoque, il faut inciser directement sur eux, suivant l'axe
du canal sur une longueur de 1 centimètre et demi à 2 centimètres après avoir bien protégé tout le champ opératoire
contre l'écoulement probable d'une bile plus ou moins infectée,
dès que le calcul sera extrait. Une manœuvre, quand elle est
possible, c'est-à-dire quand les parois du canal sont assez résistantes et quand son calibre est large, rend de signalés services.
Elle consiste dans le passage dans les parois de chaque
côté de l'endroit où va être faite l'incision de 2 ou 3 fils
suspenseurs qui serviront à extérioriser pour ainsi dire le
canal, à le soulever et pourront même être utilisés comme
sutures une fois les calculs enlevés.

Lorsque le calcul siège sur la partie inférieure du canal
cholédoque sur la portion rétroduodénale on peut par différentes manœuvres sans passer par le duodénum, mettre à
découvert la portion du cholédoque calculeuse. Le plus simple
c'est d'inciser franchement le péritoine qui plaque le duodénum contre la colonne vertébrale ; puis de décoller la première portion en l'attirant en bas ; on découvre ainsi la partie
inférieure du cholédoque dans une étendue quelquefois suffisante pour l'explorer et l'inciser. Si le calcul est trop bas,
mieux vaut faire la cholédocotomie transduodénale ou intraduodénale que nous étudierons plus loin.

En général, au moment de l'incision du cholédoque se produit une hémorragie veineuse plus ou moins abondante qui
s'arrête d'ordinaire assez rapidement par un simple tamponnement.

Le calcul est expulsé facilement par le doigt qui le soulève ;
sinon il est extrait avec une pince, une curette, un crochet
mousse ; s'il y en a plusieurs, on les enlève les uns après les
autres en les refoulant vers l'orifice créé. J'ai pu de la sorte
dans un cas de cholédocotomie refouler un calcul qui péné-
trait en haut dans l'hépatique. Si l'on juge utile le cathétérisme
des voies biliaires, on le pratiquera à l'aide d'une bougie olivaire du côté du duodénum, de la vésicule, du côté de l'hépatique.

Les calculs sont enlevés ; du cholédoque coule de la bile,
que faire maintenant ?

Le second temps de l'opération consiste à pratiquer la
suture de l'incision. Cette suture peut être facile ou très difficile, suivant l'accès que l'on a, suivant le calibre du canal,
suivant la résistance de sa paroi. Lorsque les conditions sont
bonnes (accès facile, canal dilaté à parois épaisses résistantes)
le plus simple est de suturer par un premier plan, bord à bord
à l'aide de fines soies n° 0 ; puis de faire un second plan à la
Lembert recouvrant le premier. Lorsque les conditions sont
défavorables, il faut se contenter d'un seul plan ; lorsqu'elles
sont très défavorables ou bien lorsque sciemment la bile est
infectée, une autre conduite s'impose et il ne faut pas faire de
suture, laisser largement ouvert, et drainer comme nous le
dirons plus loin.

Kehr dans un cas d'infection grave, n'hésite pas à laisser
l'incision ouverte et à drainer avec un drain enfoncé jusque
dans le canal hépatique. Tout récemment Halsted de Philadel-
phie a décrit une ingénieuse manière de placer les fils à
sutures sur le cholédoque et les autres canaux biliaires. Pour
cela après avoir placé sur les bords de l'incision des fils suspenseurs et incisé un peu en dehors du calcul à enlever, il
introduit, l'ablation faite, la tête d'un petit maillet en métal
stérilisable et stérilisé dont la forme est celle du petit maillet
en bois pour trépanations, mais très petit (miniature hammer).
Les points de suture sont placés sur le canal calibré par le
marteau et présentant un bon soutien : on retire le marteau
avant de serrer et de nouer les fils (cité par Pantaloni).

Lorsque le cholédoque a pu être suturé, que les sutures paraissent faites dans de bonnes conditions, faut-il refermer sans drainer ou drainer par la plaie abdominale?

A notre avis, toutes les fois qu'il y a certitude d'une bile infectée et c'est presque toujours le cas. alors même qu'on aura pratiqué une cholécystostomie qui déchargera d'autant la pression sur la suture du cholédoque il faudra pratiquer le drainage sous-hépatique. Celui-ci n'a jamais été nuisible : faute de l'avoir fait, l'on a eu des accidents. Nous même avons perdu une malade par suite de la rupture de la suture et de l'écoulement de bile dans l'abdomen. Nous sommes donc partisan du drainage sous-hépatique pratiqué à l'aide d'un gros drain taillé en bec de flûte allongé et garni tout autour de mèches aseptiques ou de gaze iodoformée qui ressortiront avec lui par la partie inférieure de la plaie abdominale laissée ouverte. Il est bon de ne laisser drain et mèches que trois ou quatre jours pour ne pas avoir d'infection du trajet et par suite pas d'éventration, du moment qu'il ne s'établit pas d'écoulement de bile par là dans cet intervalle de temps. Sur 36 cas de cholédocotomie idéale, c'est-à-dire avec fermeture hermétique du cholédoque par la suture, Quénu a noté que 21 fois la suture avait cédé et avait donné lieu à un écoulement biliaire plus ou moins prolongé. C'est que deux causes principales interviennent dans cette difficulté de réunion des bords de l'incision du cholédoque ; les parois enflammées résistent mal à la traction des fils ; de plus la muqueuse est épaissie, congestionnée et forme en s'accolant à elle-même un obstacle notable à l'écoulement de la bile. De plus Quénu a noté dans un cas la formation d'un véritable caillot dans le cholédoque avec obstruction de ce dernier.

C'est pour ces raisons et à cause de la gravité de l'écoulement biliaire infecté dans l'abdomen que cet auteur a préconisé d'une façon méthodique la *cholédocotomie sans sutures.*

Lorsque le cholédoque est incisé, le calcul extrait, on pratique le drainage sous-hépatique de façon à fournir un large et facile écoulement à la bile par la plaie abdominale et à laisser le canal se former par réunion secondaire. Lorsqu'il est possible d'isoler la cavité péritonéale du foyer opératoire en se servant de l'épiploon gastrohépatique, du grand épiploon, du fond de la vésicule et du péritoine pariétal pour constituer une petite logette au fond de laquelle répond l'ouverture du cholédoque, il ne faut pas manquer de profiter de ces dispositions. Lorsque le cholédoque est systématiquement laissé ouvert, il est bon, si cela est possible, d'introduire directement dans son orifice l'extrémité du drain.

Pour notre compte, il nous semble que la cholédocotomie sans sutures, déjà préconisée en 1895 par MORISON, puis en 1897 par KEHR, ne doit pas être faite systématiquement dans tous les cas. Il en est où le cholédoque est facilement accessible, facilement suturable, chez des malades peu infectés où la suture avec drainage donne lieu certes à une guérison très rapide et cela sans faire courir de dangers à l'opéré. Par contre nous serons partisan de la non-suture avec drainage et épiplooplastie quand elle sera possible, toutes les fois qu'il y aura doute sur la solidité, la résistance des parois du canal, toutes les fois qu'il y aura des difficultés assez grandes pour y accéder, toutes les fois encore qu'il y aura eu des signes d'angiocholite sérieuse. Lorsque l'opéré est affaibli et qu'il y a intérêt à terminer rapidement l'opération, la cholédocotomie sans sutures sera encore de mise.

Nous avons dit que KEHR, dans les cas d'infection biliaire grave, combinait la cholédocotomie avec le drainage du canal hépatique. Il préconise beaucoup cette manière de faire qui consiste après avoir fait l'incision sur le calcul ou au-dessus et l'avoir enlevé, à pousser un drain jusque dans le canal hépatique puis à refermer le cholédoque. Le drain est enlevé au bout de dix jours et remplacé par des mèches qui tamponnent; généralement la bile a cessé de couler au dehors quatre semaines après l'intervention; le chirurgien d'Halberstadt recommande de bien adapter le drain à la lumière du canal de façon à obtenir une fermeture étanche et un écoulement intégral de la bile par son calibre.

DE LA CHOLÉDOCOTOMIE EN DEUX TEMPS. — Au lieu d'opérer en

un temps, on peut faire la cholédocotomie en deux temps, n'ouvrir le cholédoque exploré au préalable que dans une seconde intervention après avoir dans la première tamponné la région sous-hépatique de façon à provoquer des adhérences isolant le cholédoque de la grande séreuse péritonéale.

La cholédocotomie en deux séances a été pratiquée par YVERSEN, KEHR, QUÉNU. Ce dernier dans la seconde séance ouvrit le cholédoque à bout de doigt, après avoir enlevé le tamponnement placé pendant la première laparotomie. Le calcul enlevé, il est inutile de drainer, le canal artificiel étant établi pour conduire la bile au dehors. Le temps à écouler entre les deux séances peut être de cinq à huit jours. La cholédocotomie en deux temps n'est jamais une opération de choix ; c'est une opération de nécessité pouvant convenir dans les cas où un accident grave empêche de terminer l'opération commencée, lorsque l'opéré est très affaibli et lorsqu'on peut surseoir sans inconvénient pour lui à l'ouverture immédiate du canal et à l'écoulement de la bile.

Les *accidents* de la cholédocotomie intrapéritonéale sont surtout l'hémorragie et dans les cas où la suture a été faite, la rupture de la suture avec écoulement de la bile dans l'abdomen.

Les hémorragies sont fréquentes chez les individus souffrant depuis longtemps de rétention chronique de la bile, quelle que soit d'ailleurs l'intervention pratiquée. La cholédocotomie y expose peut-être plus particulièrement surtout lorsqu'il y a à faire des manœuvres de décollement d'adhérences plus ou moins étendues. L'hémorragie se montre tantôt pendant l'opération même, ou bien quelque temps après : elle est primitive ou secondaire, tantôt artérielle, tantôt veineuse. Il faut se rappeler que l'hémostase doit être pratiquée avec le plus grand soin et qu'il ne faut jamais refermer le ventre d'un sujet atteint d'accidents d'infection ou d'insuffisance hépatique sans s'être assuré qu'aucun vaisseau si petit soit-il, ne saigne plus. La réouverture du ventre, un tamponnement ont pu dans certains cas sauver l'opéré ; l'hémorragie est toujours très grave et souvent la mort en est résultée.

La rupture des sutures est un autre accident très grave

quand la bile est infectée ; lorsqu'il n'y a pas écoulement facile de la bile au dehors par un large et bon drainage sous-hépatique, elle-peut couler dans le ventre et comme dans les cas de RIEDEL, de MICHAUX, un des nôtres amener la mort par péritonite. Lorsqu'il y a drainage la bile coule au dehors et il se constitue une fistule biliaire qu'on peut à peine dénommer complication ; elle guérit en général au bout de quelques semaines spontanément. Quand elle ne guérit pas, c'est qu'il existe encore un obstacle au cours de la bile et une nouvelle opération s'impose.

KEHR nous rapporte un fait où un rétrécissement existait au-dessous du calcul enlevé par cholédocotomie : il s'en aperçut et fit dans la même séance une cholécystentérostomie après suture du cholédoque.

Le collapsus lorsque l'opération a été longue sur un sujet affaibli, la cholémie, la septicémie, la péritonite constituent les autres complications amenant presque toujours la mort de l'opéré.

Nous n'insisterons pas sur la cholédocotomie par voie lombaire : c'est une opération qui ne se fera pour ainsi dire plus maintenant que l'on peut aborder le cholédoque directement à travers le duodénum.

DES OPÉRATIONS PRATIQUÉES POUR LES CALCULS DE LA PARTIE INFÉRIEURE DU CHOLÉDOQUE

DE LA LITHECTOMIE PAR VOIE DUODÉNALE. — Cette opération imaginée et exécutée par MAC BURNEY en 1891, consiste à ouvrir le duodénum au niveau de sa deuxième portion, puis à aborder l'ampoule de Vater, à la dilater ou à l'inciser, pour aller extraire les calculs situés dans la portion intrapariétale et même rétroduodénale du grand canal biliaire. Dans deux communications récentes MAC BURNEY rapporte un certain nombre de faits heureux montrant que cette manière de faire peut même s'appliquer à des calculs placés dans la portion susduodénale qu'il eût été difficile d'extraire par la cholédocotomie classique à cause des adhérences masquant le cholédoque à ce niveau.

Mac Burney a été suivi par Czerny, Langenbuch, M. Robson, Haasler, Carle, Colins, White, Pozzi, etc.

L'opération comprend :

1° Une laparotomie exploratrice médiane en général et sus-ombilicale avec branchement latéral, s'il le faut ;

2° Une duodénotomie antérieure ;

3° L'ablation du calcul avec ou sans incision de l'ampoule de Vater.

L'incision du duodénum peut être faite verticalement ou transversalement : lorsqu'elle a mis à nu la paroi postérieure avec l'ampoule de Vater, l'on se rend compte de la situation du canal ; si l'orifice est assez grand pour que le calcul puisse être extrait ; on le saisit avec une pince, pour l'enlever ; le plus souvent on est obligé pour peu que le calcul soit un peu plus haut, d'inciser la paroi de l'ampoule, puis un doigt étant placé en arrière de la deuxième portion et pressant d'arrière en avant on exprime pour ainsi dire le calcul de la loge où il est contenu dans l'intestin d'où on le retire. On peut terminer par un cathétérisme des voies biliaires montrant qu'il n'existe plus aucun obstacle au-dessus. Le broiement peut être employé lorsque le calcul est volumineux, et on le retire alors par fragments.

Le duodénum incisé est refermé par 2 ou 3 plans de sutures à la soie fine comme après toute entérotomie.

L'abdomen est refermé plan par plan. Mac Burney place un petit drain.

Kocher a fait remarquer que l'opération de Mac Burney ne pouvait pas s'appliquer aux calculs très volumineux enchatonnés dans le cholédoque rétroduodénal et il imagina et pratiqua pour ce cas spécial *la cholédocotomie transduodénale* (4 juin 1894).

Cholédocotomie transduodénale. — Elle consiste à extraire un calcul, en incisant la paroi postérieure de la seconde portion du duodénum, après duodénotomie antérieure. Le pre-

mier temps est le même que celui de l'opération de MAC BUR-
NEY. Il consiste, après laparotomie en une duodénotomie antérieure sur la deuxième portion du duodénum : après avoir
fait refouler en avant par un aide le calcul enclavé dans la
partie terminale du cholédoque, on incise directement sur lui
la paroi postérieure de l'intestin, puis la paroi du cholédoque
et on l'extrait avec des pinces à travers l'incision suffisante.
Lorsqu'il est extrait et qu'on s'est assuré de la perméabilité
des voies biliaires, l'on pourra comme KOCHER, suturer l'incision du cholédoque à l'incision duodénale postérieure faisant
ainsi une véritable cholédocoduodénostomie postérieure, ou
encore suturer séparément cholédoque et intestin ce qui nous
paraît moins bon, puis refermer la paroi antérieure du duodénum.

M. ROBSON a laissé les choses en l'état, n'a fait aucune suture
postérieure ne refermant que la paroi antérieure de l'intestin.
Cela n'est admissible que lorsque l'incision n'a atteint que la
partie intrapariétale du conduit biliaire. Si elle l'avait dépassé,
on risquerait une infiltration biliaire. Il est bon de drainer ; si
on a quelques doutes sur l'asepsie des manœuvres exécutées
et sur le déplacement des sutures.

La lithectomie par duodénotomie antérieure et la cholédocotomie transduodénale de KOCHER sont deux interventions
excellentes à en juger par les résultats qu'elles ont donnés,
mais elles n'ont encore été faites que rarement tandis que
c'est par centaines que se comptent les cas de cholédocotomie
intrapéritonéale. Malgré les assertions de MAC BURNEY qui
cherche à étendre jusqu'au cholédoque supérieur les indications de son opération, se fondant sur ce fait qu'il est possible
souvent de refouler les calculs et que la suture du duodénum
est bien moins aléatoire que celle du canal biliaire principal, il
n'est pas moins vrai que la cholédocotomie intrapéritonéale a
si bien fait ses preuves, qu'il est impossible de la détrôner. Chacune de ces interventions a ses indications ; un chirurgien a à
choisir, dans chaque cas, celle qui conviendra le mieux à son
opéré.

DE LA CHOLÉDOCECTOMIE

Elle consiste dans la résection d'une partie plus ou moins étendue du cholédoque avec ou sans suture consécutive des deux bouts.

La cholédocectomie idéale avec suture des deux bouts a été faite par DOYEN : son observation se termina par la mort. Il s'agissait d'une déchirure totale du canal altéré autour d'un gros calcul. La suture fut faite autour d'un tube comme tuteur après qu'une partie du cholédoque eût été réséquée.

Dans un cas plus récent, KEHR a fait aussi une cholédocectomie (p. 642, *loc. cit.*, KEHR, EILERS et LÜCKE). Il existait un rétrécissement du cholédoque qui dut être excisé ; l'on ne réunit par des fils que la paroi postérieure du canal et l'on poussa un drain dans l'hépatique. L'opéré guérit. Dans ce cas, les cellules du foie étaient si altérées, que l'on ne vit que peu d'écoulement de bile par l'hépatique drainé pendant quelques semaines. La fistule biliaire se ferma, l'ictère disparut peu à peu et l'opéré fut renvoyé en assez bon état.

Si dans une résection du canal cholédoque, il était impossible de réunir, l'on pourrait encore pour éviter la fistule biliaire faire l'abouchement du bout supérieur dans l'intestin (cholédocoentérostomie) ou bien lier les deux bouts et faire la cholécystentérostomie.

Nous n'insisterons pas plus longtemps sur cette intervention absolument exceptionnelle.

DE LA CHOLÉDOCOSTOMIE

Il s'agit là d'une opération absolument exceptionnelle motivée par une dilatation considérable du cholédoque au-dessus d'un obstacle siégeant sur sa partie inférieure, avec possibilité d'une incision du kyste et d'une suture à la paroi abdominale. C'est une opération de nécessité qui paraît avoir été faite de parti pris par von WINIWARTER et QUÉNU ; il est bien évident que toutes les fois que cela sera possible, l'on devra créer une entérostomie biliaire au-dessus de l'obstacle de façon à éviter la fistule biliaire externe créée par la cholédocostomie. Nous n'y insisterons pas.

DES OPÉRATIONS PRATIQUÉES SUR LE CANAL HÉPATIQUE

Nous ne ferons que citer le refoulement possible de calculs situés dans le canal hépatique jusque dans le cholédoque, le broiement des calculs situés dans l'hépatique avec refoulement des fragments dans le cholédoque (*hépaticolithotripsie*, H. DELAGÉNIÈRE et ROBSON), l'extraction par une incision du cholédoque de calculs situés dans l'hépatique. Nous avons nous-même à notre actif un succès de ce genre. Nous préférerons toujours l'extraction par le cholédoque, à la technique indiquée par H. DELAGÉNIÈRE qui sectionna avec un ténotome l'éperon entre le canal cystique et le cholédoque et alla chercher le calcul de l'hépatique par la voie cholécystique. Nous ne voyons vraiment pas en quoi, malgré les faits de H. DELAGÉNIÈRE cités complaisamment (*Congrès de Chirurgie*, p. 386, 1898) par PANTALONI, cette voie détournée est meilleure que la voie cholédocienne.

L'*hépaticotomie* ou taille du canal hépatique a été pratiquée pour la première fois par KOCHER en 1889 dans un cas de calcul volumineux de l'hépatique : on connaît quelques cas d'hépaticotomie. CABOT a obtenu le premier succès (1892). L'opération a été faite ensuite par ELLIOT, CZERNY, KEHR.

Elle consiste, par une laparotomie médiane avec ou sans débridement latéral, à mettre à nu la face inférieure du foie où l'on va rechercher le canal hépatique en se guidant sur l'hiatus de WINSLOW. Le canal hépatique fait suite en haut au cholédoque : généralement comme il contient un calcul, on le sent assez facilement du moment que l'on sait s'orienter. Le canal bien mis à découvert en refoulant le foie vers en haut, les intestins vers en bas après avoir, si l'on peut, mis le malade dans la position inverse de celle de TRENDELENBOURG, comme l'a fait ELLIOT (1894), pour laisser tomber en bas la masse intestinale, on l'incise, on extrait le calcul, puis on suture, s'il n'y a pas d'infection grave, mais avec un tamponnement ou un drainage sous-hépatique ; ou bien on draîne directement l'hépatique comme l'a fait CABOT, en tamponnant encore la face inférieure du foie.

L'on retirera prudemment le tamponnement quelques jours après quand on jugera les adhérences suffisantes. Si la suture a été faite dans de bonnes conditions, on peut enlever le tamponnement dès quarante-huit heures après, et comme ELLIOT suturer au bout d'un jour ou deux et tout à fait la plaie abdominale.

CHOLANGIOSTOMIE

La cholangiostomie est une opération consistant dans l'incision d'un canalicule hépatique considérablement dilaté et la suture de l'incision à la paroi. Cette opération absolument exceptionnelle a été pratiquée pour la première fois par ·KOCHER en 1882. Il s'agissait d'une malade calculeuse dont le foie était adhérent à la paroi. La cholangiostomie a été faite en tout une dizaine de fois, tantôt pour de vraies dilatations de canaux biliaires, dilatation contenant des calculs, de la bile ou du pus, tantôt pour des poches qui n'étaient autre chose que des kystes biliaires proprement dits.

OPÉRATIONS DIRIGÉES CONTRE CERTAINES COMPLICATIONS DE LA LITHIASE

OPÉRATIONS POUR FISTULES BILIAIRES. — Les fistules biliaires dont nous nous occuperons ici sont les fistules biliaires externes, soit spontanées, consécutives à un phlegmon et à un abcès, soit opératoires consécutives à une intervention sur les voies accessoires ou les voies biliaires principales.

Les conditions sont toutes différentes lorsqu'il s'agit de *fistules pathologiques* et de *fistules opératoires*.

Tandis que pour les fistules pathologiques, le chirurgien est en général dans l'incertitude sur leur point de départ, leurs connexions, pour les fistules opératoires, il sait à quoi s'en tenir, surtout s'il les a établies de parti pris, et il sait aussi dans quelles limites il peut y remédier. Lorsque les fistules sont consécutives à un phlegmon, qu'elles persistent après évacuation du pus et des calculs, qu'elles n'ont pas été précédées de signes de sténose profonde des canaux principaux, elles peuvent être dues à des calculs engagés. Une simple exploration avec une sonde cannelée, un stylet faisant reconnaître le ou les corps étrangers, puis la dilatation avec une tige de laminaire suivie de l'extraction, peut permettre de la tarir et de l'oblitérer.

Lorsqu'il y a écoulement de bile dans l'intestin, pas d'ictère, pas de décoloration des matières, si la manœuvre susdite ne réussit pas, il sera permis de faire l'excision du trajet fistuleux, puis sa suture.

Lorsque la fistule persiste, qu'on ne trouve pas de calculs, qu'il n'y a pas de signes de sténose profonde, qu'elle est muco-purulente, elle peut tenir à une cholécystite chronique avec oblitération du cystique ; inutile d'insister sur l'importance du cathétérisme qui démontrera souvent, malheureusement pas toujours, l'obstacle dans le canal cystique. Dans ces conditions la fistule muco-purulente peut être traitée soit par la large incision de la vésicule avec curettage de la paroi et cautérisation, soit, si les adhérences ne sont pas trop étendues et serrées, par la cholécystectomie ; cette dernière est alors l'opération de choix et devra emporter vésicule, canal cystique et calcul qu'il renferme.

Lorsque après un phlegmon biliaire incisé, avec écoulement indubitable de bile mélangée au pus, on voit la fistule persister et avec elle se montrer de l'épaississement, de l'induration de la région sur laquelle elle siège, qu'elle saigne facilement et devient fongueuse, il faut se méfier du cancer de la vésicule biliaire : dans ces conditions, le traitement ne pourra être que palliatif et la terminaison est la mort plus ou moins rapidement à moins qu'on ne puisse tenter une opération radicale.

Lorsque ces circonstances ne se présentent pas, que l'écoulement de bile est abondant et continu ou intermittent, qu'il y a eu manifestement avant, des signes d'oblitération du côté des voies principales avec ou sans angiocholite, il faut songer à un obstacle permanent du côté du cholédoque surtout si malgré la diminution de l'ictère, persiste la décoloration des matières fécales. Si celle-ci est complète et continue, il y a de grandes chances pour qu'il s'agisse d'une occlusion néoplasique, tandis que l'intermittence dans la décoloration doit plutôt faire pencher pour une occlusion calculeuse. Dans cette dernière éventualité on tentera le cathétérisme des voies biliaires prudemment, à plusieurs reprises ; s'il est négatif ou difficile, passant dangereux on essayera comme KEHR, l'occlusion de la fistule temporaire avec un fausset ouaté ; peut-être pourra-t-on de la sorte, en augmentant la tension de la bile amener un délogement du calcul coupable ; on pourra répéter plusieurs fois l'expérience, la faisant cesser dès que se produiront de la douleur, de la fièvre. Si la fistule persiste, il ne reste qu'à faire la laparotomie, aller à la recherche de l'obstacle ; à faire s'il le faut une cholédocotomie avec ablation du calcul, et dans le cas d'occlusion néoplasique, une cholécystentérostomie après libération de la vésicule au niveau de sa fistulisation pariétale.

Un point important, toutes les fois qu'on voudra fermer une fistule biliaire, sera de s'assurer de l'état bactériologique de la bile, surtout si la fistule a été précédée de signes d'angiocholite calculeuse ou non calculeuse. Les règles à suivre seront les mêmes que lorsqu'il s'agira des fistules opératoires que nous allons envisager.

Les fistules opératoires sont les unes consécutives à une cholécystostomie ou à une cysticotomie ou à une cholédocotomie d'emblée sans sutures ou dont les sutures lâchées ont donné lieu à une fistule secondaire.

Les fistules consécutives à la cholécystostomie sont rares lorsqu'il s'agit d'opérations entreprises contre les accidents de la lithiase. Presque toujours, la fistule après avoir laissé couler la bile, avec des boues biliaires, voire même après élimination des calculs passés inaperçus lors de l'intervention, se ferme au bout de quelques semaines, sans que la chirurgie ait à intervenir.

Toutefois deux éventualités peuvent amener la production de fistules permanentes : d'une part l'enclavement dans le cystique d'un calcul ou superficiel bu profond, venant de la vésicule ou de l'hépatique, ou bien encore la chute d'un calcul dans le cholédoque qu'il obture. La première éventualité transforme la fistule de biliaire qu'elle était en fistule mucopurulente sans écoulement de bile ; la seconde amène une déperdition considérable de bile avec décoloration des selles, en somme les accidents de l'obstruction du cholédoque. Lorsque l'incision de la vésicule et sa fistulisation sont faites pour des accidents de cholécystite aiguë avec suppuration et que le chirurgien parant aux accidents pressants. incise et fixe la vésicule, sans pouvoir se rendre compte des lésions canaliculaires, la fistule purulente, puis mucopurulente s'établit d'emblée et démontre par l'absence totale de bile, soit l'occlusion du cystique par un calcul, soit quand la bile vient à fluer quelques jours après, son occlusion temporaire par le gonflement de la muqueuse qui a disparu ensuite graduellement.

Lorsqu'il existe une fistule mucopurulente avec signes d'occlusion du cystique survenus pendant ou après la première intervention, que la vésicule est altérée, mais qu'elle est libérable, le mieux est de faire une cholécystectomie, en admettant que la cysticotomie combinée à la cholécystostomie ait été primitivement contre indiquée ou impossible.

Lorsqu'il existe une fistule biliaire qui ne se ferme pas, ne donnant issue qu'à peu de bile, qu'il n'y a aucun signe d'obstruction du cholédoque, que le cathétérisme est positif à cet égard, le mieux sera d'essayer l'occlusion par sutures après avivement du trajet fistuleux.

Lorsqu'il existe une fistule cholécystique permanente avec signes d'occlusion profonde du côté du cholédoque. il faut soit tenter une opération radicale (cholédocotomie secondaire) ou faire une anastomose biliaire comme cela a été indiqué plus haut.

Lorsque la fistule est consécutive à une cysticotomie ou à une cholédochotomie, qu'il y a impossibilité de lever l'obstacle, la seule ressource est l'anastomose biliaire entre l'intestin et les voies biliaires libres au-dessus.

Comme nous l'avons fait pressentir, un point important, quand il s'agit de fermer une fistule, c'est l'état de la bile qui en coule. TERRIER a beaucoup insisté dans les cas de fistules établies pour des angiocholites non calculeuses au moins cliniquement sur cet examen bactériologique et montré que tant que la bile est infectée, il ne faut pas tenter la fermeture de la fistule. Dans trois cas où il fut obligé de faire une cholé-cystostomie pour des accidents infectieux graves avec des températures de 39° à 40°, la bile était infectée par le bactérium coli. Dans les trois cas sa présence a été constatée assez régulièrement pendant des mois et même des années. Malgré la présence du colibacile, il voulut fermer la fistule ; il y eut une nouvelle poussée d'angiocholite et développement d'un abcès au niveau de la suture, puis reproduction de la fistule.

Chez une deuxième malade, il fit l'entéro-anastomose biliaire, l'opérée succomba rapidement à des accidents infectieux.

Chez la troisième, instruit par les précédents, rien ne fut tenté pour fermer la fistule qui fournissait encore de la bile infectée.

Chez deux d'entre elles, la fistule existe donc depuis trois ans chez l'une, depuis un an chez l'autre sans·que la désinfection par le drainage vésiculaire soit suffisante.

Il semble que les angiocholites liées à l'évolution de la lithiase ne créent pas les mêmes conditions ; c'est ce que nous faisions remarquer en citant le fait d'un opéré de cholédochotomie qui avait présenté des accidents bilioseptiques et dont la fistule, après une cholédocotomie sans sutures, se ferma au bout d'un mois. Cet homme a été revu par nous au bout de quatre ans parfaitement guéri.

DU TRAITEMENT DE L'ILÉUS BILIAIRE. — Le traitement de l'iléus biliaire se ressent de la marche ordinairement insidieuse des accidents, de la grande difficulté, de l'impossibilité dirons-nous de porter un diagnostic pathogénique. LOBSTEIN n'a-t-il pas montré que le plus souvent rien n'indique que les voies biliaires soient en cause chez le malade et que les accidents ont souvent une allure lente avec bonne conservation de l'état général, et ballonnement beaucoup moindre du ventre que dans les autres étranglements? Nous ajouterons qu'il s'agit assez souvent de gens âgés chez qui les réactions sont beaucoup moins intenses, chez qui on se laisse plus facilement aller à ne pas prendre une détermination grave et à tergiverser. Le traitement est presque toujours au début médical, consistant dans les purgatifs plus ou moins répétés, les lavements, le lavement électrique. LOBSTEIN d'après l'étude des cas qu'il a pu rassembler n'est pas pour l'opération précoce ; il n'opère que si le malade s'affaiblit ; c'est que les statistiques de laparotomie ne sont vraiment guère encourageantes. Sur 31 opérés il compte 19 morts ; sur 61 non opérés il n'en compte que 29. Mais il faut bien le dire, presque toujours on a opéré tard ; par contre lorsque l'opération est faite dans de bonnes conditions, alors que le malade n'est pas encore affaibli, intoxiqué par la septicémie intestinale ou même en proie à des accidents provenant de la lésion de l'anse obstruée, les résultats ne sont pas aussi déplorables.

Nous pensons qu'ici, comme pour tout autre étranglement si les accidents n'ont pas cessé au bout de quarante-huit heures après l'emploi méthodique des moyens médicaux autorisés et en particulier le lavement électrique, il faut opérer et faire la laparotomie ; à moins d'indications spéciales, la laparotomie sera médiane, exploratrice d'abord. Elle permettra de trouver sur le tractus intestinal le ou les calculs qui y sont arrêtés. L'anse intestinale sera amenée, examinée : si elle est saine, si le calcul est mobile, déplaçable, on pourra comme DESGUIN repousser le calcul immobilisé mais pas enclavé, le refouler jusque dans une portion plus large et provoquer ensuite son expulsion : si le calcul est enclavé l'intestin contracté sur lui, faire l'entérotomie, l'ablation puis la suture de la plaie intestinale et réduire : si l'anse est malade, on enlève le calcul et on établira un anus contre nature comme le propose méthodiquement et toujours KÖRTE, ou bien l'on réséquera l'anse et fera après une entérorraphie.

Si les résultats sont mauvais après l'opération, c'est en partie parce que l'on attend trop, mais aussi parce que l'on a

souvent affaire à des vieillards dont la résistance est considérablement diminuée.

Tel était le cas de cette femme dont MORENTIN a rapporté
l'observation. Il s'agissait d'une malade de quatre-vingt-deux
ans arrivant avec une occlusion datant déjà de cinq jours et
qui succomba trois heures après la laparotomie et l'entérotomie. Il est certain qu'en face de conditions pareilles l'on peut
se demander si la conduite préconisée par KÖRTE, c'est-à-dire
la création d'un anus artificiel qu'on fermera si le malade
survit, n'est pas de mise, le calcul pouvant être évacué après
par suite de la cessation du spasme de l'intestin. En tout cas,
la laparotomie suivie des manœuvres que nous avons indiquées nous paraît devoir être préconisée toutes les fois qu'on
se·trouve en présence d'un adulte encore résistant, et si on n'a
pas attendu trop longtemps il n'y a aucune raison pour que
l'opération ne soit pas suivie de succès.

DES OPÉRATIONS COMPLEXES CHEZ LES LITHIASIQUES

Comme nous l'avons vu, au cours de cette étude de la
lithiase au point de vue chirurgical, le chirurgien rencontre
assez souvent en même temps que les calculs biliaires eux-
mêmes avec les lésions directes qu'ils ont provoquées du côté
de l'appareil biliaire, des lésions du péritoine. du tube digestif (estomac, intestin, pancréas, etc.). Il va sans dire que les
cas sont alors bien plus compliqués et la gravité opératoire
s'en ressent considérablement. Nous empruntons à KEHR le
tableau suivant indiquant les opérations qui peuvent compliquer celles qu'on pratique sur les voies biliaires.

Incisions pour adhérences.	20
Laparotomie, occlusion calculeuse.	2
Ouverture d'abcès intrapéritonéaux	6
Résection du pylore cancéreux	1
Gastroentérostomies.	25
Pyloroplasties	8
Divulsion de Loreta.	1
Excision d'un ulcère gastrique	1

Résection intestinale. 1
Anastomose intestinale 4
Fermeture de fistules intestinales et gastriques. 14
Résection appendiculaire 3
Marsupialisation des kystes pancréatiques. . . 2
Incision d'un abcès du pancréas 2
— pour pancréatite chronique. 1
Néphropexie 5
Néphrectomie pour pyonéphrose 1
Résection du foie. 2

Dans son dernier travail en collaboration avec Eilers et Lucke, Kehr a rapporté 43 opérations compliquées qui ont donné 23 morts, un peu plus qu'une mortalité de 50 p. 100, alors qu'entre les mains du même chirurgien 160 opérations de cholécystostomies, de cholécystectomie, de cholédocotomie ont donné en bloc une mortalité de 9, soit 5, 6 p. 100. En les détaillant nous trouvons que :

68 opérations de cholécystostomie ont donné. 3 morts.
59 — de cholécystectomie. . . . . . . 2 —
32 — de cholédocotomie. . . . . 4 —

Chez une de ses malades Kehr fit 5 laparotomies successives et on ne sait qu'admirer le plus : de la patience et de la résistance de l'opérée, de la conviction et de la persévérance du chirurgien qui d'ailleurs procura la guérison. Elle subit en effet successivement une cholécystostomie, une cysticotomie, une cholécystectomie pendant laquelle on lia un morceau de cholédoque d'où fistule qui nécessita pour se fermer deux cysticoduodénostomies.

En terminant ce chapitre nous dirons qu'il est très difficile de bien poser les indications respectives des traitements médical et chirurgical dans les cas de lithiase biliaire. Il faut tout peser, tout scruter, faire autant que possible le diagnostic du siège de la lithiase : il faut tâcher de bien être fixé sur les lésions, il faut tenir compte de l'âge, du sexe, des conditions sociales, tout cela doit entrer en ligne quand il s'agit de la santé et de la vie du malade qui s'est confié à nos soins.

C'est en s'inspirant de ces préceptes que le chirurgien obtiendra sur le terrain de la cure opératoire de la lithiase des résultats qui ne le céderont en rien à ceux déjà obtenus dans les maladies d'autres appareils. Il se rappellera que là comme toujours, le succès sera pour celui qui, après un diagnostic complet, saisira les indications et les remplira de son mieux.

BIBLIOGRAPHIE

ABBE. Ileus-Gallstones. *New York med. Journal*, t. III, p. 519, 1891.

ANDERSON et SMITH. *Lancet*, 1103, 1887,

AUDRY. Occlusion intestinale par calcul biliaire. *Lyon médical*, p. 532, 1887.

BAUDOUIN (Marcel). Des opérations qui se pratiquent sur les voies biliaires.

BECK. Whes shall wir operate for cholelithiasis. Rf. *Centlbl. für Chir.*, p. 1116, 1897.

BÉRAUD. Obstruction intestinale par calcul biliaire. Thèse Paris, 1884.

BOBBS. Transactions of the Indiane state Medical Society, p. 68, 1868.

BROCHARD. Iléus calculeux. Thèse Paris, 1899.

CABOT. *Annals of Surgery*, 17, p. 237, 1893. *Cholodocotomie*, *Boston méd. and Surgical Journal*, 26 juli 1894.

CANNAC. De la cholécystentérostomie. Th. Paris, 1897.

CHARCOT. Leçons sur les maladies du foie, des voies biliaires et du rein, recueillies par Bourneville et Sevestre. Paris, 1877.

CHAUFFARD. *Revue de médecine*, p. 81, 1897.

CAMPAIGNAC. Des plaies des voies biliaires et de la ligature de la vésicule. *Bull. Acad. de médecine*, 1826.

CLAUDE. Lésions toximicrobiennes de la vésicule biliaire. *Soc. biologie*, 8 fév. 1896.

CORNILLON. Des rapports de la lithiase biliaire avec les fonctions utérines. *Progrès médical*, n° 17, 1897.

COURVOISIER in ROTH (Theophil). Zur Chirurgie des Gallenwege, *Inaug. Dissert.* Basel. 1885 (cholécystotomie, cholécystectomie).

Courvoisier. Statistiche Beitrage zür Pathologie und Chirurgie der Gallenwege. Leipzig, 1890.

Dagron. De l'occlusion intestinale par calcul biliaire. Thèse Paris, 1891.

Delagénière (H.). De la cholécystentérostomie. Th. Paris, 1890.

Delagénière (H.). Cholécystostomie temporaire transmusculaire. Congrès français de Chirurgie, p. 493. 1895.

Delagénière (H.). Nécessité du drainage dans les opérations sur les voies biliaires accessoires et principales. Congrès français de Chirurgie, p. 378, 1898.

Delagénière (H.). Calcul du canal hépatique, tentative vaine de lithectomie par voie cholécystique Hépaticolithotripsie grave. Guérison. *Archives provinciales de Chirurgie*, n° 10, 1898.

Delbet. Sur un cas de cholécystentérostomie. *Bullel. et Mém. de la Société de chirurgie*, janvier. p. 90. 1896.

Denucé. Tumeurs et calculs de la vésicule biliaire. Thèse agrégation, Paris, 1886.

Desguins. Obstruction intestinale par calcul biliaire. Laparotomie. Guérison. *Soc. méd. Chir. d'Anvers, Annales*, p. 245, 1899.

Dieulafoy. Grossesse et lithiase biliaire. *Cliniques de l'Hôtel-Dieu*, t. II, p. 294, 1897-1898.

Duret. Cholécystite scléreuse d'origine calculeuse. Congrès français de Chirurgie, p. 502, 1897.

Duret. Un cas de tumeur vésiculohépatique extirpée avec succès. Congrès français de Chirurgie, p. 363, 1898.

Elliot. Removal of an impacted stone from the hepatic duct with immediat closure of the duct. *Annals of Surgery*, t. XXII, p. 86, 1895.

Exner. Bemerkungen zur Glycosurie bei Cholelithiasis. *Deutsch. med. Wochens.*, n° 11, 1899.

Fauconneau-Dufresne. *Mémoires de l'Académie royale de médecine*, t. XII, 1847.

Fenger. Stones of the commone duct and the surgical treatment. *American Journal of the med. Sciences*, fév. mars 1896.

Fergusson (A.-H.). Personals observations on the surgery of the gallblatier and bile ducts. *Brit. Med. Journ.*, 6 nov. 1897. (*Centlbl. für Chir.*, 1898).

Fink. Wenn sind Gallensteine zu Operiren. *Berlin. Aug. Hirschwald*, 1899.

Fleischauer. Einklemmung eines Gallensteines im Polyrus. Perforation. *Deutlche Mediz. Wochensch.*, 27 avril. p. 273, 1879.

Fleys. Contribution à l'étude des ruptures spontanées des voies biliaires. Thèse Paris, n° 83, 1899 1900.

Fournier (L.). Origine microbienne de la lithiase biliaire. Thèse Paris, 1896.

Franke. Beiträge zur Chirurgie der Gallenwege (nebst Mittheilung eines Falles von Gallensteinileus. *Ref. Centlbl. fur. Chir.*, n° 5, p. 143, 1898.

FRERICHS. *Traité des maladies du foie*, 1866.

GALLIARD. Vomissement de calculs biliaires. *Méd. moderne*, 5 juillet 1895.

GALLIARD. Obstruction du pylore par des calculs biliaires. *Presse méd.*, 5 octobre 1895.

GARIN. Ileus calculeux. Thèse Paris, 1898-1899.

GILBERT et DOMINICI. *Soc. de Biologie*, 16 juin 1894.

GILBERT et FOURNIER. *Soc. de Biologie*, 8 février 1896.

GILBERT et FOURNIER. *Soc. de Biologie*, 30 octobre 1897.

GIORDANO. Chirurgie biliaire. *Centlbl. für Chir.*, p. 787, n° 28, 1899.

GRIFFON (V.). Calculs enclavés dans l'ampoule de Vater. *Presse médicale*, n° 85, 1896.

GRUNDZACH. Gallensteine im Magen *Wiener Medizinische Presse*, n° 28, 1899.

HAASLER. Ueber Choledocotomie. *V. Langenbecks Archiv*. Bd. LVIII, Heft. 2, p. 289.

HANOT. *Bulletin médical*, 22 janvier 1898.

HARTMANN. Pathogénie de la lithiase biliaire. *Presse médicale*, 2 mars 1898.

HAYEM. Sur un cas d'évacuation de calculs biliaires par la voie stomacale. *Bullet. Soc. méd. des Hôp.*, 16 octobre 1895.

JANOWSKI. Ueber die pathologische Wirkung der Steine in den Gallenwegen. *Ziegler's Beitrage zur Pathologische Anatomie*. Bd. X. Hft. 5, 1891.

JONES. An improved tecnik for the avordance of fistule after cholecystostomy. *Annals of Surgery*, janvier 1898.

JOURDAN. De la cholédocotomie. Th. Paris, 1895.

KEEN. *American Journal of med. Sciences*, juin-april 1879.

KEHR (H.). Uber 209 Laparotomien für Gallenstein Krankheit, etc. *Archiv f. Klinische Chirurgie*. Bd. LIII. Hft. 2. 1896.

KEHR (H.). Die resultate von 360 Gallenstein laparotomien *Samlung Klinischer Vorträge*, n° 225, oct. 1898.

KEHR (II.), EILERS (D.) und LUCKE (R.). Bericht über 197 Gallenstein operationen aus der letzten 2 2/3 Jahren. *Archiv. f. Klinische Chirurgie*. Bd. LVIII, p. 470. 1899.

KEHR (II). Anleitung zur Erlernung der Diagnostic der einzelnen Formen der Gallensteinkrankeit. Berlin. II. Kornfeld, 1899.

KIRMISSON et ROCHARD. Iléus biliaire. *Archives Gén. de Médecine*, p. 148, 288, 1892.

KLIPPEL et LEFAS. Maladies du pancréas. *Archiv. gén. de méd.*, juillet, p. 80, 1899.

KOCHER. Mannskopfgrosses Empyem der Gallenblase Heilung durch Incision. *Correspondenzblatt fur Schweizer Arzte*, p. 177, 1878.

Kocher. Hepaticotomie. *Deutsche medizinische Wochenschrift*, p. 255, 1890.

Kolliker (Th.). Beitrag zur differential diagnose von Gallensteinileus und appendicitis. *Cenllbl. fur Chir.*, p. 1112, 1897.

König. Rosenbach. *Verhandlung. der Deutschen Gesselschaft für Chirurgie*, 564, 1882.

Körte. Historie der operationen auf Leber und Gallenwegen. *Lan genbeck's Archiv.* Bd. 46, 1893.

Kummell. Zür Chirurgie der Gallenblase. *Deutsche med. Wochenschrift*, n° 22, 1890.

Kummell. Die Ideale extraperitoneale Operation der Gallensteine. *Deutsche med. Wochens.*, n°ˢ 35, 37. 1897.

Kummell. Un cas de cholécystostomie extrapéritonéale avec mar supialisation préalable du hile du foie. *Revue méd. de la Suisse romande*, n° 8, 1897.

Langenbuch. Ein Fall von Extirpation der Gallenblase wegen chronischer Cholelithiasis. *Berliner Klinische Wochens.*, n° 48, 1882, — *Verhandl. der Deutschen Chirurgen Congress*, 1883.

Langenbuch. Ueber die Technik der cholédocotomie. *Deutsch Med. Wochens.*, n° 45, 1898

Lawson Tait. Case of cholecystotomy performed for dropsy of gallbladder, due to impaction of a gall-stone. *Med. Times and Gaz.*, II, 597, 1879.

Lawson Tait. A third and fourth successfull case of cholecystotomy. *British med. Journal.* II, 990, 1882.

Leichtenstern. Ziemssens Handbuch der speciallen Pathologie und Therapie, Leipzig. 1876.

Lejars. Choledocotomie. *Bull. Soc. Chir.*, p. 30, février, 1896; nov., p. 701, 1897.

Lejars. Cholécystostomie par voie lombaire. *Bull. Soc. Chir.*, p. 185, 23 février, 1898.

Lejars. Résultats immédiats et éloignés de l'intervention dans les cholécystites calculeuses. *Congrès français de Chir.*, p. 436, 1899.

Le Petit. De la cholédocotomie, thèse Paris, 1894.

Letienne. Calculs pariétaux de la vésicule biliaire. Congrès de médecine, Bordeaux, 1895.

Lelionnais. Quelques considérations sur les difficultés du diagnostic des tumeurs de l'hypochondre droit formées par la vésicule biliaire. Thèse Paris, 1896.

Loustein. Gallenstein Ileus (*Beiträge zur Kl. Chirurgie*, Bd XIII, Hft 2).

Loebker (K.). Meine Erfahrungen, auf dem Gebiete der Pathologie und Chirurgischen Therapie der Cholelithiasis. Mittheilungen aus den Grenzgebieten der Medizin und Chirurgie. Bd IV, Hft 1. S. 172, 1898.

Loiselet. De la cholécystentérostomie. Thèse Paris, 1899.

Mac Burney. Removal of biliary calculi from the common duct by the duodenal route. *Annals of Surgery*, octobre 1898.

Marchant (G.). Cholécystite suppurée aigue. *Bulletin de la Société de Chirurgie*, p. 304. 1897.

Marcy. Contribution to the hystory of operation interference for the relief of obstruction of the common cholédoch duct by biliary calculi. *Annals of Surgery*. janvier 1897.

Martig. Zur Chirurgie der Gallenwege. *Diss. Basel*, 1893.

Meisel. Einklemmung eines Gallensteines im Pylorus. Freiburg. Mediz. Geselschaft, in Gazette Hebd: de Medecine et de Chirurgie. n° 19, p. 179, 1900.

Mangourd. Obstruction du pylore par calcul biliaire. Thèse Paris. 1897.

Metzker. Gallenstein Ileus und Nachfolgende Laparotomie. Inaugural Dissertation Wurtzburrg, 1887.

Michaux. Cholédocotomie. *Bulletins Société chirurgie*, p. 358, 1895.

Michaux. Lithiase vésiculaire. *Bulletins Société chirurgie*, p. 359, 1896.

Michaux. Cholédocotomie. *Bulletins Société de chirurgie*, p. 430, 1896.

Michaux. Cholécystostomie. *Bulletin de la Société de chirurgie*, p. 220, 1897.

Michaux. Cholédocotomie. *Bulletins de la Société de chirurgie*, p. 704, 1897.

Michaux. Cholédocotomie. *Bulletins Société de chirurgie*, p. 691, 1898.

Michaux. Cholédocotomie. *Bulletins Société de chirurgie*. p. 1110, 1898.

Mieczkowski. Die Galle bei Lithiasis. Mittheilungen aus den Grenzgebieten der Medizin und der Chirurgie, BdI V, 2 Hft, p. 387. 1900.

Mignot. Recherches expérimentales et anatomiques sur la Cholécystite. Thèse Paris, 1896.

Mignot. Recherches expérimentales sur la formation des calculs biliaires. *Bulletins Société de chirurgie*, p. 167, 1898. Rapp. Hartmann.

Milian. Société anatomique, 20 novembre 1896.

Moxon (Ch.). Hydropisie de la vésicule biliaire prise pour un kyste de l'ovaire. *Bulletin Soc. de chirurgie*, p. 522, 1899.

Montprofit. Occlusion du pylore par un calcul biliaire. Soc. anat., 4 juin 1897.

Morand. Mémoires de l'Académie royale de chirurgie, t. III, 1757.

Morestin Occlusion intestinale par calcul biliaire, *Bulletin Soc. anatomique*, p. 196, 1900

Murchison. Clinical lectures and diseases of the liver. London, 1885.

Naunyn. Ueber die Vorgange bei der Cholelithiasis. welche die

Indication zur Operation entscheiden. Mittheilungen aus den Grenzgebieten der Medizin und Chirurgie. Bd IV. Hft 1 S. 1.

NAUNYN. Schlusswort zur gleichen Discussion. Mittheilungen aus den Grenzgebieten der Medizin und der Chirurgie. Bd IV, Hft 4, S. 602, 1899.

OTTO. Beiträge zur Chirurgie der Gallenwege. *Centlbl. für Chir.*, p. 83, n° 3, 1897.

PATURET. De la cholécystentérostomie. Th. Paris, 1893.

PETERSEN (W.). Zur chirurgie der Leber und Gallenwege. *Deutsche Gesellsch. f. Chirurgie*, XXVII° Congrès, avril 1898. *Centlbl. für Chirurgie*, n° 26, p. 148, 1898.

PETERSEN (W.). Beiträge zur Pathologie und Therapie der Gallens, tein Krankheit. *Beiträge zur klinische chirurgie*. Bd. XXIII, Hft 3.

PETIT (J.-L.). Mémoires de l'Académie royale de chirurgie, t. I, p. 163, 1743.

PETIT (J.-L.). Chirurgie, t. I. p. 282, 1790.

POPPERT. Eine modification der Cholecystostomie. Verhandlungen der Deutschen Gesellschaft fur Chirurgie Berlin, XXVII, Congress, p. 160, *Centlbl. für Chir.*, 1898.

POPPERT. Die Cholecystostomie mit Wasserdichter Drainage der Gallenblase. *Deustche Mediz. Wochenshrift*, n° 50, 1899.

QUÉNU. Note sur l'anatomie du cholédoque au point de vue chirurgical. *Revue de chirurgie*. p. 568, 1895.

QUÉNU. Etude sur la chirurgie du cholédoque. De l'exploration du cholédoque par la laparotomie exploratrice. Cholédocotomie sans sutures. *Bullet. Soc. chirurgie*, p. 322, 24 avril 1895.

QUÉNU. Cholédocotomie sans sutures. *Bulletin Société chirurgie*, p. 711, 1897.

RANSOHOFF. Ein Beitrag zur Chirurgie der Leber. Choledocotomie. *Berliner kl Wochenschrift*, n° 21, 1882.

REBOUL. Cholécystotomie par V. lombaire *Bul. Soc. chirurgie*, 22 mai, p. 398, 1895,

REHN. Gallensteinileus *Archiv. f. klinische Chirurgie*. Band LX, Hft 2, p. 305.

REYNIER (P.). Cholédocotomie sans sutures pour un calcul du cholé--doque. Congrès français de chirurgie. p. 434. 1899.

RICHTER. Anfangsgründe der Wundarznei Kunde Gottingue, t. V. 1798.

RIEDEL. Gallenstein krankheit mit und ohne Icterus. Berlin, 1892.

RIEDEL. Zur Pathogenese und Diagnose des Gallenstein kolikanfalls. *Mittheilungen aus d. Grenzgeb. der Med. und Chir.* Bd. III, 2. Hft. p. 167.

RIEDEL. Zur Debatte über die Gallensteinfrage in Düsseldorf nebst Bemerkungen uber die schleichende Infection der Gallengänge systems nach Abgang von Steinen per vias naturales. *Mittheilungen aus den Grenzgebieten der Medizin und Chirurgie*. Bd IV, Hft 4, S. 655, 1899.

Rokitski. Ein Fall von Cholecystitis typhosa calculosa. *Ann. d. Russische chirurgie*, 1899 ; *Centlbl. für Chir.*, p. 616, 1899.

Rose. Die Ausräumung der Gallenwege an stelle der Extirpation. der Gallenblase und der Cholédocotomie. *Deutsche Zeits. f. Chirurgie*, Bd 49, Hft 6, p. 537.

Routier. Cholécystite calculeuse. Gastro-entérostomie pour rétr. pylore. *Bul. Soc. chirurgie*, p. 426, 1899.

Schwartz. Cholécystectomie idéale. *Bulletin de l'Académie de médecine*, 23 février 1893.

Schwartz. Cholédocotomie. *Bulletin Société de chirurgie*, p. 394, 1895.

Schwartz. Cholécystectomie et cholecystostomie. *Bullet. Soc. de chirurgie*, p. 379, 1896.

Schwartz. Calcul biliaire, cholécystostomie. *Bull. Soc. de chir.*, p. 630, 1896.

Schwartz. Cholédocotomie. *Bulletin Société de chirurgie*, p. 703 1897.

Schwartz. Cholédocotomie. *Bulletin Société de chirurgie*, p. 617, 1898.

Sims (M.). Remarks on cholecystotomy in dropsy of the gall. bladder. *Brit. med. Journ.*, 8-11, 1, 1878.

Steindhal. Zur chirurgische Behandlung der Gallenstein krankheit. *Deutsch med. Wochensch..* nº 13, 1898.

Strœm. Die Resultate von 50 operationen an der Gallenblase und den Gallengängen. *Centlbl. für Chir.*, nº 51, p. 1367, 1899.

Terrier et Dally. Du cathétérisme des voies biliaires. *Revue de chirurgie*, p. 648, 1891 et p. 136, 1892.

Terrier. De la cholédocotomie proprement dite. *Rev. de chir.*, p. 897, 1892. Index bibliographique des origines de la cholédocotomie.

Terrier. *Bull. Soc. chir.*, 30 nov. 1892.

Terrier. Remarques sur deux cas, l'un de cholécystoduodénostomie, l'autre de cholécystogastrostomie, *Revue de chir.*, p. 169, 1896.

Terrier. Drainage des voies biliaires infectées. *Congrès français de chirurgie*, p. 386, 1898.

Thiriar. Occlusion intestinale par calcul biliaire. *Cong. de chir.*, 1891.

Thornton (Kn.). Observations on additionnal Cases illustrating hepatic surgery. *Lancet*, 4 avril 1891.

Thudicum. On the pathology and treatment of Gallstones. Traité. London, 1863.

Toeplitz. Beiträge zur Geschichte und Statistik der Gallenblasen chirurgie. Inaugural Dissertation. Breslau, 1898.

Tuffier. Cholédocostomie par voie lombaire. *Bull. Soc. chir.*, p. 388, 1895.

Tuffier. Lithiase de la vésicule biliaire. *Bull. Soc. chir.*, mai 1896.

Tuffier et Marchais. Rétrécissement du pylore d'origine biliaire. *Rev. de chir.*, p, 100, 1897,

TUFFIER. Rétrécissement du pylore d'origine biliaire. *Bull. Soc. chir.*, mars 1898.

TUFFIER. Étranglement par calcul libaire. *Bull. Soc. chir.*, p. 984, 1899.

ULLMANN. Beiträge zur Chirurgie der Gallenwege. Cysticotomie und ideale Cholecystotomie. *Wiener, Med. Wochenschrift*, n° 52, 1896.

VALLAS. Calculs du cholédoque. Rétention biliaire. Cholédocotomie. Guérison. *Bulletin Soc. chir. de Lyon*, t. III, 1 fasc., 16 nov. 1899.

VAUTRIN. De l'obstruction calculeuse du cholédoque. *Rev. de chir.*, n° 6, p. 446, 1896.

VAN HOOK. Distension of the biliary common duct. *Annals of surgery février*, 1898.

WARD. Gallstones in the common bil duct resembling carcinom of the stomach. *New-York med Record*. 22 janvier 1898.

WARDLE. A case of cholecystotomy ; a remarquable gallstone. *British med. Journal*, p. 1833, 1896. *Centlbl. für Chir.*, p. 87, 1897.

WEBER, ADLER, LANGE. Gallenstone krankheit. *Refer Ctlbl. f. chir.*, p. 132, n° 5, 1898.

WEGELE. Zum Diagnostic der durch Cholelithiasis bedingten Duodenalstenose. *Münchner med. Wochenschrift*, n° 16, 1898.

WINIWARTER (V.). Ein Fall Gallenretention bedingt durch imper. meabilitat des ductus choledocus. *Prager Med. Wochenschrif.*, n°⁰ 21-22, 1882.

TABLE DES MATIÈRES

DEUXIÈME PARTIE

DES ABCÈS DU FOIE   113

III

TUBERCULOSE DU FOIE   197

IV

ACTINOMYCOSE DU FOIE   203

V

TUMEURS DU FOIE   214

VI

TUMEURS DES VOIES BILIAIRES 268

VII

KYSTES HYDATIQUES DU FOIE 284

VIII

LOBES FLOTTANTS DU FOIE 352

IX

FOIE MOBILE 360

X

LA LITHIASE BILIAIRE 377